达拉斯美容手术
大师视频图解

Masters of Cosmetic Surgery
The Video Atlas: The Dallas Cosmetic Model

主 编
Rod J. Rohrich　　Sammy Sinno　　Paul N. Afrooz

主 译
王冀耕　　颜士钧

上海科学技术出版社

图书在版编目（CIP）数据

达拉斯美容手术：大师视频图解 /（美）罗德·J.勒里希（Rod J. Rohrich），（美）萨米·辛诺（Sammy Sinno），（美）保罗·N.阿夫鲁兹（Paul N. Afrooz）主编；王冀耕，颜士钧主译. -- 上海：上海科学技术出版社，2025.4. -- ISBN 978-7-5478-7024-2

Ⅰ. R625

中国国家版本馆CIP数据核字第20251NS033号

Copyright © 2021 of the original English language edition by Thieme Medical Publishers, Inc., New York, USA
Original title:
Masters of Cosmetic Surgery – The Video Atlas: The Dallas Cosmetic Model
by Rod J. Rohrich / Sammy Sinno / Paul N. Afrooz

上海市版权局著作权合同登记号　图字：09-2021-1045号

封面图片来源：张恩齐

达拉斯美容手术：大师视频图解

主编　Rod J. Rohrich　Sammy Sinno　Paul N. Afrooz
主译　王冀耕　颜士钧

上海世纪出版（集团）有限公司　出版、发行
上海科学技术出版社
（上海市闵行区号景路159弄A座9F-10F）
邮政编码 201101　www.sstp.cn
山东韵杰文化科技有限公司印刷
开本 889×1194　1/16　印张 24
字数：700千字
2025年4月第1版　2025年4月第1次印刷
ISBN 978-7-5478-7024-2/R·3193
定价：368.00元

本书如有缺页、错装或坏损等严重质量问题，
请向承印厂联系调换

内容提要

本书包括93章，几乎涵盖了当下开展的所有美容外科手术，以及微创注射填充、光电皮肤美容及化学换肤等技术的操作流程和规范。每个章节都从摘要、关键词、关键要点、术前准备、操作步骤、术后护理、案例与分析及总结等方面，以言简意赅的文字，配以清晰的照片和插图，从理论和实践两方面详尽阐述了各项美容技术及其操作步骤。同时，几乎每个章节都配以相应的操作视频，使读者能更加直观地理解和掌握手术技术及操作步骤。值得一提的是，本书的部分章节还有附录，其主要内容是对于患者的教育，使其能理解手术和操作的各个步骤及术后如何自我护理，以获取更好的手术和治疗效果。

本书兼具先进性、科学性、实用性，涵盖面广，对于从事整形美容外科、皮肤美容科、颌面外科等专业的医师具有很好的参考价值，是本难得的优秀工具书。

致　谢

笔者将这本独特且绘声绘色的医学教学视频有声书献给所有的患者，以及关注美容手术前沿技术及操作技巧、如何实现安全操作及最佳效果的医疗从业人员。我们汇集了全球医学美容行业各领域的专家，精炼其美容外科及美容医学领域的专业知识与操作技巧，并通过简洁的教学视频和配套操作指南，向读者展示如何在美容手术中取得稳定且卓越的美容效果。 经过医师委员会认证的整形外科医师、皮肤科医师、面部整形外科医师和眼部整形外科医师，可依据本书所述的操作原则为求美者提供最佳的医疗美容服务。

始终将患者安全和美容结果放在首位为当下美容手术原则。本书以独特的视频有声书形式将众多医学美容专家带到您身旁，让他们向您展示如何以安全、简化、高效的方式施行复杂的美容手术，并获得稳定且良好的美容效果。

笔者在此由衷地感谢成长路上的诸位恩师和我们所有的患者，以及在我们的医学实践中帮助我们成为更好、更具有爱心与人文关怀的医师。此外，感谢帮助我们完成本书创作的所有辛勤的工作人员，包括我的长期助理兼运营管理者 Diane Sinn、我出色的办公室经理 Angela Martinez、Thieme 出版社优秀的工作人员 Judith Tomat 和 Sue Hodgson，以及本书的插画师 Amanda Tomasikiewicz，这本著作中的精美插图充分体现了他的专业水准。

最后，要感谢达拉斯整形外科研究所出色的住院医师和研究员，特别是 Dr. Ira L. Savetsky 和 Dr. Yash J. Avashia，他们为本书的创作做了巨大的贡献。

享受、学习、回馈，并始终为你的每位患者做到最好，是我们奉行的人生哲学。

现在您也可以通过学习 *Masters of Cosmetic Surgery—The Video Atlas: The Dallas Cosmetic Model* 来做到！

Rod J. Rohrich, MD, FACS
Sammy Sinno, MD
Paul N. Afrooz, MD

主译简介

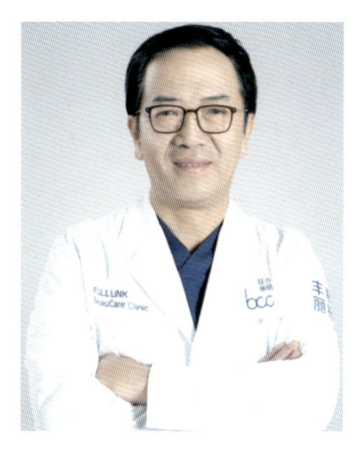

王冀耕

大连医科大学特聘教授，硕士研究生导师。毕业于南方医科大学（原中国人民解放军第一军医大学），1984年于北京黄寺美容外科医院从事美容外科临床工作。师从我国知名整形美容外科专家罗力生、高景恒、杨果凡教授。在国内外整形美容外科学术期刊发表论文30余篇，获军队科学技术进步奖三等奖3项。是我国第一部医疗美容行业服务规范（中华人民共和国卫生部令第19号《医疗美容服务管理办法》）的起草人之一，也是我国较早发表肉毒毒素在医疗美容中应用学术文章的作者之一。被评为"当代影响中国医疗美容的十大人物"。

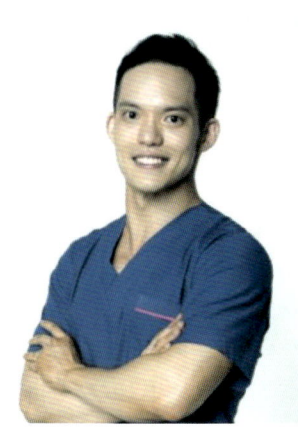

颜士钧

毕业于北京大学、清华大学及澳大利亚国立大学，师从高景恒、郝治华、王冀耕、Jeffrey Klein、Michael Pasquale等国内外知名整形美容外科及皮肤科专家，曾赴美国、韩国进修，在美国、韩国及中国台湾地区均有临床工作经历。主要从事射频辅助吸脂、脂肪雕塑及脂肪移植领域研究。担任韩国美容外科医学会（KSAS）、国际美容医学与外科医学会（AMSC）及美国美容整形手术学院（AICPS）讲师，同时也是美国整形外科医师协会（ASPS）、美国美容医学学会（AAAM）、亚太美容外科学会（APACS）、美国皮肤与美容外科国际联盟（DASIL）等国际医学会成员。在国内外整形美容外科学术期刊发表论文10余篇，多次在学术会议中担任同声传译及讲解嘉宾。

译者名单

主 译
王冀耕　颜士钧

副主译
张家伟　洪圣蓉　丁文蕴　林挺松　袁继龙　周　智　徐永成　袁　强

译　者
(以姓氏笔画为序)

于大山	王　飞	王之颖	王天馥	王文凯	王明利	王柏仁	王笃行
方意昀	白天宇	包　靖	冯　晨	师丽丽	朱　飞	刘　誉	刘容嘉
江旻晔	李　程	李　滨	李咏馨	李宜锦	李景喆	杨明强	杨德鸿
吴信福	吴凌燕	汪晓蕾	沈　薇	张　方	张　永	张伟宏	张茵茜
张艳艳	张晓刚	张健渊	陈勉曾	陈筱梅	陈薇羽	范博凯	林佳音
林育如	林恒如	罗　谦	周东海	郑佳玮	赵　桐	赵　琼	胡智鹏
施廷昆	洪嘉昀	袁　丹	高岱琪	郭　鹏	黄　罡	黄竹君	崔　爽
韩明倩	程金龙	曾司彦	蔡明儒	颜锦田	潘中婷	潘中璿	

编者名单

主 编

Rod J. Rohrich, MD, FACS
Founding Partner
Dallas Plastic Surgery Institute;
Clinical Professor of Plastic Surgery
Baylor College of Medicine
Dallas, Texas, USA

Sammy Sinno, MD
Plastic Surgeon

TLKM Plastic Surgery;
Clinical Professor of Plastic Surgery
Northwestern University Feinberg School of Medicine
Chicago, Illinois, USA

Paul N. Afrooz, MD
Plastic Surgeon
Private Practice
Miami, Florida, USA

编著者

William P. Adams Jr., MD, FACS
Program Director
Aesthetic Surgery Fellowship
University of Texas Southwestern Medical Center
Dallas, Texas, USA

Paul N. Afrooz, MD
Plastic Surgeon
Private Practice
Miami, Florida, USA

Nikhil A. Agrawal, MD
Fellow
Department of Plastic Surgery
Massachusetts General Hospital
Harvard Medical School
Boston, Massachusetts, USA

Jamil Ahmad, MD, FRCSC
Director of Research and Education
The Plastic Surgery Clinic
Mississauga, Ontario, Canada;
Assistant Professor
Department of Surgery

University of Toronto
Toronto, Ontario, Canada

Mark G. Albert, MD, FACS
Aesthetic Surgery Fellowship Program Director
Department of Plastic Surgery
Manhattan Eye, Ear, and Throat Hospital at Northwell Health
New York, New York, USA

Tina S. Alster, MD
Director
Washington Institute of Dermatologic Laser Surgery;
Clinical Professor of Dermatology
Georgetown University Medical Center
Washington, DC, USA

Sherrell J. Aston, MD, FACS
Professor of Plastic Surgery
New York University School of Medicine;
Associate Chairman
Department of Plastic Surgery
Manhattan Eye, Ear & Throat Hospital
New York, New York, USA

Ryan E. Austin, MD, FRCS(C)
Plastic Surgeon
The Plastic Surgery Clinic
Mississauga, Ontario, Canada

Yash J. Avashia, MD
Plastic Surgeon
Dallas Plastic Surgery Institute
Dallas, Texas, USA

Daniel C. Baker, MD
Plastic Surgeon
Private Practice
New York, New York, USA

Omer Baker, BS (pursuing)
Research Associate
University of Southern California
Los Angeles, California, USA

Jonathan P. Brower, MD
Body Contouring Fellow
Department of Plastic Surgery
University of Pittsburgh Medical Center
Pittsburgh, Pennsylvania, USA

H. Steve Byrd, MD
EarWell Centers
Dallas Plastic Surgery Institute
Dallas, Texas, USA

Christopher T. Chia, MD
Clinical Assistant Professor of Surgery
Zucker School of Medicine, Hofstra University
New York, New York, USA

Min-Jeong Cho, MD
Microvascular and Reconstructive Surgery Fellow
Department of Plastic Surgery
The University of Texas MD Anderson Cancer Center
Houston, Texas, USA

Jeffrey R. Claiborne, MD
Plastic Surgeon
Northshore Plastic Surgery
Mandeville, Louisiana, USA

C. Spencer Cochran, MD
Dallas Rhinoplasty Center
Dallas, Texas, USA

Joshua M. Cohen, MD
Resident
Hansjörg Wyss Department of Plastic Surgery
New York University Langone Health
New York, New York, USA

Rafael A. Couto, MD
Plastic & Reconstructive Surgeon
Couto Plastic Surgery
San Juan, Puerto Rico

Erez Dayan, MD
Plastic and Reconstructive Surgeon
Medical Director
Avance Plastic Surgery Institute
Reno, Nevada, USA

Daniel A. Del Vecchio, MD
Back Bay Plastic Surgery
Boston, Massachusetts, USA

Lara Devgan, MD, MPH, FACS, PLLC
Plastic Surgeon
Lara Devgan, MD, Plastic & Reconstructive Surgery
Lenox Hill Hospital
New York Presbyterian Hospital
New York, New York, USA

K. Kay Durairaj, MD, FACS
Chairman of Department of Head and Neck Surgery
Huntington Memorial Hospital
Los Angeles, California, USA

Paul Durand, MD
Plastic Surgeon
Private Practice
Miami, Florida, USA

Francesco M. Egro, MBChB, MSc, MRCS
Resident
Department of Plastic Surgery
University of Pittsburgh Medical Center
Pittsburgh, Pennsylvania, USA

Dino Elyassnia, MD, FACS
Plastic Surgeon
Marten Clinic of Plastic Surgery
San Francisco, California, USA

Steven Fagien, MD, FACS
Oculoplastic Surgeon
Aesthetic Oculoplastic Surgery (Private Practice)
Boca Raton, Florida, USA

Stephanie E. Farber, MD
Chief Resident Physician
Department of Plastic Surgery
University of Pittsburgh Medical Center
Pittsburgh, Pennsylvania, USA

Cory Felber, PA-C
Aesthetic Specialist
Marina Plastic Surgery
Marina Del Rey, California, USA

Paul M. Friedman, MD
Director
Dermatology and Laser Center;
Clinical Assistant Professor
Department of Dermatology
University of Texas Medical School;
Clinical Assistant Professor

Department of Dermatology
Weill Medical Center of Cornell University, The Methodist Hospital
Houston, Texas, USA

Heather J. Furnas, MD, FACS
Clinical Associate Professor
Division of Plastic & Reconstructive Surgery
Stanford University
Santa Rosa, California, USA

Palmyra Geissler, MD
Plastic Surgeon
Private Practice
Rio de Janeiro, Brazil

Ashkan Ghavami, MD
Assistant Clinical Professor
David Geffen UCLA School of Medicine and Private Practice
Ghavami Plastic Surgery
Beverly Hills, California, USA

Daniel J. Gould, MD, PhD
USC Trained Plastic Surgeon
Top Fellowship for Breast Surgery, Facelift and Rhinoplasty
Fellow of American Society of Aesthetic Plastic Surgery (ASAPS)
Marina Del Rey, California, USA
Beverly Hills, California, USA

Grace J. Graw, MD
Resident Physician
Division of Plastic and Reconstructive Surgery
Department of Surgery
Stanford Hospital and Clinics
Palo Alto, California, USA

Jeffrey A. Gusenoff, MD
Professor
Department of Plastic Surgery
University of Pittsburgh
Pittsburgh, Pennsylvania, USA

Bahman Guyuron, MD, FACS
Professor Emeritus
Department of Plastic Surgery
Case School of Medicine
Cleveland, Ohio, USA

Kristy L. Hamilton, MD
Plastic Surgeon
Private Practice
Houston, Texas, USA

Christine A. Hamori, MD, FACS
Director
Cosmetic Surgery & Skin Spa
Duxbury, Massachusetts, USA

Alfredo E. Hoyos, MD
Plastic and Aesthetic Surgeon
Department of Plastic Surgery
Dhara Clinic (Private Practice);
Scientific Director
Plastic Surgery & Professional Education
Total Definer
Bogota, Colombia

Joseph P. Hunstad, MD, FACS
Plastic Surgeon
Hunstad Kortesis Bharti Cosmetic Plastic Surgery;
Associate Consulting Professor
University of North Carolina
Chapel Hill Division of Plastic Surgery
Charlotte, North Carolina, USA

Matthew H. Isakson, MD
Plastic Surgeon
Department of Aesthetic Surgery
Private Practice
Augusta, Georgia, USA

Annette K. Kaminaka, BA
Medical Student
Albany Medical College
Albany, New York, USA

Roy Kim, MD
Private Practice
San Francisco, California, USA

Elizabeth Klein, MS
Medical Student
New York University Grossman School of Medicine
New York, New York, USA

Aaron M. Kosins, MD
Private Practice
Newport Beach, California, USA

David M. Kowalczyk, MD, MBA
Fellow
Department of Otolaryngology—Head & Neck Surgery
University of Illinois at Chicago
Chicago, Illinois, USA

Jon Kurkjian, MD
Private Practice
FortWorth, Texas, USA;
Clinical Assistant Professor
University of Texas Southwestern Medical Center
Dallas, Texas, USA

Val Lambros, MD
Clinical Professor of Plastic Surgery
University of California, Irvine
Irvine, California, USA

Steven M. Levine, MD
Assistant Professor of Plastic Surgery
Donald and Barbara Zucker School of Medicine at Hofstra/Northwell
New York, New York, USA

Frank Lista, MD, FRCSC
Assistant Professor
Department of Surgery
University of Toronto
Toronto, Ontario, Canada

Timothy Marten, MD, FACS
Plastic Surgeon
Marten Clinic of Plastic Surgery
San Francisco, California, USA

G. Patrick Maxwell, MD
Maxwell Aesthetics
Nashville, Tennessee, USA

Raja Mohan, MD
Plastic Surgeon
Private Practice
Irving, Texas, USA

Thomas A. Mustoe, MD
Plastic Surgeon
TLKM Plastic Surgery;
Former Professor
Division of Plastic Surgery
Northwestern University Feinberg School of Medicine
Chicago, Illinois, USA

Vivian N. Nguyen, BS
Research Associate
Physiology and Neuroscience
University of California, San Diego
San Diego, California, USA

Eugene Park, MD
Resident
Division of Plastic Surgery
Northwestern University Feinberg School of Medicine
Chicago, Illinois, USA

Anup Patel, MD, MBA, FACS
Plastic and Reconstructive Surgeon
Orlando Plastic Surgery Institute
Orlando, Florida, USA

Mauricio E. Perez, MD
Medical Doctor and Surgeon
Department of Plastic Surgery
Total Definer Research Group
Dallas, Texas, USA

Abigail M. Rodriguez, MD
Plastic Surgeon
Houston, Texas, USA

Rod J. Rohrich, MD, FACS
Founding Partner
Dallas Plastic Surgery Institute;
Clinical Professor of Plastic Surgery
Baylor College of Medicine
Dallas, Texas, USA

Jason Roostaeian, MD
Division of Plastic and Reconstructive Surgery
University of California, Los Angeles
Los Angeles, California, USA

J. Peter Rubin, MD, MBA, FACS
UPMC Endowed Professor and Chair of Plastic Surgery
Director of UPMCWound Healing Services
Department of Plastic Surgery
University of Pittsburgh Medical Center;
Professor of Bioengineering
University of Pittsburgh
Pittsburgh, Pennsylvania, USA

Sean Saadat, MD
Resident Physician
Plastic & Reconstructive Surgery
UCLA Health
Los Angeles, California, USA

Kyle Sanniec, MD
Department of Plastic Surgery
University of Texas Southwestern Medical Center
Dallas, Texas, USA

Elizabeth B. Savetsky, MS
Digital Influencer
Dallas, Texas, USA

Ira L. Savetsky, MD
Plastic Surgeon
Dallas Plastic Surgery Institute
Dallas, Texas, USA

Matthew Schulman, MD
Plastic Surgeon
Schulman Plastic Surgery
New York, New York, USA

Kenneth C. Shestak, MD
Professor
Department of Plastic Surgery
University of Pittsburgh Medical Center
Pittsburgh, Pennsylvania, USA

Sachin M. Shridharani, MD, FACS
Plastic Surgeon
Department of Plastic Surgery
Luxurgery
New York, New York, USA

Simranjit Sidhu, BS
Research Associate
Ecology and Evolution
University of California, Santa Barbara
Pasadena, California, USA

David Sieber, MD, FACS
Sieber Plastic Surgery
Sam Francisco, California, USA

Sammy Sinno, MD
Plastic Surgeon
TLKM Plastic Surgery;
Clinical Professor of Plastic Surgery
Northwestern University Feinberg School of Medicine
Chicago, Illinois, USA

Pooja Sodha, MD
Director
Center for Laser and Cosmetic Dermatology;
Assistant Professor of Dermatology
GeorgeWashington University School of Medicine and Health Sciences
Washington, DC, USA

Douglas S. Steinbrech, MD, FACS
Gotham Plastic Surgery
New York, New York, USA

W. Grant Stevens, MD, FACS
Clinical Professor of Surgery
Keck School of Medicine of the University of Southern California
Division of Plastic Surgery;
Director
USC Aesthetic Surgery Fellowship
American Society of Aesthetic Plastic Surgery
Los Angeles, California, USA

James M. Stuzin, MD
Plastic Surgeon
Institute of Aesthetic Medicine;
Chair of the Baker-Gordon Cosmetic Surgery Meeting
Professor of Plastic Surgery (Voluntary)
University of Miami School of Medicine
Miami, Florida, USA

Christopher C. Surek, DO
Clinical Assistant Professor
Department of Plastic Surgery
University of Kansas Medical Center;
Assistant Professor of Anatomy
Department of Anatomy
Kansas City University
Kansas City, Missouri, USA

Spero J. Theodorou, MD
BodySCULPT
New York, New York, USA

Charles H. Thorne, MD
Plastic Surgeon
Private Practice
New York, New York, USA

Grace M. Tisch, BA
Department of Plastic Surgery
Luxurgery
New York, New York, USA

Dean M. Toriumi, MD
Plastic Surgeon
Toriumi Facial Plastics (Private Practice)
Chicago, Illinois, USA

Shahryar Tork, MD
Plastic Surgeon
The Plastic Surgery Group
Cincinnati, Ohio, USA

Patrick Trevidic, MD
Plastic Surgeon
Expert2 Expert (Private Practice)
Paris, France

Jacob G. Unger, MD
Plastic Surgeon
Maxwell Aesthetics
Nashville Plastic Surgery Institute
Nashville, Tennessee, USA

Christina R. Vargas, MD
Chief Resident
Plastic and Reconstructive Surgery
University Hospitals Cleveland Medical Center
CaseWestern Reserve University
Cleveland, Ohio, USA

Vasileios Vasilakis, MD
Plastic Surgeon
Memorial Plastic Surgery
Houston, Texas, USA

Nathaniel L. Villanueva, MD
Plastic Surgeon
The Plastic Surgery Institute (Private Practice)
Beverly Hills, California, USA

Heidi A.Waldorf, MD
Waldorf Dermatology Aesthetics
Nanuet, New York, USA

SimeonWall, Jr., MD, FACS
Board Certified Plastic Surgeon
TheWall Center for Plastic Surgery & Jade Medispa
Shreveport, Louisiana, USA

DinahWan, MD
Southlake Plastic Surgery
Southlake, Texas, USA

Woffles T. L.Wu, MBBS, FRCS (Edin), FAMS (Plastic Surg)
WofflesWu Aesthetic Surgery and Laser Centre
Singapore

达拉斯美容手术：大师视频图解
Masters of Cosmetic Surgery—The Video Atlas: The Dallas Cosmetic Model

中文版前言

随着医疗美容行业的蓬勃发展,各类涉及美容外科、美容皮肤科、光电美容技术及注射美容相关的专业书琳琅满目、五花八门。我们是不是还需要一本类似的专业书?当我们看到这本英文原版书前,答案是否定的。仔细阅读 Masters of Cosmetic Surgery—The Video Atlas: The Dallas Cosmetic Model 后,我们一致认为有必要将其翻译成中文并分享给国内同行。因为这部书是集全球各领域医学美容专家所编著,不仅包含了门类齐全的各种技术操作的规范和流程要点,还配以精美的图片和照片及操作视频,每个章节从摘要、关键词、关键要点、术前准备、操作步骤、术后护理、案例与分析和总结等方面阐述,层次分明、简明扼要、重点突出,使读者一步一步理解其理论及操作的流程,引导读者的思路及双手,提升相关从业人员的手术技术和操作技巧。该书涵盖每项医疗美容操作中需要知道什么、该做什么、何时说"不",以及如何优化术后结果及减少并发症等,确实是一部难得的医疗美容从业者的临床教学及工具书。此书的部分章节可能并不适用于东方人的手术需求,但是我们还是把它翻译过来供大家参考,以开拓视野。值得一提的是,在当今互联网的时代下,医师如何利用社交媒体和新媒体打造个人"IP"并进行推广,该书做出了明确和中肯建议,值得医疗美容从业者参考。

要翻译这部专业性很强的图书,对于译者的要求甚高,不仅要有良好的英文功底,还要有扎实的专业背景和实践经验,更要有达意的中文表达能力;再加之这部书由多国医师编著,有的医师并非来自以英语为母语的国家,对于操作的理解及表达的方式有较大的差异,这给翻译工作带来了更多的困难。我们的译者团队是由全国不同机构的优秀医师构成,他们利用业余时间,严肃认真地对待翻译工作,逐字针砭、相互交流、克服困难,尽力准确地表达出编者的原意。值得一提的是,联合丽格集团董事长李滨先生参与社交媒体、新媒体及医师"IP"打造相关内容翻译工作,并做出了指导和建议,在此表示衷心的感谢!还要致谢的是北京丰联丽格医疗美容门诊部文员仵爽女士,在译稿的统稿过程中,不辞辛劳地准确录入海量的修改内容,谢谢您的辛苦付出!最后也在此感谢上海复丽医疗美容门诊部与上海安奈美医疗美容诊所的诸位同仁们。

尽管我们的译者团队在翻译的过程中付出了大量艰辛的努力，但受到个人的水平、理解力、临床经验及眼界等方面的限制，难免会出现错漏，在此我们表达深深歉意！恳请同行们指正、谅解和支持，同时也衷心期望各位读者对我们的工作提出批评和建议。

王冀耕　颜士钧

2024年12月

英文版前言

我们还需要另一本关于美容手术的书吗？显而易见是需要的！然而，这不仅仅是一本关于普通美容手术的书，而是一本让你学习掌握现代几乎所有美容手术及医学美容的新方法、集全球各领域医学美容专家智慧、囊括时下最常用的医学美容技术的教学视频有声书。我们邀请到全球顶级权威专家，他们不仅是出色的美容外科及皮肤科医师，同时也是卓越的教育家。在这本绘声绘色的视频有声书中，我们希望你在执行每项技术操作时，章节中所描述的细节都能言犹在耳。此书的每个章节中的指导原则都很简洁，每章都会将各项美容手术的关键技术精炼成5个关键要点，这些要点结合带有专家解说的视频将带领你安全又有效地进行手术操作，并得到满意的术后效果。本书包含90多项医学美容操作及12小时以上的教学视频，读者可通过阅读文字、观看教学视频并听到专家的讲解，在几分钟内学到每个操作的关键要点，进而提升技术，从而更安全地执行每项医疗操作。在过去十年中，美容手术和美容医学领域发生了极大的变化。随着全球对于美容治疗的需求快速增长，医师们更加需要通过学习精进各项医学美容操作以达到安全且有效的治疗结果。这部视频有声书不仅可提升你的技术和术后效果，也可最大限度提高手术安全性以保障患者的安全。本书展示了如何在各领域进行卓越且安全的整形美容手术面诊，美容操作中需要知道什么、该做什么、何时说"不"，以及如何优化术后结果和减少并发症。本书包含以下医学美容领域。

- 面颈部提升的最新技术及操作细节，了解衰老机制并将其应用于面部分析中，进而优化面部抗衰效果。该领域的杰出专家包括Dr. Stuzin、Dr. Aston、Dr. Baker、Dr. Marten、Dr. Rohrich、Dr. Elyassnia、Dr. Sinno、Dr. Afrooz。

- 鼻整形面诊及操作技巧。该领域的杰出专家包括Dr. Rohrich、Dr. Toriumi、Dr. Ahmad、Dr. Afrooz、Dr. Sinno、Dr. Kosins、Dr. Cochran、Dr. Roostaeian、Dr. Guyuron、Dr. Ghavami、Dr. Albert、Dr. Aston、Dr. Kurkjian。通过学习，你将成为一名更好及技术更精湛的鼻整形医师。

- 眼周抗衰。你可通过学习Dr. Rohrich、Dr. Marten、Dr. Guyuron、Dr. Mustoe、Dr. Sinno、Dr. Afrooz、Dr. Trevidic、Dr. Thorne、Dr. Elyassnia精心录制的教学视频而不断成长。

- 耳整形。您将在Dr. Thorne、Dr. Byrd、Dr. Sinno、Dr. Savetsky等专家的指导下成为一名精通耳整形的外科医师。

- 唇部年轻化技术，包含唇部提升、填充及换肤。Dr. Rohrich、Dr. Afrooz、Dr. Surek、Dr. Fagien将教授你最好的技术，让你的患者获得最佳的治疗效果。
- 下颌整形。与Dr. Rohrich、Dr. Dayan、Dr. Durand学习如何安全有效地运用假体与脂肪进行下颌整形。
- 运用神经调节剂（肉毒毒素）进行医学美容。请向世界知名专家Dr. Fagien、Dr. Wu、Dr. Furnas、Dr. Rohrich学习最好的注射技巧。
- 注射组织填充剂技术。你可以与注射领域的"头部"专家Dr. Fagien、Dr. Rohrich、Dr. Devgan、Dr. Lambros、Dr. Patel了解美学设计及临床相关解剖，在安全、有效及避免并发症的前提下注射组织填充剂并获得良好的美容效果。
- 美肤技术。你将向皮肤科领域的大师Dr. Levine、Dr. Rohrich、Dr. Dayan、Dr. Durand、Dr. Savetsky学习。
- 乳房整形技术。世界级专家Dr. Adams、Dr. Sieber、Dr. Ahmad、Dr. Lista、Dr. Unger、Dr. Maxwell、Dr. Rohrich、Dr. Hammond、Dr. Shestak会向您示范他们顶尖的乳腺外科技术，包括术前分析、标记和操作，以实现安全和有效的结果。
- 形体雕塑技术。本书提供Dr. Hoyos、Dr. Wall、Dr. Del Vecchio、Dr. Ghavami、Dr. Lee、Dr. Steinbrech、Dr. Savetsky、Dr. Hunstad、Dr. Gusenoff、Dr. Dayan的精细形体雕塑技术的教学视频，您可观看专家示范并学习如何在吸脂及丰臀等手术中为患者提供更好、更安全的手术效果。
- 私密整形。可向Dr. Hamori和Dr. Ahmad等专家学习最新的技巧。
- 非手术形体雕塑技术。与Dr. Stevens、Dr. Chia、Dr. Rohrich、Dr. Aston、Dr. Dayan、Dr. Theodorou、Dr. Shridharani一起了解究竟哪些技术有效及如何有效运用这些技术。

我们希望您喜欢这些前沿的美容技术及其教学视频，如同我和其他作者喜欢编撰此书一样。我们相信此书将帮助你成长、优化你的术后结果，更重要的是，让您的患者更安全。

Rod J. Rohrich, MD, FACS
Sammy Sinno, MD
Paul N. Afrooz, MD

专业术语缩写词英汉对照

AFR	ablative fractional resurfacing	剥脱点阵激光换肤
BBW	breast base width	乳房基底宽度
BDD	body dysmorphic disorder	躯体变形障碍
BDDQ	body dysmorphic disorder questionnaire	躯体变形障碍问卷
BIA-ALCL	breast implant-associated anaplastic large cell lymphoma	乳房假体相关未分化间变性大细胞淋巴瘤
BMI	body mass index	体重指数
CDHR	component dorsal hump reduction	背驼峰复位法
DAL	dorsal aesthetic lines	鼻背侧美学线
DAO	depressor anguli oris	降口角肌
DCA	deoxycholic acid	脱氧胆酸
DCFG	diced cartilage facial graft	颗粒软骨移植物
DTF	deep temporal fascia	颞深筋膜
ECG	electrocardiogram	心电图
ESZ	expanded safe zone	扩展安全区
EVL	expansion vibration lipofilling	扩张振动脂肪填充术
HA	hyaluronic acid	透明质酸
HSV	herpes simplex virus	单纯疱疹病毒
ILA	inferior labial artery	下唇动脉
IMF	inframammary fold	乳房下皱襞
LLC	lower lateral cartilages	下外侧软骨
MFP	medial crural footplates	内侧脚踏板
MMN	marginal mandibular nerve	下颌缘支神经
MWL	massive weight loss	大量减重
NAC	nipple-areolar complex	乳头乳晕复合体
NAFR	nonablative fractional resurfacing	非剥脱点阵激光换肤
N-IMF	nipple to inframammary fold	乳头-乳房下皱襞距离
NLA	nasolabial angle	鼻唇角

NSAID	non steroidal antiinflammatory drug	非甾体抗炎药
PAL	power-assisted liposuction	动力辅助抽脂术
PDS	polydioxanone	聚二氧环己酮
PMM	pectoralis major muscle	胸大肌
PPE	perpendicular plate of ethmoid	筛骨垂直板
PR	preservation rhinoplasty	保留性鼻整形术
RF	radiofrequency	射频技术
SAL	suction-assisted liposuction	负压辅助吸脂术
SAR	subdermal adipose remodeling	皮下脂肪重塑
SCM	sternocleidomastoid muscle	胸锁乳突肌
SFS	superficial fascial system	浅表筋膜系统
SLA	superior labial artery	上唇动脉
SMAS	superficial musculoaponeurotic system	浅表肌肉腱膜系统
SOOF	suborbicularis oculi fat	眼轮匝肌下脂肪
SS	skin stretch	皮肤拉升度
SSBA	safe subcutaneous buttock augmentation	自体脂肪丰臀术
SST	simultaneous separation tumescence	分离肿胀术
TCA	trichloroacetic acid	三氯乙酸
UAL	ultrasound-assisted liposuction	超声辅助吸脂术
ULC	upper lateral cartilages	上外侧软骨
VASER	vibration amplification of sound energy at resonance	超声波共振声能振动放大
VE	vertical excess	垂直余量

目　录

概述　为什么《达拉斯美容手术：大师视频图解》与众不同　/001

1　咨询面诊：美容医师必须知道的事、该怎么做及何时该对就医者说"不"　/002
2　如何提升手术效果并减少并发症　/005
3　社交媒体与整形美容行业　/007
4　社交媒体与整形美容医师　/011

I　面颈部提升　/015

5　面部衰老面诊　/016
6　面部提升和颈部提升：切口规划　/020
7　扩展浅表肌肉腱膜系统技术　/022
8　浅表肌肉腱膜系统切除术　/028
9　面部提升和填充：自体脂肪移植　/032
10　深层面部提升术　/036
11　浅表肌肉腱膜系统折叠与扩展颈阔肌：浅表肌肉腱膜系统瓣　/039
12　高位浅表肌肉腱膜系统面颈部提升与脂肪移植　/043
13　面部脂肪室自体脂肪移植技术　/048

II　鼻整形　/053

14　鼻整形面诊　/054
15　开放式鼻整形术　/058
16　闭合式鼻整形术　/062
17　渐进式改善鼻尖突出度　/065
18　球形鼻尖和方形鼻尖　/070
19　歪鼻　/074
20　种族鼻　/079
21　保留性鼻整形术　/087
22　鼻整形术：扩张移植物　/090
23　鼻整形术：扩张瓣　/093
24　鼻整形术：鼻小柱支撑　/096
25　鼻整形术：鼻翼缘移植物　/099
26　鼻整形术：鼻中隔延伸移植　/102
27　鼻翼基底手术　/106
28　鼻修复　/109

III 眶周年轻化

117

- 29 眶周年轻化面诊 /118
- 30 眼睑：上睑成形术 /121
- 31 眼睑：下睑成形术 /123
- 32 眶周脂肪移植 /125
- 33 眉和额部：额部提升术 /128
- 34 眉和额部：颞内提眉术 /133
- 35 眉和额部：额、颞、眉部脂肪移植术 /136
- 36 眉和额部：外侧眉提升术 /138
- 37 眉和额部：颞部皮下提眉术 /142

IV 耳整形

145

- 38 耳成形术 /146
- 39 耳成形术的预评估 /149

V 口周年轻化

153

- 40 唇部提升术 /154
- 41 唇部注射填充 /156
- 42 口周脂肪移植 /160
- 43 口周年轻化的神经调节 /162

VI 隆下颏和颌部年轻化

165

- 44 下颌注射填充术 /166
- 45 下颏假体植入 /173
- 46 下颏自体脂肪移植 /175
- 47 颊脂肪垫切除术 /177

VII 神经调节剂注射技巧

181

- 48 神经调节治疗眉间纹和额部 /182
- 49 肉毒毒素注射治疗鱼尾纹 /186
- 50 保妥适微滴注射治疗面部、颈部和瘢痕 /188
- 51 颈部条索 /193
- 52 神经毒素治疗咬肌肥大 /195

VIII 注射填充技巧

199

- 53 注射填充技巧：额部 /200
- 54 注射填充技巧：颞部 /203
- 55A 注射填充技巧：颊部（上）/207
- 55B 注射填充技巧：颊部（下）/210
- 56 注射填充技巧：泪沟与上睑 /216
- 57A 注射填充技巧：鼻部（上）/219
- 57B 注射填充技巧：鼻部（下）/223
- 58 注射填充技巧：上眼睑沟 /226
- 59 注射填充技巧：手部 /229

IX 面部换肤

233

- 60 三氯乙酸剥脱术 /234
- 61 面部磨削术 /236
- 62 激光换肤 /239
- 63 微针疗法 /244

X 胸部整形

- 64 隆乳术 /248
- 65 筋膜下隆乳术 /253
- 66 垂直切口自体组织瓣填充乳房提升固定术 /256
- 67 倒 T 形乳房提升固定术 /260
- 68 常规隆乳提升固定术 /263
- 69 改良隆乳提升固定术 /266
- 70 联合/不联合脂肪移植的隆乳提升固定术 /270
- 71 垂直瘢痕乳房缩小术 /273
- 72 Wise 法乳房缩小术 /276
- 73 筒状和管状乳房畸形 /280

XI 身体塑形

- 74 SAFELipo 复合吸脂术 /286
- 75 腹壁精细脂肪雕塑术联合 BodyBanking 脂肪移植术 /292
- 76 精细脂肪雕塑术 /295
- 77 男性精细脂肪雕塑术 /301
- 78 男性乳房腺体切除术联合 BodyBanking 脂肪移植术 /307
- 79 宝妈重塑策略 /309
- 80 上臂提升术 /313
- 81 大腿内侧提升术 /316
- 82 减重后塑形：上臂提升术 /318
- 83 减重后塑形：臀部提升术 /321
- 84 减重后塑形：大腿垂直提升术 /324
- 85 减重后塑形：文胸后线提升术 /326
- 86 丰臀术：S 曲线成形术 /329
- 87 安全的皮下丰臀术 /333

XII 阴道复活

- 88 扩展双极射频楔形切除修复大阴唇 /338
- 89 射频辅助外阴阴道修复术 /341

XIII 非手术塑形

- 90 冷冻溶脂术 /346
- 91 面部射频紧肤与分数点阵射频术 /351
- 92 身体射频消脂与紧肤 /353
- 93 脱氧胆酸在减脂中的作用 /356

附录

请扫描二维码
阅读附录

达拉斯美容手术：大师视频图解
Masters of Cosmetic Surgery—The Video Atlas: The Dallas Cosmetic Model

视频目录

视频 1.1　面诊 /004
视频 3.1　社交媒体如何改变整形美容手术 /010
视频 4.1　社交媒体的注意事项 /013
视频 5.1　面部分析 /017
视频 6.1　提拉面部和颈部手术切口 /022
视频 7.1　扩展浅表肌肉腱膜系统技术 /026
视频 8.1　浅表肌肉腱膜系统切除术 /028
视频 9.1　面部提升和填充：自体脂肪移植 /032
视频 10.1　深层面部提升术 /037
视频 11.1　扩展颈阔肌：浅表肌肉腱膜系统瓣 /039
视频 12.1　高位浅表肌肉腱膜系统面颈部提升术 /043
视频 13.1　面部脂肪移植 /048
视频 14.1　鼻整形面诊 /057
视频 15.1　开放式鼻整形术：鼻面部检查 /058
视频 15.2　开放式鼻整形术：切口设计 /058
视频 15.3　开放式鼻整形术：下鼻甲微骨折 /058
视频 15.4　开放式鼻整形术：鼻中隔进入和重建 /058
视频 15.5　开放式鼻整形术：组件型背鼻缩小术 /058
视频 15.6　开放式鼻整形术：低位截骨术 /058
视频 15.7　开放式鼻整形术：鼻尖塑形 /058
视频 16.1　闭合式鼻整形术 /062
视频 17.1　渐进式改善鼻尖突出度 /067
视频 18.1　球形鼻尖和方形鼻尖矫正 /071
视频 19.1　歪鼻矫正 /074
视频 19.2　间隔旋转缝合 /074
视频 20.1　种族鼻 /079

视频 21.1　保留性鼻整形术：鼻背保留 /087
视频 22.1　扩张移植 /090
视频 23.1　扩张瓣技术的四步骤 /093
视频 24.1　鼻小柱支撑植骨 /096
视频 25.1　鼻翼缘移植物植骨 /100
视频 26.1　鼻中隔延伸移植植骨 /102
视频 27.1　鼻翼外扩缩小手术 /107
视频 28.1　鼻修复手术 /109
视频 29.1　眼周面诊 /118
视频 30.1　上睑成形术 /122
视频 31.1　下睑成形术 /124
视频 32.1　上睑脂肪移植 /125
视频 33.1　前额重塑 /129
视频 34.1　内镜颞部提升术 /133
视频 35.1　前额和颞部脂肪填充 /137
视频 36.1　外侧眉提升术 /138
视频 37.1　颞部皮下提眉术 /142
视频 38.1　耳成形术 /146
视频 39.1　耳郭畸形矫正 /150
视频 40.1　唇部提升术：唇部提升术 /154
视频 40.2　唇部提升术：唇部提升术 /154
视频 41.1　唇部注射填充：唇部填充 /158
视频 41.2　唇部注射填充：唇部注射 /158
视频 42.1　口周脂肪移植：获取脂肪 /160
视频 42.2　口周脂肪移植：口周区域填充 /160
视频 43.1　口周神经调节 /162

视频 44.1　下颌注射填充术 /169
视频 45.1　下颏假体植入 /173
视频 46.1　下颏自体脂肪移植：获取脂肪 /176
视频 46.2　下颏自体脂肪移植：自体脂肪填充 /176
视频 47.1　颊脂肪垫切除的解剖和手术示例 /178
视频 48.1　神经调节注射：前额和眉间 /183
视频 49.1　肉毒毒素注射治疗鱼尾纹 /186
视频 50.1　面部和颈部微肉毒素注射 /191
视频 51.1　颈部条索 /194
视频 52.1　肉毒毒素治疗咬肌肥大 /195
视频 53.1　注射填充技巧：前额和颞部 /200
视频 54.1　注射填充技巧：透明质酸颞部注射 /204
视频 55A.1　注射填充技巧：颊部 /207
视频 55B.1　注射填充技巧：颊部 /214
视频 56.1　注射填充技巧：泪沟和上睑 /217
视频 57A.1　注射填充技巧：鼻部 /220
视频 57B.1　注射填充技巧：鼻部 /223
视频 58.1　注射填充技巧：上眼睑沟 /226
视频 59.1　注射填充技巧：手部（使用 Radiesse 的钝针技术）/229
视频 59.2　注射填充技巧：手部（使用透明质酸填充）/229
视频 60.1　三氯乙酸剥脱术 /235
视频 61.1　面部磨削术 /236
视频 62.1　激光换肤 /241
视频 63.1　微针疗法 /245
视频 64.1　隆乳术 /250
视频 65.1　筋膜下隆乳术 /254
视频 66.1　垂直切口自体组织瓣填充乳房提升固定术 /257
视频 67.1　倒 T 形乳房提升固定术 /260

视频 68.1　常规隆乳提升固定术 /263
视频 69.1　改良隆乳提升固定术 /266
视频 70.1　Wise 法同期隆乳提升固定术 /270
视频 71.1　垂直瘢痕乳房缩小术 /274
视频 72.1　Wise 法乳房缩小术 /277
视频 73.1　四部分双平面隆乳手术 /281
视频 74.1　SAFE Lipo 复合吸脂术 /286
视频 75.1　腹壁精细脂肪雕塑术联合 BodyBanking 脂肪移植术 /292
视频 76.1　精细脂肪雕塑术 /296
视频 77.1　男性精细脂肪雕塑术 /302
视频 78.1　男性乳房腺体切除术联合 BodyBanking 脂肪移植术 /307
视频 79.1　宝妈重塑策略 /310
视频 80.1　上臂提升术 /313
视频 81.1　大腿内侧提升术 /316
视频 82.1　减重后塑形：上臂提升术 /318
视频 83.1　减重后塑形：臀部提升术 /322
视频 84.1　减重后塑形：大腿垂直提升术 /324
视频 85.1　减重后塑形：文胸后线提升术 /327
视频 86.1　丰臀术：S 曲线成形术 /329
视频 87.1　Brazilian 提臀术 /334
视频 88.1　阴唇整形术 /338
视频 89.1　双极射频治疗阴唇和阴阜 /341
视频 89.2　分段式射频治疗阴阜和阴唇 /341
视频 90.1　冷冻溶脂术 /346
视频 91.1　双极射频标记下颌和颈部 /351
视频 91.2　分段式射频 /351
视频 91.3　分数射频 /351
视频 92.1　双极射频辅助吸脂进行上臂整形 /354
视频 93.1　脱氧胆酸注射技术：识别扩展安全区 /357

概述

为什么《达拉斯美容手术：大师视频图解》与众不同

Introduction: Addressing the Most Common Procedures in Cosmetic Surgery: Why This Book Is Different

1 咨询面诊：美容医师必须知道的事、该怎么做及何时该对就医者说"不" /002
2 如何提升手术效果并减少并发症 /005
3 社交媒体与整形美容行业 /007
4 社交媒体与整形美容医师 /011

1 咨询面诊：美容医师必须知道的事、该怎么做及何时该对就医者说"不"

Rod J. Rohrich, Abigail M. Rodriguez, and Ira L. Savetsky

摘　要
医师初次对就医者的咨询面诊是评估患者能否接受进行美容手术的关键。仔细倾听就医者的诉求，确定求美就医者是否对美容手术有合理期望值，对于预测手术成功与否至关重要。对于吸烟者或对医护人员不礼貌的就医者，需要审慎决定是否对其实施美容手术。

关 键 词
美容外科手术，美容咨询，期望值，危险信号。

关键要点
- 由于当下的就医者在线获得医美信息较以往更容易，许多就医者会提前进行自我评估，并对所能接受的美容手术有着强烈的主观认知。
- 成功的美容手术关键在于：主治医师能仔细倾听就医者的想法、进行术前面部分析、与就医者沟通切合实际的手术方案并明确手术目标及拍摄术前照片。
- 在同意对青少年患者进行手术之前要审慎考量。
- 对经常吸烟者、粗鲁的就医者，以及手术目的不切实际或模糊的患者，不适合择期手术。

1.1 咨询面诊前

- 在当下医疗美容市场环境下，尽管医师良好的口碑在就医者间口口相传仍很常见，但互联网及各大平台的"数字推荐"在市场中的作用与日俱增。
- 当下大多数求美者在咨询面诊之前，已经查阅各类社交媒体平台、医师网站和在线网友评论，并对意向就诊的医师已有初步的了解。
- 医师通过网站、平台和社交媒体透露相关业务信息，并以简洁的文字（最好是视频和图解）向潜在就医者提供相关科普知识，为接下来可能的线下咨询面诊做好准备工作，从而提高面诊成功率。
- 部分就医者可能在与您咨询面诊前已向其他整形医师进行过咨询面诊，并将其咨询的结果和其他医师给予的方案再向您进行咨询确认。
- 医美机构的人员应尽速安排就医者与医师面诊，因为新的就医者通常不愿意等待太长时间，进而会选择其他医师。

1.2 倾听求美者的心声

- 医师应耐心倾听求美者的心声，了解他们的职业、爱好、生活方式和人际社交圈。
- 医师应详尽了解求美者就诊、手术的动机与时机的选择原因（为什么想现在进行手术）。
- 医师应问问求美者与医美相关的治疗过程，包括注射、激光和手术治疗等。
- 求美者可能会向你抱怨其与其他医师的过往治疗经历，但切记，不要因此对其他医师做出任何评论或发表不利其的言论。
- 医师应让求美者列出他们最优先考虑解决和优化的前三个部位。

1.3 面部分析

- 医师应进行完整、标准化的面部分析，与求美者面对面、同时用镜子直视下沟通讨论，以确定求美者所关注的具体改善区域。

- 医师应循循善诱地引导求美者从整体上观察其面部，从而提高其对面部整体比例与五官相互关联性的认知（如鼻整形术的患者需理解唇与下颏的相互关系）。
- 对于线上咨询，请事先告知求美者需先发送照片以供咨询前的准备。

1.4 设定合理期望值

- 医师如果在术前没能纠正就医者不正确的自我评估和不合理的预期，可能会导致术后低满意率与客诉。
- 医师应真诚和坦率地告知就医者能做什么和不能做什么。
- 事先应消除常见的误区，如"吸脂会让你减重"和"面部除皱效果永远持久"等。
- 由于求美者只会记住医师咨询面诊期间所告知的部分内容，所以医师术前需要提供包含咨询面诊相同信息的文书，借此强化合理的术前预期。
- 请记住，"你是一名整形外科医师，不是魔术师。"永远不要向求美者保证术后的结果。谨记凡事要留有余地，"承诺的少，做到的多"。

1.5 该怎么做

- 术前应拍摄求美者静态和动态的标准化照片。照片病例在美容手术术后至关重要，可以用来提醒求美者手术带来的显著改善，特别是对于那些钻牛角尖、专注不是手术重点改善部位的求美者。
- 计算机模拟成像有助于为求美者对术后结果的认识，但医师不能保证术后能与模拟效果一致。
- 医师术前一定要详尽评估手术可能的潜在风险和并发症，并在术前获得求美者签署的知情同意书。
- 如果求美者愿意配合，请在术前获得公开发布其照片和视频的知情同意书。医师团队在术前、术中和术后拍摄的患者真实图像素材有助于潜在的客户教育，使其有合理的预期。
- 医师与求美者咨询面诊讨论后一起制订明确的手术目标，医师在手术当天需与求美者重申这些目标。

1.6 什么时候该说不

- 青少年年龄段的求美者必须具备足够的身体和情感成熟度，具有合理、明确的美容手术动机。表 1.1 是根据年龄段列出青少年求美者是否适合接受整形

表1.1　常见美容手术干预措施的推荐年龄

治疗	建议年龄（岁）
耳整形	5~7
鼻美容整形	女性：15~17 男性：16~18
A 酸换肤	16~18
激光治疗痤疮瘢痕	
丰乳术	≥18
乳房缩小术	
化学换肤	
激光美肤	
肉毒毒素注射	
软组织填充物注射	
吸脂术	≥18（当对饮食/运动无反应时）

引自 Rohrich RJ, Cho MJ. When Is Teenage Plastic Surgery versus Cosmetic Surgery Okay? Reality versus Hype: A Systematic Review. Plast Reconstr Surg. 2018; 142(3): 293e–302e。

手术的一般建议（不是绝对）。求美者应有健全的人格，手术的动机不应该是受自媒体达人、网红博主的影响，或其想要看起来像某位明星。
- 目前在美国关于对吸烟者进行整形美容手术的安全性仍有争论。部分整形外科医师认为可对吸烟者进行不太激进的手术。但笔者认为对吸烟者进行手术，不仅限制了患者接受的手术术式，而且术后效果可能不佳。所以，择期手术的患者必须在术前至少 4 周停止吸烟。
- 经典的"美容患者筛选指南"最初由 Gorney 医师提出，合适与不合适的患者用两个英文单词即可轻松记住：存在潜在风险的患者可以用英语首字母单词拼写"SIMON"来记忆：单身（single）、不成熟（immature）、男性（male）、过度期待（overly expectant）和自恋（narcissistic）（表 1.2）。合适的患者可以用英语首字母单词拼写"SYLVIA"来记忆：有安全感（secure）、年轻（young）、善于倾听（listen）、善于表达（verbal）、聪明（intelligent）、有吸引力（attractive）（表 1.2）。
- 结合 Goldwyn 和 Rohrich 医师的建议，如果面诊咨询时出现以下情况，不应该为其手术。
  ○ 您不喜欢这个求美者。
  ○ 求美者的要求您无法做到。
  ○ 求美者的要求不符合您的审美观。

表 1.2 "美容患者筛选指南"不合适（红色）与合适（绿色）的美容患者类型

不合适的美容患者类型（SIMON）	合适的美容患者类型（SYLVIA）
单身（single）	有安全感（secure）
不成熟（immature）	年轻（young）
男性（male）	善于倾听（listen）
过度期待（overly expectant）	善于表达（verbal）
自恋（narcissistic）	聪明（intelligent）
	有吸引力（attractive）

引自 Rohrich RJ. Streamlining Cosmetic Surgery Patient Selection—Just Say No! Plast Reconstr Surg.1999；104(1): 220–221。

- ○ 求美者批评既往的医师，或对您不真诚、过分赞扬等。
- ○ 求美者对您或您的员工无礼。
- ○ 求美者对您撒谎或向您提供虚假的既往病史或信息。
- ○ 求美者拒绝配合检查、查体或拍照。
- ○ 求美者是完美主义者，希望术前得到术后结果的保证。
- ○ 求美者有偏执、妄想或抑郁倾向。
- ○ 求美者无法进行沟通，或无法理解知情同意的含义。
- 以下的求美者特征不一定是美容手术的禁忌证，但是是高风险人群，需额外谨慎小心。
  - ○ 不愿让任何人知道她/他正要接受美容手术的神秘求美者。
  - ○ 自命不凡，自认是有名或富有的"VIP"求美者。
  - ○ 急着要做手术的求美者。
  - ○ 之前接受过多次手术的狂热求美者。
  - ○ 术后无法长期停留、配合术后观察的外地求美者。
  - ○ 经常进行整形手术、把整形当成购物的求美者。
  - ○ 蓬头垢面或衣着不洁净的求美者。
  - ○ 术前多次来面诊咨询但都问过同样问题的求美者。
  - ○ 犹豫不决、优柔寡断的求美者。
- 如果感到有疑虑，就不要进行手术！

1.7 总结

（视频1.1）

- 医师在判断求美者是否适合手术时，咨询面诊是一个不可或缺的环节。
- 术前倾听求美者的诉求，并确认他们对于手术是否有现实的期望值，对于手术是否成功至关重要。
- 本章提及的不合适患者的危险信号，如对医护人员态度恶劣的求美者及吸烟的人群等，都不应该为其手术，如此才能获得较高满意度和最大限度规避风险。

延伸阅读

[1] Rohrich RJ, Weinstein A. Paging Dr. Google: the changing face of plastic surgery. Plast Reconstr Surg. 2016; 138(5):1133-1136.
[2] Rohrich RJ, Timberlake AT, Afrooz PN. Revisiting the fundamental operative principles of plastic surgery. Plast Reconstr Surg. 2017; 140(6):1315-1318.
[3] Rohrich RJ, Cho MJ. When is teenage plastic surgery versus cosmetic surgery okay? Reality versus hype: a systematic review. Plast Reconstr Surg. 2018; 142(3): 293e-302e.
[4] Rohrich RJ. Cosmetic surgery and patients who smoke: should we operate? Plast Reconstr Surg. 2000; 106(1):137-138.
[5] Rohrich RJ. Streamlining cosmetic surgery patient selection—just say no! Plast Reconstr Surg. 1999; 104(1):220-221.

2 如何提升手术效果并减少并发症

Rod J. Rohrich and Yash J. Avashia

摘　要
若想完成一台成功的美容手术，必须在术前、术中和术后的每个环节都要严谨认真。术前，医师必须与首次到诊的求美者建立融洽关系并理解其诉求，这可为后续整个围手术期的医患互动关系奠定基础。除此之外，医师选择合适手术治疗的患者、与患者深入沟通、设定合理期望值也同样重要，这些都会直接影响美容手术体验感、满意度和术后结果。总之，在术前进行专业分析和评估、选择合适的求美者、决定正确的治疗术式，此举方能优化美容手术术后的结果，最大限度避免并发症和后续修复手术的可能性。

关 键 词
美容手术安全性，手术并发症，术前分析，患者选择，影像，患者期望值。

关键要点
- 执行一台成功的美容手术必须关注术前、术中和术后的各个环节。
- 与首次到诊的求美者建立融洽关系、理解其诉求，可为后续整个围手术期的医患互动关系奠定良好基础。
- 正确的患者选择是优化美容手术结果的第一步。
- 设定患者的合理术后期望值是术前的关键要点，其直接影响到患者的美容手术的体验感与满意度。
- 医师详细的术前分析可为选择最佳手术方案提供保障，而术前不完整的评估可能会导致不正确的术式选择，致使并发症的发生和后续修复手术的可能性。
- 确保操作技术的安全性是美容手术的原则。

2.1 求美者初次就诊的体验

- 分为三类人群：
  - 大致了解执行操作医师的就医者。
  - 由其他患者转介绍的就医者。
  - 陌生就医者，其完全不了解执行操作的医师。
- 医师通常有 60 秒与求美者建立初步的医患关系，为求美者初次就诊体验定下基调。
- 在求美者初次就诊期间，医师与求美者建立良好的关系非常重要。医师在与求美者交谈过程中，尽可能引导求美者坦诚谈论她／他自己，医师可以借此了解求美者，并发现与求美者潜在的联结与共通点。
- 求美者初次就诊后，医疗人员通常有 2~3 天通过电子邮件或电话跟进求美者并沟通，如在这个时间窗口内没能及时跟进，通常会导致客户流失。
- 客户体验确实有益于对手术效果的评价。客户体验不仅与医师有关，也与每位机构的工作人员相关。患者与医疗机构每个人的互动，构成了"患者的客户体验"。

2.2 患者选择

- 美容手术成功的主要因素是选择合适的患者。
- 大多数失败的美容手术是由于医患沟通不完善，或术前没有选择合适的患者造成的。
  - 患者选择标准：以下为不合适进行手术的就医者的医学指标，这类人群存在术后并发症风险。
    - 吸烟者。
    - 体重指数偏高（BMI＞35）。
    - 活动性心血管疾病［代谢当量（MET）＜4］。
    - 正在进行抗凝和（或）抗血小板药物治疗。
    - 有使用激素引起的慢性炎症性疾病。
    - 结缔组织病（Ehlers-Danlos 综合征）。
- 通过不断学习、吸取临床经验教训，医师应提升识

- 别不适合进行美容手术患者的能力。
- 美容外科医师在成长过程中应学会识别那些术后可能满意度较低的患者特征或人群性格特征。
- Sarwer 等研究发现，寻求美容治疗的人群相较一般人有更高的躯体变形障碍（BDD）和其他精神疾病发生率。
- 美容手术 BDD 的发生率可能高达 15%。
- 医师术前的详细面诊评估、选择合适的患者，不仅是在了解患者形体的具体问题，同时也在关注患者的心理状态。
- Gorney 医师所提出的"美容患者筛选指南"，其本质是基于将客观形体问题的严重程度与患者的自身关注程度相比较而得出的。
  - 对于客观形体问题严重而患者自身关注度较低者，被认为是美容手术的合适人选。
  - 对客观轻微形体问题但患者自身关注极高者，被认为不适合接受美容手术。

2.3 设定合理期望值

- 了解患者的术后期望值是术前评估的关键要点。
- 医师充分理解患者所描述的具体诉求非常重要，反之患者也需理解医师的专业评估和制订的治疗方案。
- 术前医师需先跟患者达成共识、明确患者三个主要诉求。若患者无法明确表述自己的具体需求，医护人员需与其进一步咨询和交流，并对其进行科普教育，帮助他们了解自我的形体或心理的问题症结点。
- 明确患者的具体诉求后，医师应与患者沟通、设定合理的术后预期，患者不切实际的预期是客诉的根源。
- 医师的责任是校准患者的期望值，提供切合实际的治疗方案，并在术前与患者达成共识。

2.4 制订正确的手术方案

- 详细的术前评估是制订治疗方案的前提。
- 术前的拍照、摄像是美容手术术前不可缺少的环节。拍摄的影像档案可用于术前讨论、制订手术方案及术后随访期间比较术后形体变化改善的效果。
- 术前详细的查体、彻底理解患者诉求所对应的解剖学知识，对制订正确的手术方案至关重要。
- 术前结合患者个人主观诉求与医师对其问题的理解而制订手术方案，进而双方达成共识是有据可循的。

2.5 安全操作技巧

- 执行操作是基于预判每个步骤中"可能出错的地方"，并制订预防措施。过度自信、无知、草率和仓促都是术中的安全隐患。
- 外科通用的安全操作准则是遵循整形外科中伤口愈合的原则：无张力闭合创面和尽可能地保留血运。美容手术的独特之处在于尊重功能解剖结构的同时实现外观的改善，这些准则不仅适用于眶周年轻化、除皱术和鼻整形术，也在乳房和躯干等的美容手术中适用。
- 本章不提供各个美容手术的具体安全操作技巧。笔者编写本书的目的是为读者提供美容手术中经过验证的各项技术的安全指南。

2.6 总结

- 美容手术从最初的咨询面诊到最终的术后复诊，良好的医患关系需持续维持。
- 完成一项成功的美容手术，术前选择合适的患者、设定合适的期望值与治疗过程同等重要。
- 资深的医师通常具备丰富的经验来引导患者、主导互动，低年资医师可以通过学习、运用本指南来规避可能的医疗风险。

延伸阅读

[1] Goldwyn RM. The patient and the plastic surgeon. 2nd ed. Boston: Little, Brown; 1991.
[2] Gorney M, Martello J. Patient selection criteria. Clin Plast Surg. 1999; 26(1):37-40, vi.
[3] Rohrich RJ. Streamlining cosmetic surgery patient selection—just say no! Plast Reconstr Surg. 1999; 104(1):220-221.
[4] Sarwer DB, Wadden TA, Pertschuk MJ, Whitaker LA. The psychology of cosmetic surgery: a review and reconceptualization. Clin Psychol Rev. 1998; 18(1):1-22.

Rod J. Rohrich, Ashkan Ghavami, and Daniel J. Gould

3 社交媒体与整形美容行业

摘 要
随着互联网社交媒体平台的快速发展，现在的社交媒体可为医师带来世界不同地域的潜在客户，并能与其在线进行互动和交流。这对于美容外科医师来说不仅仅是多了一种营销方式，还可通过社交媒体传播医学美容相关的科普知识及分享日常工作内容，借此增加潜在客户了解医师专业擅长的机会。在本章中，笔者将阐述如何合乎道德规范地运用社交媒体提高曝光度、增加粉丝量，以及维护医患的信任关系。

关 键 词
社交媒体，Instagram，Snapchat，Twitter，Facebook。

关键要点
- 以往整形美容医师的获客渠道主要集中于广告投放和渠道经营，而社交媒体互动平台是当下整形美容医师增长最快的获客渠道。
- 目前医美行业在互联网投放中投资回报率最高的社交媒体平台大致排序如下：Instagram、Snapchat、Realself 和 Facebook，这些社交媒体平台的优点是易于展示视频和照片。
- 整形美容医师应注意自己在平台上的形象，并遵循道德和伦理规范。而对于现在正在接受规范化培训的住院医师群体，近期的研究文献也给予了相关的指导。
- 社交媒体是非常强大的营销工具，但必须谨记，效能越大，责任也就越大。
- 千万不要花钱购买粉丝；小心"网红大V"；细心经营、真实粉丝的持续增长才是正确的路径。

3.1 决定您的社交媒体平台：哪个最适合您？为什么？

3.1.1 Instagram（2010年成立）

- Instagram 日活跃用户总数：5亿+。
- Instagram 每日点赞数：42亿。
- 日上传照片、视频数量：1亿+。
- Instagram 用户人口统计：
  - 1.1亿 Instagram 用户来自美国。
  - 在美国，43% 女性和 31% 男性使用 Instagram。
  - 18~24 岁互联网用户中有 31% 使用 Instagram，25~34 岁为 32%。

Instagram 商业应用数据
- 2018 年估计有 71% 的美国企业使用 Instagram。
- Instagram 目前每月拥有超过 200 万家广告商和 2 500 万个企业资料。
- Instagram 有超过 500 000 位"网红大V"。
- Instagram 的移动广告收入，2018 年达到 70 亿美元，2019 年为 94.5 亿美元，2020 年增长至 138.6 亿美元，预计 2021 年将达到 181.6 亿美元。
- 观看次数最多的 Instagram 限时动态中，有 1/3 来自企业投放。
- 78% "网红大V"偏好与 Instagram 进行品牌合作。
- Instagram 中用户自制内容的商业转化率提高了 4.5%。
- 55.4% "网红大V"使用 Instagram 限时动态来推广赞助的商业活动。
- Instagram 广告的潜在覆盖范围为 8.02 亿人。

Instagram 真实数据
- Instagram 中带有地理位置的帖子，互动参与度提高了 79%。
- 70% Instagram 帖子的主题标签都是品牌标签。
- 60% Instagram 用户表示，他们在 Instagram 发现了从未使用过的新产品。

- Instagram 帖子中带有面部照片获得的点赞数增加了 38%。
- 具有至少一个主题标签的帖子平均参与度提高了 12.6%。
- 限时动态中最常用的 Giphy 贴图是 Arata 的 Heart Love Sticker。
- Instagram 用户在工作日的活跃度更高，其中周二和周四的活跃度最高。
- Instagram 视频播放的活跃度是其他社交媒体平台中照片点击活跃度的 2 倍。
- 最受欢迎的主题标签是 #Love、#Instagood、#Me、#Cute 和 #Follow。

3.1.2 Snapchat（色拉布，2011 年成立）

- Snapchat 日活跃用户总数：1.9 亿。
- 使用 Snapchat 的美国社交媒体用户比例：24%。
- 每天创建的快照数量（照片和视频）：30 亿。
- 每个用户每天平均花费时间：30+ 分钟。
- 美国用户（18~24 岁）比例：73%。
- Snapchat 用户统计：
  - 75% 年龄在 34 岁以下。
  - 90% 年龄为 13~24 岁。
  - 约 61% 是女性，38% 是男性。
  - 30% 美国千禧一代互联网用户经常使用 Snapchat。

Snapchat 真实数据

- 活跃的 Snapchat 用户每天打开该应用程序 20 次。
- Snapchat 用户每天创建超过 4 亿个 Snapchat 动态。
- 超过 60% 活跃 Snapchat 用户每天都会创建新内容。
- 如要查看过去 1 小时中 Snapchat 用户分享发布的帖子，需要 10 年才能看完。
- 95% Snapchat 用户表示该应用程序让他们感到快乐。
- Snapchat 用户每分钟发送 528 000 个快照。

3.1.3 Facebook（脸书，2004 年成立）

- Facebook 日活跃用户总数：15.7 亿。
- Facebook 限时动态每日观看人数：1.5 亿。
- Facebook 用户统计：
  - 53% 是女性，47% 是男性。
  - 用户平均有 155 个"朋友"。
  - 65 岁以上的在线老年用户中有 62% 使用 Facebook，72% 为 50~64 岁。
  - 18~29 岁的在线用户中有 88% 使用 Facebook，84% 为 30~49 岁。

Facebook 广告统计

- 2020 年第一季度，Facebook 月度投放广告商超 800 万人次；第二季度增至 900 万人次；第三季度达 1 000 万人次。这一增长是历史性的，推测可能与新冠疫情大流行期间线上用户互动的时间增加有关。
- 93% 营销人员定期使用 Facebook 投放广告。
- 图片广告占 Facebook 广告绩效的 75%~90%。
- Facebook 广告的平均每次点击费用（CPC）为 1.72 美元，平均点击率（CTR）为 0.9%，平均每千次展示费用（CPM）为 7.92 美元。
- Facebook 在全球数字广告市场的份额为 19.7%。

Facebook 真实数据

- Facebook 市场份额占用户每月使用社交媒体访问量的 42% 以上。
- Facebook 商户 42% 的服务响应发生在客户发起询问的前 60 分钟内。
- Facebook 的点赞按钮累计至今已被按动 1.13 万亿次。
- Facebook 的日均视频浏览量超过 80 亿次。
- 85% Facebook 用户观看视频时会关闭声音。
- 带字幕的视频广告可以平均增加 12% 的 Facebook 用户视频观看时间。
- 80% Facebook 用户对推送视频广告的自动播放音频感到不悦，这可能会导致这些用户降低品牌好感度。
- Facebook 中 20% 的视频为直播视频。
- Twitter：对于整形美容医师而言，经营 Twitter 账户对业务拓展的重要性相对较低；但 Twitter 是医师之间交流和分享个人想法的线上社交媒体平台，在医学会议期间尤为热门，许多医师会在 Twitter 上发帖。

3.2 道德规范

- 医师应保存未经编辑的客户手术治疗前后对比照片。
- 医师应努力提供用户更好的视频内容，线上发布的视频内容是不可改动的。
- 医师必须了解自己所发布内容是对用户起到实际作用或只是起到娱乐大众的效果。
- 向用户展示术中和术后立即效果对比的内容要非常谨慎，因为美容手术治疗后需要时间恢复，最好是向用户展示美容手术恢复后长期随访的效果。
- 医师发布内容的核心应该是围绕科普知识。
- 医师发布帖子的真实性是关键。

- 医师千万不要随便对外宣称自己是某领域专家、权威和大师。从业医师提供文献和对社会作出专业相关的贡献，这些内容才是真正专业的证据，不仅可以帮助您树立专业的社交媒体形象，还可以佐证您是一位名副其实、合法的权威专家。如您想在社交媒体平台树立医学特定领域专家的形象，请持续参与相关专业的医学会并获得该专业委员会认证。

3.3 关键要点

- 社交媒体中存在一些特殊的现象，部分潜在有整形美容需求的用户不会在社交媒体应用程序中点击"关注"整形外科医师或"喜欢"相关帖子。因为有许多潜在有整形美容需求的用户没有在社交媒体中公开暴露自己的兴趣喜好，这些用户单纯在社交媒体平台进行了搜索自己感兴趣的整形美容内容，因此医学美容从业者不要单纯通过"点赞""关注"数来判断早期的发帖覆盖率。
- 细心运营：真实、稳健的粉丝增长是经营社交媒体的正确道路，医师记得点击"互相关注"您的粉丝和追随者！千万不要使用点赞、涨粉工具，以及不要和社群媒体营销公司合作，这只会导致失败。

3.4 规划和发布内容

3.4.1 Instagram：基于对当前平台趋势观察给出的建议

- 账号：医师分别开设医院账号和医师公开账号，并与医师个人账号区隔开。也有些专家建议医师私人账号与其职业医师账号合二为一，但这样一来可能会模糊工作和个人生活的边界，造成一些不必要的困扰。另外，医师要避免在医院账号上发布手术过程的血腥照片，这些照片可发布在医师公开账号。
- Instagram 限时动态与帖子。
  - 限时动态：应该每天更新大约 7 个限时动态。每个限时动态都应该有一个链接或带有向上滑动的操作链接。建议在一天中组合发布 Instagram 限时动态：2~3 个来自患者的帖子、2~3 个包含返回到医院账号或医师公开账号的帖子的链接，以及 2~3 个使用号召性用语以安排预约面诊的帖子，或链接回医师网站、导向至医师的科普内容。在医师公开账号中发布手术相关内容，请务必在手术图像之前加上观看警告。一般来说，这些手术相关帖子有观看量但不会带来患者。因此，如果目标是使账号的流量增长，可以考虑发布此类视频及图像；但如果目标是转化用户和维持现有流量，就不要发布那么多手术过程的血腥图像；潜在的意向患者通常不想看到血淋淋的照片，尤其是在医院的公开账号上。
  - 帖子：可每天发 2~3 篇帖子，帖子具有一致的视觉传达感和品牌输出、一致的滤镜和良好的构图。帖子发文措辞应该精炼且有温度，尽量避免长篇大论，可在段落后增加业务联系方式和使用 Emoji 表情符号。医师在 Instagram 发布帖子时使用地理位置标签，可通过应用程序算法推送给相同地理位置人群。

  对于线上网友互动来说，术前与术后对比图像最具价值。另外，医师参加颁奖和（或）发表演讲的帖子也可帮助建立专业的形象，形成良性的用户反馈。发布医师与家人或度假等私生活相关帖子是把双刃剑，此举可能有助于与患者建立情感联结，但太多此类内容可能会削弱医师的专业与医师品牌形象。请记住：你面向的是消费者，他们想看到您的审美和您的产品。尽量避免模仿其他人，创造自己的主题标签、品牌，只有这样才能脱颖而出。

- Snapchat 快照帖子：Snapchat 的潜在患者是年轻族群。Snapchat 的快照帖子与 Instagram 的限时动态类似，平台受众只能在限定时间内阅读您发布的快照帖子。医师可在 Snapchat 发布尺度较大的视频与影像，并且可以展示更多手术内容。建议医师在 Snapchat 每天发布大量的内容（10~15 个 / 天）。相较在 Instagram 发布帖子，Snapchat 发布的内容制作不用精美，内容标签也不那么重要。
- 视频、照片与音乐搭配：由于发布视频内容可增加更多的社交媒体用户互动，建议医师发布科普相关影片。另外，由于视频不能编辑和修图，医师发布患者的术后视频对比也是真实展示手术效果的方式。切记在拍摄术后视频时，一定要注意光影和角度，更好地展现术后效果，再搭配合适的音乐和视频编辑来优化发布内容。
- 发帖时间：医师在使用社交媒体进行业务推广时，首先要知道您的关注者与粉丝的在线时间，然后在该时间段发帖。一般而言，用户在线高峰时段分别是

9：00、12：30~13：30 和 19：00~21：00，在这些时段发布帖子一般会取得较好的推广效果。医师也可按照上班的时间规律来发帖，如9：00发布对患者的术前评估，13：00发布手术结束的手术效果，19：00可以发布如何联系到您及一些特殊的话题。

- "网红大V"。
  - 在与"网红大V"合作前，务必签订合作的相关合同。
  - 医师在执业过程中需谨慎挑选合作方。
  - 在与"网红大V"合作前，需设法验证他们的关注者是否真实，对外形象是否良好。
  - 不要试图在社交媒体平台伪造自身影响力，因为精明的追随者和名人大多能识别名不副实、虚假的名望，很多这样做的名人皆为此付出昂贵的代价。

3.5 衡量社交媒体经营成功的标准

- 医师形象：潜在客户需对医师有良好的第一印象，以及医师在社交平台上与用户互动良好。
- 真实的关注者数量：真实的关注者会与医师发布的内容进行有效互动。每个Instagram账号中都应至少有10%的关注者喜欢其关注对象所发布的帖子，这才得以实现社交平台的良性粉丝与博主互动，这种良性互动是"真实的"关注者才能实现的，不要为了数据购买僵尸粉或机器人充数，因为这么做并不会带来新患者，同时也会浪费您的时间去过滤无效信息。
- 转化粉丝成为线下客户：医师发布的内容中应给潜在患者留下预约咨询的方式。如果这些潜在患者"喜欢"您某个帖子，您应该制订一套电网人员主动联系策略——直接私信潜在患者。如果这些潜在患者点击您社交平台的联系方式或从Instagram平台打电话来咨询，这些流量的转化率是相当高的，并且可能会在几小时或几天内发生转化，不要轻易流失从您社交媒体带来的流量！
- 影响力：影响力可以通过许多不同的方式来衡量，有些公司和研究人员正在寻找量化社交媒体平台影响力的方法。但千万不要被粉丝数字所困扰，要记住重要的是谁在关注你，而不是有多少人关注你。

3.6 常见问题

- 许多人经营社交媒体常会陷入"如果别人这样做我也应该这样做"的误区。千万不要有这种心态，关注好自身，生成您自己独特风格的内容，并按照您自己的节奏进行下去。
- 像Yelp点评、医美垂类大众互联网平台的虚假评论和水军充斥，既有正面的也有负面的，所以没有一个是可靠的。
- 许多虚假评论、搜寻引擎优化套路与操纵舆论的问题已经被一些平台所解决，相信最终会留下真实追随者和真实患者表达了他们想表达的信息。

3.7 总结
（视频3.1）

- 社交媒体是当代医师推广业务、营销和与患者在线互动非常有价值的工具。
- 现代整形美容医师应该学会正确、巧妙地运用社交媒体。

延伸阅读

[1] Annual Instagram advertising revenues in the United States from 2018 to 2021. https://www.statista.com/statistics/1104447/instagram-ad-revenues-usa/. Accessed on 2/18/2021.
[2] Branford OA, Kamali P, Rohrich RJ, et al. #PlasticSurgery. Plast Reconstr Surg. 2016; 138(6):1354-1365.
[3] Chandawarkar AA, Gould DJ, Stevens WG. Insta-grated plastic surgery residencies: the rise of social media use by trainees and responsible guidelines for use. Aesthet Surg J. 2018; 38(10):1145-1152.
[4] Gould DJ, Grant Stevens W, Nazarian S. A primer on social media for plastic surgeons: what do I need to know about social media and how can it help my practice? Aesthet Surg J. 2017; 37(5):614-619.
[5] Rohrich RJ, Weinstein AG. Connect with plastic surgery: social media for good. Plast Reconstr Surg. 2012; 129(3):789-792.
[6] Wheeler CK, Said H, Prucz R, Rodrich RJ, Mathes DW. Social media in plastic surgery practices: emerging trends in North America. Aesthet Surg J. 2011; 31(4):435-441.

Rod J. Rohrich, Elizabeth B. Savetsky, and Ira L. Savetsky

4 社交媒体与整形美容医师

摘 要
社交媒体平台是实现营销、科普和客户沟通非常有价值工具。现在的求美者无须到诊室,而是通过社交媒体即可了解医师的业务、专业技能、审美等,并且熟悉医师的看诊风格。当下有许多社交媒体平台可用,每个平台都有自己的优缺点。在本章中,笔者将概述各大社交媒体平台的特色,并举例说明在每个不同平台上发布的内容类型。

关 键 词
社交媒体,Instagram,Facebook,Snapchat,Twitter。

关键要点
- 社交媒体是营销、教育和沟通非常有价值的工具。
- 社交媒体使整形美容医师的潜在患者几乎无须到诊室,通过社交媒体即可了解医师的专业技能、审美,并且熟悉医师的看诊风格。
- 当下有多个社交媒体平台可供选择,每个平台都有其优缺点。

4.1 社交媒体的力量

- 提供时下建立品牌最有效的形式。
- 为医师提供更多接触患者的机会。
- 社交媒体有众多分析关注者人口统计数据的工具(如 Facebook Insights)。
- Facebook 和 Twitter 等可靶向特定人群发送帖子。
- 无须额外雇用营销人员和公关人员。
- 社交媒体的传播不仅在本地或特定地区,可在全球范围内提高个人业务的曝光度。
- 社交媒体可轻松获得医师的联系信息,为新患者转诊提供渠道。
- 提高对患者科普的效率。
- 社交媒体是医学美容从业者与潜在患者互动并建立关系的强大工具。
- 社交媒体突出医学美容患者的正向反馈评价。

4.2 社交媒体通用技巧

- 深度参与。
- 传播正能量,积极向上。
- 发表科普教育内容。
- 发表评论。
- 持续发布高质量内容。
- 发布视频帖子多于静态照片帖子。
- 有机增长受众群体。
  [译者备注:有机增长(organic growth)是指公司依托现有资源和业务,通过提高产品质量、销量与服务水平、拓展客户,以及扩大市场份额、推进创新与提高生产效率等途径,从而获得的销售收入及利润的自然增长。]
- 使用标记功能标记"网红大 V"。
- 活用 # 标签 # 功能。

4.3 社交媒体平台

4.3.1 Facebook

- 由于 Facebook 的用户年龄较大,因此内容定位于成熟的受众群体。
- 发布视频和新闻链接及转发有趣的内容(如新闻报道和采访),以增加医师个人页面的流量。
- 引人注目的图文帖子效果会比单纯文本的帖子能获

得更多的流量。
- 医师必须根据 Facebook 不断迭代的算法来改进帖子的内容，观察发布哪些帖子内容效果好，哪些内容效果不佳。

4.3.2 Twitter

- Twitter 是可用来作为搜索引擎优化（search engine optimization，SEO）的工具之一，因为 Google 会为每条推文建立索引，让用户更容易检索到。
- 发布热门新闻帖子可提高账号可见度。
- 发布推文中建议链接自身在其他平台所发布的内容（如医师自身的博客），但尽量不要转发其他外部链接，因为没有外部链接的推文效果更好。
- 有策略地选择主题标签。
- 推文中标记相应的人物和产品主页。
- 感谢推文提及 @ 你的用户。

4.3.3 Instagram

- 发布内容使用高分辨率图像和视频。
- 内容要有创意。独特和有爆点的内容效果最好（图 4.1）。
- 医师在发布帖子中展示个性和临床态度，让潜在患者近距离了解您的风格。
- 经常发布 Instagram 的限时动态。
- 有策略地选择主题标签。
- 发帖时标记相关资料和人物。
- 以对话的形式与您的关注者互动，积极回应用户提出的问题和评论。
- 避免线上销售东西。
- 将 Instagram 应用程序个人账号转换为企业账号，以便分析和监控数据，并根据数据改进、迭代发布内容。
- 避免过于血腥、令人不适的帖子（图 4.2）。
- 发布视频和有指示线、箭头的图片帖子，比单纯静态图像的表现更好（图 4.3）。

4.3.4 Snapchat

- Snapchat 的帖子内容定位于面向年轻受众。
- 帖子使用引人注目的贴图和有趣的谈话开头。

4.3.5 Pinterest

- 发布信息汇总图片、自制科普图片效果最佳。
- 发布更好的自我护理技巧和个人审美建议相关内容帖子效果更好。

4.3.6 YouTube

- 将您的所有视频存放在这里。
- YouTube 的发帖可用作搜索引擎优化工具，让您的内容更容易被检索。
- 可以制作每周 1 次的视频博客，并录制每月您所进行的所有手术进行总结的视频。

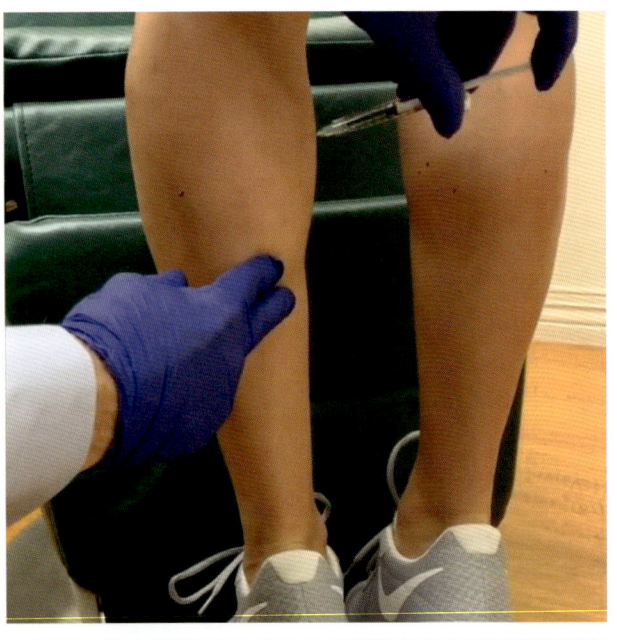

图 4.1 笔者在 Instagram 效果好的帖子示例（肉毒毒素用于小腿塑形）。

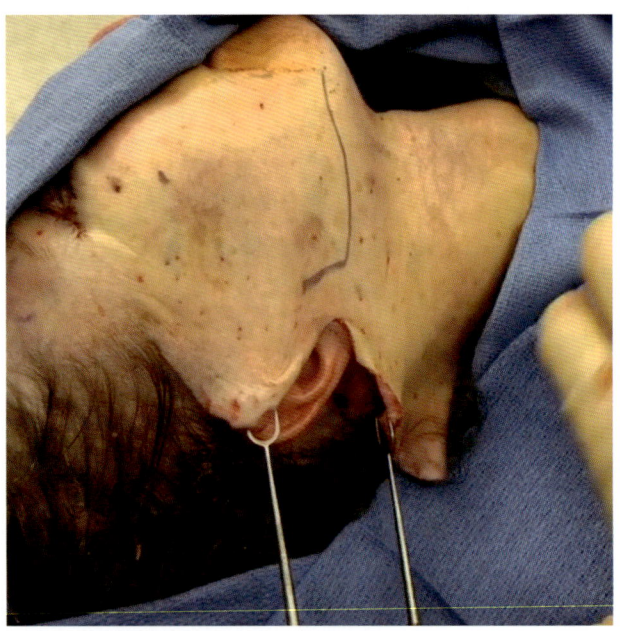

图 4.2 过于血腥、令人不适的帖子示例。

4.4 总结
（视频4.1）

- 社交媒体平台是实现营销、科普和客户沟通非常有价值的工具。
- 现在的求美者几乎无须到诊室，通过社交媒体即可了解医师的业务、专业技能、艺术美感等，并且熟悉医师的看诊风格。
- 时下有许多社交媒体平台可用，每个平台都有自己的优缺点。

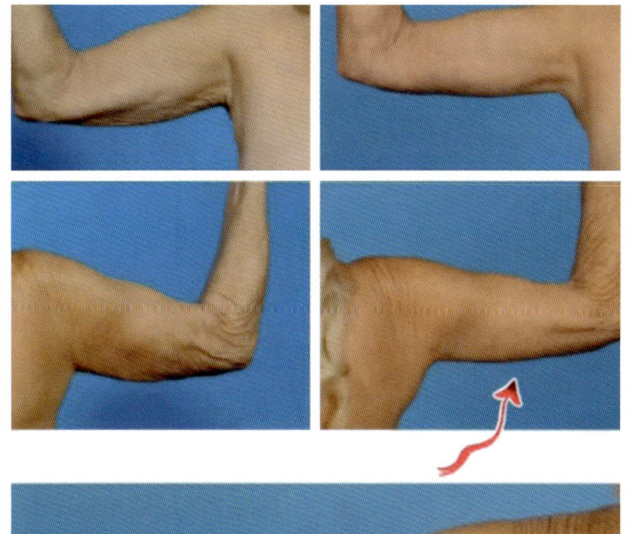

图 4.3　发布视频和使用指示线、箭头标注图片比单纯静态图像效果更好。

延伸阅读

[1] Cho MJ, Furnas HJ, Rohrich RJ. A primer on social media use by young plastic surgeons. Plast Reconstr Surg. 2019; 143(5):1533-1539.
[2] Mess SA, Bharti G, Newcott B, et al. To post or not to post: plastic surgery practice marketing, websites, and social media? Plast Reconstr Surg Glob Open. 2019; 7(7):e2331.
[3] Rohrich RJ, Dayan E. Improving communication with millennial patients. Plast Reconstr Surg. 2019; 144(2):533-535.
[4] Rohrich RJ. So, do you want to be Facebook friends? How social media have changed plastic surgery and medicine forever. Plast Reconstr Surg. 2017; 139(4):1021-1026.
[5] Vardanian AJ, Kusnezov N, Im DD, Lee JC, Jarrahy R. Social media use and impact on plastic surgery practice. Plast Reconstr Surg. 2013; 131(5):1184-1193.

达拉斯美容手术：大师视频图解
Masters of Cosmetic Surgery—The Video Atlas: The Dallas Cosmetic Model

I

面颈部提升
Face and Neck Lift

5 面部衰老面诊 /016
6 面部提升和颈部提升：切口规划 /020
7 扩展浅表肌肉腱膜系统技术 /022
8 浅表肌肉腱膜系统切除术 /028
9 面部提升和填充：自体脂肪移植 /032
10 深层面部提升术 /036
11 浅表肌肉腱膜系统折叠与扩展颈阔肌：浅表肌肉腱膜系统瓣 /039
12 高位浅表肌肉腱膜系统面部提升与脂肪移植 /043
13 面部脂肪室自体脂肪移植技术 /048

5 面部衰老面诊

摘 要
面部衰老相关的解剖结构包括皮肤、脂肪室、表情肌、支持韧带和骨骼。了解影响面部衰老的潜在基本过程是保证对患者准确评估的前提。详细的术前面部分析需要对面部及其不对称性进行总体概览,并重点检查面部的各个部位:前额、眶周、中面部、外鼻、口周、下颌和颈部。应对面部衰老可选择手术或非手术的治疗方式。皮肤护理作为整形外科的常见项目,对衰老的面部尤其重要。

关键词
面部老化,脂肪室,径向扩张,面部分析,面部年轻化,填充物,神经毒素,面部重塑,类维生素A。

关键要点
- 导致面部衰老的解剖结构包括皮肤、面部脂肪室、表情肌、支持韧带和骨骼。
- 了解影响面部衰老的潜在过程对于患者评估很重要。
- 详细的术前面部分析要对面部及其不对称性进行总体概览,同时对面部各个部位进行重点检查,包括前额、面中部、眶周、口周和颈部。
- 治疗面部衰老有手术和非手术两种方式。
- 皮肤护理是面部整形手术的常见项目,对衰老的面部尤为重要。

5.1 衰老的组成部分

- 面部衰老的特征变化包括面部脂肪减少、韧带松弛、脂肪量减少和骨骼支撑力减弱等。

5.1.1 脂肪
- 面部的结构性脂肪室和骨骼轮廓会持续受到重力影响。
- 面部老化过程中面部脂肪的变化包括:①脂肪体积减小;②脂肪体积分布变化。
- Rohrich 和 Pessa 的经典研究描述了面部深层和浅层脂肪室的解剖单位,由明显的隔膜分开这些连接组织的纤维间隔从筋膜层延伸到真皮层(图5.1)。
- 面部浅表脂肪室有22个:
  - 前额:正中、颞中、颞外侧。
  - 眶周:1个眶上脂肪室,2个眶下脂肪室。
  - 中面部:鼻唇沟、面颊内侧、中面颊、面颊外侧(同上)。
  - 下面部:两颊脂肪室和颏下脂肪室。
- 影响面中部脂肪体积减小的3个关键脂肪室是鼻唇、深层内侧和深层外侧脂肪室。面中深脂肪室位于颧大肌内侧(图5.2)。
- 体积分布的变化是由于面部韧带支撑功能的下降。Lambros 描述了面部软组织的"径向扩张",这是由于皮肤、脂肪和深筋膜之间的纤维连接减弱,导致从骨骼向外扩张。

5.1.2 骨骼
- 面部骨骼的形态变化会对面部软组织有影响。
- 研究表明,眶骨、上颌骨和下颌骨的骨骼变化会影响面部软组织的相对突出度及其位置。

5.1.3 肌肉
- 面部骨骼和脂肪室的体积变化会影响面部表情肌的松弛度和肌肉张力。

5.1.4 皮肤
- 皮肤老化反映了对皮肤外观产生影响的一系列因素,包括讲话方式、夸张的表情、阳光照射、环境暴露、体重变化、医疗保健,以及包括吸烟在内的其他伤害。

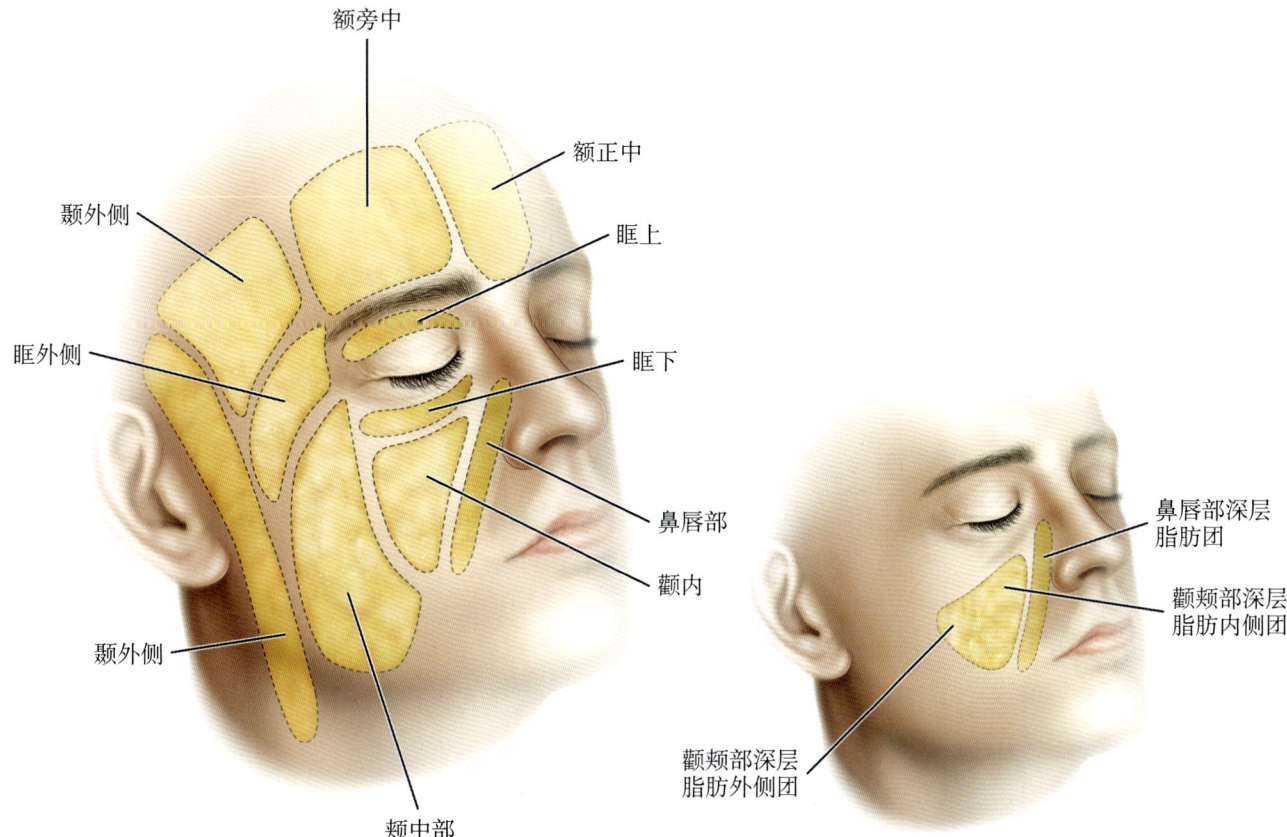

图 5.1 面部浅表脂肪室（经允许引自 Leatherbarrow B, ed. Oculoplastic Surgery. 3rd ed. Thieme；2019）。

图 5.2 与面部年轻化相关的关键脂肪室（经允许引自 Rohrich R, Ahmad J, eds. The Dallas Rhinoplasty and Dallas Cosmetic Surgery Dissection Guide. 1st ed. Thieme；2018）。

- 胶原蛋白和弹性蛋白是皮肤的主要成分，这些成分的毒性损伤会导致皮肤老化。随着年龄的增长，皮肤附件萎缩和细胞外基质减少会进一步导致皮肤整体变薄。

5.2 面诊

（视频 5.1）

- 个性化的面部年轻化美容术可以最大限度提高患者满意度。
- 在面诊的最初几分钟由医师倾听患者对其外貌的担忧。关于面部衰老的常见问题集中在眶周和颈部区域。

5.2.1 病史

- 应根据病史和手术史确定是否存在任何潜在导致患者伤口愈合迟缓或出血的因素。
- 医师应获得完整的药物清单，包括在手术过程中可能导致出血的处方药和非处方药（抗凝剂、抗血小板、抗高血压药、免疫抑制剂、激素替代药物）。

- 中药可能导致出血，应特别询问患者是否正在服用任何中药（特别是生姜、银杏叶、大蒜及人参）。
- 吸烟史。

5.2.2 面部分析

- 应充分了解面部衰老的解剖学基础，才能实现自然、可预测和持久的结果。
- 面部外观和面部比例知识：
  - 面部衰老分析应从了解面部的整体外观开始。
  - 面部比例分为水平 1/3 和垂直 1/5，即"三庭五眼"（图 5.3）。
  - 所有人的面部都有一定程度的不对称（如宽侧和窄侧、大小眼等）。
  - Fitzpatrick 皮肤类型。
- 发际线和前额：
  - 面部分析应以自上而下的方式进行，从前额开始。
  - 应检查发际线的高度、颜色和头发质量和发际线是否暂时后移。
  - 前额高度应从前发际线到眉毛位置开始进行检查。

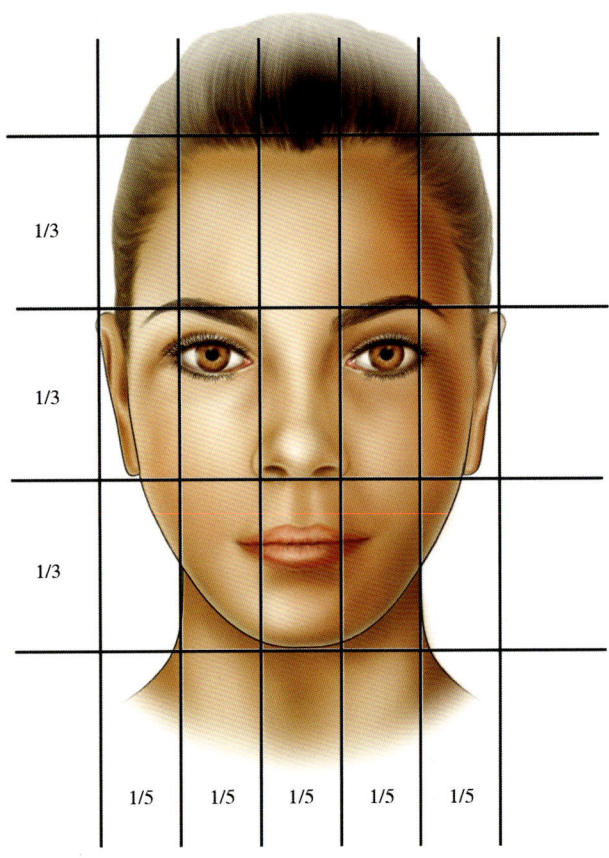

图 5.3 面部分析始于通过水平线将面部分为垂直三等分。最上等分是从发际到眉间，中间等分是从眉间到鼻翼下缘，下等分是从鼻翼下缘至下颌。面部可通过垂直线划分为 5 个区域，其中鼻基底宽度与内眦间距相等，且也与睑裂宽度相同（经允许引自 Papel I，Frodel J，Holt R et al, eds. Facial Plastic and Reconstructive Surgery. 4th ed. Thieme; 2016）。

- 应注意前额皱纹的质地和深度。
- 由于脂肪萎缩，存在眶上部和颞部的凹陷。
- 眶周：
  - 眉毛相对于眶上缘的形状和位置。
  - 上下眼睑皮肤过多（皮疹病）。
  - 眼睑位置（上睑下垂或下巩膜外露）。
  - 外眦松弛或下眼睑水平过度。
  - 上眼睑脂肪区（尤其是内侧）和下眼睑（中央、中间和外侧）的脂肪突起。
  - 泪槽畸形。
  - 眶颧矢向量。
- 面中部：
  - 鼻颊褶皱显示中央面部脂肪萎缩。
  - 中央脂肪萎缩和根尖周发育不全，表现为鼻唇沟。
  - 面部整体呈扁平和方形外观。
- 口周：
  - 由于口周过度使用口轮匝肌和缺乏充分补水而导致的口周皱纹。
  - 上唇发育不良和上唇长度增加。
  - 口角下垂。
  - 鼻唇沟和颏部皱纹。
  - 唇颏折痕。
  - 木偶线。
- 颈部和下颌：
  - 理想的下颌和颈项应该有以下几个特点：
    - 下颌应该与上唇在同一垂直水平面上，或距离垂直面不超过 2 mm。
    - 清晰的下颌边界。
    - 甲状软骨突出。
    - 舌骨凹陷。
    - 颌颈角度（105°~120°）。
  - 颈部都应注意是否存在以下问题：
    - 颏下肥胖堆积。
    - 颈肌带。

5.3 管理衰老的面容

- 通过详细的分析了解面部解剖变化，有助于为患者量身定制正确的治疗方案，包括手术和非手术方式。

5.3.1 手术技术

- 下述内容矫正面部老化的手术技术包括：
  - 面部提升。
  - 颈部提升。
  - 面部脂肪移植。
  - 眉毛提升。
  - 上下眼睑整形术。
  - 鼻整形术。

5.3.2 非手术技术

- 通过面部填充进行容积修复：
  - 目前获得美国食品药品管理局（FDA）批准的填充物有两种：
    - 临时：透明质酸（HA）、羟基磷灰石（CaHA）、聚乳酸（PLLA）。
    - 永久性：聚甲基丙烯酸甲酯（PMMA）。
  - 在选择合适的填充物时，了解填充物类型之间的差异，以及美学的优点和缺点是很重要的。
  - 了解面部的血管和肌肉解剖结构有助于减少血管内注射和淤血，并最大限度提高疗效。

- 注射神经毒素调节肌肉：
  - 注射肉毒毒素治疗面部皱纹是最常见的美容手术技术之一。
  - FDA 批准的可用于面部美容的肉毒杆菌毒素：
    - Onabotulinum 毒素（保妥适）。
    - Abobotulinum 毒素（Dysport）。
    - Incobotulinum 毒素（Xeomin）。
    - Prabotulinum 毒素（Jeuveau）。
- 面部美容：
  - 面部美容的适应证包括浅表或深部皱纹、色素异常、痤疮等皮肤病、肿瘤前病变（光化性角化病和雀斑）及光损伤。
    - 激光表面修复。
    - 化学换肤。
    - 皮肤磨削。
- 皮肤护理：
  - 皮肤护理是面部年轻化的基础。皮肤护理的基石之一是类维生素 A 酸类化合物。
  - 维生素 A 类化合物包括维生素 A 及其衍生物，以及通过相同途径起作用的合成分子。
  - 外用维甲酸已显示可减少胶原蛋白降解、增加前胶原生物合成、增加皮肤光滑度、消除皱纹，并增加表皮和真皮糖胺聚糖沉积。副作用包括类视黄醇反应，如红斑、脱屑、干燥症或瘙痒。每天使用将带来最大的好处。治疗的前 6 个月（包括夜间）治疗浓度为 0.025%~0.05%。1 年后的维持治疗，每周使用 3 次。

5.4 案例与分析

- 参见图 5.4。

5.5 总结

- 面部衰老是面部皮肤、脂肪、肌肉和骨骼的自然现象。
- 详细的术前分析可以指导选择适当的手术和（或）非手术治疗方式。

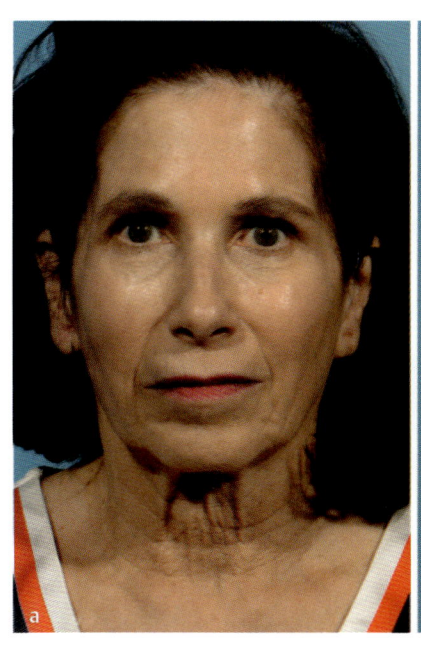
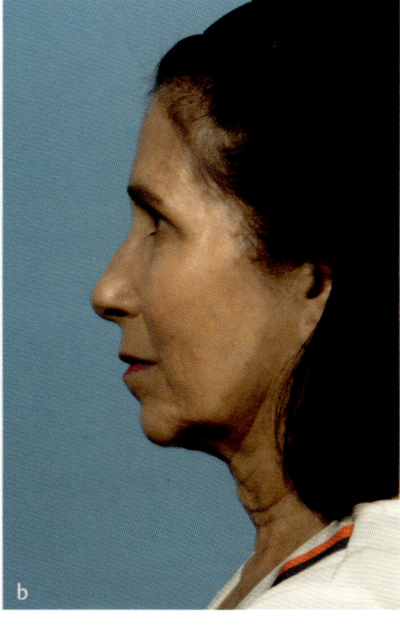

图 5.4 65 岁女性随年龄增长出现的面部老化。在面部分析中，患者表现出 Fitzpatrick Ⅱ型皮肤和轻度面部不对称（左脸宽而短，右脸窄而长）；前额略长，前发际线清晰，双侧颞部凹陷；眶周发现上眼睑和下眼睑皮肤松垂、轻度外眦松垂和最小的脂肪室突出；面中部可见明显右侧中央面部萎缩大于左侧，尤其是深层内侧和鼻唇沟；口周显示上唇长度和木偶线样的细纹增加。颈部和下颌显示不规则的下颌边界、下颌脂肪垫突出、轻度颈肌带，以及多余的皮肤和钝颈角度。

延伸阅读

[1] Ellenbogen R, Karlin JV. Visual criteria for success in restoring the youthful neck. Plast Reconstr Surg. 1980; 66(6):826-837.
[2] Hubbard BA, Unger JG, Rohrich RJ. Reversal of skin aging with topical retinoids. Plast Reconstr Surg. 2014; 133(4):481e-490e.
[3] Lambros V, Amos G. Facial shape, size, and gender. Plast Reconstr Surg. 2020 Nov; 146(5):1012-1014.
[4] Rohrich RJ, Pessa JE. The retaining system of the face: histologic evaluation of the septal boundaries of the subcutaneous fat compartments. Plast Reconstr Surg. 2008; 121(5):1804-1809.
[5] Rohrich RJ, Pessa JE, Ristow B. The youthful cheek and the deep medial fat compartment. Plast Reconstr Surg. 2008; 121(6):2107-2112.
[6] Stuzin JM. MOC-PSSM CME article: face lifting. Plast Reconstr Surg. 2008; 121(1)Suppl:1-19.
[7] Wan D, Amirlak B, Rohrich R, Davis K. The clinical importance of the fat compartments in midfacial aging. Plast Reconstr Surg Glob Open. 2014; 1(9):e92.

Yash J. Avashia and James M. Stuzin

6 面部提升和颈部提升：切口规划

摘　要

切口规划是面部提升和颈部提升手术的关键步骤，其直接影响最终的效果。详细的术前评估和恰当的切口设计将影响瘢痕的位置和修复质量。正确的瘢痕位置应突出局部解剖比例和亚单位，而不是瘢痕本身。了解耳前切口的解剖亚单位将指导医师在切口设计中保护该复杂的解剖结构。无张力闭合是最佳伤口愈合的重要前提。皮肤切除和闭合的系统方法有助于获得一致性的结果。

关 键 词

面部提升术，颈部提升术，耳前切口，瘢痕。

关键要点

- 在设计切口之前必须进行详细的分析，以尽量减少面部提升术和颈部提升术的继发畸形。
- 正确的瘢痕放置应该突出局部的解剖比例和亚单位，而不是瘢痕本身。
- 切口的设计和无张力的闭合是获得最佳瘢痕修复质量和位置的主要因素。

6.1 术前步骤

- 面部提升术和颈部提升术的切口由颞区、耳前区、耳后区和枕骨区组成。此外，颈部提升术还有一个单独的颏下切口。

6.1.1 颞部切口（图6.1）

- 可选择的切口位置包括：①在有毛发的区域内，颞发际线的后方；②沿颞发际线的前方。
- 年轻人的外侧眼角与颞前发际线的间距约为4 cm。
- 对于皮肤松弛度较小的患者，切口可置于颞发际线后方，而不会明显改变发际线位置。
  - Connell 设计了一种用作"救援皮瓣"的耳轮前皮瓣，可避免做颞切口时在耳轮根部上方出现无毛发的缺口（图 6.1）。
  - 适当地将面部皮肤以横向矢量旋转，可避免颞区毛发垂直移位和侧面鬓角的抬高。
- 颞前部发际线是一种替代方法，但可能会导致一些患者在面颊和颞部毛发之间突然过渡时显现明显的瘢痕。

6.1.2 耳前切口（图6.2）

- 耳郭前美学有5个子单位：耳郭宽度、耳垂凹陷、耳屏高度、耳屏间上凹和下凹、耳垂–颊交界。在设计切口的耳前部分时，应仔细考虑这些子单位。
- 耳前切口可分为耳轮、耳屏、耳垂三段。

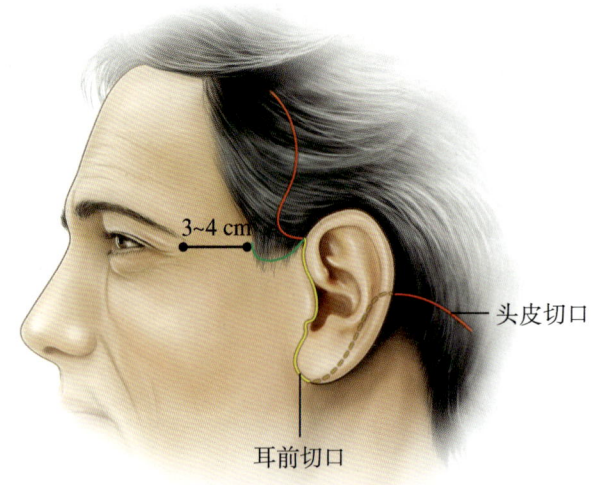

图6.1　面部提升术的切口设计。耳前和耳后切口设计（黄色）。发际线切口设计（绿色）。有毛发的切口设计（红色）。侧眼角至颞骨发际线的平均距离应保持在 3~4 cm（经允许引自 Connell B, Sundine M, eds. Aesthetic Rejuvenation of the Face and Neck.1st ed. Thieme; 2016）。

- 耳轮：
  - 这部分是与后耳轮边缘平行的曲线。
  - 应模拟耳轮软骨的视觉横向宽度（X）(图 6.2)。
  - 色素减退的瘢痕将有助于形成一个正常外观和比例协调的耳轮边缘。
- 耳屏：
  - 三角软骨为矩形结构。仔细关注其解剖亚单位将有助于精确地确定切口位置。
  - 耳轮段后，沿着上耳嵴切迹的凹陷处设计切口。
  - 然后沿耳屏边缘切开至下耳屏间切迹。
  - 男性患者首选耳屏内切口，此举能更好地掩盖耳朵皮肤较白和面颊皮肤较红之间的颜色差异。
  - 从这里开始，切口向前转然后再向下以 90°旋转，至耳垂面部沟的前方。这样可以保留下部耳垂间缺口，否则会变钝（图 6.2）。
- 耳垂：
  - 在此危险区域的切口，应在耳垂和面颊之间保留 2 mm 的自然沟壑。

- 耳前段的继发性畸形是由于切口没有正确地沿着耳轮软骨或耳郭软骨进行，前置的切口会导致明显的瘢痕。
- 男性的耳前区相比女性更容易出现颜色渐变和表面不规则。耳前褶皱切口仍有可能形成可见瘢痕的风险。

6.1.3 耳后切口

- 这部分切口沿耳乳突沟进行。
- 切口在对耳轮前脚的水平向后过渡到枕骨段，这也与耳甲–乳突交界处的上部重合（图 6.1）。

6.1.4 枕部切口（图 6.3）

- 这部分类似于颞区部分（图 6.1）。
- 根据皮肤冗余程度选择沿发际线切口或在有毛发区域内做切口。
- 为避免发际线明显抬高并与剩余发际线不自然地分开，对于预期进行大面积皮肤切除的患者（大幅减肥患者），切口应沿发际线进行。
- 对大多数患者来说，切口可以安全地延伸至有毛发的区域。

6.1.5 颏下的切口

- 除了从上面详述的切口横向接近颈部外，还可以从颏下切口接近颈部，以解决颏下脂肪萎缩和颈肌带。
- 切口位于颏下皱褶后方，长度为 3~4 cm。
- 该切口可以直接进入颈肌和颏下深部脂肪室操作。

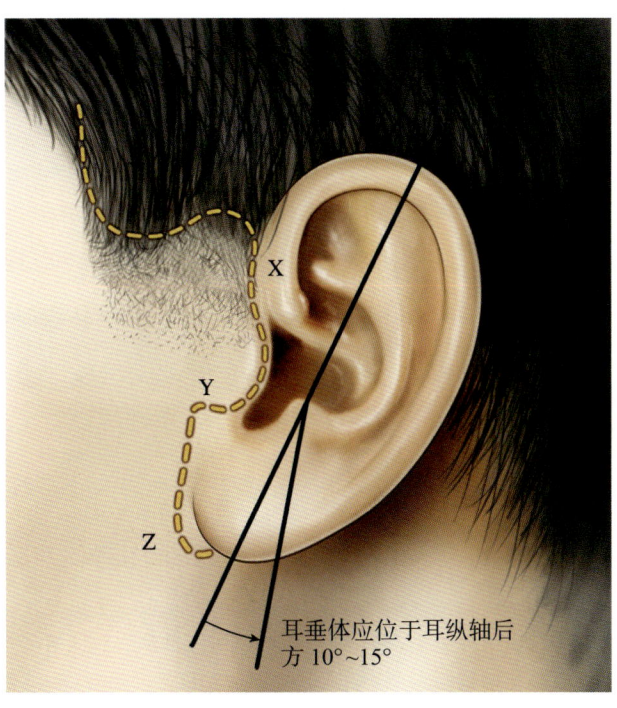

图 6.2 耳前切口设计细节。耳前切口的螺旋形部分应与后螺旋边界平行，并形成一个单一的螺旋单位（X）。将下面的三角皮瓣（Y）作为三角切口的一部分，这样可以保留耳垂缺口的亚单位，若切口在其中，其将被削弱。在插入时，耳垂体应位于耳纵轴后方 10°~15°（经允许引自 Connell B, Sundine M, eds. Aesthetic Rejuvenation of the Face and Neck.1st ed. Thieme; 2016）。

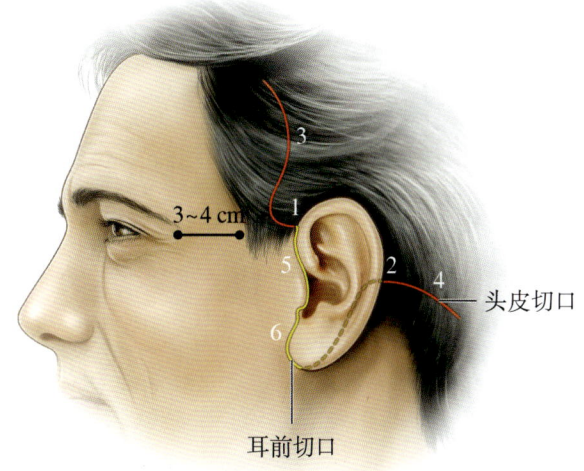

图 6.3 Bruce Connell 设计的 6 个关键对焦点。这些点可以在颞部、耳前区、耳后区和枕部实现无张力缝合（经允许引自 Connell B, Sundine M, eds. Aesthetic Rejuvenation of the Face and Neck.1st ed. Thieme; 2016）。

此外它还允许医师通过中线对前颈肌进行折叠和远端肌切开术来提紧颈阔肌，以实现良好的颈部轮廓和颌颈角度。

6.2 操作步骤

（视频 6.1）

6.2.1 切口

- 标记切口线后，剃发和手术用润滑剂或用橡皮筋来分开头发等操作，可以更容易地看到有毛发区域的切口标记。
- 使用 15 号手术刀，垂直于皮肤平面。在头发区域，手术刀向毛囊方向平行倾斜，以尽量减少术后瘢痕性脱发。

6.2.2 关闭

- 通过在适当的上/后向矢量中推进面部和颈部皮肤来完成皮肤切除。
- 切除皮肤时使闭合线上冗余 2~3 mm。无张力闭合是减少瘢痕可见性的关键步骤。
- 对齐缝合以形成无张力闭合（图 6.3）。用 4-0 Vicryl 线埋没间断缝合。
- 枕骨切口有毛发的区域用订机封闭。需注意，缝合时要恰当地对位和外翻皮肤以减少瘢痕。
- 然后使用 5-0 快速吸收线闭合耳后切口。
- 切口的其余部分（如颞部、耳前部、耳垂部）用 5-0 尼龙线间断缝合。应实现适当的皮肤贴合和轻度的边缘到边缘外翻。尼龙缝线应间隔 1 cm。缝合线不应过紧，这会导致沿着闭合线出现明显的凹陷，并且不能适应术后肿胀。

6.3 术后护理

- 术后 5~7 天拆线。

6.4 总结

- 术前分析对于设计恰当的面部和颈部提升术切口至关重要。
- 最终的瘢痕位置考虑解剖比例和亚单位，同时使瘢痕充分隐藏。
- 无张力闭合是防止瘢痕形成的主要因素。

延伸阅读

[1] Hamilton S, Connell B. Fifty years of progression in face and neck lifting. In: Connell B, Sundine M, eds. Aesthetic Rejuvenation of the Face. 1st ed. Thieme; 2016.
[2] Marten TJ. High SMAS facelift: combined single flap lifting of the jawline, cheek, and midface. Clin Plast Surg. 2008; 35(4):569-603, vi-vii.
[3] Stuzin JM. MOC-PSSM CME article: face lifting. Plast Reconstr Surg. 2008; 121(1)Suppl:1-19.

Ira L. Savetsky and James M. Stuzin

7 扩展浅表肌肉腱膜系统技术

摘　要
现代面部提升技术利用浅表肌肉腱膜系统（SMAS），将面部脂肪从前颊重新转移到侧颊和颧凹陷区域，恢复年轻时的丰盈亮点。本章将讨论扩展 SMAS 技术和方法，以避免无意中损伤面神经的运动神经分支。

关 键 词
面部衰老，面部提升术，颈部提升术，SMAS，扩展 SMAS。

关键要点
- 面部衰老是由于皮肤内在和外在的变化、韧带失去支持及脂肪萎缩引起的容积减少。
- 扩展 SMAS 技术用于面部提升，将面部脂肪从前面颊转移到侧面颊和颧部的凹陷区域，恢复年轻时的丰盈状态。

7.1 术前计划

7.1.1 分析
- 全面而系统的面部分析是确定面部年轻化目标和制订精确手术方案最为关键的第一步。
- 术前在相关位置记录和标记容积减少的区域。

7.1.2 标准化摄影与数字成像
- 应为每位患者获取包括正视图、侧视图、斜视图和基底视图在内的标准化照片。
- 数字成像是与患者沟通和评估患者期望的绝佳工具。

7.1.3 管理期望
- 与患者一起查看所有照片。
- 与患者讨论手术能达到的效果和不能达到的效果，这是非常重要的。

7.2 解剖学

7.2.1 面部软组织层
- 面部软组织由浅至深依次为：皮肤、皮下脂肪、SMAS、表情肌、腮腺后肌筋膜（面部深筋膜）、面神经平面、腮腺导管、颊脂肪垫。

7.2.2 SMAS
- SMAS是一个独立的筋膜层，将上覆的皮下脂肪与下方的腮腺肌筋膜（深筋膜）和面神经分支隔开。
- SMAS代表颈部浅筋膜向面部延伸；颈筋膜的相应更深层（颈深筋膜的浅层）继续延伸至面部，被称为腮腺咬肌筋膜或面部深筋膜。
- 在面颊内，面神经分支和腮腺导管在离开腮腺后行于腮腺肌筋膜深处。因此，在进行SMAS剥离时，如果不侵及面部深筋膜，就可以防止面部神经损伤。这个解剖规则的例外情况是沿着外侧颧骨隆起和咬肌尾侧，这两个位置面神经分支穿透深筋膜，并走行于SMAS和深筋膜之间的平面内（参见安全提示）。

7.2.3 保留韧带
- 颧骨和下颌韧带是源自骨膜并直接嵌入真皮的骨皮韧带。
- 咬肌皮韧带和腮腺皮韧带由浅筋膜和深筋膜之间交集而成。
- 随着年龄增长，韧带变薄是造成衰老的原因。

7.3 皮下剥离过程中避免损伤面神经

7.3.1 额支
- 剥离时必须保持在颞深筋膜浅面的皮下脂肪由下至上。
- 从前额向眶上缘切开时注意哨兵静脉，在颞区切开时可作为接近神经的标志。
- 当采用侧入路或上入路时，停留在颞深筋膜的浅层上是安全的剥离平面。

7.3.2 颧支及颊支
- 注意颧骨外侧隆起旁与保持韧带相对危险区域。
- 剥离保持韧带的头侧和尾侧有助于建立正确的SMAS浅层剥离平面。
- 颧骨和上咬肌保持韧带正好位于颧骨外侧，可以在SMAS浅面的皮下平面上安全地分开。
- 靠近上咬肌韧带的区域，部分颧支和颊支到SMAS的深度可能小于1 mm，因此必须非常小心地接近该区域。
- 相对安全的剥离区域是直接在颧骨隆起处，这是一个相对没有面神经分支的区域。

7.3.3 下颌缘支
- 始终保持在颈阔肌-SMAS的浅面。
- 需要注意的是，颈阔肌可能会严重萎缩、变薄和松弛，当在下颊区剥离时正确的层次不清晰，这使得有时剥离变得困难。
- 当从颈阔肌前平面向颈部尾侧和下颌线过渡时，需要仔细剥离以避免深入贴近咬肌的尾缘处。
- 颌面部血管穿过下颌结节前的区域周围应谨慎，因为面神经下颌缘支穿过血管时变得更加浅表。

7.3.4 颈支
- 保持在颈阔肌浅表的剥离可以保护颈支。

7.4 避免SMAS剥离过程中损伤面神经

- 大部分SMAS提升发生在腮腺、腮腺副叶和颧外侧，即所有面神经分支受到保护的区域。
- 腮腺前和颧骨隆起外侧区域是面神经分支易受损的区域。
- 将剥离操作限制在SMAS的活动区域内，可最大限度地降低运动神经损伤的风险，运动神经损伤更多地发生在面颊的前部区域。
- 在颧骨外侧,需要解剖的 SMAS 在从颊外侧沿颧大肌浅表面向上移行时往往趋于变薄。
- 准确的平面识别在该操作区域至关重要,既可以保护运动神经分支,也可以在从上咬肌韧带剥离操作时不撕裂 SMAS 瓣。
- 一旦从咬肌上韧带剥离 SMAS 后遇到 SMAS 的移动区域,就应终止剥离操作,从而将操作限制在并列的颧神经分支的头侧。这些分支通常位于 SMAS 和该区域的深筋膜之间的平面中。
- 沿颧上隆起前剥离至颧大肌浅表,是重新复位颧脂肪垫的关键。面神经分支(颧大肌深处)在颧骨直接上方的区域受到保护。
- 下侧 SMAS 剥离应沿颈阔肌外侧缘延伸,并将外侧颈阔肌从其韧带附着处游离至胸锁乳突肌(SCM),以确保皮瓣有足够的活动性。一旦 SMAS-颈阔肌脱离 SCM,就会遇到一个疏松结缔组织层,可以钝性剥离,最大限度地减少对颈部和边缘区域下方的风险。

7.5 标记

- 在 SMAS 剥离前先进行颊部皮下剥离。内侧剥离的范围应延伸至移动的前颊,并从中间过渡到颧骨和颧脂肪室。皮下剥离位于颧外侧隆起前方和咬肌之前。在手术开始时,固定和移动面颊之间的连接处可以被标记在皮肤上。
- 然后在颞区有毛发的头皮内画一条线,向下延伸至耳前,穿过耳垂下方,在后甲与耳后皮肤交界处的垂直方向上(图 7.1)。
- 这条线在发际线与螺旋线汇合的地方向后转一个直角,并延伸至枕骨区有头发的头皮,在有毛发的头皮内向后下方缓慢弯曲成曲线(图 7.2)。

7.6 手术细节:皮瓣剥离

- 沿切口线及皮下剥离平面浸润 0.5% 利多卡因加肾上腺素。
- 透照法有助于准确剥离皮瓣。
- 小心切开皮肤,以保留耳屏的切迹,即耳垂最下端与耳垂最头端的交界处。
- 先用 10 号刀片进行剥离,然后用锋利的剪刀进行剥离。
- 颞部剥离直接至颞深筋膜浅层进行。
- 皮下剥离操作向颈部进行。从下颌骨角一直延伸到颈阔肌的表面。
- 通过颏下切口向颈前内侧继续剥离。
- 继续进行面颊皮下剥离,直到沿着颧骨后部和咬肌

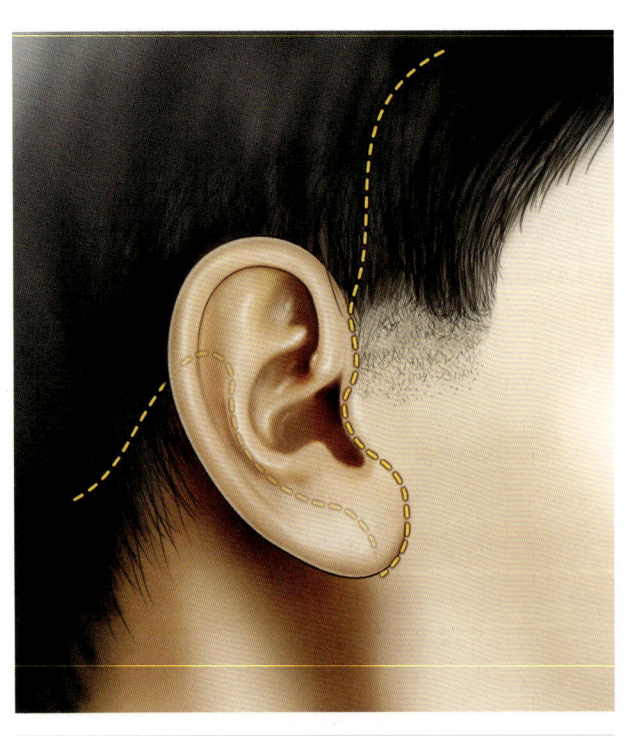

图 7.1 耳后提升切口。

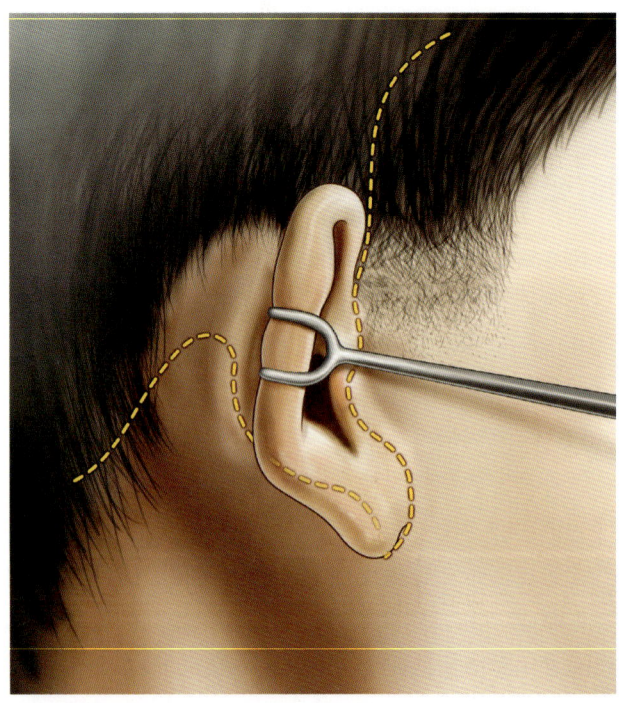

图 7.2 扩展的耳后提升切口。

前方的颧韧带将皮肤释放，使皮肤脱离咬肌。

7.7 手术细节：SMAS剥离

- 扩展SMAS剥离的切口设计在侧面平行于颧弓，这样将SMAS切口置于面神经额支路径的尾部（图7.3）。
- 在颧骨弓与外侧颧骨连接的区域，SMAS切口沿颧脂肪垫的上缘向上走行。颧上脂肪与外侧眼轮匝肌之间的交界处标志着扩展的SMAS解剖学中的上段或"高位"段。
- SMAS外侧/下方切口沿胸锁乳突肌外侧缘向下方延伸，直至耳垂后方数厘米。
- 局麻浸润SMAS以有助于剥离。
- SMAS提升始于快速覆盖腮腺，确定了腮腺囊和SMAS之间的界面。
- 沿胸锁乳突肌侧缘向下剥离至颈部，离耳垂数厘米。
- 然后沿颈阔肌下面进行剥离操作，将颈阔肌从与SCM的附件中释放出来。
- SMAS被提起至腮腺尾部的前方，在SCM前边缘保持韧带的前方识别出疏松层次。此时通过钝性剥离完成SMAS-颈阔肌的松解。
- 在腮腺尾部的前面可以识别SMAS下脂肪，这是一个重要的标志，该区域是下颌分支离开腮腺边缘。
- 该区域的剥离应直接进行，小心剥离至深筋膜。
- 沿腮腺主体向腮腺前缘上方剥离，确保韧带松解。可使用剪刀、手术刀或电灼将浅筋膜从与腮腺的附着处剥离。
- 一旦到达腮腺的前边界，通常可以看到SMAS下的脂肪。当达SMAS的活动区域即终止剥离。
- 在腮腺前，由于SMAS已从保持韧带中释放，SMAS下剥离的纤维组织减少。当剥离变得容易时，应停止剥离。进一步的操作也不会增加太多的筋膜松动，并且还可能显著增加手术的并发症。
- 面部神经分支更多地存在于面颊的活动区域，这是SMAS瓣一旦松解后及时停止操作的另一个原因。
- SMAS的剥离向颧部延伸，重新定位颧脂肪垫，将SMAS剥离置于外侧颧骨上。然后在颧弓和颧大肌之间的平面上，将颧脂肪垫从其附着物上游离出来（图7.4）。

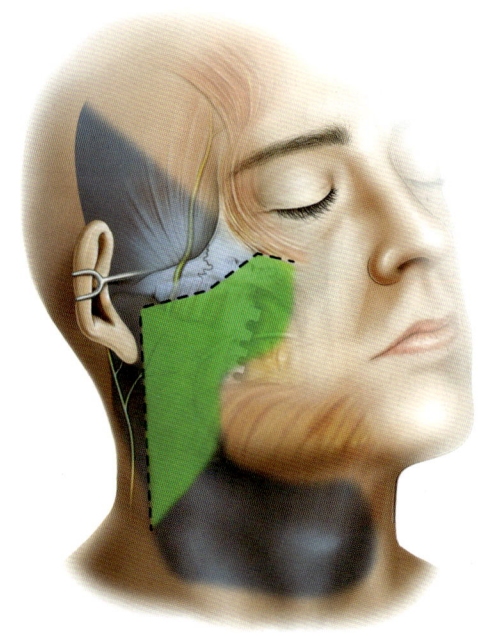

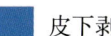

■ SMAS剥离　　■ 皮下剥离

图7.3 该图展示了扩展SMAS解剖切口，同时也标注了需要行SMAS剥离以释放SMAS与固定结构之间的关系范围。这种切口设计可以使侧颊和颧脂肪垫的SMAS从保持韧带的限制中得到释放，并有机会将前面部的脂肪组织重新定位到上侧颊部的凹陷区域，恢复年轻的面部容积突出特征（经允许引自Rohrich RJ, Stuzin JM, Dayan E, Ross EV. Facial Danger Zones. Thieme; 2019）。

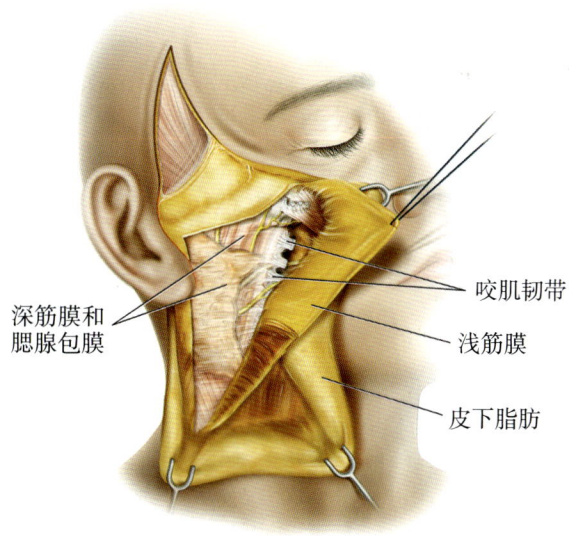

咬肌韧带
浅筋膜
皮下脂肪
深筋膜和腮腺包膜

图7.4 当SMAS从腮腺前缘、腮腺小叶、颧骨外侧韧带、上颌咬肌韧带和SCM的前缘剥离时，就到达了扩展SMAS剥离的极限（经允许引自Rohrich RJ, Stuzin JM, Dayan E, Ross EV. Facial Danger Zones. Thieme; 2019）。

- 当提起颧脂肪垫时，可以看到颧大肌的纤维，这些纤维沿着其深表面分布。
- 扩展 SMAS 剥离是在这些肌肉表面进行，此举可以防止运动神经分支损伤。
- 将 SMAS 提升，直至皮瓣从下方的颧外侧韧带脱离出来。
- 在提升 SMAS 期间，保留覆盖在深筋膜上的 SMAS 下脂肪可以增加对运动神经支的保护。
- 施加牵引 SMAS 时，通过观察面部轮廓的效果来确定 SMAS 是否充分被松解。
- 通过从保持韧带的束缚中释放 SMAS，获得 SMAS 重新覆盖的一致面部轮廓所需的松动性（图 7.5）。
- 如有必要，SMAS 可以折叠起来以增加颧部突度，否则可以切除丢弃多余的 SMAS。
- 然后将 SMAS 在与耳垂重叠点分开，使一部分 SMAS 固定在耳前，另一部分 SMAS 固定在耳后（图 7.6）。
- 颏下切口是在距下颌下皱褶尾侧 5 mm 的皱褶处。
- 在皮下平面进行剥离操作，直到面部两侧相通。
- 颈阔肌可根据需要在中线紧缩缝合在一起，多余的颈阔肌应该切除。
- 在下方切开以横断颈阔肌内侧部分，可使颈阔肌重新折叠（图 7.7）。

- 放置引流管，并进行细致的止血。
- 根据术前评估选择的矢量，旋转和闭合面部皮瓣。
- 这些皮瓣以最小张力嵌入，并在缝线之间保留一定冗余，以最小化切口位置的张力。通过深层支撑而非皮瓣重叠的张力来恢复面部轮廓（图 7.8）。
- 切口用 4-0、6-0 尼龙缝线缝合。
- 如有必要，此时可进行脂肪移植。

7.8 术后规范

- 最初在麻醉后监护病房观察患者，如果他们能耐受并且没有恶心感觉，则可以出院。
- 建议始终抬高床头，将冰袋敷在面部，并按压切口。
- 术后第 1 天观察患者，取下敷料。
- 术后第 3 或第 4 天拔除引流管。

7.9 案例与分析

- 参见图 7.9。

7.10 总结

（视频 7.1）

- 准确的术前系统面部分析是手术成功的关键。
- 扩展 SMAS 技术用于面部提升，将面部脂肪从前颊转移到侧颊和颧凹陷区域，恢复了年轻时的丰盈状态。

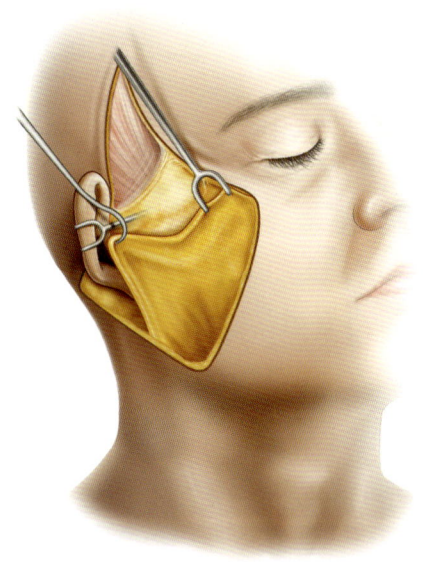

图 7.5　利用垂直拉力行 SMAS 的重塑。

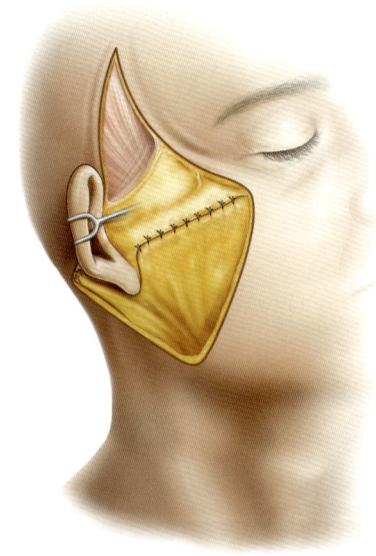

图 7.6　SMAS 缝合固定。

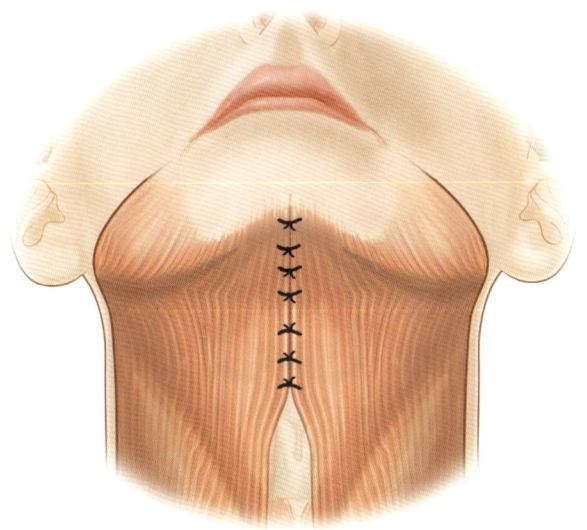

图 7.7 颈阔肌的内侧重新定位和颈阔肌切开术。

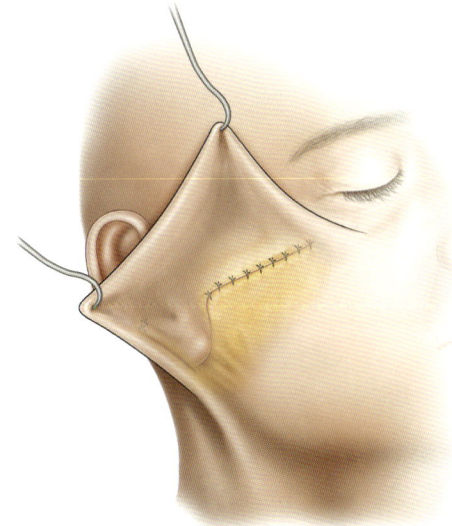

图 7.8 皮肤以水平拉力重新塑形。

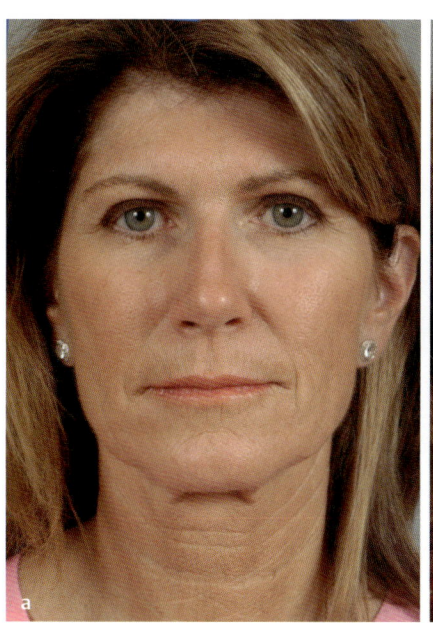
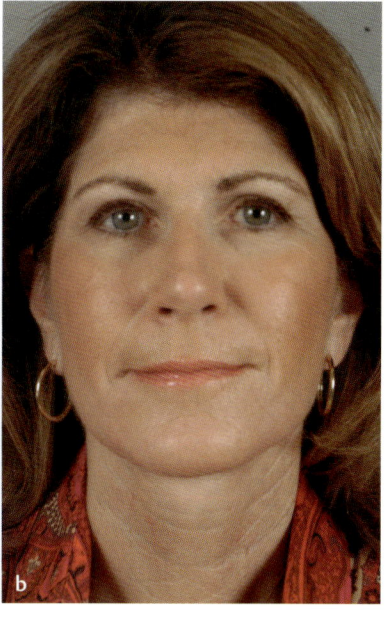

图 7.9 面部衰老涉及浅表和深层脂肪室的萎缩。随着颧部深层脂肪室的萎缩，下睑的垂直高度增加，前颊的体积减小，并在侧面和前颊间形成明显的分界线，即颧深脂肪室与颊脂肪垫的交汇处。这位患者接受了扩展 SMAS 提升手术并自体脂肪移植至深层，术前（a）和术后（b）状况如图所示。

延伸阅读

[1] Farkas JP, Pessa JE, Hubbard B, Rohrich RJ. The science and theory behind facial aging. Plast Reconstr Surg Glob Open. 2013; 1(1):e8-e15.
[2] Hoschander AS, Stuzin JM. Extended SMAS rhytidectomy. In: Anh Tran T, Panthaki Z, Hoballah JJ, Thaller SR, eds. Operative Dictations in Plastic and Reconstructive Surgery. Springer; 2017:13-16.
[3] Narasimhan K, Stuzin JM, Rohrich RJ. Five-step neck lift: integrating anatomy with clinical practice to optimize results. Plast Reconstr Surg. 2013; 132(2): 339-350.
[4] Rohrich RJ, Pessa JE. The fat compartments of the face: anatomy and clinical implications for cosmetic surgery. Plast Reconstr Surg. 2007; 119(7):2219-2227, discussion 2228-2231.
[5] Rohrich RJ, Stuzin JM, Dayan E, Ross EV. Facial danger zones: staying safe with surgery, fillers, and non-invasive devices. Thieme Medical Publishers, Inc.; 2020.
[6] Roostaeian J, Rohrich RJ, Stuzin JM. Anatomical considerations to prevent facial nerve injury. Plast Reconstr Surg. 2015; 135(5): 1318-1327.
[7] Stuzin JM, Baker TJ, Gordon HL, Baker TM. Extended SMAS dissection as an approach to midface rejuvenation. Clin Plast Surg. 1995; 22(2):295-311.

Daniel C. Baker, Palmyra Geissler, and Paul N. Afrooz

8 浅表肌肉腱膜系统切除术

> **摘 要**
>
> 1992 年，资深专家（Daniel C. Baker）发现，除了提升浅表肌肉腱膜系统（SMAS）瓣外，通过切除固定区域的一部分 SMAS 来进行"侧向 SMAS 切除术"。该区域浅筋膜的切除和缝合使医师能够获得类似于 SMAS 瓣的效果，但该技术更简单且侵入性更小。SMAS 切除的宽度取决于患者面部的丰满度及减少容积是否有利。但为了保留瘦弱患者的面部脂肪，不会进行 SMAS 切除术。取而代之的是在这些患者中进行 SMAS 折叠以增强和塑造面部。
>
> **关 键 词**
>
> 面部提升，颈部提升，SMAS 折叠，SMAS 切除术。
>
> **关键要点**
> - 与传统的 SMAS 提升术相比，侧向 SMAS 切除术有以下几个优点。
> - 该手术不需要传统的 SMAS 瓣提升，对浅筋膜撕裂较少。
> - 由于大部分深部剥离位于腮腺上方，故面神经损伤较小。
> - 如果不提升 SMAS 瓣，往往会更牢固地保持缝合固定的作用，术后裂开和轮廓复原的可能性降低。
> - 外侧 SMAS 切除术的设计沿腮腺前缘进行。
> - SMAS 切除术是在由保持韧带固定的浅筋膜与活动度较大的浅筋膜之间进行。在闭合时，活动的 SMAS 提升至固定 SMAS 的交界处，从而使浅表筋膜和面部脂肪都具有持久提升效果。

8.1 术前步骤

8.1.1 指导患者降低感染发生率

- 术前用 Hibiclens 肥皂每天清洗颈部、耳后和外耳道，持续 5 天（注意不要在脸上使用）。
- 每天洗头，包括在手术当天早上。
- 使用百多邦软膏（2% 莫匹罗星，处方）。擦拭每个鼻孔的内侧和外耳道（不要深入里面）。

8.1.2 麻醉

- 所有面部提升手术均在受监测的静脉丙泊酚镇静麻醉下进行。
- 术前 30 分钟口服可乐定（0.1~0.2 mg）控制血压。
- 通过 22 G 脊椎针，用 0.5% 利多卡因和 1:20 万肾上腺素局部麻醉剂浸润面部和颈部。
- 术前进行面部注射，以提供必要的血管收缩时间（10 分钟）。

8.2 操作步骤

（视频 8.1）

8.2.1 切口

- 如果颞部发际线移位被评估为最小，则切口首选在颞部毛发内。在这个切口中，通常需要在耳轮上缘根部水平切除颞鬓下方的三角形皮肤以保留鬓角。
- 当预期皮肤移位较大时，如果外侧眼角与颞发际线之间的距离大于 5 cm，则最好在颞发际线内做几毫米的斜切口，可使女性患者避免形成颞发际线后退。
- 耳前切口的选择由医师决定。如果执行得当，所有这些切口都能很好地愈合并且不易察觉。Daniel C. Baker 更倾向于在耳轮前部做弯曲切口，然后在自然皮肤褶皱中继续向下至耳屏前部。
- 对于面颊与耳郭皮肤相似且耳郭软骨不尖锐或突出的患者，行耳郭内切口。闭合必须在无张力的情况下进行，并将覆盖在耳屏上的皮瓣去除脂肪至真皮。

8.2.2 皮瓣提升

- 所有皮瓣剥离均在直视角进行（用剪刀剥离），以尽量减少对皮下神经丛的创伤，并在皮瓣下表面保留 5 mm 的皮下脂肪。
- 最好在颞区进行皮下剥离，这样皮肤可以更好地重新覆盖。细心进行颞区皮下剥离，以免穿透保护面神经额支的颞浅筋膜。
- 眼轮匝肌和皮肤之间的所有真皮附着都剥离至外眦部（图 8.1）。
- 剥离延伸穿过颧骨以释放颧弓韧带，在距鼻唇沟几厘米处停止剥离。资深专家认为这样的剥离不会带来显著的好处，反而可能增加出血量。
- 在面颊处剥离松解咬肌-皮肤韧带，必要时松解下颌韧带。
- 皮下剥离继续沿下颌骨和胸锁乳突肌的角度进入颈部 5~6 cm，暴露颈阔肌后半部分。如果做了颏下切口，则面侧颈部剥离与颏下剥离完全相连。

8.2.3 颈部和下颌去脂

- 若条件允许，可在颈部和下颌进行闭合吸脂术。用 2.4 mm 吸脂管在皮下空间中持续稳定地运动，保留皮下 5 mm 厚的皮下脂肪层。
- 如果吸取下颌脂肪，操作需谨慎。

8.2.4 含颈阔肌的侧向 SMAS 切除术

- SMAS 切除术的轮廓标记点在从颧骨外侧隆起到下颌角的切线上，基本上在沿着腮腺前缘的区域。对于大多数患者，这涉及从颧骨体的外侧向腮腺底部延伸的切除线。通常可根据 SMAS-颈阔肌松弛的程度，会切除 2~4 cm 的浅筋膜段落。
- 行 SMAS 切除术时，抓住腮腺表面区域的浅筋膜，以可控的方式从下往上切除。
- 行 SMAS 切除术时，需保持剥离平面位于深筋膜浅层，以避免误入腮腺（图 8.2）。
- 腮腺的大小因人而异，对下面的面神经分支的保护范围也各不相同。尽管如此，只要在面部深筋膜表面剥离，确保只切除浅筋膜，就可以防止面神经分支和腮腺的损伤。
- 通常在提升 SMAS 瓣的同一解剖平面上切除浅筋膜。
- SMAS 切除术后，用 3-0 PDS 可吸收缝线间断埋没缝合关闭 SMAS 切除术后创口。
- 固定侧 SMAS 均匀缝合到更灵活的前浅筋膜缘上。
- 方向通常垂直于鼻唇沟。

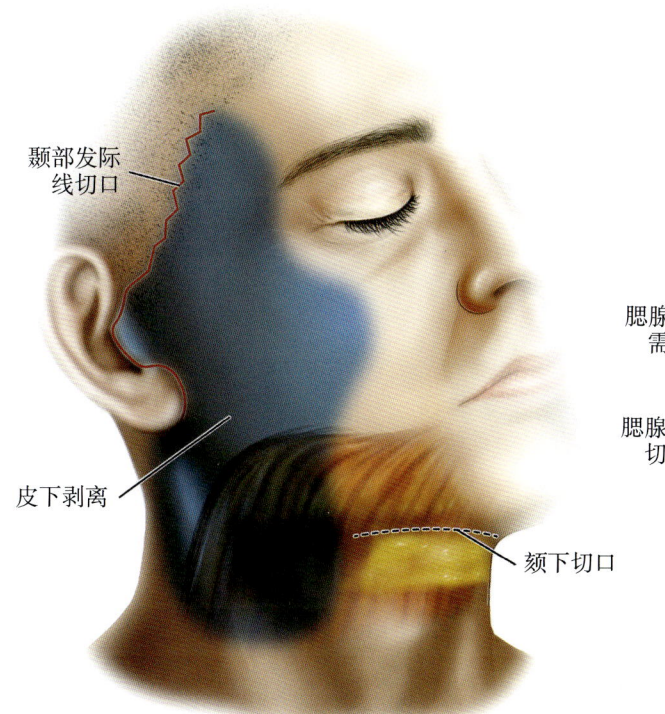

图 8.1 在颞部、面颊和侧颊区域行皮下剥离。如存在多余脂肪，则在下颌和下颌角区域行闭合或开放式吸脂术，必要时可通过颏下切口行中央颈阔肌的修复。

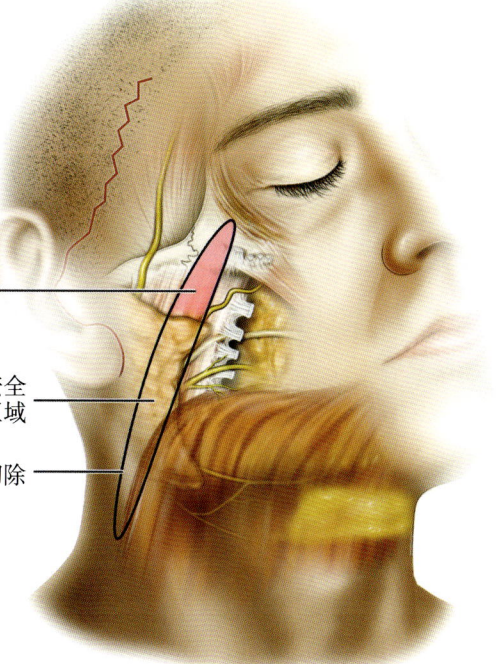

图 8.2 SMAS：颈阔肌切除的设计，切除平面位于覆盖面神经的腮腺咬肌筋膜的浅面。

- 最后缝合线将颧脂肪垫提升,并将其固定在颧骨膜上。
- 牢靠的固定对于防止术后裂开和面部轮廓复原非常重要。

8.2.5 SMAS 切除术闭合的向量

- 不同的向量完成前颈、颈颏角、下颌、鼻唇沟的矫正。
- 最关键缝合在下颌角处夹住颈阔肌,向后上方推进;用 2-0 Maxon 固定腮腺外侧 SMAS。该操作可以提升颈阔肌和颈部皮肤。
- 医师必须为每个患者选择适合的向量,以实现期望的面部恢复效果(图 8.3)。

8.2.6 皮肤关闭:颞部和耳垂猫耳

- 在颞部筋膜上留置一根 3-0 PDS 可吸收缝线,并对皮瓣上真皮层进行牢固缝合。闭合处于轻度至中度张力。
- 通常在鬓角处楔形去除以保留发际线。
- 如果是发际线前切口,则用 5-0 Monocryl 可吸收缝线和 5-0 尼龙缝线缝合。
- 在闭合过程中需要时间和精力来消除猫耳并避免瘢痕。
- 从面部皮瓣修剪多余的皮肤,使耳前没有张力闭合。伤口边缘应"吻合",无需缝合。

8.3 术后护理

- 参见附录 8.1。

8.4 案例与分析

- 参见图 8.4 和图 8.5。

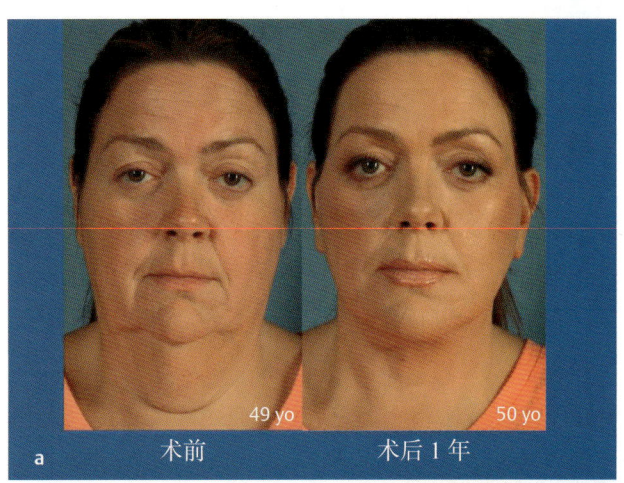

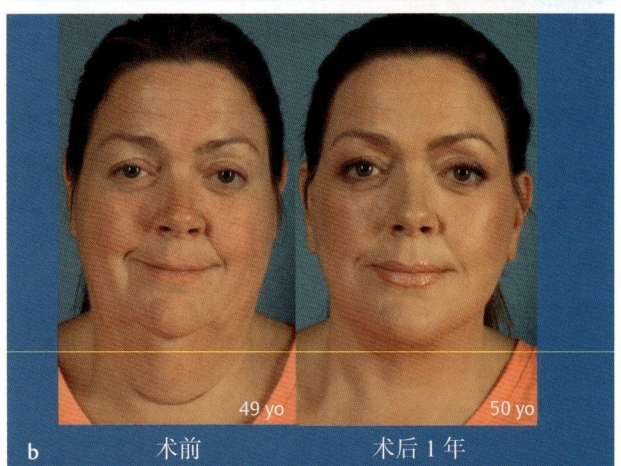

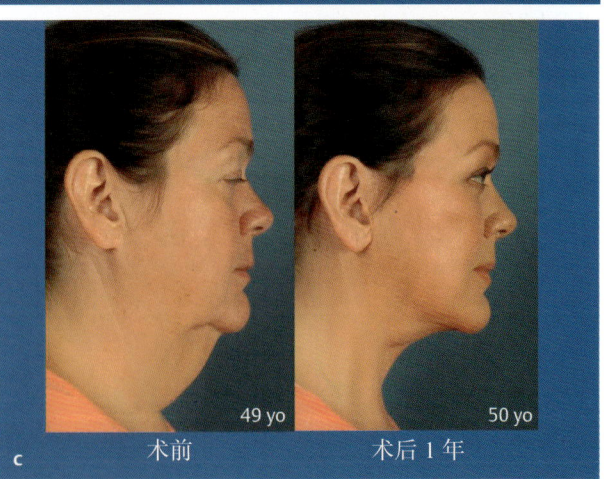

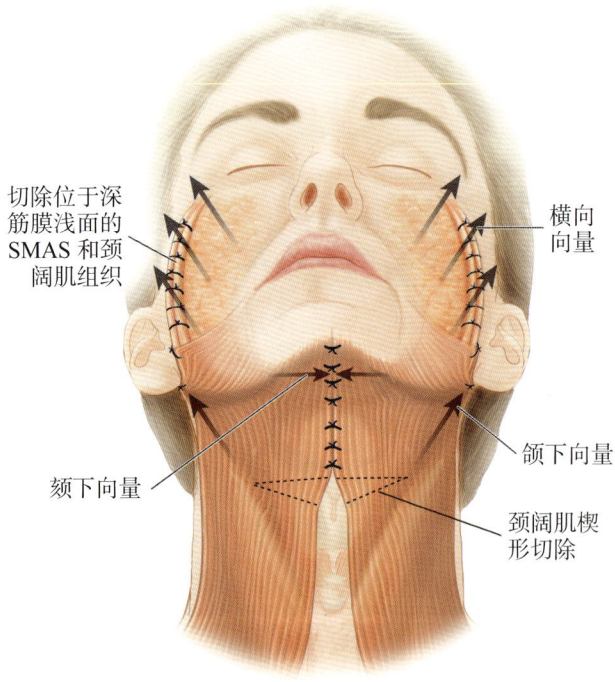

图 8.3 在颏下甲状软骨上方,SMAS 颈阔肌的外侧提升向量和前部胸锁乳突肌的内侧向量。

图 8.4 女性案例。面部和侧面 SMAS 切除术、开放式颈部手术、颈阔肌成形术、下颌脂肪切除术、颊脂肪切除术和颏部假体植入术。

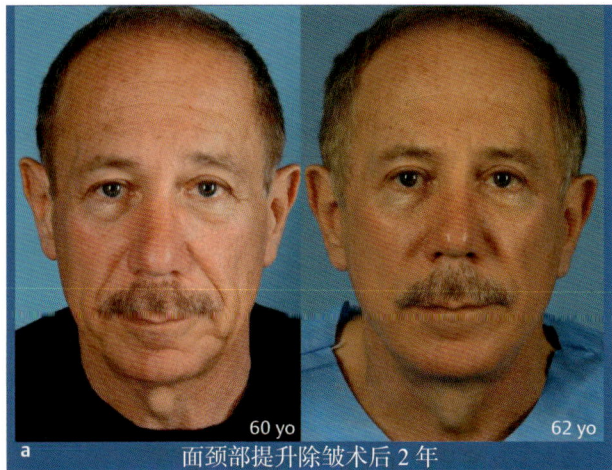
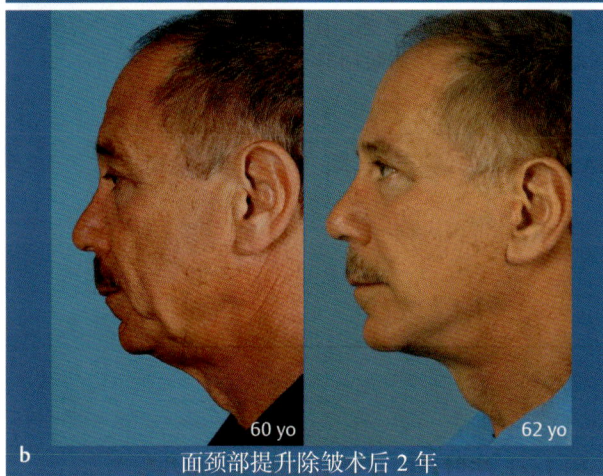

图 8.5 男性案例。侧面 SMAS 切除术、开放式颈部成形术、上下睑成形术和颏部假体植入术。

8.5 总结

- 与狭义的 SMAS 提升术相比，侧向 SMAS 切除术有以下优点。
  - 由于该操作不需要将 SMAS 瓣提升，因此对浅筋膜撕裂的损伤较少。
  - 由于大部分剥离在腮腺上进行，面神经损伤的可能性较小。
  - 如果在腮腺前进行 SMAS 切除术，只要浅筋膜切除准确且不侵犯深筋膜，深筋膜同样会为面神经分支提供保护。
  - 当 SMAS 瓣不做提升时，保持缝合固定更为牢靠，减少了术后裂开和复发的问题。
  - 与简单的 SMAS 折叠相比，侧向 SMAS 切除术有类似的优势。
  - 由于沿腮腺前缘的侧向 SMAS 切除术的设计，SMAS 切除术是在由保持韧带固定的浅筋膜和更灵活的浅筋膜之间进行。
  - 闭合时将移动 SMAS 至固定 SMAS 的交界处，从而持久的提升浅筋膜和面部脂肪组织。

延伸阅读

[1] Alpert BS, Baker DC, Hamra ST, Owsley JQ, Ramirez O. Identical twin face lifts with differing techniques: a 10-year follow-up. Plast Reconstr Surg. 2009; 123(3):1025-1033, discussion 1034-1036.
[2] Baker DC. Lateral SMASectomy, plication and short scar facelifts: indications and techniques. Clin Plast Surg. 2008; 35(4):533-550, vi.
[3] Baker DC. Short scar facelift. In: Aston SJ, Steinbrech D, Walden J, eds. Advances in Aesthetic Surgery. London: Elsevier; 2009.
[4] Baker DC, Conley J. Avoiding facial nerve injuries in rhytidectomy: anatomical variations and pitfalls. Plast Reconstr Surg. 1979; 64(6):781-795.
[5] Baker DC. Complications of cervicofacial rhytidectomy. Clin Plast Surg. 1983; 10(3):543-562.
[6] Baker DC. Lateral SMASectomy. Plast Reconstr Surg. 1997; 100(2):509-513.
[7] Baker D. Rhytidectomy with lateral SMASectomy. Facial Plast Surg. 2000; 16(3):209-213.

9 面部提升和填充：自体脂肪移植

Rod J. Rohrich and Paul N. Afrooz

摘 要

大部分面部衰老可归因于容积萎缩和组织松弛。通过手术对面部脂肪室进行自体脂肪移植以恢复容积，可以成功获得年轻化面容。结合容积弥足，可以矫正组织松弛，以及面部和颈部的重塑。目前用于面部和颈部手术矫正的策略包括浅表肌肉腱膜系统（SMAS）操作、内侧颈阔肌折叠和通过外侧颈阔肌开窗收紧外侧颈阔肌。这些技术组合有助于获得面部年轻化的最佳效果。

关 键 词

面部提升，颈部提拉，面部年轻化，SMAS 面部提升，SMAS 折叠，SMAS 切除术，脂肪移植，脂肪隔室，面部年轻化。

关键要点

- 大部分面部老化可归因于容积萎缩和软组织松弛。
- 面部年轻化手术目的是解决组织松弛和容积恢复问题。

9.1 术前步骤

9.1.1 分析

- 面部年轻化手术前要进行全面的术前分析，以确定容积减少、皱纹和组织松弛的区域。
- 术前在相关位置标记容积减少区域和深皱纹，以确保术中的准确性。

9.2 操作步骤

（视频 9.1）

9.2.1 脂肪采集与面部脂肪室增大

- 使用 10 mL 注射器和 3 mm 多孔套管，手动低压抽吸大腿内侧脂肪。
- 为了优化细胞活力，抽吸前不使用局麻药或肾上腺素。
- 抽吸液以 2 250 转/分的速度离心 1 分钟以清除细胞碎片。
- 脂肪被分离并转移至 1 mL 注射器。
- 手术始于自体脂肪移植，以便准确的容积恢复。
- 在鼻翼-面颊交界处的外侧，使用 14 号针头将 Coleman 套管引入深隔室。
- 用 1 mL 注射器向双侧颧部深层隔室注入脂肪。
- 在深层面部区域注入 10~12 mL 健康的黄色脂肪。
  - 其中包括鼻唇沟深层隔室（2 mL）和颧深脂肪隔室（2~4 mL）（图 9.1）。
  - 根据所需的颧骨轮廓，在颧骨上浅区和中浅区域注入 1~2 mL（图 9.1）。

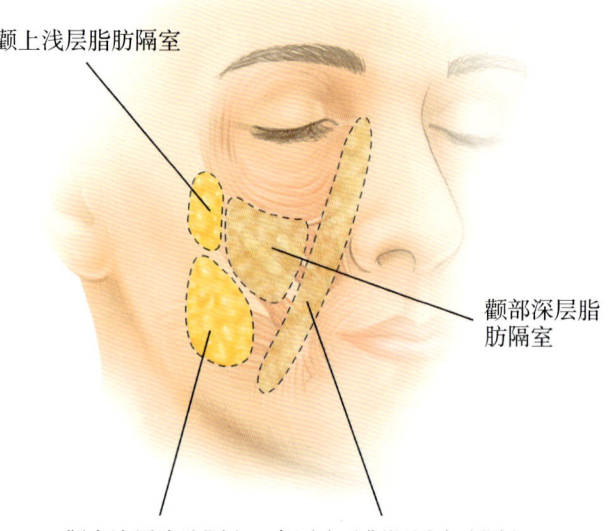

图 9.1 关键的脂肪区域。

9.2.2 皮肤提升

- 每半侧面部皮下注射 100 mL 1:40 万肾上腺素溶液。
- 设计弯曲的耳垂内侧和耳前切口。在上方，切口沿耳前进行，并在耳轮根部水平处，切口向前延伸至颞下发际线。
- 下切口沿小叶根部和耳轮软骨轮廓延伸。
- 耳后切口沿发际线向上延伸，根据去除皮肤的程度，切口可以延伸到有头发的头皮区域，或沿着后枕部的发际线延伸。
- 在 1、2、3 区有策略地进行皮肤提升。
- 第 1 区边界包括从鼻翼基底向上延伸至耳轮，以及胸锁乳突肌的前边界向下外侧。
- 2 区是胸锁乳突肌朝向后枕部区域。
- 第 3 区是从第 2 区上边界向上延伸至外眦角的区域。
- 颏下切口在颏下折痕后 3~4 mm 处切开。
- 皮肤从底层的颈阔肌上提起。

9.2.3 颈部轮廓塑形

- 上提切口将皮肤从颈阔肌上提升后，可识别颈阔肌的内侧边界。
- 内侧颈阔肌束带和分离通过内侧颈阔肌折叠来矫正。
- 颈阔肌内侧边界由埋没、间断的缝合折叠，要从尽可能低的位置开始向上延伸。
- 为防止颈阔肌弓收缩并突出颈下角度，需在内侧缘处切除一块楔形颈阔肌。
- 注意突破颈后筋膜，以确保正确释放和突出颈下角。
- 侧颈阔肌开窗起始于下颌角下方一指宽处和胸锁乳突肌前一指宽处（图 9.2）。
- 向内侧和下方小心提升颈阔肌 2~3 cm（图 9.2）。
- 用 2~3 个 8 字形缝合线将侧颈阔肌收紧并固定在乳突筋膜上（图 9.2）。

9.2.4 SMAS

- 面部对称性和形状的术前分析决定了 SMAS 技术的应用。
- 在案例中，面部的长边采用水平 SMAS 切除术。
- SMAS 切除术的设计是从颧弓内侧开始沿着耳垂向外行进（图 9.3）。
- 切除约 1 cm 的 SMAS，然后用缝线闭合锁定缝合。
- 在对侧，采用 SMAS 叠加（改良叠合）技术，将 SMAS 从颧大肌上部水平至下颌角重叠（图 9.4）。

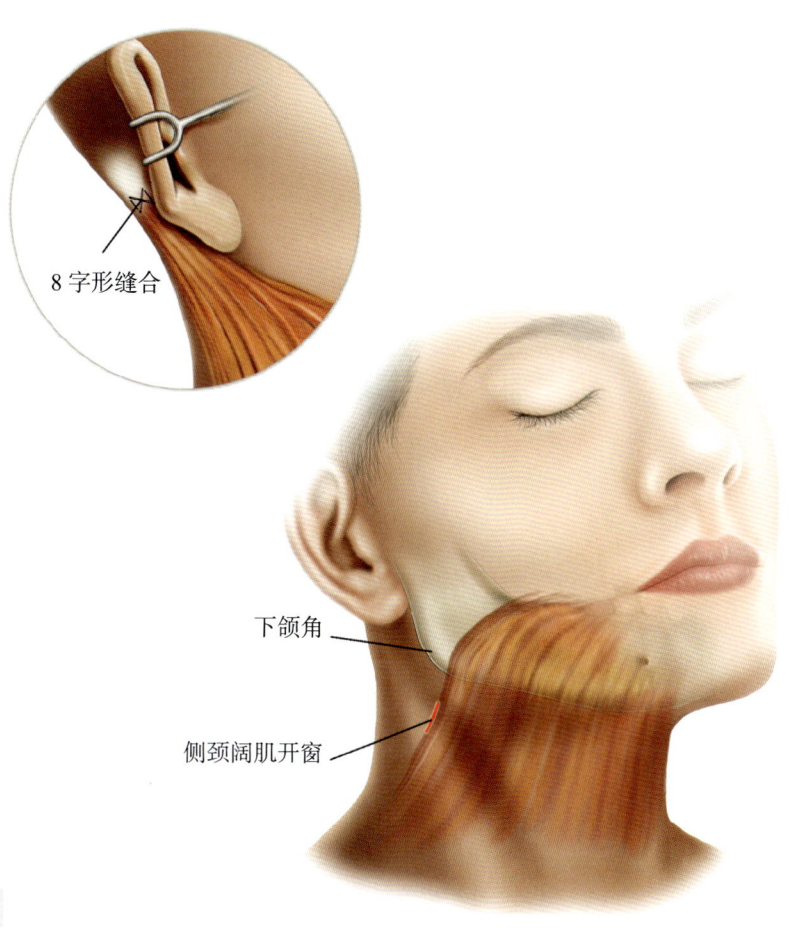

图 9.2　侧颈阔肌开窗示意图。

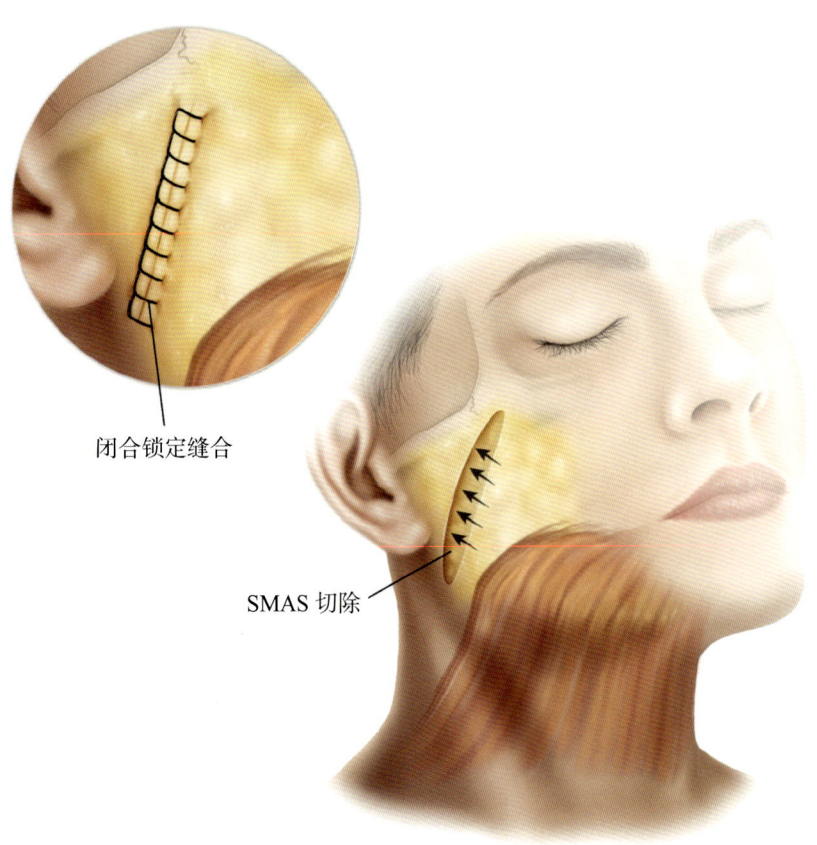

图 9.3 SMAS 切口技术示意图。

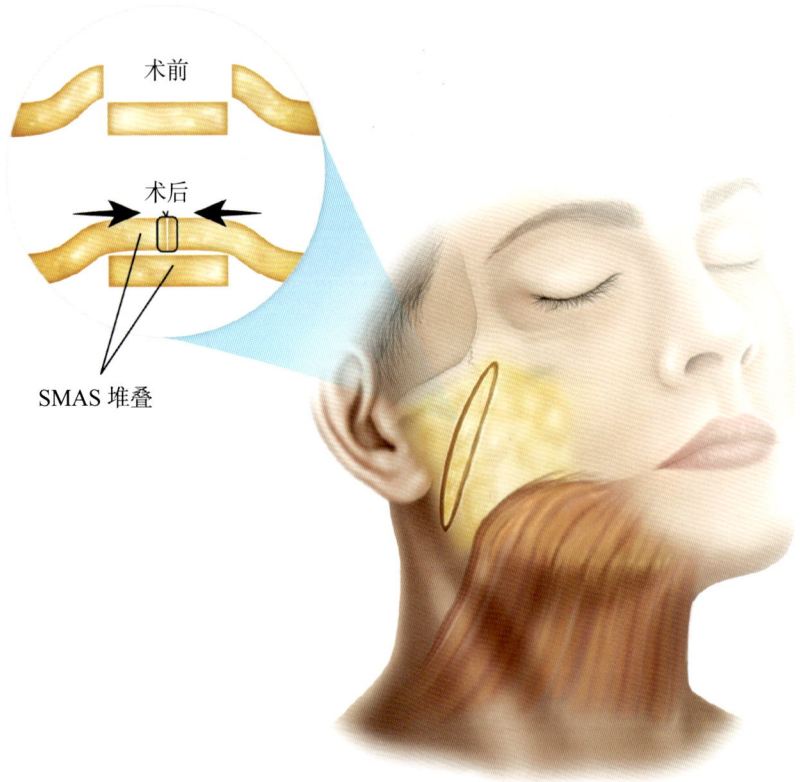

图 9.4 SMAS 堆叠技术示意图。

9.3 术后护理（附录9.1）

- 休息时将头抬高至45°，不使用枕头，避免颈部屈曲。
- 术后72小时内间歇冷敷面部。
- 患者从流质饮食开始，循序渐进。
- 嘱咐患者在术后1周避免转头，并限制面部活动。
- 7~10天拆线。

9.4 案例与分析

- 参见图9.5和图9.6。

9.5 总结

- 面部年轻化可以通过容积修复和面颈部轮廓相结合来实现。

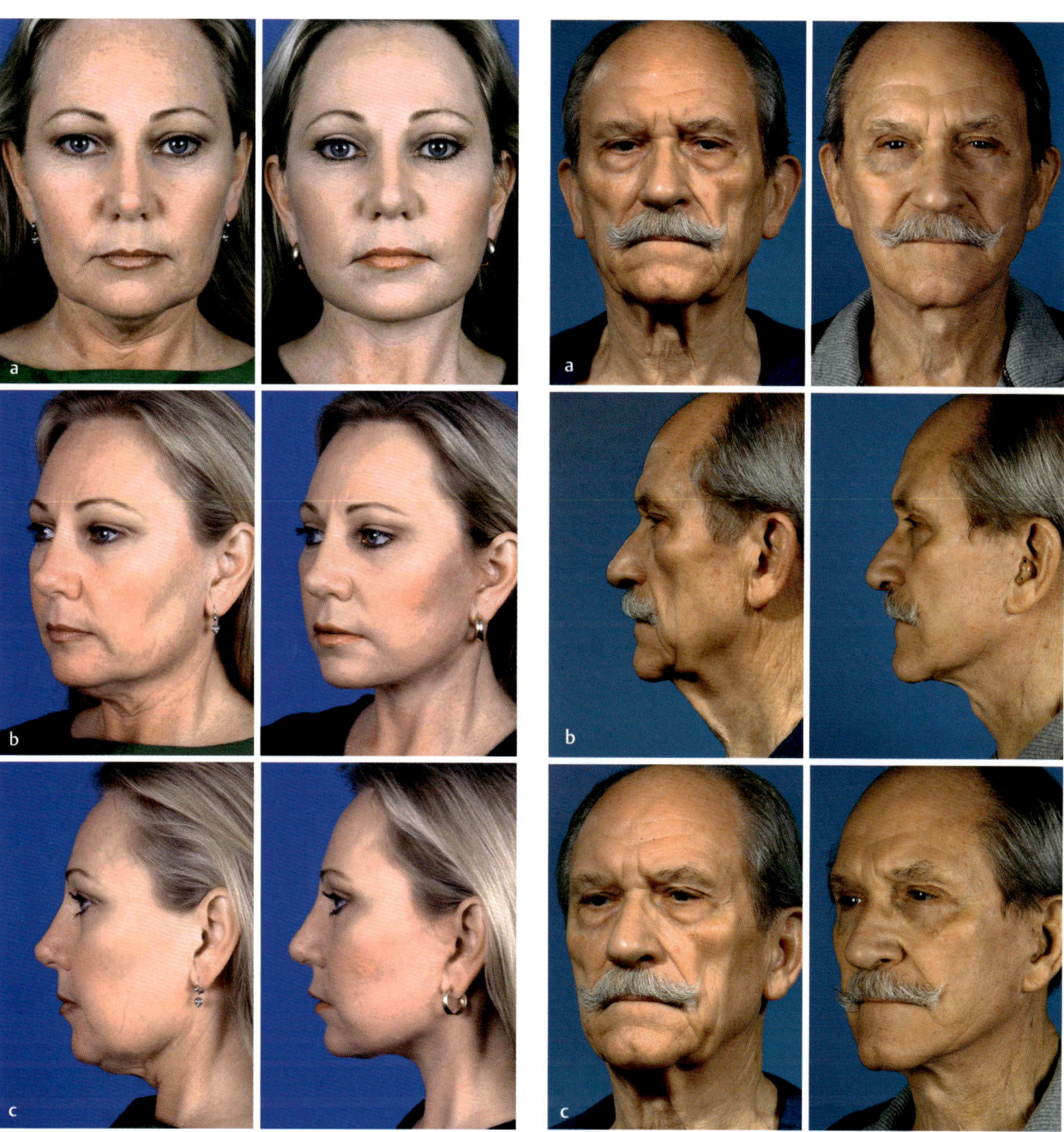

图9.5 案例1。45岁女性有明显的颈部皮肤松弛，并希望对颈部和面部轮廓修复。Rohrich医师对其进行了SMAS面部提升术和上睑成形术，完成了提升和填充的面部手术。

图9.6 案例2。75岁男性希望接受面部年轻手术。他接受了提升和填充SMAS的面部提升手术，以及下眼睑成形术，还行了颧骨和鼻唇沟区域深层和浅层脂肪室注射填充。左侧为术前照片，右侧为术后1年6个月照片，展示了令人惊叹的中央修复效果。

- 丰盈通过面部脂肪室的自体脂肪移植来实现；颈部轮廓通过内侧颈阔肌折叠和外侧颈阔肌开窗实现。
- 通过 SMAS 堆叠或 SMAS 切除技术实现侧中部的面年轻化。

延伸阅读

[1] Farkas JP, Pessa JE, Hubbard B, Rohrich RJ. The science and theory behind facial aging. Plast Reconstr Surg Glob Open. 2013; 1(1):e8-e15.

[2] Pezeshk RA, Sieber DA, Rohrich RJ. Neck rejuvenation through the lateral platysma window: a key component of face-lift surgery. Plast Reconstr Surg. 2017; 139(4):865-866.

[3] Rohrich RJ, Ghavami A, Constantine FC, Unger J, Mojallal A. Lift-and-fill face lift: integrating the fat compartments. Plast Reconstr Surg. 2014; 133(6):756e-767e.

[4] Rohrich RJ, Ghavami A, Lemmon JA, Brown SA. The individualized component face lift: developing a systematic approach to facial rejuvenation. Plast Reconstr Surg. 2009; 123(3):1050-1063.

[5] Rohrich RJ, Afrooz PN. Finesse in face lifting: the role of facial fat compartment augmentation in facial rejuvenation. Plast Reconstr Surg. 2019; 143(1):98-101.

Thomas A. Mustoe, Eugene Park, and Sammy Sinno

10 深层面部提升术

摘 要

面部衰老由面部深层的萎缩和变薄引起，包括皮下脂肪和覆盖浅表面部肌肉和皮肤下的浅筋膜层。通过深层提升发现，所有层次都必须完全释放，调整紧张度和重置，并且必须避免皮肤张力过大以实现自然的外观和持久效果。

关 键 词

面部提升，深层，颈部提升，SMAS，支持韧带。

关键要点

- 必须释放支持韧带，使组织充分松解。
- 往下颈部剥离范围取决于所要达到颈部活动的程度。
- 对面部解剖学的深入了解是防止面神经分支损伤的重点。

10.1 术前步骤

10.1.1 方案规划

- 了解 SMAS 至关重要，它是一层位于皮下脂肪之下的薄筋膜层，并分别与颈阔肌和眼轮匝肌下表面相连并包裹着它们。
- 支持韧带是通过皮肤到达 SMAS 和更深层组织的胶原蛋白附着物（图 10.1）。
- 颧骨支持韧带和咬肌支持韧带必须在面部被松解，以便充分松解。
- 颈部的支持韧带沿颈阔肌后缘，位于耳大神经前方。它们也斜向下延伸至颈部，与胸锁乳突肌（SCM）和腮腺前下部分附着（图 10.2）。必须释放所有这些附件才能使颈部松解。附件释放得越往下，枢轴点越往下，颈部组织（SMAS-颈阔肌和皮肤的复合物）可以更多地向上和向后移动。
- SMAS-颈阔肌位于面神经分支的正上方：
  ○ 在颈部，颈支进入支持韧带前方的颈阔肌。
  ○ 面神经下颌缘支受腮腺咬肌筋膜保护（图 10.3）。
  ○ 面神经颊支正好位于腮腺导管上方（图 10.4）。
  ○ 面神经颧支位于颧大肌下方。
  ○ 面神经额支在颧弓上方变得更浅。
- 术前常规检查及心电图检查（心电图）。高血压可用可乐定控制。手术前必须至少戒烟 3 周。

10 深层面部提升术

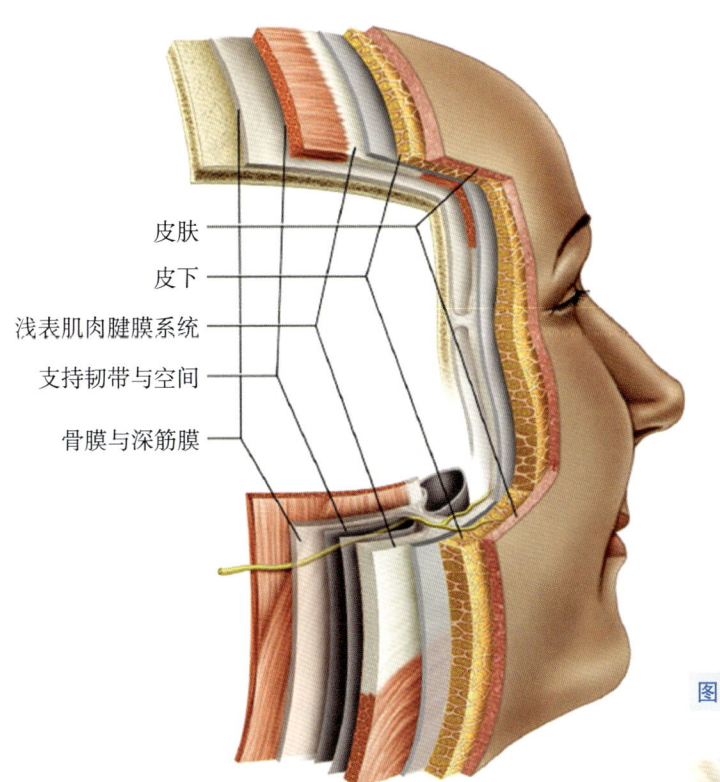

皮肤
皮下
浅表肌肉腱膜系统
支持韧带与空间
骨膜与深筋膜

图 10.1 面部层次结构（经允许引自 Watanabe K, Shoja M, Loukas M, et al, eds. Anatomy for Plastic Surgery of the Face, Head, and Neck.1st ed. Thieme; 2016）。

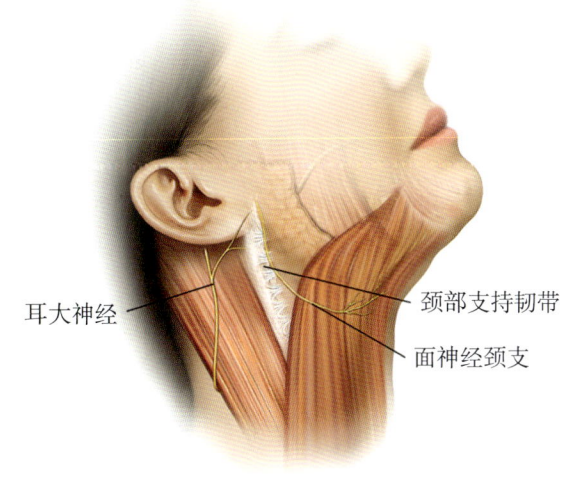

耳大神经
颈部支持韧带
面神经颈支

图 10.2 获得足够组织松解度的颈部剥离程度。

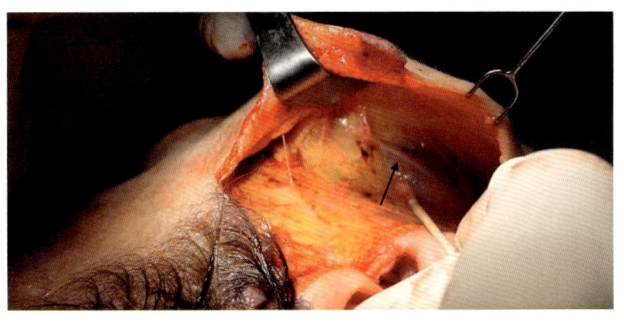

图 10.3 术中观察到的面神经下颌缘支（黑色箭头），位于 SMAS-颈阔肌瓣的下方。

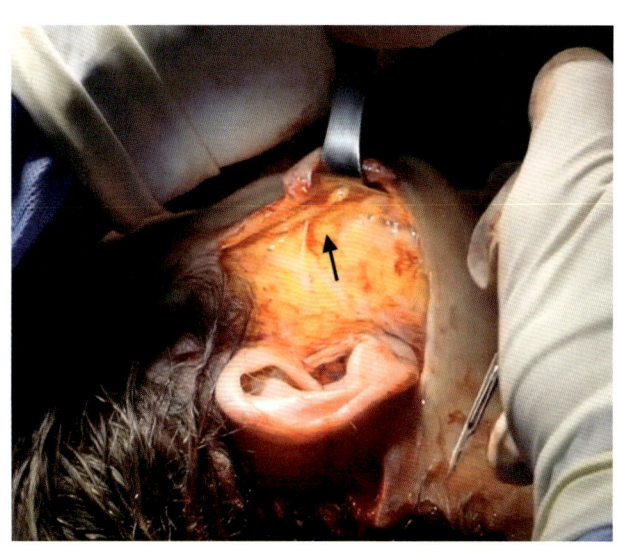

图 10.4 术中示图显示了 SMAS-颈阔肌瓣下面的面神经颊支（黑箭头）。

- 与患者讨论血肿、面神经损伤、皮肤坏死、皮肤弹性受限等风险。

10.2 操作步骤

（视频 10.1）

10.2.1 标记和切口

- 对于深层提升，经典的面部提升手术切口在耳轮上方垂直延伸至头发中，然后 V 形延伸至鬓角，在头发不能再覆盖切口的前方停止。
- 首选在耳屏后做切口，并用锐角确定耳轮的上下端点。
- 耳后切口沿着乳突上方弯曲，从耳屏上缘水平进入发际线。
- 用 15 号刀片做切口，然后将皮下瓣提升至眼轮匝肌外侧边缘。

10.2.2 SMAS 提升和剥离

- SMAS 提升至先前皮下剥离的位置。
- 耳后剥离从浅筋膜处开始，向下延伸，露出耳后肌肉、耳大神经和整个耳郭筋膜。
- 在耳垂周围进行锐性剥离，将前部 SMAS 下剥离与后部剥离相通，注意整体提升 SMAS 瓣，并延伸至耳大神经。
- SMAS 下剥离延伸至腮腺前方，暴露咬肌筋膜，在此偶见一个穿支血管。
- 面中部剥离需要松解颧弓韧带和咬肌韧带，暴露颧大肌，并延伸至眼轮匝肌的下缘以提升颧部。
- 在下方，剥离延伸至腮腺前缘，暴露颈外静脉和耳大神经。剥离的程度取决于颈部的动度达到需要的程度。

10.2.3 SMAS 固定

- 从面中部（颧大肌上方和眼轮匝肌下缘）到颞筋膜放置 2 条 3-0 PDS 可吸收缝线。
- 接下来将 SMAS 的角沿上外侧方向缝合到耳轮前缘上方的深层组织中。

10.2.4 关闭

- 皮肤向上旋转，与 SMAS 相比有一个稍微靠后的矢量。
- 对于皮肤松弛患者，皮瓣可能需要进一步向前提升，以允许皮瓣和 SMAS 瓣分别移动。
- 在鬓角的前缘切除多余的皮肤，避免猫耳，但仍需无张力缝合。
- 在后方，从 SMAS－皮肤复合瓣到乳突部缝合固定两处或更多处。
- 然后沿着耳屏修剪耳郭周围的皮肤，并去脂。
- 订皮机用于有毛发的区域，或使用皮下 4-0 可吸收缝线，或单纯使用 4-0 缝线。

10.2.5 颏下吸脂

- 使用手持式细套管。
- 套管用于抽吸整个颈部直至胸骨切迹，并剥离皮肤与颈阔肌附着，即使没有颏下脂肪也要进行此步骤。
- 可选择性去除颏下和皮下脂肪。
- 对于颈部组织衰老较重的患者，皮下吸脂很重要。
- 通过增加浸润到颏下区域的局麻药用量，可防止抽吸脂肪引起的出血过多。

10.3 术后护理

- 经验丰富的医师不使用引流管。重要的是在缝合之前要彻底止血。
- 头部包扎过夜。每日早晚用抗生素软膏涂抹于伤口，持续 7 天。
- 7 天后拆线。

10.4 案例与分析

- 参见图 10.5。

10.5 总结

- 深层提拉是一种综合性的面部和颈部年轻化技术，解决了导致面部衰老相关的所有解剖层次的问题。

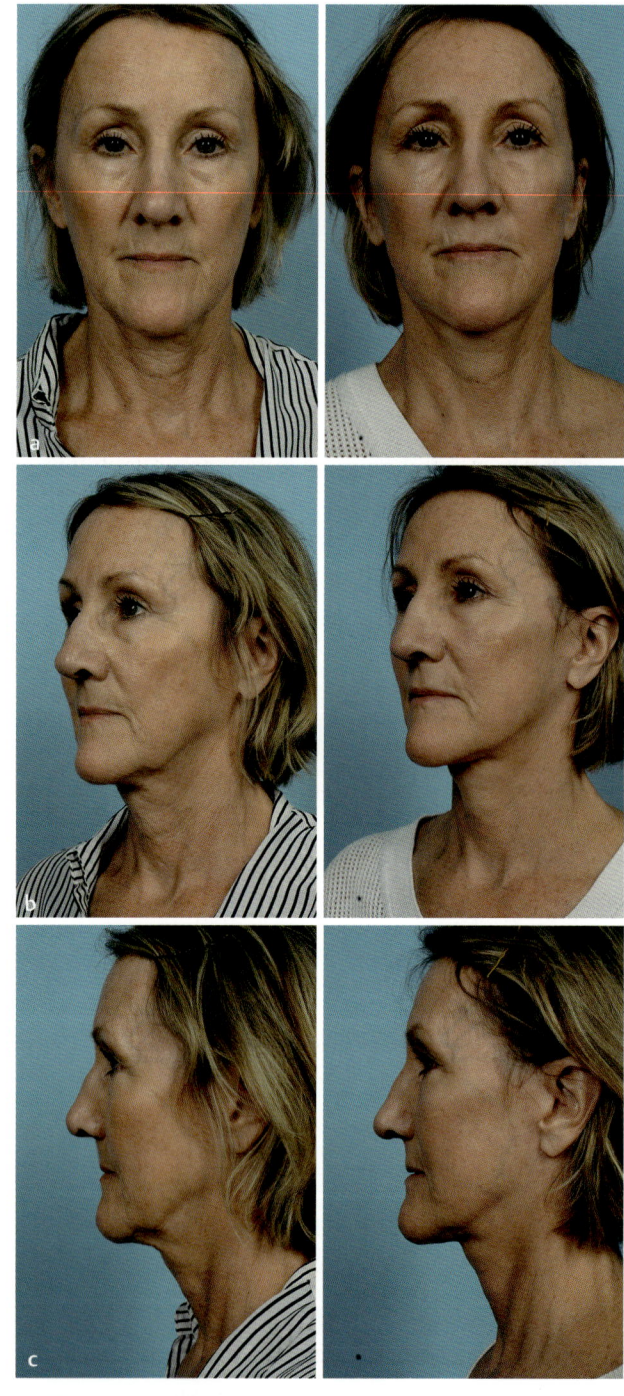

图 10.5　60 岁患者术前和术后 6 个月深层面部提升术的对比照片。a. 前后方向（AP）观察；b. 斜视角度观察；c. 侧面观察。

延伸阅读

[1] Mendelson BC. Surgery of the superficial musculoaponeurotic system: principles of release, vectors, and fixation. Plast Reconstr Surg. 2001; 107(6):1545-1552, discussion 1553-1555, 1556-1557, 1558-1561.
[2] Mustoe TA, Park E. Evidence-based medicine: facelift. Plast Reconstr Surg. 2014; 133(5):1206-1213.
[3] Mustoe TA, Rawlani V, Zimmerman H. Modified deep plane rhytidectomy with a lateral approach to the neck: an alternative to submental incision and dissection. Plast Reconstr Surg. 2011; 127(1):357-370.
[4] Rohrich RJ, Sinno S, Vaca EE. Getting better results in facelifting. Plast Reconstr Surg Glob Open. 2019; 7(6):e2270.
[5] Swanson E. Outcome analysis in 93 facial rejuvenation patients treated with a deepplane facelift. Plast Reconstr Surg. 2011; 127(2):823-834.

Sherrell J. Aston, Joshua M. Cohen, and Sammy Sinno

11 浅表肌肉腱膜系统折叠与扩展颈阔肌：浅表肌肉腱膜系统瓣

摘 要

现代面部提升技术在更好地理解解剖学和操作方面已经取得了进步，并获得了最持久的效果。曾经仅进行皮肤的手术，而现在已经发展为处理与皮肤无关联的深层组织［浅表肌肉腱膜系统（SMAS）和颈阔肌］的手术，具有高度的安全性和相对较短的恢复期。

关 键 词

面部提升，SMAS，折叠术，扩展颈阔肌-SMAS。

关键要点

- SMAS 的手术必须精心规划和执行。
- 充分的 SMAS 折叠可以改善颧骨的体积，恢复颊凹陷，纠正下半颜面松弛。
- 释放颏下折痕、下颌骨支持韧带和颈阔肌支持韧带，可有效重塑皮肤，并使下颌和下颌轮廓线条更加平滑。

11.1 术前步骤

11.1.1 方案规划

- 鼓励患者携带自己年轻时的照片。
- 虽然讨论有局限性，但可在一定程度确保获得类似的形状和改良的外观。
- 通常面部两侧会明显不对称，如突出的面颊、较宽的眼睑、长短不一的眉毛等，这些差异应在术前注意到。
- 评估皮肤质的、弹性、软组织下垂程度（即下颌线）和深层骨骼支撑，因为这些因素都将最终影响结果。
- 在静止状态下评估颈部，并通过让患者紧张颈阔肌（如做鬼脸）来评估。明显的条纹、钝圆的颈颏角、不清晰的甲状腺软骨隆起、明显的颈阔肌前和皮下脂肪及多余的皮肤都是颈部衰老的迹象（图 11.1）。
- 若患者除面部软组织下垂外，还出现了明显的萎缩迹象，则应考虑自体脂肪移植。

11.2 操作步骤

（视频 11.1）

11.2.1 准备

- 在术前等待区对患者进行初步标记，然后送至手术室。
- 在进行全身麻醉后，使用神经外科头枕来确保头部在正确的位置，并允许医师稍微靠近患者进行操作。
- 将由 150 mL 生理盐水、50 mL 1% 利多卡因和 1 支肾上腺素组成的溶液注入颈部和面部一侧。

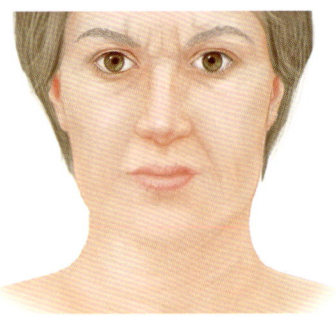
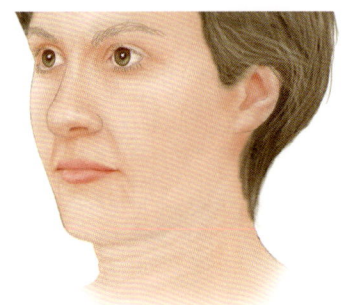

评估静态时颈部多余的皮肤和斑点

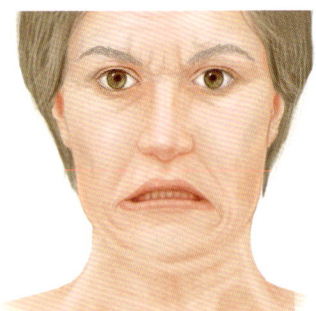
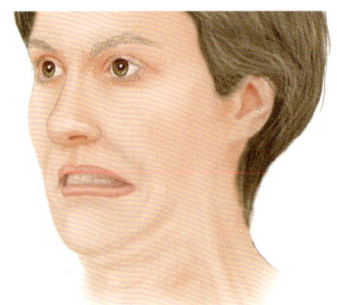

动态评估

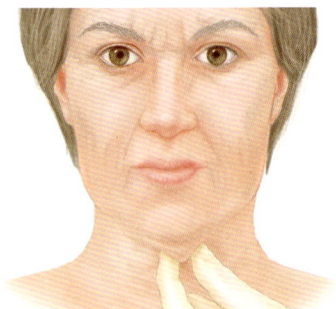
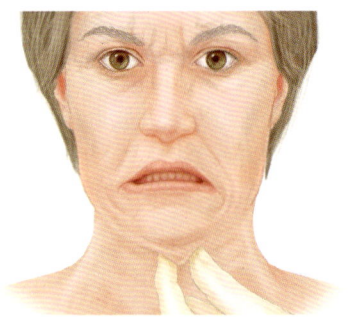

评估静态的皮下脂肪　　评估动态肌肉收缩时的皮下脂肪

图 11.1　术前对颈部的评估。

11.2.2　颈部开放性治疗

- 使用 10 号刀片在颏下做切口，剥离皮瓣 1~2 cm。
- 然后用组织剪刀将颈阔肌上方的皮瓣提升至超过甲状软骨的水平，通常位于第一条颈纹的尾部。
- 单孔吸脂套管用于去除左右颈阔肌内侧边界的脂肪，以获得更好的视觉效果。
- 将 3-0 Mersilene 缝合线间断缝合来接近中线（从甲状软骨开始并向上延伸），然后在之上连续缝合（使用 3-0 或 4-0 Mersilene 缝合线）。
- 如果存在明显的条纹，则会切除几厘米楔形的颈阔肌，该操作可以中断条带收缩的连续性（图 11.2）。
- 止血后再放置 1 块临时纱布。

11.2.3　横向方法

- 使用耳前或耳后切口。除再手术病例外，还可使用隐藏于颞区毛发中的切口。完整的耳后切口采用 S 形，其中包括一小段非毛发区域，耳后沟被耳朵遮盖住。
- 行耳前切口后，用 2.4 mm 抽吸套管将颊瓣初步抽吸，将有利于皮瓣剥离。

11.2.4　皮瓣提升

- 用 10 号刀片切开切口，然后用组织剪在几厘米范围内进行剥离。
- 在面颊部位，精确的皮瓣提升对于平衡皮瓣血液供应至关重要，同时还要保留足够的 SMAS 组织（图 11.3）。
- 在颏部区域，皮瓣被提起并保持一致的皮下平面，以便灵活地重新调整皮瓣。
- 沿着鬓角在可接受的位置进行横向切开，并在该切口的内侧范围内放置 2 枚闭合钉，以避免皮瓣撕裂。
- 耳后皮瓣保持较厚以避免皮瓣缺血，但要特别注意

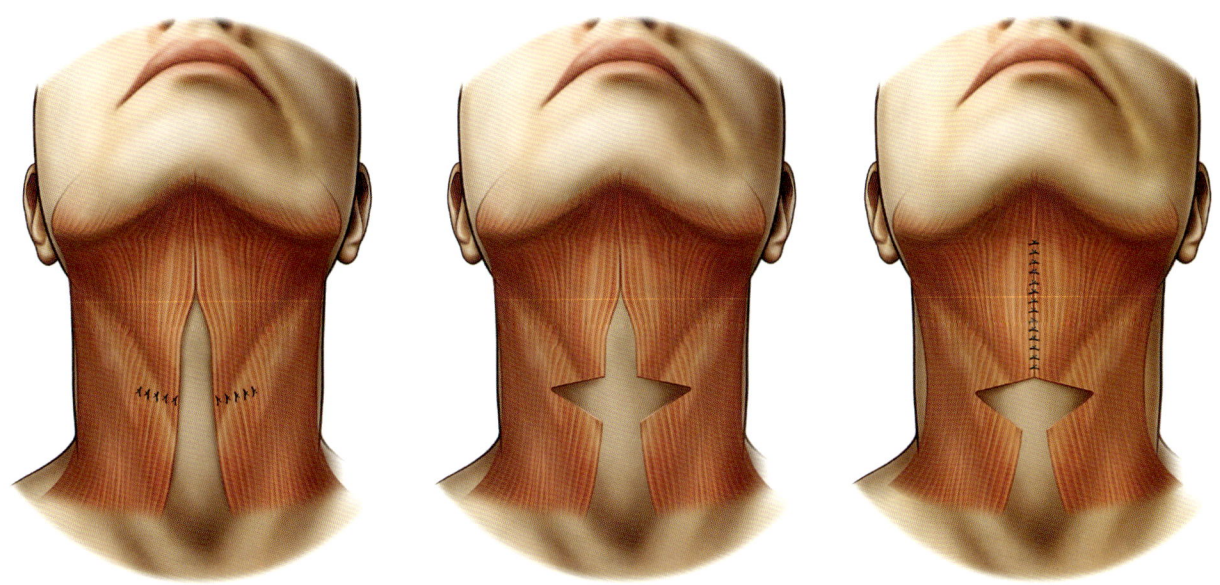

图 11.2 如果存在带纹，采用近中线颈阔肌楔形切除层侧颈阔肌进行修复。

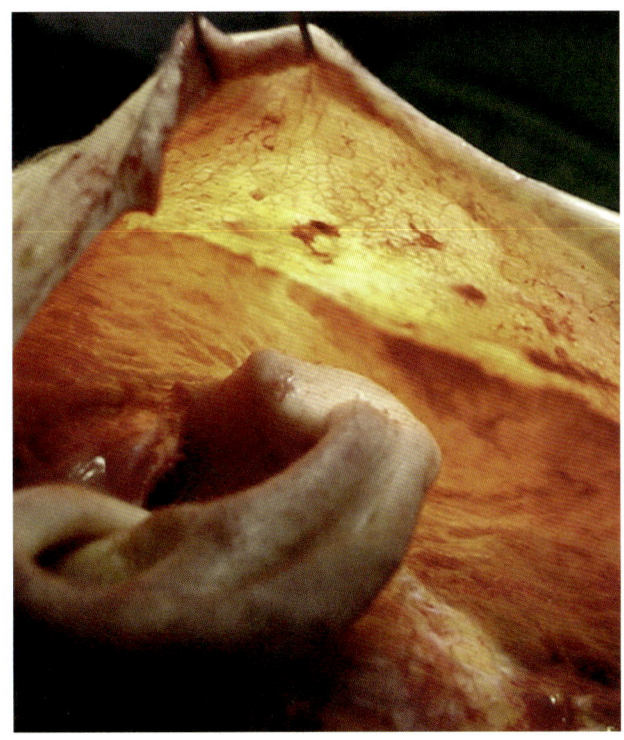

图 11.3 透照法查看面颊部皮瓣。如果剥离平面正确，皮瓣下面的脂肪组织会呈现粗糙的"鹅卵石"样。

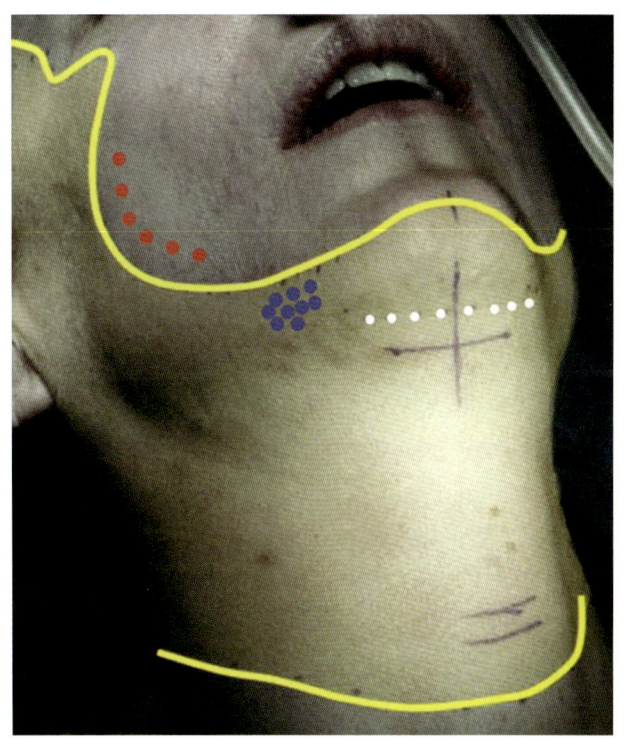

图 11.4 剥离皮瓣区域并释放下颌韧带（蓝色）和下颏纹（白色）。

避免损伤耳屏下方 6.5 cm 的耳大神经。
- 一旦皮瓣明显提升后，就要使用一个带光源的牵引器。
- 皮瓣从尾部剥离，释放下颌韧带，然后贯通到颏下切口（图 11.4）。
- 将颈阔肌保持在该区域的下方是至关重要的，因为

如果剥离深入肌肉，可能会损伤面神经颈下颌支。

11.2.5 横面颈阔肌-SMAS 瓣
- 完成皮下皮瓣剥离后，根据活动度和"感觉"确定终点，标记下颌角的位置。
- 在此标记以下，用单孔吸脂套管简单地抽吸颈阔肌外侧缘，而后用长而光滑的镊子夹住提升，并用剪

刀垂直撑开平直并提起。
- 非常小心地保持在肌肉的直接下表面及随后的上方 SMAS，以避免面神经和颈外静脉损伤。
- 可使用钝器扩张法释放颈阔肌支持韧带。
- 颈阔肌-SMAS 瓣用 3-0 PDS 可吸收缝线缝在乳突筋膜上。

11.2.6 SMAS 折叠

- 触诊颧弓并标记（图 11.5）。
- 使用光滑的镊子钳取颧骨下方的 SMAS，以评估可折叠的 SMAS 量。目的是增加颧骨上体积，恢复颧部凹陷，纠正下面部松弛。
- SMAS 从外眦角开始向内侧缝合，用 3-0 PDS 可吸收缝线间断缝合。
- 颧脂肪垫固定在骨膜上，但在内侧时注意避免过深，以免损伤面神经分支。
- 用 3-0 PDS 可吸收缝线进行第二次缝合以平滑和均匀折叠。
- 此时需进行细致的止血，同时直接去除所有不规则处，并剥离组织的羁绊点。

- 此时可对侧进行局麻注射。

11.2.7 关闭

- 将皮肤重新悬挂缝合，用 3-0 Monocryl 可吸收缝线缝合耳后的真皮层深层及面颊的耳根部。
- 修剪多余皮肤时要谨慎，不要张力过大。
- 有发区的所有切口用闭合钉钉住，耳前皮肤用 5-0 尼龙线关闭。
- 使用 4-0 平缝线缝合耳后皮肤。
- 在耳后切口放置引流管，用平缝固定。
- 第二侧结束后，在颈部进行止血，用 5-0 尼龙线缝合颏下切口。
- 患者用多层头部敷料包扎。

11.3 术后护理

- 围手术期严格控制血压至关重要，常用可乐定。
- 病人由私人护士从康复区出院到附近的酒店，并在那里过夜接受监测。
- 引流管通常在第 2 天早上拔除，若出血量多可放置更长时间。
- 术后 1~2 天拆除敷料。
- 引流管和敷料拆除后 1 天可洗澡。
- 第 5 天拆除尼龙缝线，第 8 天拆除所有闭合钉。

11.4 案例与分析

- 参见图 11.6。

11.5 总结

- 显著的下颌轮廓塑形可以通过提升外侧颈阔肌-SMAS 来实现。
- SMAS 折叠是增加颧骨区突出体积的一个确实的步骤。

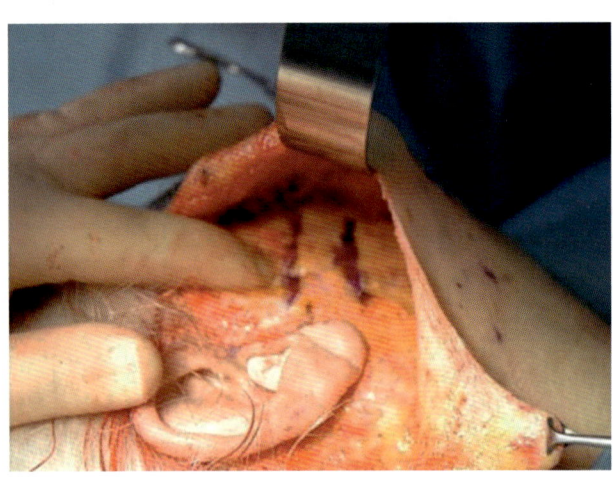

图 11.5　将颧弓韧带标注为 SMAS 紧缩的上限。

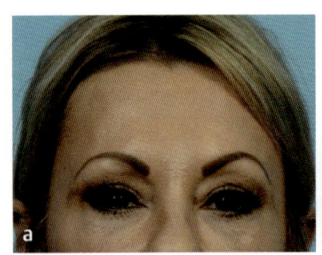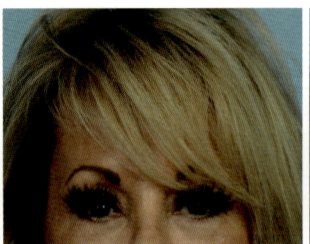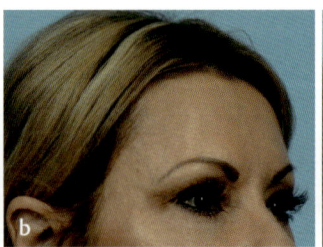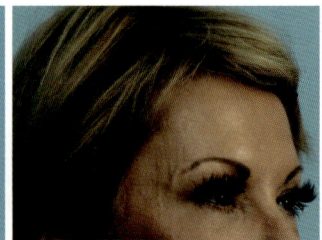

图 11.6　55 岁患者，行 SMAS 紧缩术后 2 年，采用扩展颈阔肌-SMAS 瓣技术、上下睑成形术和下颌移植物。患者前后位（a）和斜位（b）视图的术前和术后对比照。

延伸阅读

[1] Aston SJ. Platysma-SMAS cervicofacial rhytidoplasty. Clin Plast Surg. 1983; 10(3):507-520.
[2] Baker DC, Stefani WA, Chiu ES. Reducing the incidence of hematoma requiring surgical evacuation following male rhytidectomy: a 30-year review of 985 cases. Plast Reconstr Surg. 2005; 116(7):1973-1985, discussion 1986-1987.
[3] Baker DC, Aston SJ, Guy CL, Rees TD. The male rhytidectomy. Plast Reconstr Surg. 1977; 60(4):514-522.
[4] Feldman JJ. Neck lift my way: an update. Plast Reconstr Surg. 2014; 134(6):1173-1183.
[5] Warren RJ, Aston SJ, Mendelson BC. Face lift. Plast Reconstr Surg. 2011; 128(6):747e-764e.

Timothy Marten, Kristy L. Hamilton, and Dino Elyassnia

12 高位浅表肌肉腱膜系统面颈部提升与脂肪移植

摘 要

现代面部年轻化手术已从简单的提升发展为先进的轮廓塑形技术，可以重塑年轻、立体的面部和颈部轮廓。面部组织下垂的治疗需要强调浅表肌肉腱膜系统（SMAS）的复位，需在没有张力的情况下切除多余的皮肤和闭合伤口，可避免过紧的"拉伤"外观和形成显著的瘢痕。高位 SMAS 的优点是可以同时提升面中部、下面颊和下颌。面部脂肪移植随着容积的增加，医师需从不同维度进行面部年轻化的治疗。与传统的单纯提升技术相比，这显著提升了可以获得的结果。颈部手术的关键原则是缩小容积，重点关注颈阔肌下的问题，可保留宝贵的皮下脂肪。本章将介绍进行高位 SMAS 瓣、颈阔肌下轮廓和全面部脂肪移植的分析和技术考量。

关 键 词

面部脂肪移植，面部提升，颈部提升，高位 SMAS 瓣，颏下脂肪，下颌下腺，舌骨上肌群，颈阔肌成形术。

关键要点

- 面部组织下垂的正确治疗需要强调 SMAS 复位，只允许在没有张力的情况下切除多余的皮肤并闭合伤口，可避免过紧的"拉伤"外观和产生严重的瘢痕。
- 沿颧弓上缘规划高位 SMAS 瓣，其优点是可同时提升面中部、下面颊和下颌。
- 在颈部，颈阔肌下层的问题会导致显著衰老，如果想获得最佳效果，大多数情况下需要治疗。
- 脂肪移植后随着容积的增加，医师需从不同维度进行面部年轻化治疗，与单纯的面部提升相比，可以显著提升手术效果。

12.1 术前步骤

12.1.1 分析

- 对于面部提升手术的颞部切口，必须检查每个患者的面颊皮肤冗余及颞部和发际线的位置。如面颊皮肤冗余较小且鬓角和鬓角毛发充足，可在鬓角头皮内设计切口，否则在鬓角处沿发际线设计切口。
- 对于枕部切口也进行类似的规划。如果颈部皮肤没有过多的松弛，可于枕部头皮上方有头发区做横向切口，否则沿枕部发际线做切口。
- 检查每位患者的颈部，注意颈阔肌前和颈阔肌下脂肪的数量、下颌下腺的大小、静态和动态颈阔肌带纹及突出的舌骨下肌群的可见性。
- 术前在坐姿下必须做仔细的标记，以指导脂肪移植的准确位置，这些标记应拍照并用于术中以指导治疗。

12.2 操作步骤

（视频 12.1）

12.2.1 脂肪收集与面部脂肪移植

- 通常从两侧在臀部或大腿外侧采集脂肪，患者转为半侧卧位并做准备和铺单。
- 每去除 3 mL 预期脂肪量，就将约 1 mL 0.1% 利多卡因稀释液和 1:100 万肾上腺素溶液注射到采集部位。一个典型的案例至少采集 120 mL 总量的脂肪。
- 使用 10 mL 注射器和 2.1~2.4 mm 采集套管，通过手动负压抽吸来采集脂肪。
- 然后将未加工的脂肪以 2 500 转 / 分的速度离心 1~3 分钟。
- 去除油、水成分后，脂肪转移至 1 mL 注射器中。
- 注射器底部密度较高的脂肪被认为质量更好，优先用于手术。
- 在手术开始时首先进行脂肪移植，可使脂肪移植更精准并改善整体效果。
- 使用细管注射器（0.7~1.2 mm）进行注射，使用 20 号针头在面部进行多个穿刺切口。
- 渗透采用"喷涂式"进行，而不是一次性快速注射，以优化移植脂肪存活的机会。这需要精细的注射器快速移动，柱塞缓慢推动，将脂肪分散成微小的等分。
- 在大多数情况下，面部整体容积减少，因此必须将面部作为一个整体进行脂肪移植，而不是仅填充少数有限的区域。
- 归根结底，这种技术在脂肪移植的体积和分布方面应兼顾艺术性，一种人脸系统化的处理方法被开发出来，需将人的面部划分成不同区域，每个区域使用不同的容积量（图 12.1）。
- 大多数区域使用多个层次注入，而眼围应该注射到深层骨膜表面。

12.2.2 皮肤提升

- 感觉神经阻滞和切口浸润麻醉的区域用 0.25% 布比卡因和 1:20 万肾上腺素。
- 皮下剥离区域用 0.1% 利多卡因和 1:100 万肾上腺素浸润，总共使用 400~500 mL。
- 大多数情况下，在颞部发际线处切口，以防止发际线过度移位。
- 耳郭前切口的耳轮前部分应平行于耳轮前缘的曲线做一条柔软的曲线。
- 当靠近耳屏时，切口进入耳屏上的凹陷处，然后进入耳屏后的位置。在耳屏的下半部分切口必须向前转，然后再向下进入耳垂前和面颊之间的折痕。接下来切口将继续在耳垂周围和耳乳突折痕内。
- 在多数情况下，切口应沿枕部发际线，然后在后颈处的粗细头发交界处转入头皮。这种设计可避免枕部发际线出现缺口。
- 所有皮瓣剥离均使用中号 Metzenbaum 剪刀操作。
- 皮肤提升从枕部发际切口最下点的耳后皮瓣开始，此处存留的皮下脂肪较多，并且更容易识别出正确的层次。随后继续向前剥离以暴露耳后皮肤，最后跨过侧颈。
- 在面颊部，最容易开始提升皮瓣的是在耳垂前方。
- 为了避免 SMAS 变薄，与颈部相比，必须将面颊部皮瓣提升到稍浅的平面。如果在正确的平面剥离，透照皮瓣可看到粗糙的"鹅卵石"外观。
- 在颏下折痕后方 1~2 cm 处做颏下切口，将折痕连同下颌韧带一起暴露。从此切口剥离前颈部皮瓣将更容易，而不是通过耳后切口。
- 在大多数情况下，颈部应该完全剥离，但不是随意地剥离整个面部（图 12.2），应保留口周面颊部的前颈阔肌-皮肤韧带，可获得更好的 SMAS 提升效果，否则会因广泛削弱而失去效果。

12.2.3 颈部轮廓塑形

- 通过颏下切口提升颈部皮肤后，可提起颈阔肌瓣暴露颈阔肌下间隙。
- 紧贴颈阔肌下侧，在下颌二腹肌前腹部横向剥离，暴露下颌下腺。
- 从理论上讲，下颌二腹肌前腹切线表面的所有颈阔肌下脂肪都应该去除，而下颌二腹肌间脂肪应该留在原位。
- 颈阔肌下脂肪通常呈三角形，三角形的基部位于舌骨上方，两侧位于下颌二腹肌上（图 12.3）。
- 典型的面部提升或颈部提升年龄组患者，很少需要去除皮下脂肪。
- 在下颌二腹肌侧面会见到突出的下颌下腺，先切开覆盖在腺体上的囊，然后在囊内彻底移除腺体。
- 腺体的多余部分被定义为与同侧下颌骨边界和下颌二腹肌前腹相切的平面以下突出的部分，一旦活动就会逐渐移除（图 12.4）。
- 颈阔肌下脂肪和下颌下腺复位后，应采用切向条带切除法进行浅表下颌二腹前肌次全切除。
- 完成以上操作后，首先修剪内侧颈阔肌边界的多余部分，然后在同一层中行边缘到边缘对合间断缝合，从而完成前颈阔肌成形术。请注意，面颊 SMAS 瓣应在前颈阔肌成形术之前悬吊。

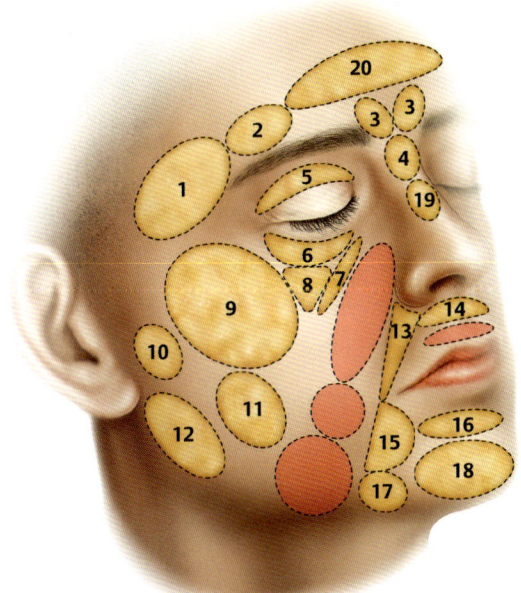

解剖部位	脂肪量
1. 颞部	每侧 3~7 mL
2. 眉上	每侧 1~3 mL
3. 眉间	1~3 mL（两侧合计）
4. 鼻根	1~3 mL（两侧合计）
5. 眶上	每侧 1~3 mL
6. 眶内	每侧 1~3 mL
7. 鼻颧沟（泪沟）	每侧 0.5~1.5 mL
8. 中面部	每侧 1~3 mL
9. 颊部	每侧 3~7 mL
10. 侧面/耳前	每侧 1~3 mL
11. 颊间隙	每侧 1~3 mL
12. 下颌线	每侧 3~9 mL
13. 鼻唇沟	每侧 0.5~1.5 mL
14. 梨状窝	1~3 mL（两侧合计）
15. 唇下颌沟（"口水线"）	每侧 1~3 mL
16. 唇颏沟（"下颌折痕"）	2~4 mL（两侧合计）
17. 颏下颌沟	每侧 0.5~2 mL
18. 下颏	每侧 1~3 mL
19. 鼻背	1~3 mL（两侧合计）
20. 前额	每侧 2~4 mL

a

部位（图中区域）	注脂管尺寸（mm）/长度（cm）	注射层次	总量（mL，单侧）（除非另有说明）	特别注意事项
前额	0.7（20 G）/5	皮下	2~4	最常治疗额中部的凹陷区域，而不是整个前额区域（中级难度）
眉上（2）	0.7（20 G）/5	皮下	1~3	治疗目标是将眉毛突出的部分与前额衔接融合（中级难度）
眉间（3）	0.7（20 G）/4	皮下	1~3*（总量）	单独自体脂肪移植无法有效治疗眉纹，需同时注射肉毒毒素（中级难度）
鼻根（4）	0.7（20 G）/4	骨膜上至皮下	1~3*（总量）	如果鼻根存在倒 V 形态或鼻整形术后导致的鼻背不规则，可在鼻梁上进行注射填充（19）（中级难度）
颞部（1）	0.9（19 G）/5	皮下	3~7	粗的注脂管较不易刺穿颞静脉。如注射时不慎刺穿了静脉，请在该区域按压 3~5 分钟，再恢复注射（中级难度）
眉-眶上（"上眼睑"）(5)	0.7（20 G）/4	骨膜上/眼轮匝肌	1~3	眶上注射是为了弥补眶上缘的骨性缺失容量而不是注射于上眼睑 在脂肪注射的过程中必须时刻注意保护眼球（高级难度）
眶下（"下眼睑"）(6)	0.7（20 G）/4	骨膜上/眼轮匝肌	1~3	注射要点在于从下方垂直于缺陷处注射而不是平行于缺陷注射 在脂肪注射的过程中必须时刻注意保护眼球（高级难度）
鼻颧沟（泪沟）(7)	0.7（20 G）/4	骨膜上/眼轮匝肌	0.5~1.5	注射要点在于从下方垂直于缺陷处注射而不是平行于缺陷注射（高级难度）
颊部（9）	0.7（20 G）/4	骨膜上至皮下	3~7	进行移植填充前必须考虑患者额头的形状、下颌的突出度及宽度。如果颧部凹陷未处理，移植填充颊部会使面部看起来不协调。患者面颊脂肪填充后进行面部 SMAS 拉提除皱术时，常可见到注射移植脂肪的脂肪组织（初级难度）
中面部（8）	0.7（20 G）/4	骨膜上至皮下	1~3	分层注射填充眶下、泪沟和面颊区域（初级难度）
颊间隙（11）	0.7（20 G）/5	皮下	1~3	（中级难度）
侧面/耳前（10）	0.7（20 G）/5	皮下及 SMAS 深面	1~3	移植脂肪时需注意将脂肪注射在腮腺前的 SMAS 深面，因为此举移植的脂肪在手术剥离皮肤和 SMAS 瓣过程中不会触及而导致移位或影响（中级难度）
鼻唇沟（13）	0.7（20 G）/4	皮下	0.5~1.5	如是治疗鼻唇沟皮肤折痕，则注射层次较浅；如果治疗上颌后缩而导致的鼻唇沟，则注射层次较深 大量的注射填充唇沟不会优化术后结果，并且会产生僵化、不自然的外观 过度填充鼻唇沟区域会导致患者做微笑表情时显露较少牙齿（中级难度）
梨状窝（14）	0.7（20 G）/4	骨膜上	1~3*（总量）	增加鼻尖突度。过度填充此区域会导致患者做微笑表情时显露较少上排牙齿（中级难度）
鼻小柱-唇交界处	0.7（20 G）/4	骨膜上至皮下	0.5~1.5	改善鼻小柱角度并突出增加鼻尖突度（中级难度）
上唇	0.7（20 G）/5	黏膜下，重点注射在唇红线与皮肤交界处	0.5~1.5	注射塑造上唇的唇珠且其两侧各有一弯隆 上唇应明显小于下唇（1:1.618），如果上唇与下唇大小相同，则嘴唇整体会显得不自然（中级难度）
下唇	0.7（20 G）/5	唇红的黏膜下层	1~2.5	注射塑造下唇的中央沟，其两侧各有一侧唇珠 下唇应该明显大于上唇（1.618:1）（中级难度）
唇下颌沟（"口水线"）(15)	0.7（20 G）/4	黏膜至皮下	0.5~2*（总量）	治疗目标是填充整个凹陷区域并增加局部组织支撑，而不是单纯的填充皮肤折痕（中级难度）
下颏（18）	0.7（20 G）/4	骨膜上至皮下	1~3	注射下颏每侧超过 3 mL（总共 6 mL）可能会导致球形或过长的下颏形态（中级难度）
唇颏沟（"下颌折痕"）(16)	0.7（20 G）/4	黏膜至皮下	1~4*（总量）	增加下颏的垂直高度。下颏假体植入合并局部注射填充可避免"假体外观"（中级难度）
颏下颌沟（17）	0.7（20 G）/4	骨膜上至皮下	1~3	治疗目标是衔接下颏和下颌线的形态，打造平滑、流畅的下颌线条（初级难度）
下颌线（12）	1.2（18 G）/6	骨膜上/咬肌深面	3~9	从口角附近穿刺进针，在骨膜上层次从面内侧向外侧进行注射，注意不要注入皮下、肌肉或腮腺层次（中级难度）

* 有关建议注射量的说明：
1）上表中列出的注射量为每单侧的注射量，除非标注 "*"（总量）"。
2）上表中列出的量适用于使用 2.1~2.4 吸脂管采集脂肪，并以 1000 转/分离心 1~3 分钟所采集的脂肪。再以 0.5 mL 为单位注射到正常大小的女性面部，并联合面部拉提除皱术。如是使用未经离心或过滤的脂肪、填充较大体积的女性面部、男性患者和未合并面部拉提除皱术的患者，可能需要更大的填充量。
3）确定给定部位所需移植的脂肪量的有效策略，根据患者术前照片评估缺陷的严重程度，然后根据术者临床经验（如上述）来决定填充量。
实际操作中，可简单地将每个治疗部位的凹陷严重程度分为"小""中""大"，然后使用上述参照注射量来确定每个区域所需的脂肪量。如果评估缺陷量为"小"，就使用上述填充推荐量的起始量；如果评估缺陷量为"大"，则选择推荐量的最大量；如评估缺陷量为"中等"，则介于推荐值的中间量

b

图 12.1　Martem 整形外科诊所面部脂肪移植参考指南。

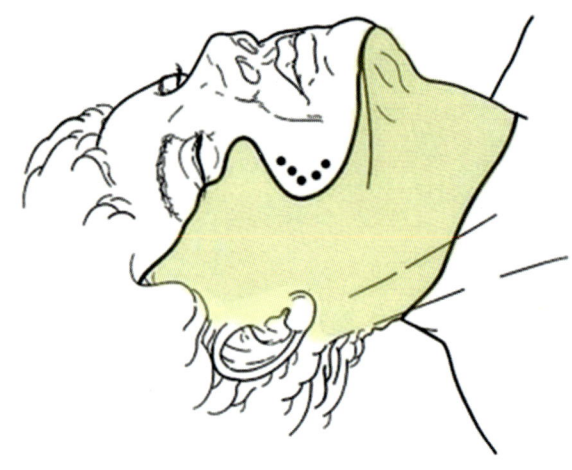

图 12.2 皮下剥离范围。阴影区域显示了皮下剥离的范围。请注意，应保留颈阔肌-皮肤韧带（黑点）。

- 如果有指征，应在前颈阔肌成形术后进行前颈阔肌切开术。
- 在皮肤闭合之前，应在颈阔肌下腔放置引流管，并在皮下放置第二个引流管。

12.2.4 SMAS 提升和悬吊

- SMAS 瓣的标记包括从眶下缘到上耳屏连线的颧弓中部的"高"线，然后向下和向后转向胸锁乳突肌的前缘。面神经额支将向深层走行并远离大部分解剖层次（图 12.5）。
- SMAS 剥离可以在 Metzenbaum 剪刀或电刀设置为低的情况下进行。
- 在面颊下部 SMAS 剥离必须在腮腺前缘进行，以确保腮腺咬肌韧带的暴露。
- 在面颊上部剥离范围更广，必须包括颧大肌起点附近的颧弓韧带松解和咬肌与皮肤韧带下部至少部分的分离（图 12.6）。
- SMAS 剥离的最终目的应着眼于临床而非解剖学。对 SMAS 瓣上缘的轻柔牵引应引起在鼻翼、人中和口角的运动。
- 一旦松开，将 SMAS 瓣上缘固定在平行于颧大肌长轴的后-上矢量中。
- 为了给颈前部提供额外的支撑，SMAS 瓣后缘的多余组织用作耳后转位瓣并固定在乳突筋膜上，但必须在完成前颈阔肌成形术后进行。

12.2.5 皮瓣重新定位、修剪和闭合

- 皮瓣应向比 SMAS 稍后的方向移动，以避免不自然的外观。
- 颊部皮瓣应沿大致垂直于鼻唇沟的矢量移动，而颈部皮肤应沿平行于下颌边界的矢量移动。
- 需注意，切除皮肤的目的是去除多余的部分，而不是收紧皮瓣。
- 耳垂必须位于较高的位置，并且相较于耳长轴稍向后的位置，以避免耳垂位置异常或形成明显的精灵耳。

12.3 术后护理

- 指导患者术后平躺，不使用枕头或使用小的圆柱形

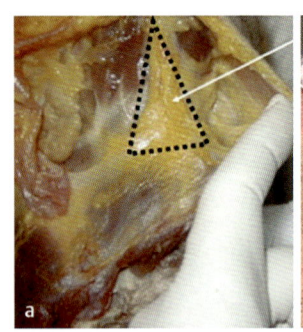
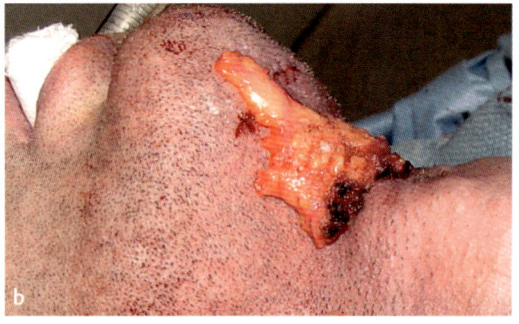

图 12.3 a. 尸体标本展示了颏下脂肪（箭头），左右两侧颈阔肌已被提起，在三角形底部的舌骨上方，可以看见覆盖在下颌二腹肌上方的下颌下脂肪垫。b. 手术过程中展示取出的颏下脂肪垫位于下颌间隙上方，患者下颌向上指，颈部向右。

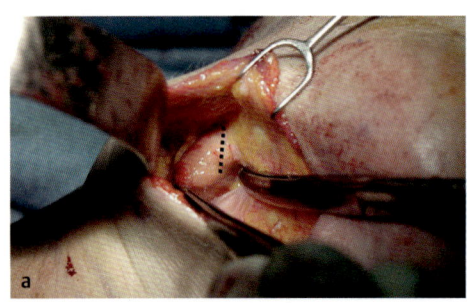
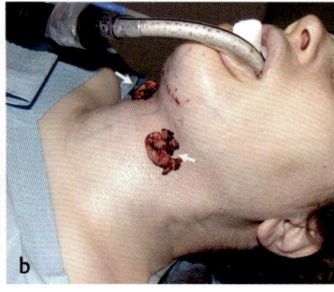

图 12.4 a. 手术前后照片显示腺体多余部分切除之前，腺体已经被移动并轻轻向下拉，虚线表示将切除腺体下部的水平位置。b. 颈部提升术后即刻的患者照片，包括颏下减少，右侧和左侧都展示了被切除腺体部分（箭头）。

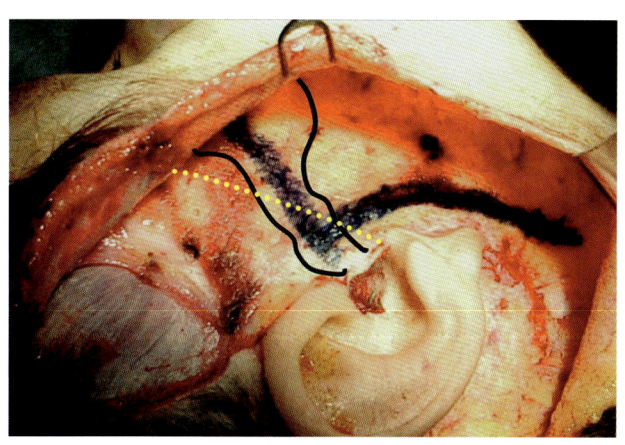

图12.5 设计高位SMAS瓣手术，瓣的上缘位于颧弓上方，面神经的额支（虚线）安全地位于大部分剥离区的后方和深层位置。

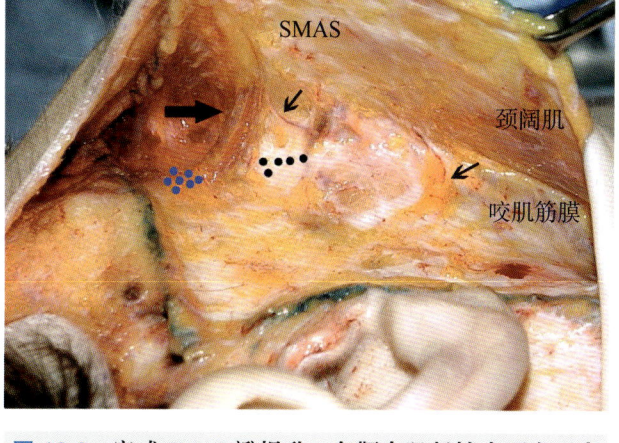

图12.6 完成SMAS瓣提升。在颧大肌起始点下方（大箭头），位于颧骨（蓝点）和咬肌-皮肤韧带（黑点）之间的过渡区域，是SMAS剥离最潜在危险的部分。适当释放SMAS需要部分切断该区域的限制性连接，但这将使剥离与面部神经颧支非常接近（小箭头）。

- 颈托，这种姿势避免了颈部皮瓣的折叠。
- 大多数患者出院后会在术后护理专家特殊指导下接受护理一晚。患者应安静休息，并在前3天冷敷眼周。
- 引流液通常留在颈部，直到术后4~5天第一次随访，在7天内分两次拆线。
- 患者在手术后3天后洗澡和洗头。
- 要求患者留出2~3周进行术后恢复，并建议术后2周内避免所有剧烈活动。

12.4 案例与分析

- 参见图12.7。

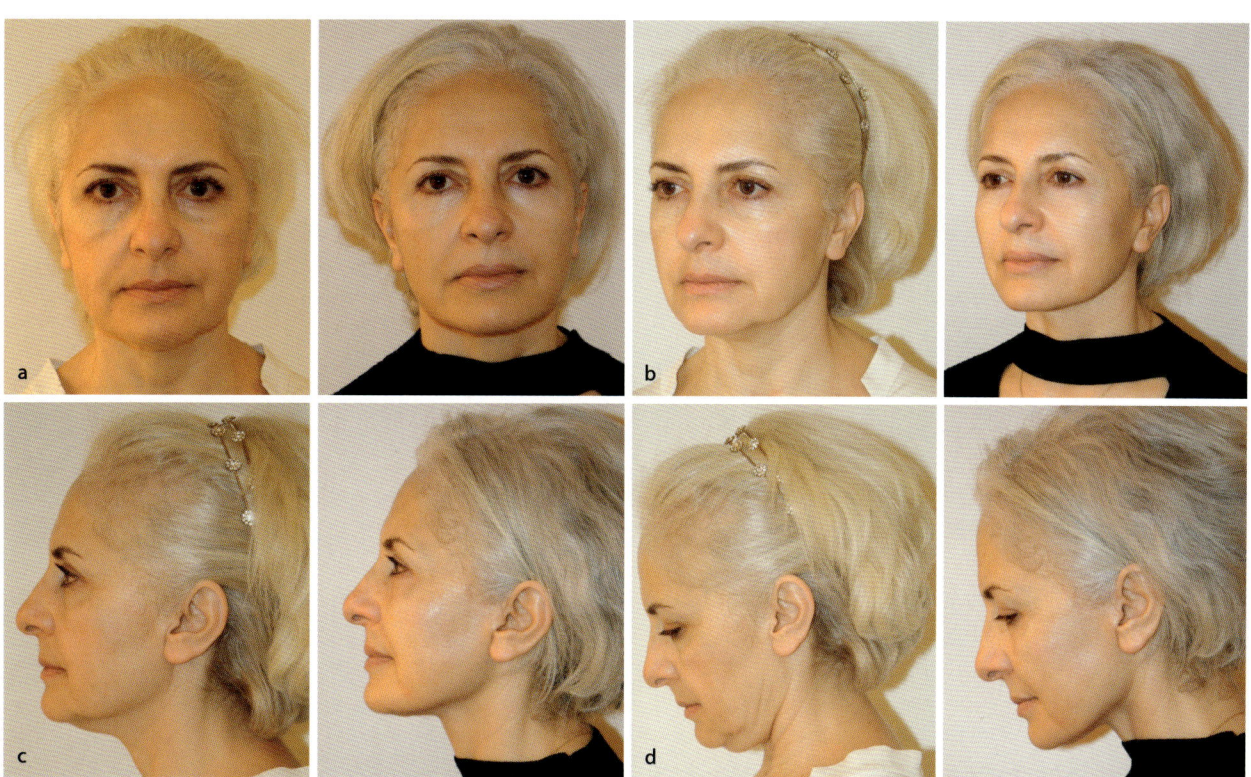

图12.7 患者进行了面部提升术、颈部提升术、颞部提升术、全面部脂肪移植术及下眼睑和口周区域的激光表皮重塑，术前和术后2年照片。a. 前后（AP）视图。b. 斜视图。c. 侧视图。d. 康奈尔视图（版权：Dino Elyassnia MD，FACS）。

12.5 总结

- 面部年轻化可以通过提升面部松弛组织、增加面部容积、减少颈部容积的综合技术来实现。
- 沿颧弓上缘设计高位于 SMAS 瓣，可同时提升中面部、下面部和双颊部。自体脂肪移植是使全面部容积恢复的有效方式。
- 在大多数情况下，因颈阔肌下层问题将导致颈部衰老，需要适当缩小体积。

延伸阅读

[1] Marten TJ. Simultaneous facelift and fat grafting: combined lifting and filling of the face. In: Nahai F, ed. The Art of Aesthetic Surgery. 2nd ed. Thieme; 2011.
[2] Marten T, Elyassnia D. Neck lift: defining anatomic problems and choosing appropriate treatment strategies. Clin Plast Surg. 2018; 45(4):455-484.
[3] Marten T, Elyassnia D. Facial fat grafting: why, where, how, and how much. Aesthetic Plast Surg. 2018; 42(5):1278-1297.
[4] Marten TJ. Elyassnia D. Simultaneous facelift and fat grafting: combined lifting and filling of the aging face. In: Coleman SR, Mazzola R, Pu L, eds. Fat Injection: From Filling to Regeneration. 2nd ed. Thieme; 2018.
[5] Marten TJ, Elyassnia D. Simultaneous facelift and fat grafting. In: Connell BF, ed. Aesthetic Rejuvenation of the Face and Neck. Thieme; 2016.

Rod J. Rohrich, Erez Dayan, and Ira L. Savetsky

13 面部脂肪室自体脂肪移植技术

摘 要
面部脂肪室随着年龄的增长容积会减少，这是导致面部衰老的重要原因。本章描述作者利用自体脂肪进行面部彻底改造和恢复脂肪室容积的方法。

关 键 词
脂肪移植，面部脂肪室，自体脂肪，恢复面部容积及重塑。

关键要点
- 术前详细的面部分析是准确识别和纠正面部不对称的关键。
- 关键的深层脂肪室包括鼻唇和颧深层脂肪室，较浅部的脂肪室包括颧中、颊上、颞、口周和颏下（图 13.1、图 13.2）。
- 面部深层脂肪室是面部充盈的基础，因此首先要得到恢复（图 13.3）。术前骨性的轮廓和丰盈程度决定了移植的部位和体积。

13.1 术前步骤

- 面部年轻化手术前需进行全面的术前分析，以确定缩减的容积和皱纹的区域。
- 术前在相关位置标记出容积缩减区域和深部皱纹，以提高手术过程中的准确性。
- 认真评估供体位置和所需复原的容积，是良好规划手术的关键。
- 与患者沟通是重要的，以管理预期的供区切口位置。
- 脂肪一般来自大腿内侧，因为该区域含基质血管细胞浓度最高，而且疼痛程度最低。

13.2 操作步骤

（视频 13.1）

13.2.1 脂肪采集

- 通常使用 10 mL 注射器和 3 mm 多孔套管通过手动负压抽吸从大腿内侧采集脂肪。
- 为了保留细胞活力，抽吸前不使用局部麻醉剂或肾

13 面部脂肪室自体脂肪移植技术

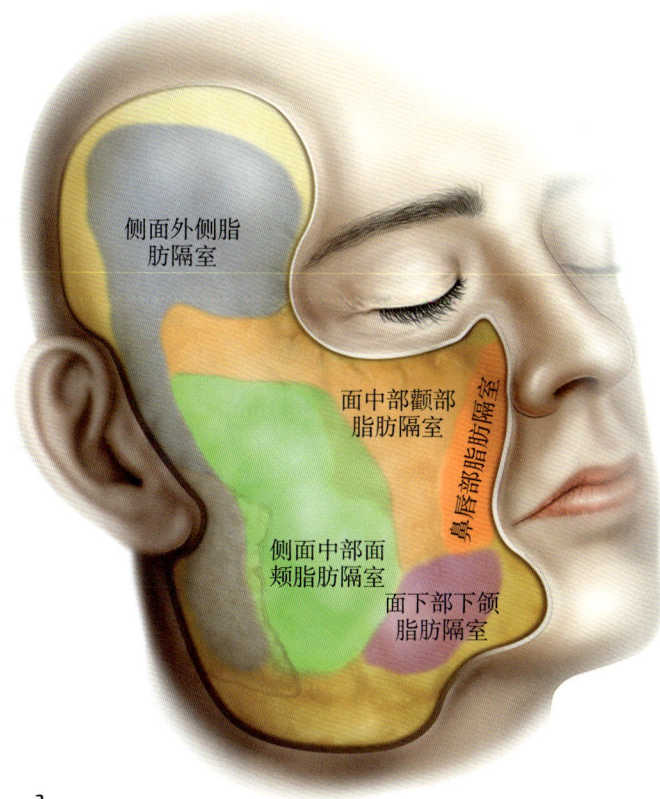
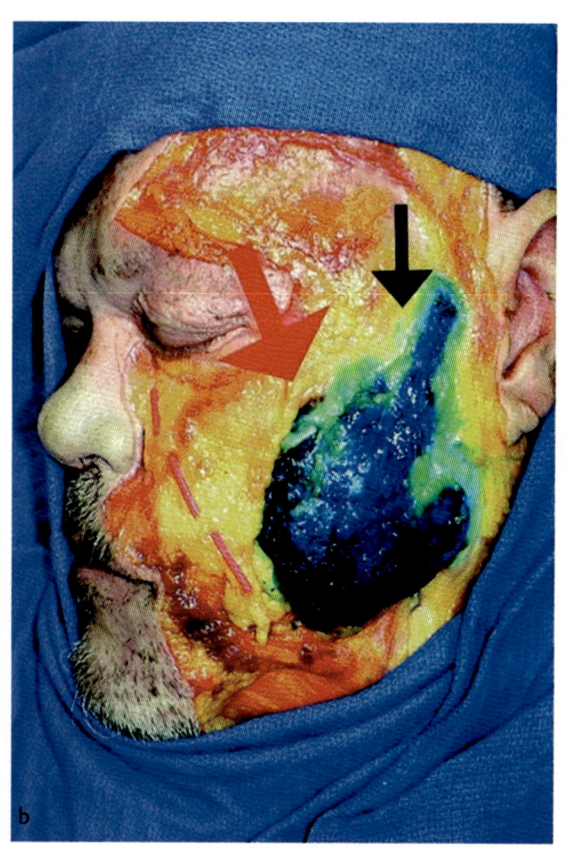

图 13.1　a. 浅层的面部脂肪室位于皮下层，由支持韧带末端延伸分隔。从外侧到内侧，颊部有 5 个浅层隔室，分别是侧面外侧脂肪隔室（lateral）、侧面中部面颊脂肪隔室（middle）、面中部颧部脂肪隔室（malar）、面下部下颌脂肪隔室（jowl）和鼻唇部脂肪隔室（nasolabial）。每个隔室都有自己的分离界限，独立的穿支血供，并在老化过程中具有自身的特征。b. 面部脂肪室的尸体解剖图，图中标记为墨水色的是中央隔室，红箭头标示了中央和颧骨隔室之间的转变，它们由沿着外侧颧骨存在致密度结缔组织形成的连接处分开（经允许引自 Rohrich R, Stuzin J, Dayan E, Ross E. Facial Danger Zones. New York: Thieme; 2019）。

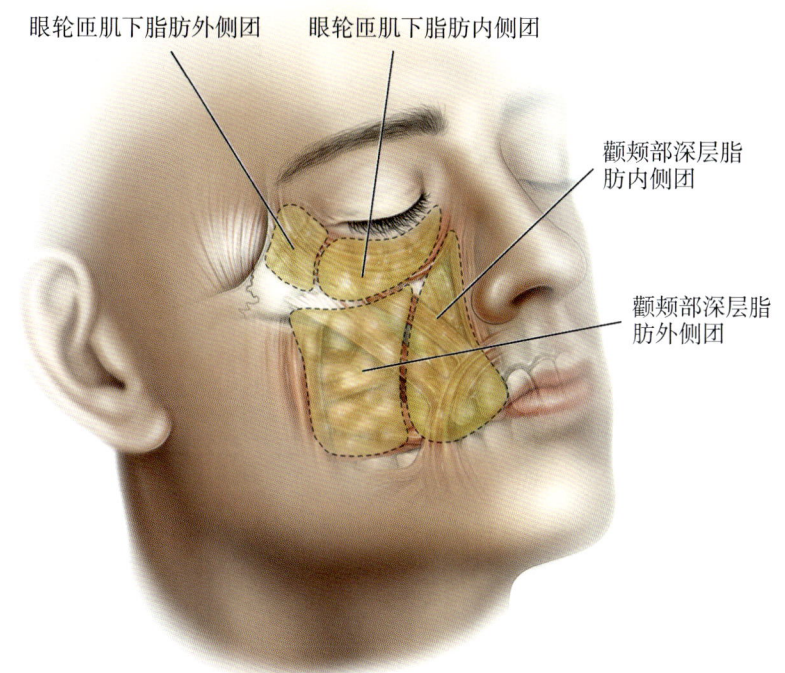

图 13.2　深层脂肪隔室位于表情肌深面骨骼表面，下睑的深层脂肪位于眼轮匝肌之下，并分为内侧和外侧两部分。类似地，颧部的深层脂肪位于上唇提肌之下，并被划分为内侧和外侧两部分。在年轻时，深层眶周脂肪与颧部的深层脂肪相结合，以体积支撑下睑和面颊。衰老导致深层脂肪减少，从而导致前额面容积减少，睑-颊交界处明显变化，并形成下眶 V 形畸形（经允许引自 Rohrich R, Stuzin J, Dayan E, Ross E. Facial Danger Zones. New York: Thieme; 2019）。

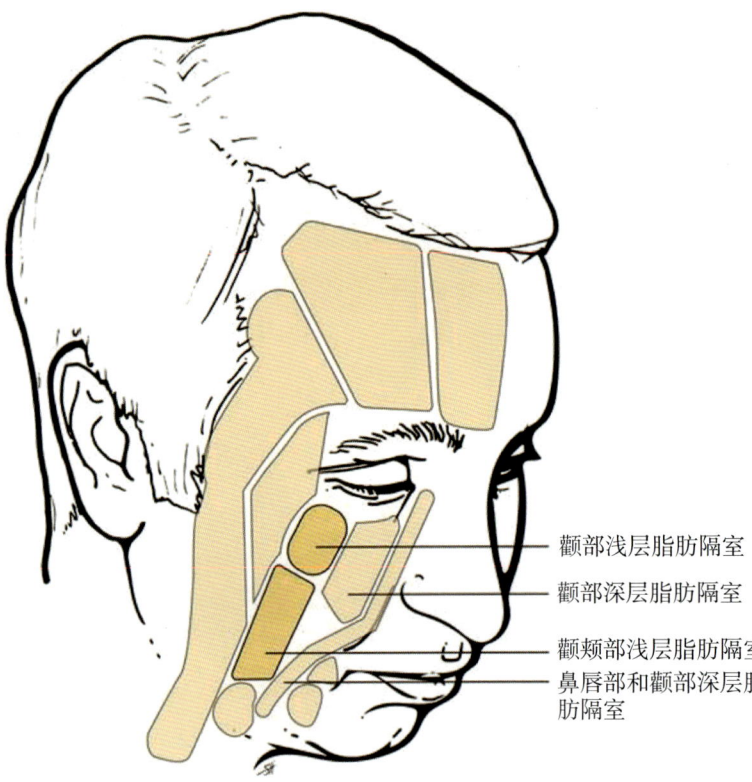

颧部浅层脂肪隔室
颧部深层脂肪隔室
颧颊部浅层脂肪隔室
鼻唇部和颧部深层脂肪隔室

图13.3 在面部年轻化手术中，通过脂肪移植来处理4个关键的中面部脂肪区域［经允许引自 Schultz K, Raghuram A, Davis M, et al. Fat grafting for facial rejuvenation. Semin Plast Surg 2020; 34 (1): 30-37］。

上腺素。
- 将抽吸的脂肪以2 250转/分离心1分钟，去除细胞碎片。
- 在将脂肪移植物转移到1 mL注射器前，弃去上清液和下清液。
- 纳米脂肪主要用于眼眶周围注射，是将离心脂肪通过2 mm过滤器在2支10 mL注射器之间乳化60~80次而形成的。
- 然后将纳米脂肪转移到1 mL注射器中。

13.2.2 面部脂肪移植

- 通过14号针靠近面颊，以便插入2 mm钝头科尔曼导管。靠近鼻翼基底部的单入口可进入颊部深层和浅层脂肪隔室。顺向或逆向注射通常从深层开始，首先针对鼻唇沟和深层内侧脂肪隔室，然后是浅层脂肪室。
- 扩大下颌边界可帮助塑造更美观的下颌线。通过脂肪移植可实现高达2 mm的下颌突度，以矫正轻微的下颌畸形。
- 前额中央注射必须矫正3个明显的区域，包括眉间和两侧上额区域，可通过前额正中折痕处（前额较长者）或发际线处（前额较短者）注射。
- 口周年轻化以交叉径向方式小剂量注射，并进入人中脊，为年轻特征提供微妙但重要的恢复。由于脂肪移植物在嘴唇内的不可预测性，经验丰富的操作者不建议注射到唇红中。
- 纳米脂肪是眶周区域的理想选择。使用钝套管通过等边三角形结构中的3个不同进入点进行注射，注射顺序为从下方开始穿过颧骨-眶缘交界处，在眼轮匝肌平面破坏眶支持韧带，然后在骨膜平面沿着眶内侧缘上方沿着外侧眶缘和眼角处注射。
- 脂肪移植是矫正耳垂缩小的理想方法。使用21号针头直接注入耳垂，以矫正畸形为终点。

13.3 术后护理

- 头部抬高至45°休息。
- 术后72小时内间歇冷敷面部。
- 指导患者在面部脂肪移植后2~4周内避免剧烈活动，佩戴眼镜时要谨慎，以避免对移植区域形成压迫。

13.4 案例与分析

- 参见图13.4。

13.5 总结

- 面部脂肪室自体脂肪的容积恢复对于面部年轻化至关重要，可单独应用，也可作为除皱术和眼睑成形术的辅助手段。
- 准确的术前面部分析、脂肪室解剖知识和精确的术中技术是手术成功的必要条件。

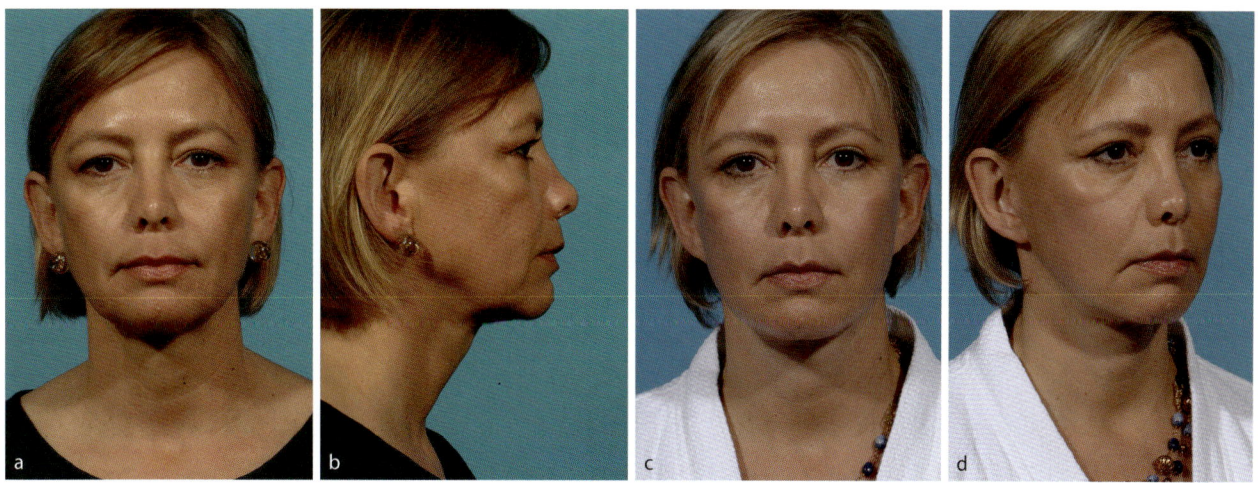

图13.4 57岁女性患者接受面部脂肪填充手术。脂肪取自大腿内侧,并经离心处理(2 250转/分,持续3分钟)。注射脂肪主要集中在深层鼻唇沟、深层颧骨内侧和颧骨外侧区域。纳米脂肪用于眼周以增加下睑-颧骨交接处的平滑度。

延伸阅读

[1] Coleman SR. Facial augmentation with structural fat grafting. Clin Plast Surg. 2006; 33(4):567-577.
[2] Lambros V. Observations on periorbital and midface aging. Plast Reconstr Surg. 2007; 120(5):1367-1376, discussion 1377.
[3] Owsley JQ. Lifting the malar fat pad for correction of prominent nasolabial folds. Plast Reconstr Surg. 1993; 91(3):463-474, discussion 475-476.
[4] Rohrich RJ, Ghavami A, Constantine FC, Unger J, Mojallal A. Lift-and-fill face lift: integrating the fat compartments. Plast Reconstr Surg. 2014; 133(6):756e-767e.
[5] Rohrich RJ, Pessa JE. The fat compartments of the face: anatomy and clinical implications for cosmetic surgery. Plast Reconstr Surg. 2007; 119(7):2219-2227, discussion 2228-2231.
[6] Stuzin JM. Restoring facial shape in face lifting: the role of skeletal support in facial analysis and midface soft-tissue repositioning. Plast Reconstr Surg. 2007; 119(1):362-376, discussion 377-378.

达拉斯美容手术：大师视频图解
Masters of Cosmetic Surgery—The Video Atlas: The Dallas Cosmetic Model

II

鼻整形
Rhinoplasty

14 鼻整形面诊 /054
15 开放式鼻整形术 /058
16 闭合式鼻整形术 /062
17 渐进式改善鼻尖突出度 /065
18 球形鼻尖和方形鼻尖 /070
19 歪鼻 /074
20 种族鼻 /079
21 保留性鼻整形术 /087

22 鼻整形术：扩张移植物 /090
23 鼻整形术：扩张瓣 /093
24 鼻整形术：鼻小柱支撑 /096
25 鼻整形术：鼻翼缘移植物 /099
26 鼻整形术：鼻中隔延伸移植 /102
27 鼻翼基底手术 /106
28 鼻修复 /109

14 鼻整形面诊

摘 要
评估患者是否适合手术，初诊咨询不可或缺。术者应确定患者最关注的3个鼻部美学和（或）功能问题，并准确记录。医师的目标和患者的期望必须一致。对于有不切实际的术后预期或存在潜在心理问题的患者，应谨慎对待。

关键词
鼻整形术，鼻整形咨询，鼻面分析，期望值，危险信号。

关键要点
- 全面和系统的鼻面部分析是确定目标和制订精准鼻整形手术方案最为关键的初始步骤。
- 为患者设定客观且实际的期望值，对于提高术后患者满意度至关重要。

14.1 术前规划

14.1.1 定义鼻整形目标
- 让患者列出最关心的3个鼻部美学和（或）功能问题，并准确记录。

14.1.2 关注鼻病史
- 应询问患者是否有过敏或炎症病史，如花粉热、哮喘、鼻炎和鼻窦炎。
- 长期变态反应性鼻炎患者通常因下鼻甲肥大而致鼻塞。
- 应注意既往鼻外伤和手术史，若有鼻整形术、鼻中隔重建/鼻中隔成形术或鼻窦手术，应审查既往手术病例。
- 对吸烟状况、嗜酒和成瘾药物（特别是可卡因）的使用情况进行审查至关重要，这将影响手术效果。
- 询问患者是否服用药物和膳食补充剂，如阿司匹林、非甾体抗炎药和鱼油，此类药物会增加出血和瘀血风险。

14.1.3 鼻面部比例和鼻系统分析
- 参见表14.1。

10-7-5 外鼻分析
- 在正视图上，评估应包括10个关键区域：面部比例、皮肤类型/质量、对称性/鼻偏斜、背部美感线、骨穹隆、中穹隆、鼻尖、鼻翼边缘、鼻翼基底和上唇。
  - 面部比例：对患者的评估应包括静态和动态视图，以确定微笑时鼻子和上唇可能发生的动态变化。鼻面部分析的标准包括面部黄金比例（3个相似的距离：额部发际中点到眼睛、鼻子到下颌和眼睛到嘴）和比率（相当于水平1/3：发际线到眉毛、眉毛到鼻底、鼻基底到口腔；垂直1/5分界线：以头部两侧外缘为界、以双眼外眦和内眦所在垂直线进行平分）。
  - 皮肤类型/质量：皮肤厚度是影响鼻整形结果的主要因素。皮肤较薄容易使重建的鼻框架缺陷突显，但也更容易重塑鼻形。较厚的皮肤可以掩盖细微缺陷，但由于持续的水肿和炎症，会使鼻表面轮廓模糊，鼻子根部和鼻尖的皮肤最厚，鼻梁和鼻小柱的皮肤较薄。
  - 对称性/鼻偏斜的3种基本类型：尾侧中隔偏位（中隔倾斜、C形和S形）、凹背畸形（C形、反向C形）和凹/凸背畸形（S形伴骨锥形偏移）。
  - 鼻背侧美感线：鼻背侧美感线始于眶上嵴，沿眉间区向内侧横穿，会聚于内眦韧带，发散于键石

表 14.1　鼻面部系统性分析

鼻视图	分析
正面	
1. 面部比例	高度（1/3），宽度（1/5），对称性
2. 皮肤类型/质量	Fitzpatrick 分型，厚薄度，出油量
3. 对称性/鼻偏曲	中线，背侧偏曲，C 型、反 C 型或 S 型偏曲
4. 鼻背线条	直，对称或不对称，轮廓清晰或模糊，窄或宽
5. 骨穹隆	窄或宽，对称性，短或长鼻骨
6. 中穹隆	窄或宽，塌陷，倒 V 形，鞍形驼峰
7. 鼻头	理想、球型、方型、塌陷，上鼻尖，鼻尖定义点，尖下小叶裂隙
8. 鼻翼缘	Gull 型，侧面，凹痕，内缩
9. 鼻翼底部	宽度
10. 上唇	长或短，动态降鼻中隔，上唇皱褶
侧面	
1. 鼻额角和鼻根	尖或圆，角度高或低，鼻根突出或低平 长度：长或短
2. 鼻长、鼻背和鼻尖	鼻背：光滑、驼峰、凹陷 鼻尖：表面裂迹、丰满、鹰钩
3. 鼻尖突出度	突出或回缩
4. 鼻尖旋转度	旋转过度或不足
5. 鼻翼-鼻小柱关系	鼻翼和鼻小柱下垂或后缩
6. 根尖发育不全	上颌或软组织陷
7. 唇-下颌关系	正常，下颌突出或后缩
鼻基底部	
1. 鼻尖突出度	鼻尖过度突出或回缩，明确或模糊的鼻尖定义点，小柱-小叶比
2. 鼻孔	对称性，长或窄，短或宽，鼻孔-鼻尖比，鼻翼凹或凸
3. 鼻小柱	鼻中隔偏曲，内侧角隆起
4. 鼻翼底部	宽度
5. 鼻翼扩张度	Ⅰ、Ⅱ、Ⅲ或Ⅳ型

区，止于鼻尖。鼻背侧美感线的宽度应与中间距离或鼻尖宽度相匹配。与女性相比，男性的鼻背更宽、更直，眉峰处的凹陷更少。

- 骨性穹隆：骨性穹隆由 3 个不同的结构组成，即成对的鼻骨和筛骨垂直板。骨性穹隆的宽度、对称性和鼻骨的长度通过正视图分析。骨性穹隆的宽度应为鼻翼底部的 70%~80%，通常等于内眦间距离。
- 中穹隆：软骨中穹隆包括成对的上外侧软骨和软骨间隔。穹隆区域为一个三角形区域，由骨穹隆和软骨中穹隆之间的 6 个不同解剖结构结合而成。以此来确定中穹隆的宽度和畸形（如倒 V 形或鞍形鼻）。
- 鼻尖：正常的尖端结构（三角形和清晰）应区分为球根尖端（圆形和不明确）和四边形尖端（方形和宽）。在解剖学上，鼻尖的发散角为 30°，穹隆弧的宽度为 4 mm 或更小，鼻尖定义点之间的距离为 5~6 mm。男性鼻尖可能较宽，不易被量化测定。方形鼻尖可能是发散角增大（>30°）、穹隆弧加宽（>4 mm）或两者结合所致。
- 鼻翼边缘：鼻翼边缘的理想形状类似于飞行中的海鸥。鼻翼边缘畸形，如收缩、凹陷、塌陷和不对称，是鼻整形患者常见的问题。
- 鼻翼基底：理想的鼻翼基底宽度应近似于内眦间距、1/5 面部宽度或 70% 鼻高。进行鼻翼基底部手术是为了解决鼻基底过宽、鼻翼增大、鼻孔较大、鼻翼基底或鼻孔不对称等问题。
- 上唇：理想的上唇位置是指在最大微笑时露出 1~2 mm 牙龈（男性略少）。过度活跃的降鼻中隔降肌与图片显示的畸形有关（尤其是微笑时），表现为鼻尖下垂、上唇缩短和中唇区横向皱褶为特征。切除术和松解/转位术来矫正这种畸形并加强鼻尖-唇的关系。

- 侧视图包括 7 个区域：鼻额角和鼻根、鼻长/鼻背和鼻尖、鼻尖突出度（图 14.1）、鼻尖角度、鼻翼-鼻小柱关系、鼻根尖周发育不全和唇下颏关系。
  - 鼻额角和鼻根：两条与眉间、鼻背相切的线，在鼻根处相交，定义鼻额角。鼻额角（鼻根）应位于上睑缘和上眼睑皱襞之间，鼻侧距内眦约 15 mm。理想的鼻额角因性别而异，如白种人男性 130°、女性 134°。
  - 鼻长、鼻背和鼻尖：理想的鼻长（鼻额角与鼻尖的距离）相当于面中部高度的 2/3，两唇中点到下颌或下颏的垂直距离。女性的鼻背应光滑，鼻尖上可有轻微的鼻上裂，在鼻尖定义点上方 2~3 mm。男性鼻背应沿着从鼻根到鼻尖定义点的线，而女性鼻背应沿一条平行线向后延伸约 2 mm，通过良好的鼻尖突出度点及缩小鼻背来塑造鼻尖裂隙。
  - 理想的鼻尖突出度：鼻尖的 50%~60% 位于靠近

上唇的垂直线之前，或达到理想鼻长的 67%。
- 鼻尖角度：鼻尖角度由鼻唇角度决定，男性为 90°~95°，女性为 95°~100°（或 110°）。
- 鼻翼-鼻小柱关系：理想的鼻翼-鼻小柱关系是在侧面观察时显露 2~3 mm 鼻小柱。鼻小柱过度暴露与鼻小柱悬吊或鼻翼回缩有关。
- 鼻根尖周发育不全：骨骼（上颌）或软组织缺乏可能产生鼻根尖周发育不全。增大梨状孔可以改善鼻部的外观大小，填充鼻尖和基底部，可扩大鼻唇角。
- 唇下颌关系：男性下颌突出面应该大约与唇红切线相一致，女性则向后 3 mm，理想鼻长度中点与上唇尖最前点呈切线。

- 使用鼻基底部视图评估 5 个区域：鼻尖突出度（图 14.2）、鼻孔、鼻小柱、鼻翼基底和鼻翼外扩（图 14.3）。
  - 鼻尖突出度：在鼻基底部视图中，鼻子应为一个等边三角形，鼻小柱与鼻小叶的比例为 2:1。
  - 鼻孔：鼻孔应对称，呈泪滴形状，沿长轴从基底部延伸到顶端。理想的鼻孔-鼻尖关系应约为 2:1。
  - 鼻小柱：理想的鼻小柱需要一个平滑的凹形桥接鼻尖和鼻唇沟交界处。鼻小柱的原发（固有）畸形源于内侧脚错位或软组织过多，加宽或不对称的常见原因是鼻小柱过早或过度的内侧脚分裂造成。
  - 鼻翼基底和鼻翼外扩：正确评估鼻基底的宽度需要明确区分鼻翼基底的宽度和鼻翼外扩程度。理想的鼻宽度近似于内眦间距（正常为 31~33 mm）。鼻翼孔扩张定义为鼻翼开大的最大宽度，其凸面不应超过外侧面鼻翼折角 2~3 mm。

14.1.4 鼻局部检查

- 鼻部触诊对于评估鼻骨的长度和下外侧软骨的强度也很重要。
- 以下是影响鼻气道的关键结构，应对所有患者进行评估：
  - 检查外鼻瓣深吸气时是否塌陷。
  - 内鼻瓣进行节流试验以评估通畅性。
  - 检查鼻中隔有无偏斜、倾斜、分叉和穿孔。
  - 检查下鼻甲有无肥大，肥大通常发生在鼻中隔偏曲的对侧。

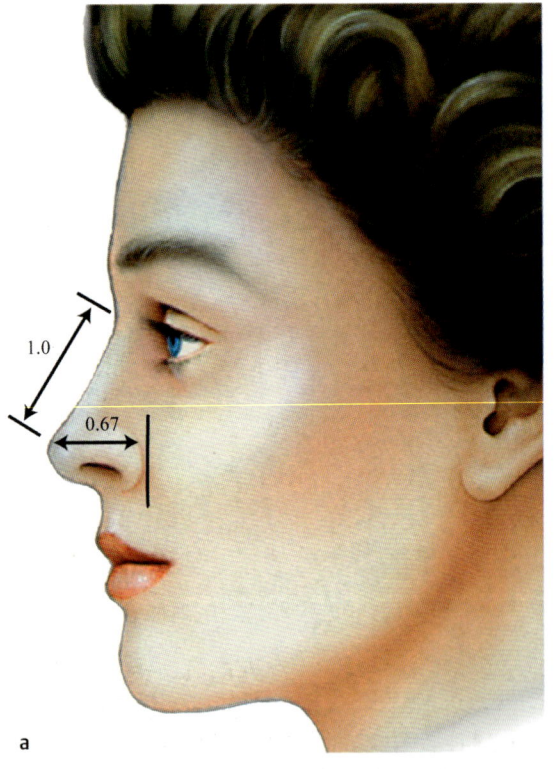 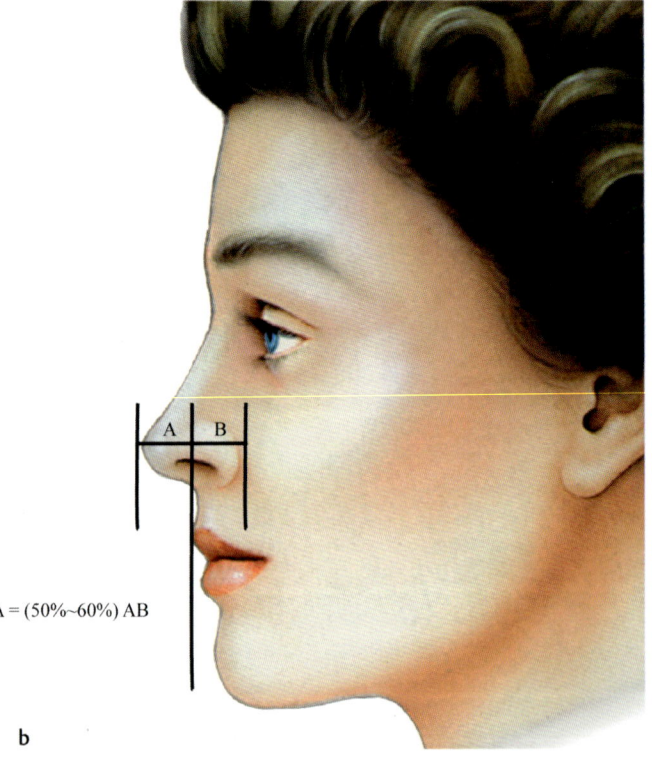

图 14.1 侧视图上的理想鼻尖突出度。鼻尖的 50%~60% 应位于上唇唇尖所在垂直线之前，也可以是理想鼻长的 67%（经允许引自 Rohrich R, Adams W, Ahmad J, eds. Dallas Rhinoplasty: Nasal Surgery by the Masters. 1st ed. Thieme；2014）。

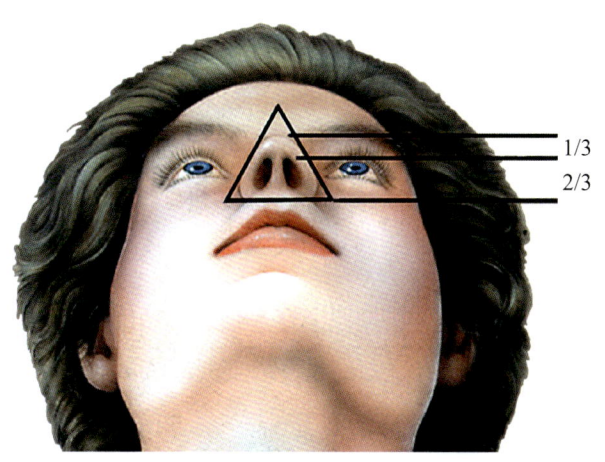

图 14.2 基底部视图上的理想鼻孔-鼻尖关系应约为 2∶1（经允许引自 Rohrich R，Adams W，Ahmad J，eds. Dallas Rhinoplasty: Nasal Surgery by the Masters. 1st ed. Thieme；2014）。

14.1.5 标准化摄影和数字成像
- 每个患者都应进行标准化拍照，包括额面、侧面、斜面和基底面视图。
- 推荐使用其他动态视图，包括微笑视图和吸气视图。
- 数字成像是与患者沟通和评估患者期望的有效工具。

14.1.6 管理患者期望
- 回顾所有与患者的照片视图。
- 与患者讨论可实现与不可实现的预后目标至关重要。
- 若患者关注轻微的或无法纠正的问题，以及对预后有不切实际的期望时，那么无论手术如何改善美学，患者术后依然可能会失望。
- 术前充分识别患者是否有不健康的心理因素，如不信任感、思维不成熟、家庭冲突、离婚等，这些因素均可能导致患者术后不满意。

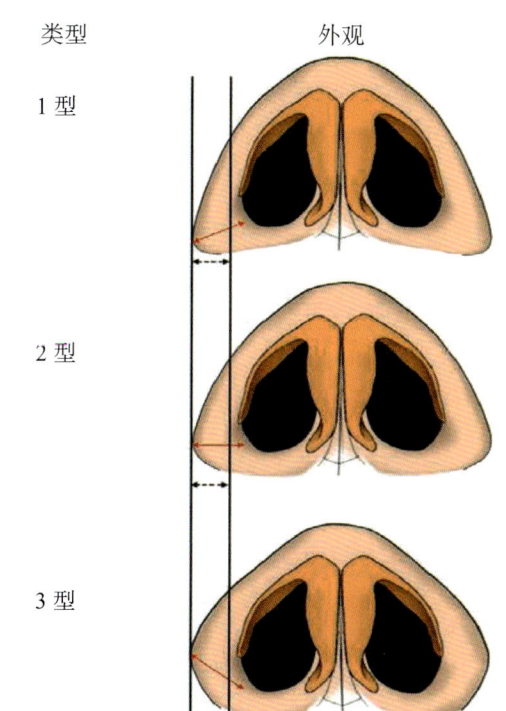

图 14.3 鼻翼扩张的分型。

14.2 围手术期准备
- 为患者在手术当天和康复期间做好围手术期准备。
- 为患者提供术前和术后的书面说明材料。

14.3 总结
（视频 14.1）

- 准确的术前鼻腔系统分析和鼻气道评估对手术成功至关重要。术前规划必须有效解决患者的前 3 个首要问题。
- 医师的目标和患者的期望必须一致。对任何表现出不切实际期望的患者，进行手术时应谨慎对待其社会心理问题。

延伸阅读
[1] Rohrich RJ, Afrooz PN. Primary open rhinoplasty. Plast Reconstr Surg. 2019; 144(1):102e-117e.
[2] Rohrich RJ, Ahmad J. A practical approach to rhinoplasty. Plast Reconstr Surg. 2016; 137(4):725e-746e.
[3] Rohrich RJ, Villanueva NL, Small KH, Pezeshk RA. Implications of facial asymmetry in rhinoplasty. Plast Reconstr Surg. 2017; 140(3):510-516.
[4] Tanna N, Nguyen KT, Ghavami A, et al. Evidence-based medicine: current practices in rhinoplasty. Plast Reconstr Surg. 2018; 141(1):137e-151e.
[5] Villanueva NL, Afrooz PN, Carboy JA, Rohrich RJ. Nasal analysis: considerations for ethnic variation. Plast Reconstr Surg. 2019; 143(6):1179e-1188e.

Rod J. Rohrich, Erez Dayan, and Kristy L. Hamilton

15 开放式鼻整形术

> **摘 要**
> 对于整形外科医师来说，鼻整形术在技术和概念上仍然是一个具有挑战性的手术。在过去的25年里，鼻部分析及对鼻畸形功能学和美学的矫正策略有了很大的进展。根据美国整形外科医师协会数据统计，鼻整形术是2017年最受欢迎的五大整形外科手术之一，当年手术次数高达218 924人次。本章阐述了术前注意事项、外鼻分析和技术操作，以促进整形外科医师在鼻整形术中达成共识。
>
> **关 键 词**
> 鼻整形术，开放鼻整形术，修复性鼻整形术。
>
> **关键要点**
> - 开放式鼻整形术可实现鼻腔美学和功能问题的最佳可视化和矫正效果。
> - 功能评估包括检查鼻内、外瓣膜通畅度、鼻中隔偏曲和相关病史（如复发性鼻窦炎、鼻炎、过敏）等。

15.1 术前步骤

（视频15.1）

- 全面和系统的术前鼻面部分析是确定手术目标和取得满意效果的必要条件。然而，审美理念应谨慎对待，因为不同种族之间存在显著差异。
- 资深专家（Rod J. Rohrich）从正面、侧面和基底三个不同角度系统地进行了鼻面部检查（视频15.1）。
- 在准备和麻醉注射前，使用27号针将含有1:10万肾上腺素和1%利多卡因，沿着软骨下切口、背部，以及鼻骨内侧和外侧的软组织进行浸润麻醉，最后用麻药浸润鼻小柱。然后用氧美唑啉浸泡过的纱布填塞双侧鼻腔，并放置一块约8 cm（3 in）的湿纱布填塞。这一顺序可为局部麻醉和发挥血管收缩效应提供充足时间。

15.2 操作步骤

（视频15.2~视频15.7）

- 在鼻小柱最窄处设计一个阶梯式经柱切口，并从侧面进入前庭2~3 mm。在修复性鼻整形术中，无论是否有瘢痕，都首选经鼻柱切口的位置。
- 接下来，放置一个宽的双钩，将鼻翼边缘置于无名指上方。该操作可实现可靠地识别外侧脚的尾缘，在外侧脚上从外侧到内侧向鼻孔顶端进行软骨下切口。这个切口序列在最后一个切口的软三角下留下前庭组织桥（视频15.2）。
- 在鼻孔顶端放置一个宽的双钩，并向后缩回。用精细的解剖剪刀将鼻软组织从软骨框架上提离，当到达鼻骨的尾部时，使用Joseph骨膜剥离子在计划的骨工作区域进行有限的骨膜下剥离。
- 从双侧前庭取出用羟美唑啉浸泡过的鼻塞，使用一个长而重的Vienna鼻内镜，通过一个从后到前的闭合入路使下鼻甲微骨折，同时将内镜侧向推到下鼻甲上（视频15.3）。
- 五步式背驼峰复位法（CDHR）可以精确、渐进地缩小背部，同时保持上外侧软骨（ULC）。CDHR包括：①ULC与隔膜的分离（图15.1）；②隔膜本体的增量缩小；③背部骨质减少；④触诊确认；⑤最终修改（充填移植物）（图15.2a），形成自然鼻翼形态（图15.2b），缝合技术，截骨术（视频15.4和视频15.5）。
- ULC张力跨越缝合线的作用是稳定ULC至中隔，

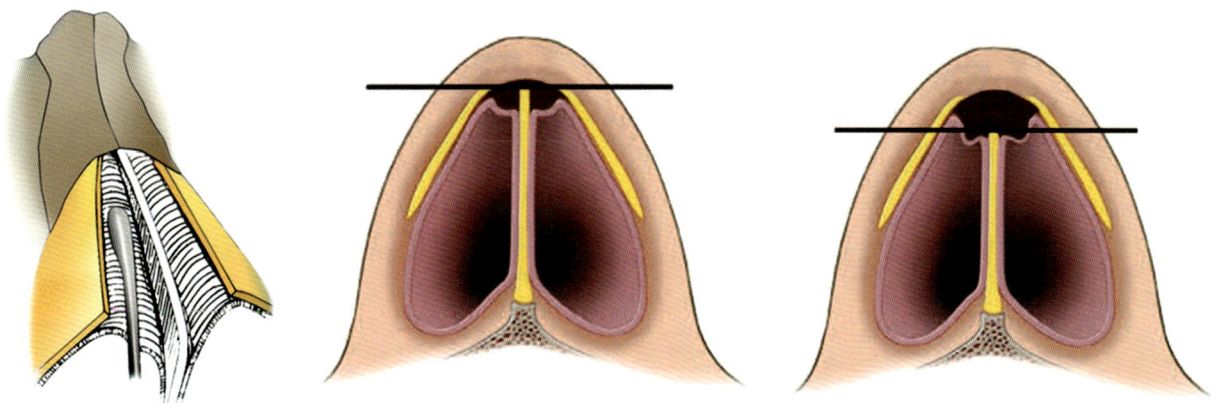

图 15.1 鼻背部组成。背侧手术入路：ULC 与鼻中隔分离，使背中隔的黏软骨膜从尾侧向头侧升高，直到剥离子到达鼻骨（经允许引自 Rohrich R，Adams W，Ahmad J，eds. Dallas Rhinoplasty: Nasal Surgery by the Masters. 3rd ed. Thieme；2014）。

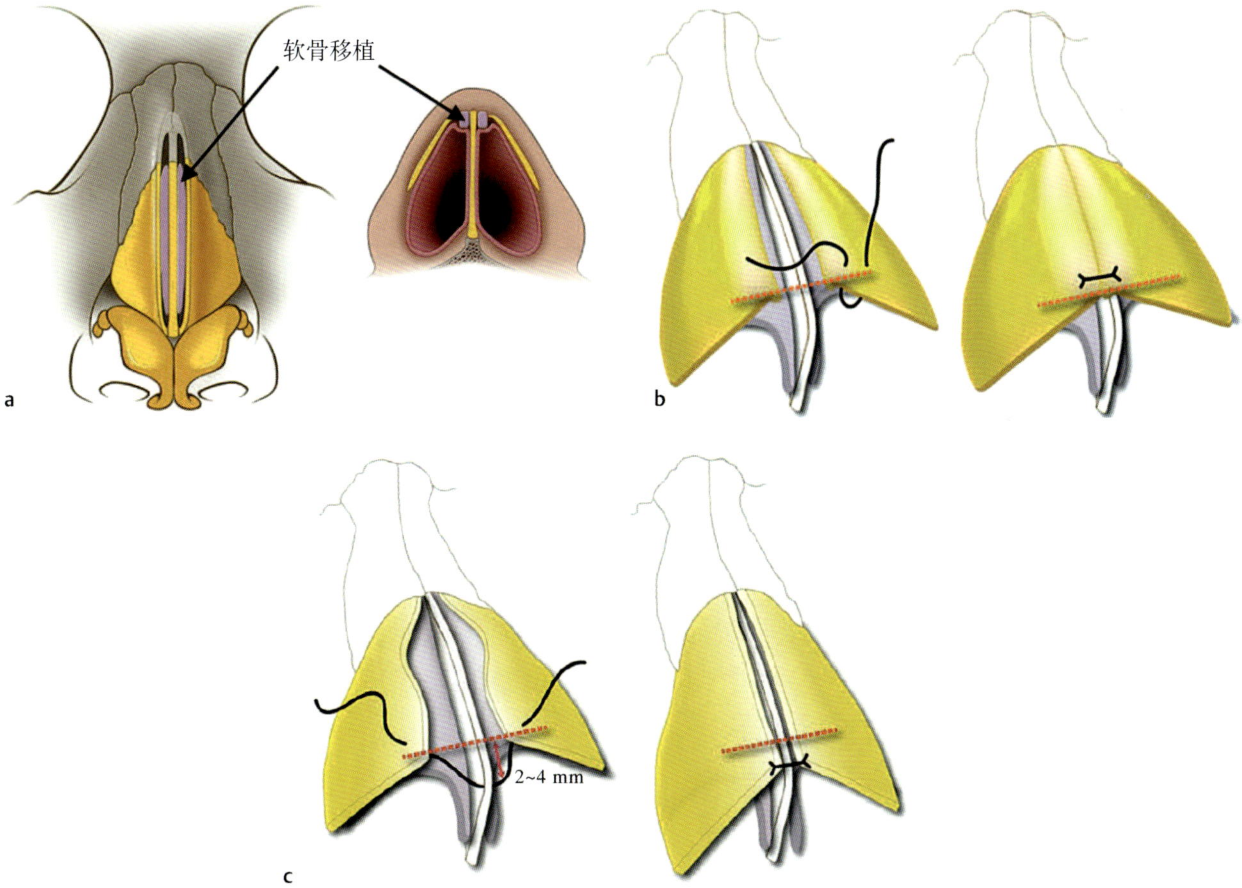

图 15.2 a. 充填移植物。鼻背部重建：伸展移植。充填移植物可位于背中隔平面上或其上方，以便于美观，或作为纯粹重建鼻背轮廓的不可见移植物位于其下方。b. 拓宽鼻斜面。鼻背部重建（3 型）：中穹隆修复，鼻翼外扩重塑。5-0 PDS 可吸收缝线位于 ULC 上边缘的尾部，从而内折 ULC 的上边缘。此技术可扩大中穹隆部。c. ULC 张力跨越缝合法（经允许引自 Rohrich R，Adams W，Ahmad J，eds. Dallas Rhinoplasty: Nasal Surgery by the Masters. 3rd ed. Thieme；2014）。

同时建立对称的背部美学线（图15.2c）。

- 当ULC的水平尺寸过大时，通常在背部隆起复位后可自动扩张皮瓣。ULC前缘向内折叠，5-0 PDS可吸收缝线以水平褥式固定（图15.2b）。
- 根据需要，可沿ULC和中隔头侧加强额外的缝线，以支撑或改善轮廓。
- 鼻中隔成形术可用于鼻塞和（或）鼻中隔偏曲（鼻中隔倾斜、前后偏斜、颅尾偏斜或鼻中隔刺），或需要供者软骨的病例。
- 鼻截骨术主要用于缩小加宽的骨穹隆，闭合开放的鼻顶畸形，或拉直歪斜的鼻骨。笔者倾向于低至低经皮穿孔外侧不连续截骨术（图15.3）。在与上颌骨水平面平行的眶下缘和鼻面部交界处，经皮插入1把锋利的2 mm骨刀（视频15.6）。
- 头侧修剪的目的是通过降低下外侧软骨（LLC）的垂直高度来细化鼻尖并减少鼻尖上的丰满度。LLC在滚动区域与ULC分离。对LLC的头侧部分进行修剪，中间留出5~7 mm，侧面留出8~10 mm。
- 改善位置和形状的三种关键尖端缝合技术包括：内侧脚、经穹隆和穹隆间缝合（图15.4，视频15.7）。
- 鼻翼缘移植物（＞90%）常被用于防止鼻翼退缩（图15.5）。
- 鼻小柱切口用6-0尼龙间断缝线仔细地重新缝合。用一个双钩稍微外翻鼻翼缘，在软骨下切口的外侧

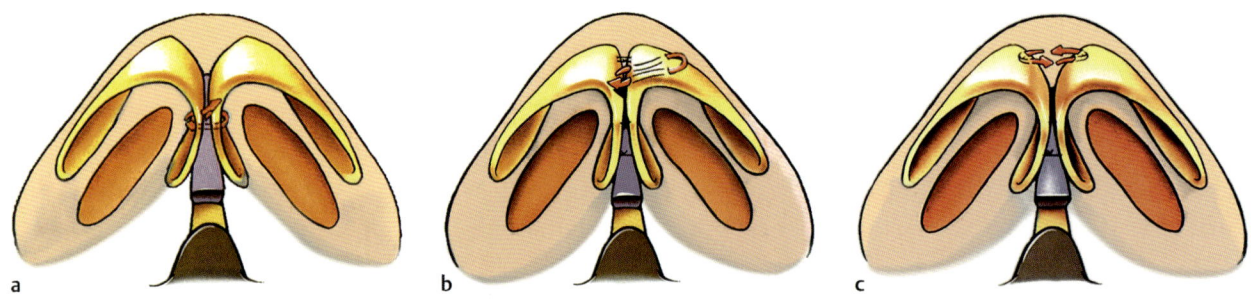

图15.3 鼻尖缝合。a. 中央内侧缝合，内侧软骨脚部缝合线的位置取决于原有畸形和预后设计目标。b. 经穹隆部缝合，水平经穹顶外侧和内侧褥式缝合。c. 穹顶间缝合，在内侧脚间水平褥式缝合（经允许引自 Rohrich R, Adams W, Ahmad J, eds. Dallas Rhinoplasty: Nasal Surgery by the Masters. 3rd ed. Thieme; 2014）。

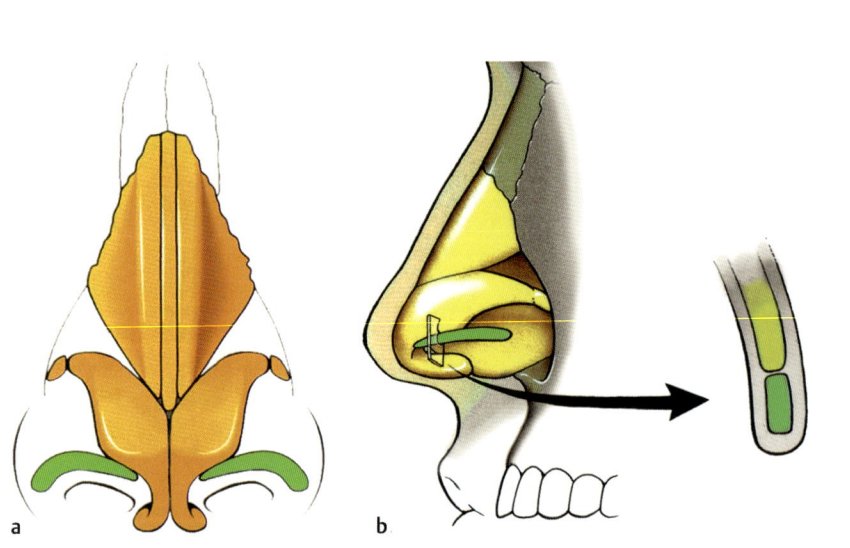

图15.4 鼻翼轮廓移植物。手术方案：先天性鼻翼缘劈裂的一期鼻整形患者，有劈裂倾向的弱鼻翼/软三角形的一期鼻整形患者，有劈裂倾向的一期或二期鼻整形患者轻度至中度外鼻瓣膜塌陷，原发性或继发性鼻整形术患者鼻下外侧软骨错位，二期鼻整形术患者前庭衬里缺失和至少3 mm残留的LLC鼻翼边缘带（经允许引自 Rohrich R, Adams W, Ahmad J, eds. Dallas Rhinoplasty: Nasal Surgery by the Masters. 3rd ed. Thieme; 2014）。

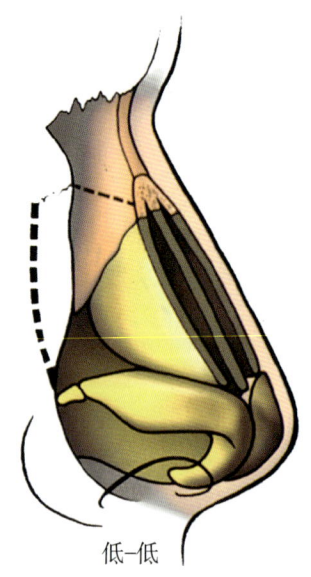

图15.5 低-低截骨术。外侧截骨水平。低-低：这种截骨术从梨状孔开始，沿着骨穹隆底部一直保持较低的位置，在靠近内眦线的位置结束（经允许引自 Rohrich R, Adams W, Ahmad J, eds. Dallas Rhinoplasty: Nasal Surgery by the Masters. 3rd ed. Thieme; 2014）。

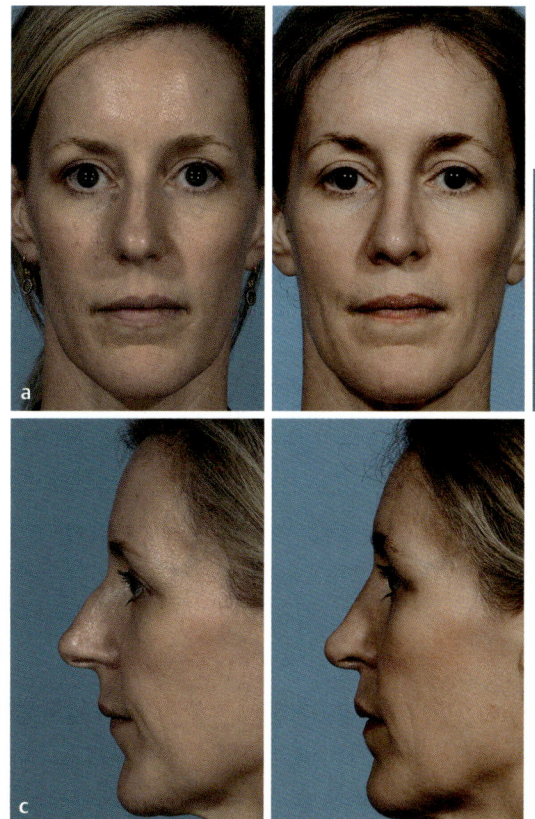
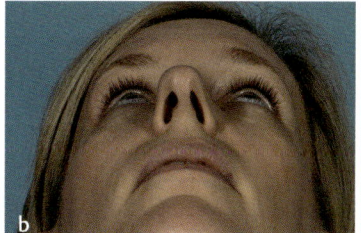
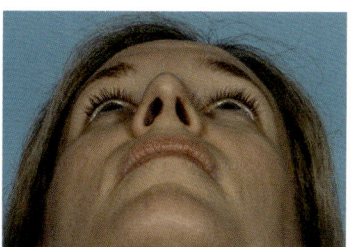

图 15.6　a. 矫正球形鼻尖端、多余尖端突出和背部隆起的前视图和后视图。b. 基底视图。c. 侧面视图。

使用间断的铬缝线。软三角后面的切口保持开放，并用莫匹罗星覆盖的可吸收止血纱布（氧化再生纤维素）包扎，以避免缝合线导致鼻翼收缩或该区域显现切口。

- 虽然鼻翼外扩的评估是标准术前外鼻分析的一部分，但只有在伤口闭合后才做出鼻翼外扩复位的最终决定。这是因为鼻翼外扩严重依赖于鼻尖突出度、鼻尖角度及外侧脚和鼻翼缘的长度和强度。

15.3　术后护理

- 术后 7 天，用两个枕头将床头抬高。
- 在最初 72 小时内冰敷，以减少肿胀或瘀伤。
- 避免对鼻夹板施压（即避免戴眼镜）。
- 用过氧化氢浸泡的棉签保持鼻孔内侧边缘清洁，然后涂上薄薄的一层抗生素软膏（Polysporin），防止结痂形成。
- 4~6 周内避免剧烈活动。

15.4　案例与分析

- 参见图 15.6。

15.5　总结

- 鼻整形术仍然是整形外科医师最具挑战性的手术之一。然而，通过仔细的术前鼻面部分析和功能评估，鼻整形外科医师可以系统地操作每个鼻部单元。
- 本文概述的渐进式方法让鼻整形外科医师在保持足够的鼻支撑的同时，对鼻进行必要的修改和矫正，尽量减少并发症的发生。

延伸阅读

[1] Ghavami A, Janis JE, Acikel C, Rohrich RJ. Tip shaping in primary rhinoplasty: an algorithmic approach. Plast Reconstr Surg. 2008; 122(4):1229-1241.
[2] Gunter JP, Rohrich RJ. Management of the deviated nose: the importance of septal reconstruction. Clin Plast Surg. 1988; 15(1):43-55.
[3] Mojallal A, Ouyang D, Saint-Cyr M, Bui N, Brown SA, Rohrich RJ. Dorsal aesthetic lines in rhinoplasty: a quantitative outcome-based assessment of the component dorsal reduction technique. Plast Reconstr Surg. 2011; 128(1):280-288.
[4] Rohrich RJ, Ahmad J. A practical approach to rhinoplasty. Plast Reconstr Surg. 2016; 137(4):725e-746e.
[5] Rohrich RJ, Afrooz PN. Rhinoplasty refinements: the role of the open approach. Plast Reconstr Surg. 2017; 140(4):716-719.

Mark G. Albert

16 闭合式鼻整形术

摘 要

闭合式鼻成形术，或称鼻内鼻成形术，是19世纪第一种通过手术完成鼻整形的方法。自20世纪70年代开放式手术开始流行以来，受训者普遍认为这种技术更易于可视化解剖和观察手术操作。一旦外科医师了解了闭合式鼻整形术的基本原理，这种方法的独特优势就可以显现出来。本章简要介绍闭合式鼻整形术的基本原理。

关 键 词

经鼻，闭合，鼻成形术，递送，软骨。

关键要点

- 闭合式鼻整形术包括改变鼻表面解剖结构的手术操作，通过在皮肤和软组织包覆下操作，外科医师可以即时观察手术效果。
- 不扰动鼻部软组织，避免外部切口，将畸形和并发症的风险降至最低。
- 闭合式技术的变化使外科医师能够根据每位患者的目标做出决定。有些闭合式鼻整形外科医师更喜欢将软骨留在鼻内并添加移植物，而有些人则常规进行软骨内切口以接近下外侧软骨，还有一些人更喜欢用经鼻尖递送的方法。

16.1 术前步骤

- 确定患者的主要关注点，了解患者寻求鼻整形术的原因，确定他/她是否有呼吸道问题。
- 询问既往手术史或鼻外伤，以及病史、吸烟史、药物和成瘾性药物使用史（如可卡因）。
- 进行鼻内镜检查，评估鼻中隔、鼻甲、内外鼻瓣。
- 触诊鼻子以确定鼻骨的长度，以及上、下外侧软骨的稳定性。
- 评估是否有躯体变形障碍等心理疾患。如果怀疑这种情况，应使用筛查问卷，如躯体变形障碍问卷（BDDQ）。

16.1.1 分析

- 首先，询问患者在鼻整形过程中具体希望解决什么问题。为患者提供一面镜子，让他们准确地指出他们的担忧，并详细记录这段对话。为患者规划合理的预期，照片编辑软件能有效辅助术前与患者沟通。
- 告诉患者术者设计方案，并逐条详细地解释术者将如何实现这些目标。一方面完成知情同意过程，另一方面使患者能够彻底了解手术操作过程。
- 在前视图、斜视图、剖面视图和基底视图中分析外鼻时，按上、中、下各1/3自上而下检查外鼻。此顺序基于外科医师的偏好。Rohrich "10-7-5外鼻分析"为全面评估每个外鼻的解剖特征提供了指导。
- 手术前一天通过电话联系患者，沟通手术方案，审查无操作系统（NPO）要求，解答问题，并提供保证。

16.2 操作步骤

（视频 16.1）

16.2.1 打开鼻子

- 在皮肤消毒准备和头部铺无菌单后，剪鼻毛并用涂有软膏的棉签尖涂抹该区以清除收集。
- 用6~8 mL含1:10万肾上腺素和1%利多卡因局部浸润麻醉，10分钟后待血管收缩时，插入浸有Afrin的纱布，准备开始手术。
- 用15号刀片在左右两侧依次做软骨间切口，切口

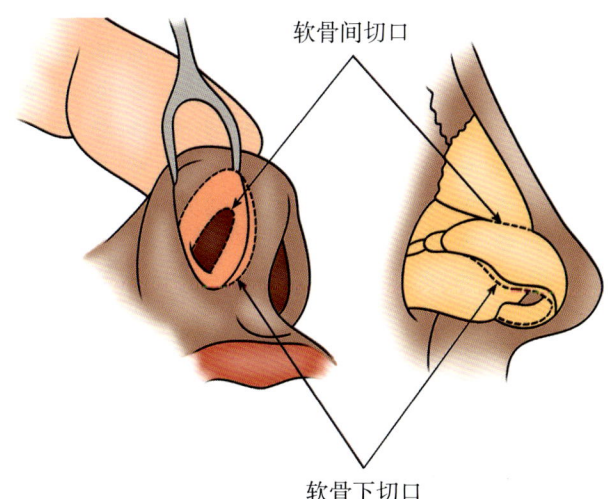

图 16.1 软骨间和软骨下切口。在下外侧软骨的头侧做软骨间切口，避免瘢痕形成和内部瓣膜狭窄。延长切口以利于软骨递送。软骨下切口紧靠下外侧软骨的尾缘。

延伸至鼻孔内侧的黏膜上（图 16.1）。
- 使用双钩进行对抗牵引，形成一个全贯穿切口，通常与软骨间切口相连，用于尖端输送。
- 如图所示，使用 Joseph 吊卡可将鼻中隔降肌从上颌骨的切口孔中释放出来。

16.2.2 背部
- 使用骨膜剥离子将骨膜和其他软组织从背部抬离。
- 使用光源 Aufricht 牵开器和倾斜的中隔剪刀去除多余的中隔软骨和上外侧软骨。如果照明的 Aufricht 不可用，则可以使用前照灯。
- 在闭合性鼻成形术中，扩张皮瓣不需要保留上侧软骨。1996 年，Constantian 在连续对 160 名患者进行鼻通气功能测定中，证实了扩张器移植物对气流的重要作用。
- 然后用锉刀降低鼻骨，使其与鼻中隔软骨的高度相匹配。在获取中隔软骨之前执行此步骤非常重要，以确保至少留下 15 mm 的支柱。

16.2.3 中隔
- 右侧优势手的医师通过左鼻孔的 Killian 切口获取中隔软骨。使用剥离子从内侧剥离至中隔软骨，然后沿着中隔的长度提起软骨膜。
- 注意保持背侧软骨膜完整性，以便后期解剖移植物隧道。
- 用刀尖端在中隔软骨做垂直切口，通过该切口可从左鼻孔剥离右软骨膜。

- 鼻镜可以用来辅助该剥离操作。在所有的软组织都从中隔软骨剥离后，用巴林格旋转刀（或中隔剪刀）切取移植材料。注意保留 >15 mm 的尾侧和背侧隔。
- 切除软骨后留下的无效腔用 4-0 铬缝合线缝合。

16.2.4 中穹隆重建
- 充填移植物在鼻部重建和美容术中广泛应用，其中最常见的是用于矫正内瓣膜功能不全引起的鼻阻塞。
- 可供充填的移植物通常从中隔软骨获取，约长 20 mm × 宽 4 mm × 厚 1.5 mm。
- 在鼻中隔缺失的二期鼻整形术中，可使用鼻甲、肋骨或新鲜冷冻软骨。
- 在鼻中隔背侧的软骨下平面，使用 Cottle 剥离器解剖狭窄的移植物隧道。隧道的形成使充填移植物紧密贴合，无需缝合固定。
- 可以使用不同厚度的充填移植物纠正不对称性及鼻间隔偏差，最好使用不同大小的移植物组合，而不仅选择单一充填移植物。

16.2.5 鼻尖递送和改进
- 套管钩辅助做双侧软骨下切口，并剥离至内侧脚的尾部。
- 使用反向剪刀从下外侧软骨倾斜剥离软组织。
- 从外侧到内侧插入钝剪刀或弯曲止血钳，从鼻孔中取出剥离的软骨。
- 如果要进行头部修剪，则该器械保持在原位。头部边缘可使用 15 号刀片从下外侧软骨上移除，并注意保留两侧 8~10 mm 的软骨（图 16.2）。
- 切下的软骨用反向剪刀从下方黏膜剥离，并保存在梅奥支架上，以备可能用作移植物。
- 双侧头侧修剪后，向对侧鼻孔施加指压，通过同一鼻孔输送两侧下外侧软骨。单钩将小柱缩回对侧，使外侧下软骨保持在中线，以便尖端缝合。
- 柱状支柱可用于支撑尖端，被插入鼻棘柱上方的剥离腔隙中，或者在软骨移植较短的情况下使用。
- 支柱的上部位于下外侧软骨穹隆的水平面，并用 27 号皮下注射针固定在两侧内侧脚上。
- 跨黏膜水平褥式缝合多条 4-0 铬质缝线，以将支柱固定到两侧的内侧脚（图 16.3）。
- 穹隆内和穹隆间缝线采用 5-0 PDS 可吸收缝线，软骨移植物可根据需要用 5-0 PDS 可吸收缝线固定在下外侧软骨上。

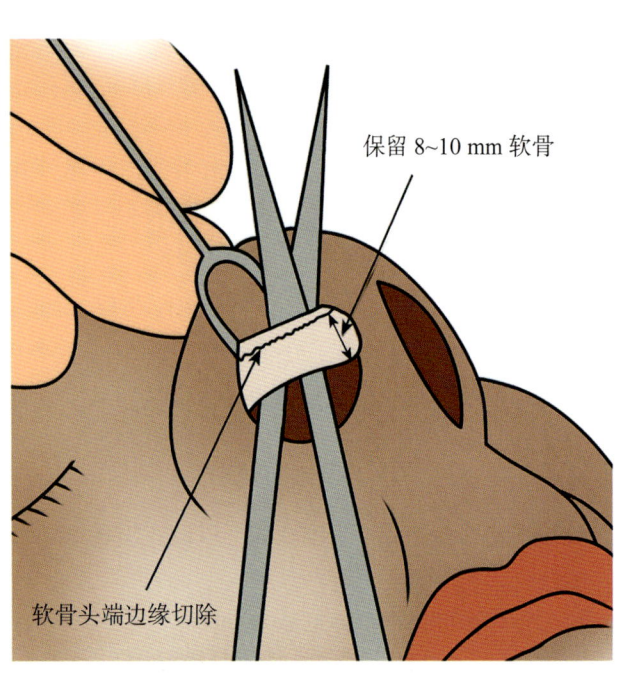

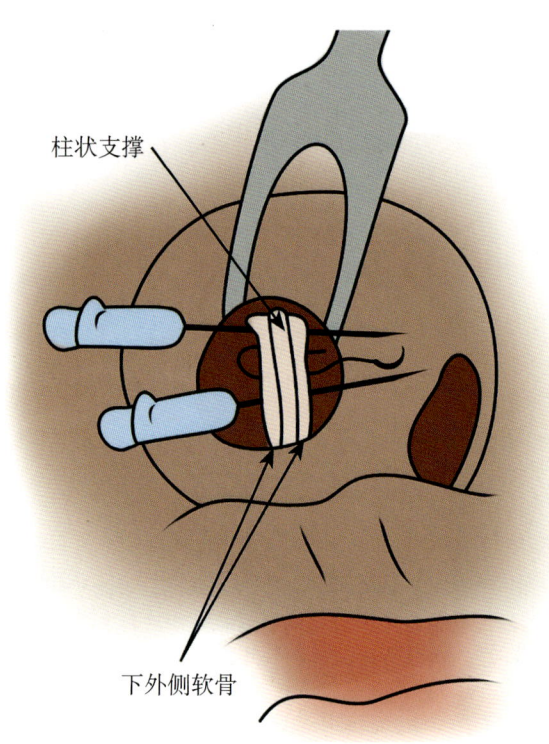

图 16.2 头部修剪。在软骨分离后行下外侧软骨头端部分切除，应保留 8~10 mm 的软骨以保持结构完整性，避免尖端挤压变形。

图 16.3 柱状支撑。鼻小柱缩回对侧，以便在尖端缝合时，下外侧软骨可以保持中线、对称。鼻小柱支柱可以放置在鼻棘柱上，也可以浮动于下外侧软骨的内侧脚之间。使用针头固定移植物，水平褥式缝合。

16.2.6 截骨术

- 在骨性锥体底部做 1~2 mm 的前庭微切口。
- Joseph 剥离子用于鼻骨前后构建骨膜下隧道，减少骨刀造成的过度软组织损伤引起的水肿和瘀斑。
- 双侧高-低-高截骨术，将 1 把 2 mm 小型 Lambotte 截骨刀从鼻骨的下侧面进入，止于内眦附近。
- 切口用 5-0 铬间断缝线闭合，也有人更喜欢将其保持开放。

16.2.7 关闭

- 切口关闭前，进行彻底的鼻内检查以确认止血。
- 软骨下切口用简单的 5-0 线间断缝合，可选择关闭软骨间切口。
- 放置含酒精、Steri 条、液体黏合剂和聚已内酯夹板。鼻腔滴液垫可以用液体黏合剂、Steri 条、橡皮筋和吸水垫制作。

16.3 术后护理（附录 16.1）

- 冰袋可每 2 小时敷于鼻子和眼睛，每次 15 分钟。建议在第 1 周尽可能抬高头部。
- 每天用过氧化物浸泡过的棉签轻轻清洗鼻前庭 3 次，并轻轻涂抹抗生素软膏。
- 可根据需要使用无菌生理盐水喷雾剂。术后 7 天内避免擤鼻或打喷嚏。
- 术后第 7 天取下夹板。

16.4 案例与分析

- 参见图 16.4。

16.5 总结

- 闭合式鼻整形术使外科医师能够直观地观察到鼻部框架的变化如何影响外鼻的表面轮廓。
- 通过最小化的外部切口和软组织剥离损伤操作，可以避免影响最终美容和功能效果的风险因素。
- 闭合式鼻整形术使术后水肿明显减轻，预后可预测性提高。
- 根据需要，拟采用闭合入路的外科医师也可在术中转换为开放式入路。

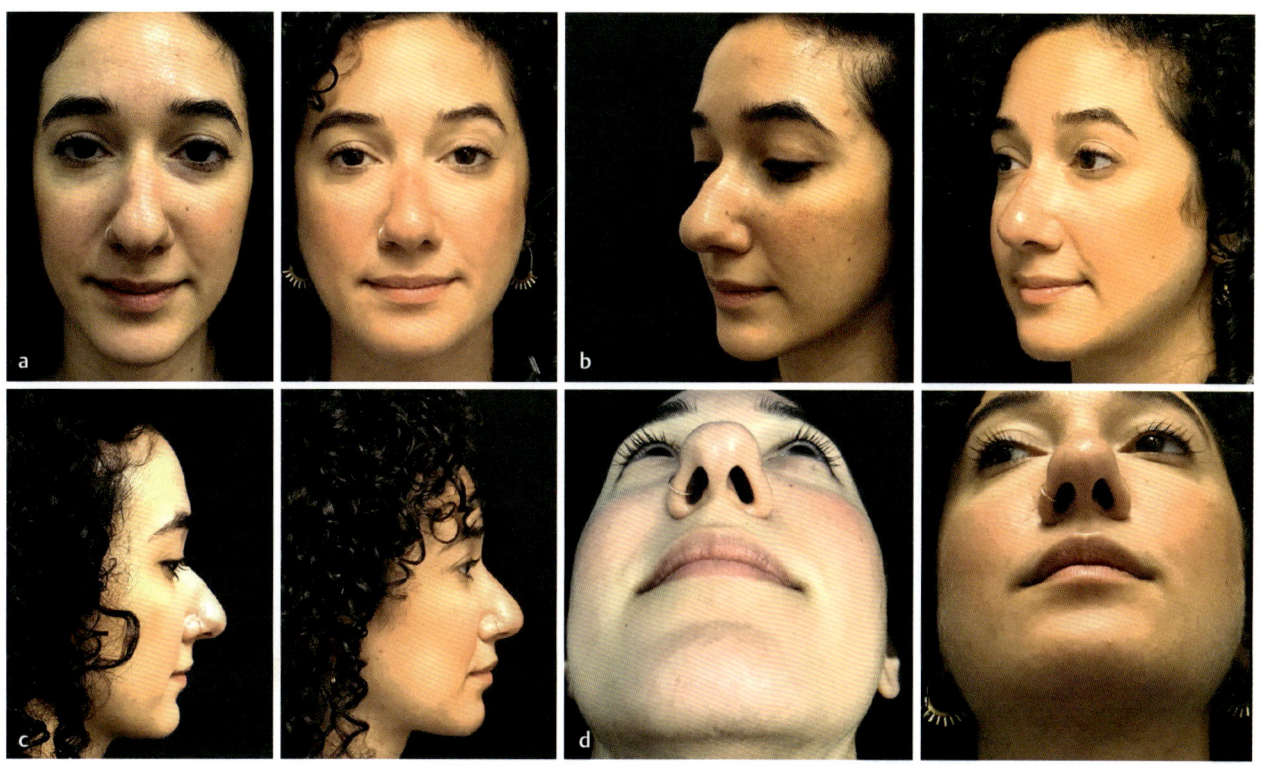

图 16.4 一名少数民族患者鼻整形术前后的前后位（a）、斜位（b）、侧位（c）和基底位（d）视图。该患者特别要求保持其外鼻的形状和种族特征。

延伸阅读

[1] Barış Çakır. Aesthetic septorhinoplasty. New York, NY: Springer; 2016.
[2] Constantian MB, Clardy RB. The relative importance of septal and nasal valvular surgery in correcting airway obstruction in primary and secondary rhinoplasty. Plast Reconstr Surg. 1996; 98(1):38–54, discussion 55-58.
[3] Constantian MB. Rhinoplasty, Craft and Magic. St. Louis, MO: Quality Medical Publishing; 2009.
[4] Rohrich RJ, Adams WP, Jr., Ahmad J, Gunter JP, eds. Dallas rhinoplasty: nasal surgery by the Masters. 3rd ed. Boca Raton, FL: CRC Press; 2014.
[5] Sheen J, Sheen A. Aesthetic rhinoplasty. 2nd ed. St. Louis, MO: C.V. Mosby Company; 1987.

Rod J. Rohrich, Ira L. Savetsky, and Paul D. Durand

17 渐进式改善鼻尖突出度

摘 要

鼻尖入路需要结合多种技术，以改善鼻尖形状并建立适当的支撑。本章我们提供了鼻尖分析和外科技术的重点回顾，重点介绍鼻尖缝合和软骨移植。

关 键 词

鼻整形术，鼻尖，鼻尖成形，鼻尖旋转，鼻尖突出度，鼻尖缝合，鼻中隔延长移植。

关键要点

- 了解提供鼻尖支撑的基本解剖成分及其对鼻尖突出度和形状的影响，是成功鼻尖成形的先决条件。
- 全面和系统的鼻面部分析是确定鼻尖突出度和形状目标，以及制订精确手术方案最重要的初始步骤。

17.1 决定鼻尖突出度的因素

- 下外侧软骨的长度、宽度和强度。
- 内侧脚的长度和稳定性。
- 横跨内侧脚和前间隔角的悬韧带。
- 上部和下部外侧软骨之间的纤维连接。
- 有梨状孔的支撑。
- 中隔前。
- 皮肤和软组织厚度。

17.2 术前计划

17.2.1 鼻面部比例和鼻系统分析：10-7-5外鼻分析

- 在前视图上，评估应包括10个关键区域：面部比例、皮肤类型/皮肤厚度、对称性/鼻偏斜、骨穹隆宽度、中穹隆不对称、背侧美感线、尖端形状/尖端定义点、鼻翼边缘/基底、尖端下小叶突出度和根尖周发育不全/上唇长度。
- 侧面图包括7个区域：鼻根部高度和位置、背部凸度、鼻长、鼻尖突出度、鼻尖旋转、鼻翼-鼻柱关系和下颌突出度。
- 基底视图有助于评估5个区域：鼻尖突出度、鼻孔形状/对称性、鼻小柱对称性/宽度、鼻翼底部宽度和鼻翼边缘扩张度。

17.2.2 鼻尖评估

- 皮肤较厚或油性皮肤可能会影响对鼻尖的判断。
- 应注意穹隆不对称、鼻尖形态异常（方形或球形鼻尖）、鼻孔显示程度、小柱过长、尾侧中隔偏斜，以及鼻尖下陷或动力亢进。
- 应获得动态视图，以判断导致鼻尖过度活动而致的高动力性鼻尖下垂。
- 在侧视图上，鼻尖的50%~60%应位于靠近上唇最突出部分的垂直线前方，也可测量得理想鼻长的0.67倍（图17.1）。
- 在基底视图上，理想的鼻孔-鼻尖关系应约为2∶1（图17.2）。

17.3 术中评估

- 评估外侧脚的凸凹程度、长度/宽度尺寸、位置和对称性。
- 分析内侧脚的长度和强度对于尖端突出度和定义至

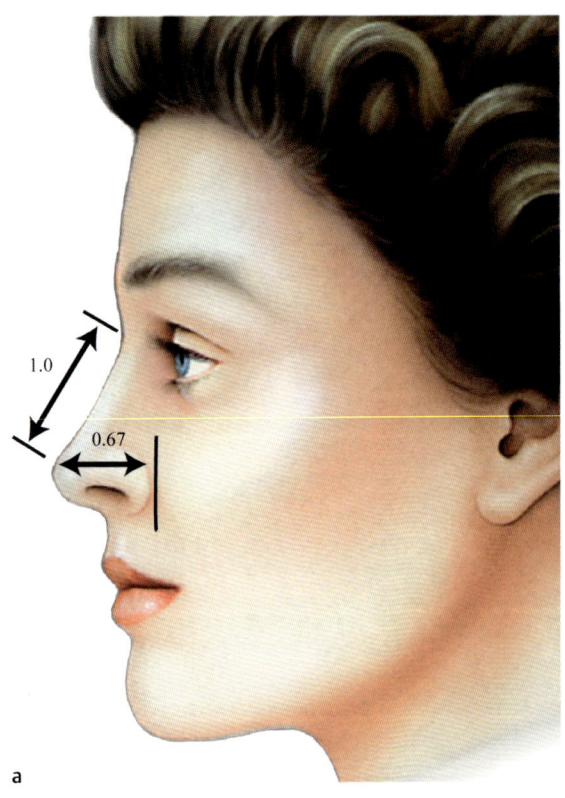
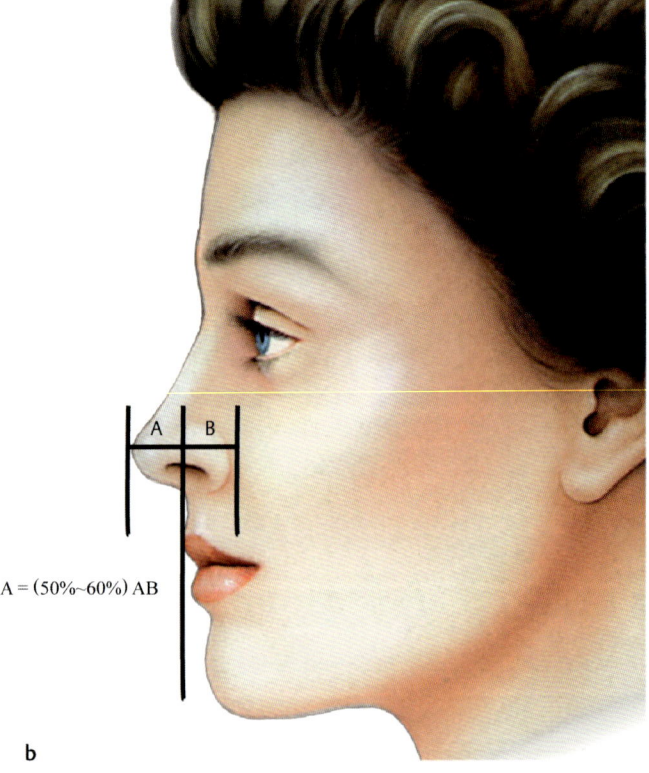

图17.1 理想的鼻部突出度侧视图。鼻尖的50%~60%应位于靠近上唇最突出部分的垂直线的前面，或测得为理想鼻高度的0.67倍（经允许引自 Rohrich R, Adams W, Ahmad J, eds. Dallas Rhinoplasty: Nasal Surgery by the Masters. 1st ed. Thieme; 2014）。

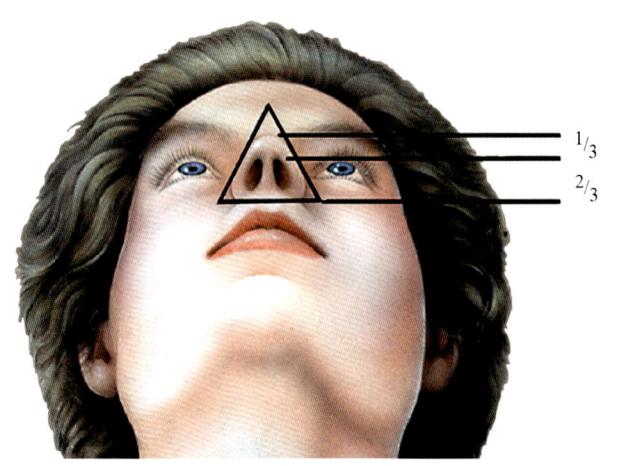

图 17.2 基底视图，理想的鼻孔-鼻尖关系接近 2:1（经允许引自 Rohrich R, Adams W, Ahmad J, eds. Dallas Rhinoplasty: Nasal Surgery by the Masters. 1st ed. Thieme; 2014）。

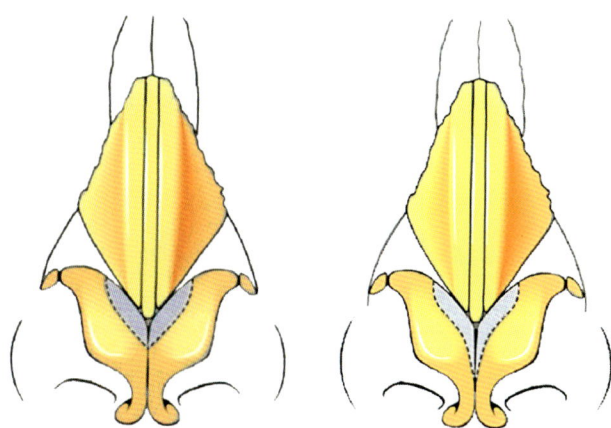

图 17.3 对下外侧软骨的外侧脚进行头侧修剪（经允许引自 Rohrich R, Ahmad J, eds. The Dallas Rhinoplasty and Dallas Cosmetic Surgery Dissection Guide. 1st ed. Thieme; 2018）。

关重要。
- 长而稳定的内侧脚不太可能导致术后鼻尖端突出度丢失。
- 由于背侧高度和穹隆峰之间的差异减小，内侧脚短和（或）弱可导致尖端上定义的丢失。
- 穹顶的特征是穹隆的宽度、发散角和对称度。
- 分析外侧脚、穹隆和内侧脚之间的关系很重要，修改任一部分，对其他部分均会产生影响。

17.4 手术步骤

（视频 17.1）

- 头部修剪：若为球状或方形穹顶，通过在交界区域将下外侧软骨与上外侧软骨分离并修剪，留下至少 6 mm 宽的边缘条带。这减少了软骨框架的长度，促进了下外侧软骨的被动式头侧翘起（图 17.3）。
- 中隔延长移植物：为多功能移植物，可有效控制鼻尖突出、形状和旋转，鼻小柱支撑移植物仅对鼻尖统一和保持突出有效，而对鼻尖旋转缺乏控制。间隔延伸移植物呈"舟状"，以模仿中脚的下缘；也可作为"固定-浮动"移植物放置在前间隔角上，延伸到前间隔角以外的穹隆间隙，移植物的最尾部和最下部位于小柱-小叶角处内侧脚的头侧缘。
  - 四步缝合技术（图 17.4）。
    - 体部固定水平褥式缝合线。
    - 上方稳定缝线。
    - 下方稳定缝线。
    - 体部维持水平褥式缝合线。

17.4.1 自下而上的方法进行鼻尖重塑（视频 17.1）

- 内侧脚间缝合可以矫正内侧脚的畸形和不对称（图 17.5）。
- 低位内侧脚间缝合可进一步稳固移植物，纠正不对称，改善鼻小柱宽度，加强内侧小脚（图 17.6）。
- 高位内侧脚间缝合可进一步稳固移植物于内侧脚，并有助于建立鼻小柱宽度和适当的对称性（图 17.6）。
- 贯穿穹隆缝合增加了尖端突度，纠正了脚凸出，缩小并定义了尖端（图 17.7）。

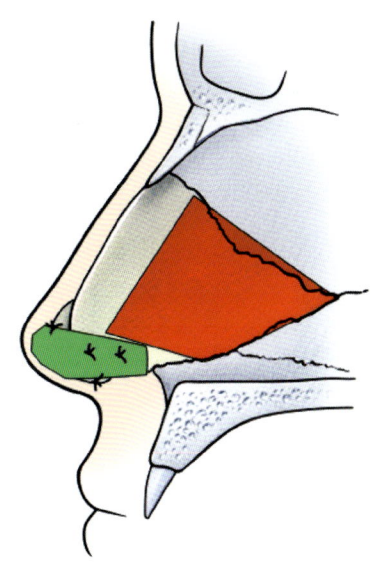

图 17.4 鼻中隔延伸植入体。四步缝合技术。

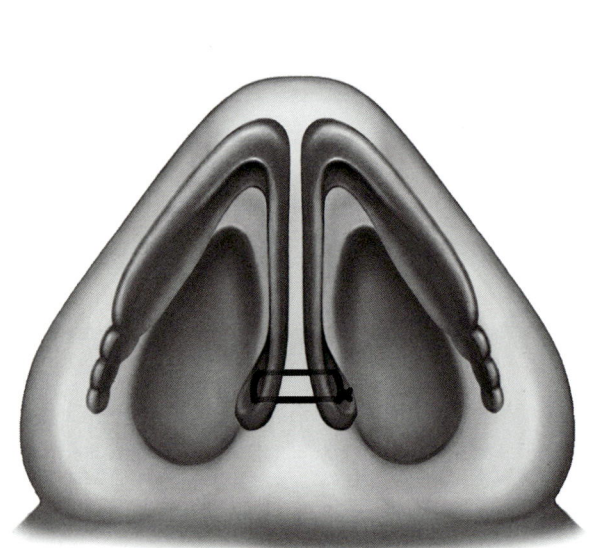

图 17.5　内侧脚缝合（经允许引自 Rohrich R，Ahmad J，eds. The Dallas Rhinoplasty and Dallas Cosmetic Surgery Dissection Guide. 1st ed. Thieme；2018）。

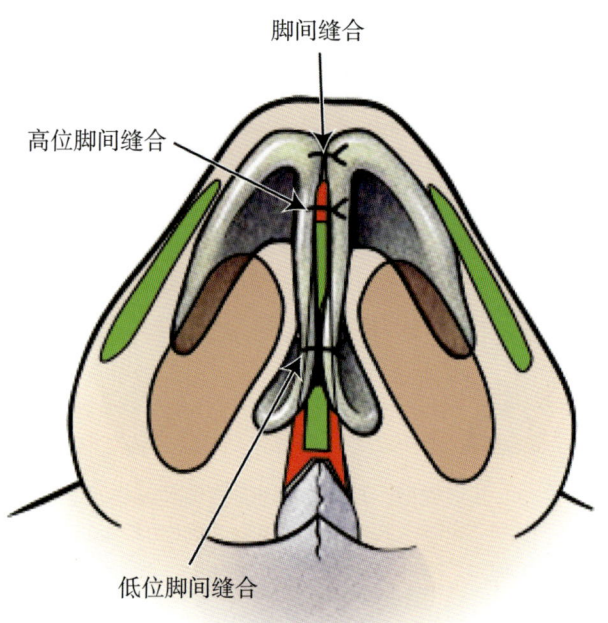

图 17.6　低位和高位脚间缝合（经允许引自 Rohrich R，Ahmad J，eds. The Dallas Rhinoplasty and Dallas Cosmetic Surgery Dissection Guide. 1st ed. Thieme；2018）。

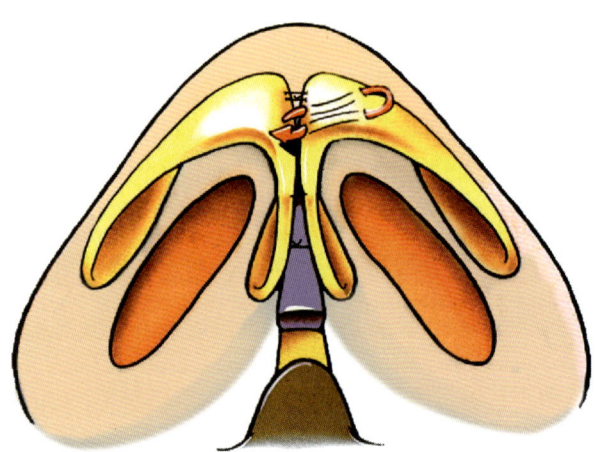

图 17.7　贯穿穹隆缝合（经允许引自 Rohrich R，Ahmad J，eds. The Dallas Rhinoplasty and Dallas Cosmetic Surgery Dissection Guide. 1st ed. Thieme；2018）。

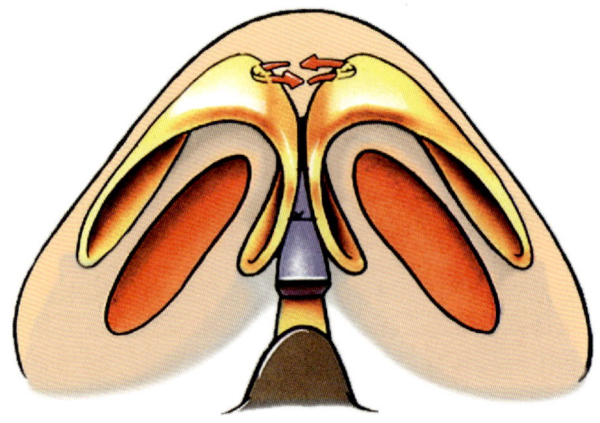

图 17.8　穹隆间缝合（经允许引自 Rohrich R，Ahmad J，eds. The Dallas Rhinoplasty and Dallas Cosmetic Surgery Dissection Guide. 1st ed. Thieme；2018）。

- 穹隆间缝合可减小发散角，缩小尖端定义点，并纠正垂直不对称（图 17.8）。
- 尖端移植物用于掩饰底层框架的突出和尖锐的角度。冠状移植物、小叶下移植物和颗粒软骨是常用移植物（图 17.9）。

17.5　术后护理（附录 17.1）

- 术后前 7 天睡觉时，用两个枕头垫高头部。

- 术后 72 小时内，用冰袋或涂抹碎冰等形式冷敷，以尽量减少肿胀和瘀血。不要对鼻夹板施加压力。
- 术后 48 小时后仍会继续肿胀，在 48~72 小时达高峰。
- 如果患者感到疼痛，每 4~6 小时服用 1 次止痛药。
- 如果患者感到焦虑，在最初的 24~48 小时内，每 8 小时服用 1 次抗焦虑药物（阿普唑仑）。
- 手术后，从清淡饮食开始（仅限液体）。第 2 天，

17 渐进式改善鼻尖突出度 | 069

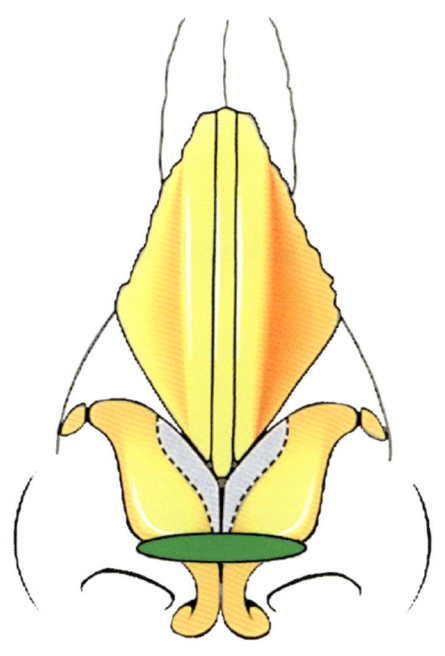

图 17.9 蝶形植入体（经允许引自 Rohrich R, Ahmad J, eds. The Dallas Rhinoplasty and Dallas Cosmetic Surgery Dissection Guide. 1st ed. Thieme；2018）。

可开始规律饮食（以软食为主），但 2 周内避免用嘴过度咀嚼。

- 患者可能会流鼻血 3~4 天，根据需要更换鼻下滴液垫。嘱患者不要摩擦或刺激鼻子，更不要弄脏鼻子。

- 为了防止出血，嘱患者术后 4 周内不要吸鼻子或擤鼻涕。尽量不要打喷嚏，若不可避免，可张嘴打喷嚏。
- 在美容院洗头，打开鼻腔夹板，注意防止鼻夹板受潮。
- 使用经饱和过氧化氢清洁的 Q 形针头，然后涂上薄薄的一层 Polysporin（抗生素软膏），保持鼻孔内侧边缘和任何缝线的清洁。请每天至少重复做 4~5 次。
- 术后 6 周内避免撞击或被撞击鼻子。
- 取下夹板后，4 周内不要戴眼镜或让鼻子受力。
- 使切口在 12 个月内不受阳光照射。
- 术后 6~7 天去除鼻夹板。
- 拆下缝线和内外夹板后，建议每天在每个鼻孔中喷 6~8 次生理盐水，轻轻去除鼻孔内的结痂组织。
- 为了改善鼻腔呼吸，术后第 1 周间断使用鼻腔喷雾剂（Afrin），5~7 天后停用。
- 如果鼻腔出血增加，并伴有鲜红的血液（需要每 30~40 分钟更换一次鼻垫），嘱患者立即坐起，对鼻尖施压 15 分钟。在此期间，可使用 Afrin 喷雾剂帮助止血。

17.6 案例与分析

- 参见图 17.10。

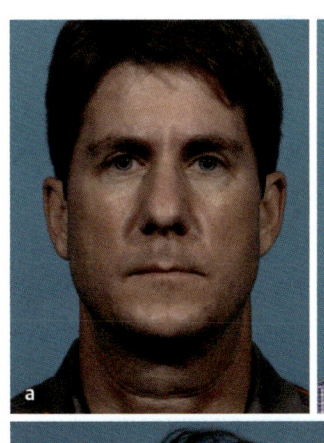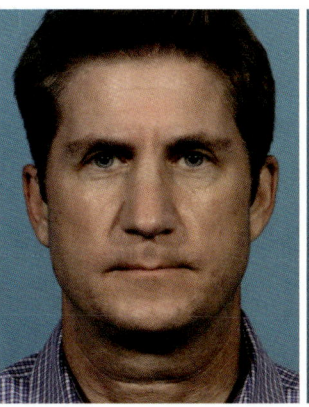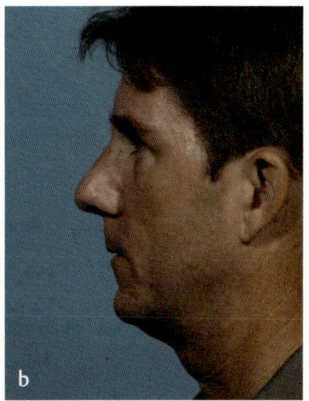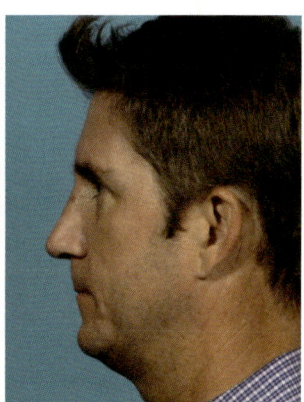
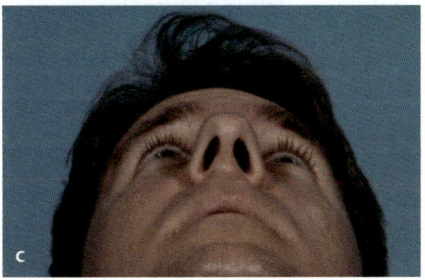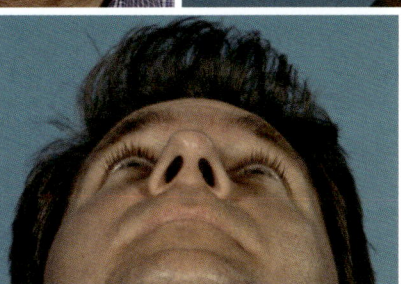

图 17.10 49 岁男性患者接受一期鼻整形手术，使用了中隔延长移植物。术前（左）和术后（右，12 个月后）照片对比，显示鼻尖细节和高度均有所改善。

17.7 总结

- 了解提供鼻尖支撑的基本解剖单元及其对鼻尖高度的影响。
- 全面和系统的鼻面部分析对于鼻尖成形的成功至关重要。

延伸阅读

[1] Afrooz PN, Carboy JA, Mendez BM, Rohrich RJ. Cephalic rotation of the nasal tip. Plast Reconstr Surg. 2019; 143(4):734e-743e.
[2] Rohrich RJ, Afrooz PN. The infratip lobule butterfly graft: balancing the transition from the tip lobule to the alar lobule. Plast Reconstr Surg. 2018; 141(3):651-654.
[3] Sieber DA, Rohrich RJ. Finesse in nasal tip refinement. Plast Reconstr Surg. 2017; 140(2):277e-286e.
[4] Tanna N, Nguyen KT, Ghavami A, et al. Evidence-based medicine: current practices in rhinoplasty. Plast Reconstr Surg. 2018; 141(1):137e-151e.
[5] Villanueva NL, Afrooz PN, Carboy JA, Rohrich RJ. Nasal analysis: considerations for ethnic variation. Plast Reconstr Surg. 2019; 143(6):1179e-1188e.

Rod J. Rohrich and Yash J. Avashia

18 球形鼻尖和方形鼻尖

摘 要

球形鼻尖和方形鼻尖是鼻整形术中常见的两种形态。这两种形态有共同的处理方法，包括但不限于头侧端修剪、外侧脚翻转、贯穿穹隆缝合和穹隆间缝合。采用渐进的方法处理球形鼻尖和方形鼻尖有助于达到预期的效果。新的治疗理念包括使用鼻翼轮廓移植物支撑鼻翼缘、关闭无效腔及管理软组织包被。

关 键 词

鼻尖形态，球形，方形，头侧修剪，无效腔。

关键要点

- 鼻尖整形是鼻整形术的重要部分。
- 球形鼻尖和方形鼻尖是两种常见的形态。
- 详细的术前分析和术中评估有助于了解鼻尖形态的解剖原因。
- 采用渐进的方式和恰当的技术，可在鼻尖成形中达到预期的效果，并将继发性畸形的风险降至最低。

18.1 术前步骤

- 对鼻外观详细分析是了解鼻畸形解剖框架的关键（图18.1）。
- 球形鼻尖。
  - 鼻尖较宽且轮廓不清晰。
  - 解剖畸形包括：过大的外侧脚、畸形的外侧脚、头侧端位置不正的下外侧软骨（LLC）。
  - 外侧脚可能有3种形态。
    - Ⅰ型：平坦型。
    - Ⅱ型：凸起型。
    - Ⅲ型：凹陷型。
  - 软骨支撑力可能强或弱，这也会影响手术操作。
  - 患者的皮脂腺厚度是导致鼻尖体积过大的外在因素。
- 方形鼻尖。
  - 鼻尖的基底面观呈正方形。
  - 根据内侧脚间夹角和穹隆宽度，Rohrich等将方形鼻尖分为3型（图18.2）。
    - Ⅰ型：脚间夹角＞30°，穹隆宽度≤4 mm。
    - Ⅱ型：脚间夹角＜30°，穹隆宽度＞4 mm。
    - Ⅲ型：脚间夹角＞30°，穹隆宽度＞4 mm。

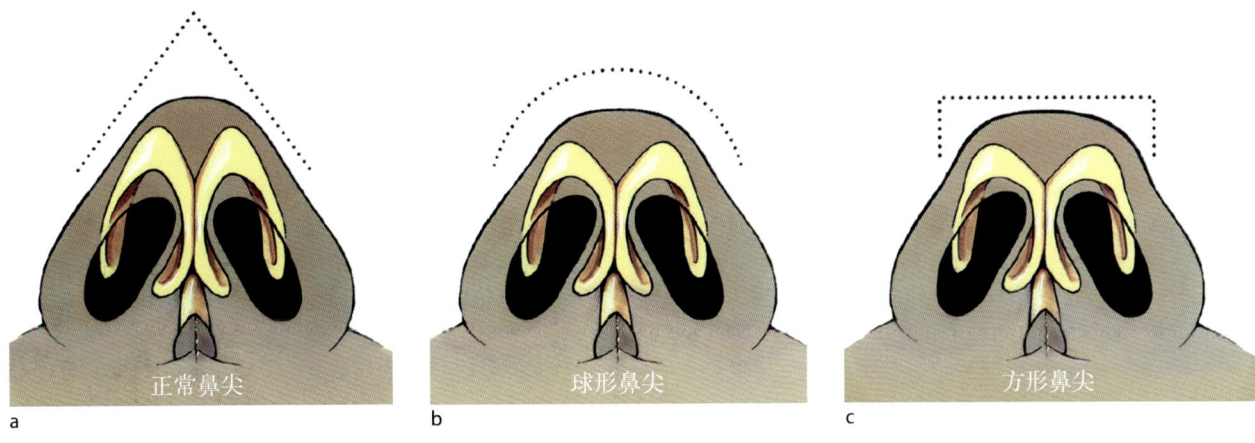

图 18.1 正常鼻尖、球形鼻尖和方形鼻尖的形态（经允许引自 Rohrich R, Adams W, Ahmad J, et al, eds. Dallas Rhinoplasty: Nasal Surgery by the Masters. 3rd ed. Thieme; 2014）。

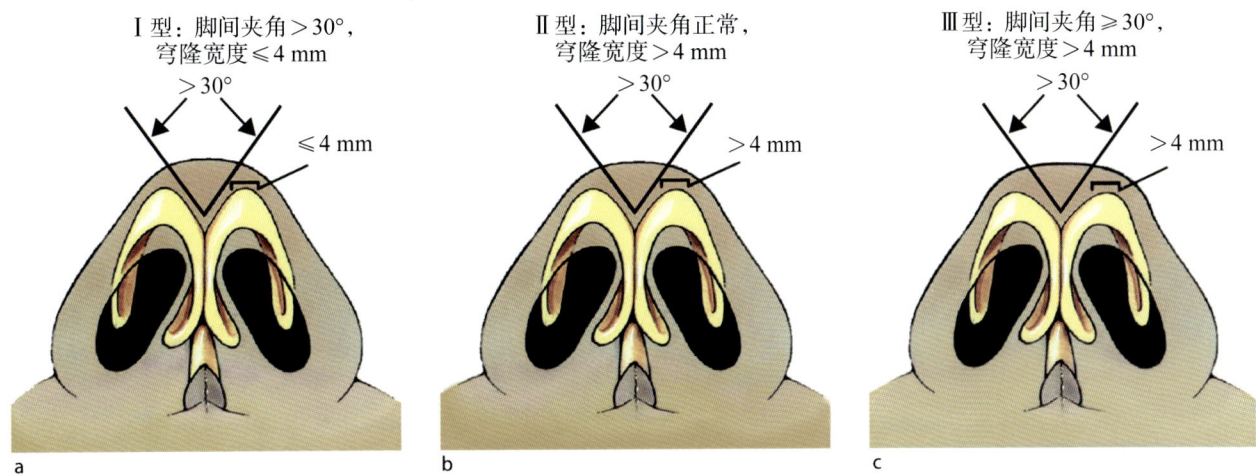

图 18.2 基于穹隆宽度和脚间夹角的方形鼻尖分类（经允许引自 Rohrich R, Adams W, Ahmad J, et al, eds. Dallas Rhinoplasty: Nasal Surgery by the Masters. 3rd ed. Thieme; 2014）。

18.2 手术步骤

（视频 18.1）

18.2.1 操作

- 鼻尖重塑的基本原则包括软骨的保留和缝合技术。
- 针对方形鼻尖和球形鼻尖，Rohrich 等总结了一些方法和技术。
- 处理肥大的 LLC 头侧。
  - 头侧修剪。
    - 在卷轴区将 LLC 从上外侧软骨（ULC）剥离。
    - 修剪 LLC 头侧端，保留不少于 6 mm LLC，以避免外侧脚过度弱化。
    - 根据鼻尖的形态，可以对外侧脚和（或）中间脚头侧缘进行修剪，可参考处理原则（图 18.3）。

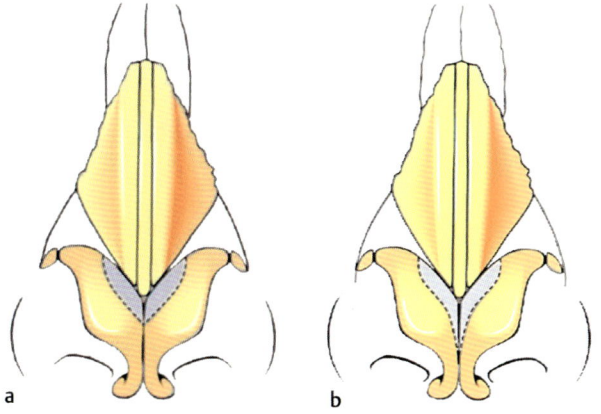

图 18.3 增量式头侧缘修剪。a. 显示局限性头侧缘修剪。b. 显示中间脚和外侧脚头侧缘修剪（经允许引自 Rohrich R, Ahmad J, eds. The Dallas Rhinoplasty and Dallas Cosmetic Surgery Dissection Guide. 1st ed. Thieme, 2018）。

- 外侧脚翻转瓣。
  - 部分切除外侧脚，保留 6 mm 边缘条。
  - 将头侧软骨翻转并缝合至外侧脚尾侧缘。
  - 加强外侧脚支撑力的同时，可减少外侧脚的凹陷。
- 鼻尖缝合。
  - 贯穿穹隆缝合。
    - 贯穿穹隆缝合是一种水平褥式缝合，贯穿穹隆的中间和外侧。
    - 这种缝合的目的：①清晰鼻尖轮廓；②使穹隆弧度变窄；③翻转外侧脚下缘；④加强外侧脚支撑力，使外侧脚变平。
    - 褥式缝合的入针点和出针点可影响最后的表现点。
  - 穹隆间缝合。
    - LLC 中间脚的水平褥式缝合。
    - 穹隆间缝合可缩小脚间夹角，缩短鼻尖表现点间的距离，增加鼻尖突出度，并为鼻小柱提供支撑力，还有鼻中隔延伸移植物的效果。
- 获得良好效果的现代理念。
  - 中隔延伸移植物（SEG）。
    - 无论球形鼻尖还是方形鼻尖，SEG 可为鼻尖复合体提供稳定的固定点，有助于矫正外侧脚凹陷，还可维持鼻尖突出度和旋转度。
    - 有关 SEG 的技术细节参见第 13 章和第 22 章。
  - 延伸型鼻翼缘轮廓移植物或双重鼻翼轮廓移植物支撑鼻翼缘。
    - 球形鼻尖或方形鼻尖患者通常鼻翼缘较为薄弱。
    - 头侧修剪技术会削弱 LLC 支撑力。
    - 为了改善鼻翼缘轮廓和支撑力，将非解剖结构的鼻翼缘轮廓移植物放入沿鼻翼缘分离的植入腔内。
    - 将软骨（中隔软骨或肋软骨）制成 15 mm×2 mm、有斜面的移植物，植入鼻翼缘下的腔隙内。
    - 放置鼻翼缘轮廓延伸移植物后，鼻翼缘切迹或轮廓不规则等可通过放置双重鼻翼轮廓移植物来改善。
    - 用 11 号刀片在不规则部位下方做一个小开口，逆行植入一块短的 5 mm 移植物，以消除残余的切迹。
  - 消除无效腔。
    - 在降低支架结构的操作中，需要解决由于软组织包被过多而产生的无效腔，特别要注意鼻尖部位。
    - 鼻尖下小叶蝶形移植物填充两侧软三角，可使下小叶的外形清晰，也有助于防止软三角出现瘢痕和回缩。
    - 还可用压碎的软骨填充软三角。
    - 用涂有抗生素软膏的 Surgicel® 固定软三角，确保软组织对合并关闭无效腔。
    - 鼻整形结束后用 5-0 镀铬肠线褥式缝合鼻小柱和中隔尾侧，进一步关闭无效腔，放置鼻内夹板。
    - 细致缝合经鼻小柱切口和软骨下缘切口，有助于减少无效腔。
  - 皮肤处理：对于鼻尖软组织较厚的患者，可渐进去脂处理以重新评估。

18.2.2 法则应用（图 18.4）

- Rohrich 等提出了一种处理头侧修剪的法则，适用于球形鼻尖和方形鼻尖。
- 头侧修剪的程度取决于 LLC 的解剖结构、支撑力和最终的美学目标。
- 贯穿穹隆缝合和穹隆间缝合技术的应用，有助于达到预期的美学效果。
- 完成鼻整形的步骤包括放置鼻尖下小叶蝶形移植物、植入延伸型鼻翼轮廓移植物、关闭软三角无效腔。

18.3 案例与分析

- 参见图 18.5。

18.4 总结

- 矫正圆形鼻尖或方形鼻尖，为达到最佳的鼻尖塑形效果，需要结合详细的术前分析、术中评估和合理的术式选择。

18 球形鼻尖和方形鼻尖

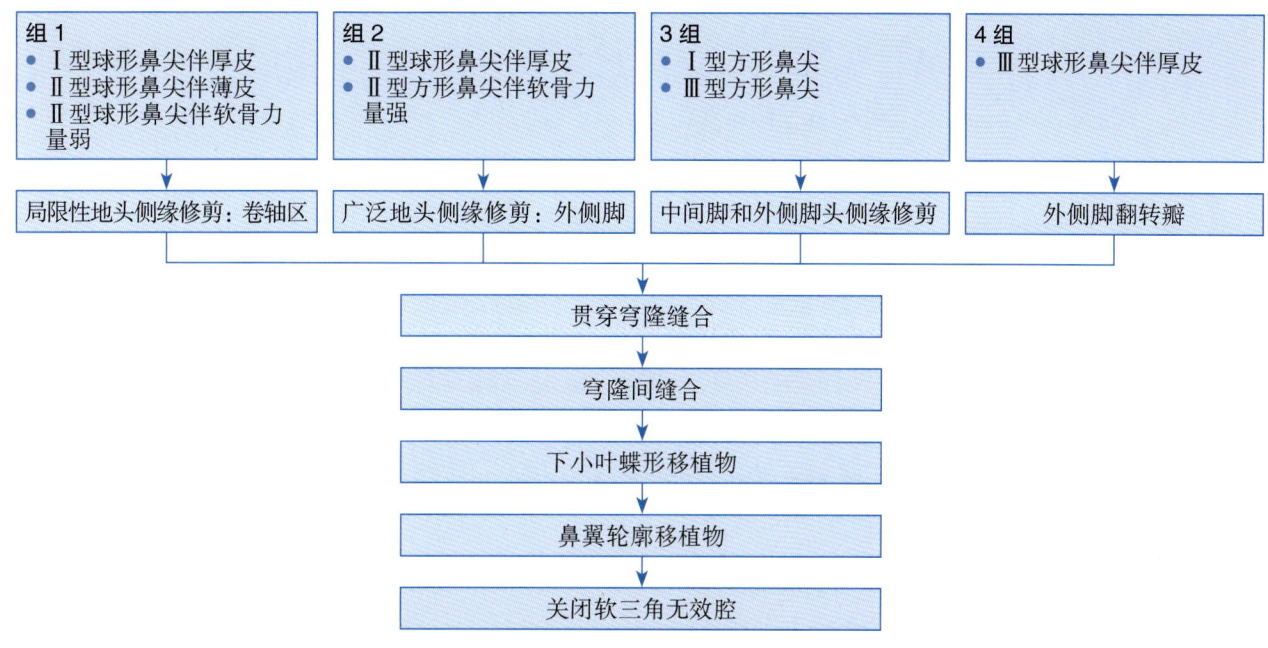

图 18.4　球形和方形鼻尖形态的处理法则。

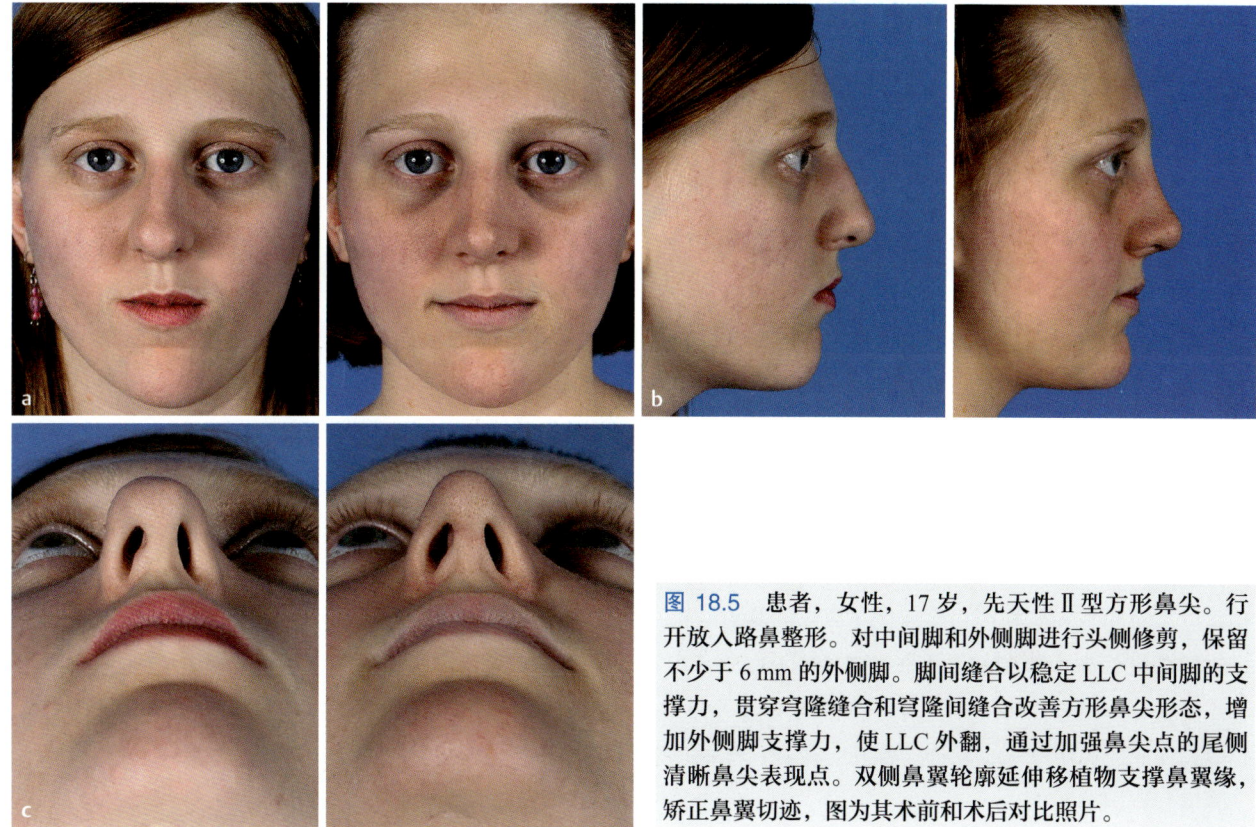

图 18.5　患者，女性，17 岁，先天性 II 型方形鼻尖。行开放入路鼻整形。对中间脚和外侧脚进行头侧修剪，保留不少于 6 mm 的外侧脚。脚间缝合以稳定 LLC 中间脚的支撑力，贯穿穹隆缝合和穹隆间缝合改善方形鼻尖形态，增加外侧脚支撑力，使 LLC 外翻，通过加强鼻尖点的尾侧清晰鼻尖表现点。双侧鼻翼轮廓延伸移植物支撑鼻翼缘，矫正鼻翼切迹，图为其术前和术后对比照片。

延伸阅读

[1] Nagarkar P, Stark RY, Pezeshk RA, Amirlak B, Rohrich RJ. Role of the cephalic trim in modern rhinoplasty. Plast Reconstr Surg. 2016; 137(1):89-96.
[2] Rohrich RJ, Adams WP, Jr. The boxy nasal tip: classification and management based on alar cartilage suturing techniques. Plast Reconstr Surg. 2001; 107(7):1849-1863, discussion 1864-1868.
[3] Rohrich RJ, Afrooz PN. The infratip lobule butterfly graft: balancing the transition from the tip lobule to the alar lobule. Plast Reconstr Surg. 2018; 141(3):651-654.
[4] Sieber DA, Rohrich RJ. Finesse in nasal tip refinement. Plast Reconstr Surg. 2017; 140(2):277e-286e.
[5] Unger JG, Roostaeian J, Small KH, et al. Alar contour grafts in rhinoplasty: a safe and reproducible way to refine alar contour aesthetics. Plast Reconstr Surg. 2016; 137(1):52-61.

19 歪鼻

Christina R. Vargas and Bahman Guyuron

摘 要

歪鼻畸形是通过对整个面部的分析而确定，包括外鼻的结构和功能。注意矫正偏曲的鼻骨、鼻中隔、鼻背、鼻基底及相关的鼻甲肥大是成功的关键。

关 键 词

鼻整形，偏曲，矫正，鼻甲切除术，中隔，鼻骨，软骨。

关键要点

- 歪鼻与可致鼻部功能障碍。
- 仔细检查整个面部至关重要，包括外鼻支架和鼻内部结构，以避免残留或持续的偏曲。
- 眉头连线的中点不应该作为评价鼻子是否偏曲的标准，因为患者通常会主观地将偏斜的鼻子与眉心做对照。

19.1 术前步骤

19.1.1 分析

- 详细分析鼻外伤史、既往手术史，以及鼻通气主诉和过敏反应。
- 术前进行全面分析，包括外鼻、面部、口鼻呼吸、整体对称、咬合平面倾斜度，以及鼻子与其他面部结构对齐、下颌位置、内眦中线、腭弓和面神经功能。
- 通过基底面观和俯视图，逐区观察鼻部的偏曲结构，包括鼻骨、鼻中隔前端、上外侧软骨（ULC）和下外侧软骨（LLC）。评估是否存在鼻阀功能不全、鼻中隔偏曲、鼻甲肥大、粘连、穿孔、骨刺、接触点、溃疡和息肉等。
- 使用去甲肾上腺素或硫酸麻黄碱使鼻黏膜血管收缩后再次检查。
- 对报告频繁鼻窦炎性头疼、感染或者偏头痛的患者进行 CT 检查，以发现潜在的鼻窦炎、鼻甲肥大、大疱隔和接触点。

19.2 操作步骤

（视频 19.1、视频 19.2）

19.2.1 鼻骨偏曲矫正

上覆移植

- 在全身麻醉的情况下，对面部进行预处理，使鼻腔血管收缩。
- 采用软骨间切口或开放式入路暴露鼻骨，在限定的范围剥离骨膜。
- 将单层或双层的中隔软骨或耳软骨移植物轻轻压碎。根据鼻骨移位的程度，在骨膜下放置软骨颗粒或一层软组织，如真皮或筋膜移植物，并塑形固定在原位。
- 为了便于引流，切口缝合不要过密。

单侧向外骨折

- 通过梨状孔的前庭小口，用 Joseph 剥离子剥离骨膜。
- 低-低截骨术，鼻骨向外骨折。
- 在 ULC 与鼻中隔软骨交界处尾侧软骨膜上做一 3 mm 切口，用中隔剥离子剥离出适当腔隙，放入扩张移植物。
- 将一片折叠的 Adaptic 或浸透杆菌肽软膏的 Surgicel 放在鼻骨和鼻中隔之间至少 1 周，其间患者需要全身使用抗生素。

19.2.2 鼻中隔偏曲矫正

- 同时行开放式入路鼻整形手术，或 L 形切口的闭合式入路。
- 从鼻中隔尾侧剥离左侧鼻中隔黏软骨膜。
- 一旦显露正确、光亮的灰白色软骨面，用骨膜剥离子钝头向后侧、头侧和尾侧剥离软骨膜瓣。
- 用中隔剥离子的锐端在四边形的软骨上做一 L 形切口，L 形支架保留至少 15 mm 宽的背侧和 10 mm 宽的尾侧。
- 使用鼻中隔剥离子的锐端将中隔软骨从犁骨和筛骨垂直板上轻轻游离和剥下来，取出中隔软骨。
- 为了消除内侧偏曲和后方骨刺，尽可能广泛地切除犁骨和筛骨垂直板倾斜的部分。
- 任何鼻中的偏移都是鼻中隔偏曲的结果，作者描述鼻中隔偏曲可分为 6 类，其中 5 类与歪鼻有关。

鼻中隔倾斜（图 19.1）

- 矫正鼻中隔倾斜最适当的方法是去除鼻中隔后部，留下前方和尾部的 L 形鼻中隔。
- 将 L 形支架的尾侧和后侧从犁骨沟和前鼻棘剥离至关重要。
- 将重叠的鼻中隔软骨尾部部分切除，使鼻中隔软骨有一个"摇摆门"式的自由运动。
- 用右手的拇指和食指触诊前鼻棘，确保前鼻棘位于中线上。如果偏斜则可采用青枝骨折对其进行复位。
- 用 5-0 PDS 可吸收缝线八字形缝合，将鼻中隔软骨重新固定到前鼻棘上。

前后型 C 形偏曲（图 19.2）

- 切除鼻中隔后方尾侧，留下一 L 形支架结构，对前鼻棘和剩余的犁骨板进行截骨以使结构处于中线。
- 通过切除鼻中隔软骨的后部和尾侧释放张力，"摇摆门"技术可以消除 C 形软骨畸形。
- 另外，对 L 形支架凹面从头到尾进行划痕，尽管这种情况很少发生。
- 放置双侧黏膜外支架通过贯穿缝合将其固定，以便在愈合过程中对软骨进行塑形。这些支架要放置至少 2 周，最好 3 周。
- 鼻前偏曲可以通过将 ULC 从中隔软骨剥离、截骨、复位、差异修剪和放置扩张移植物来矫正，通常不需要对软骨进行划痕。

头尾型 C 形偏曲（图 19.3）

- 除划痕外，采用与前后型 C 形偏曲相同的方法，应该在软骨凹面从前至后划痕。
- 通常如上所述，张力的释放通过切除软骨的后部和切除重叠在犁骨和鼻棘上的软骨来完成。

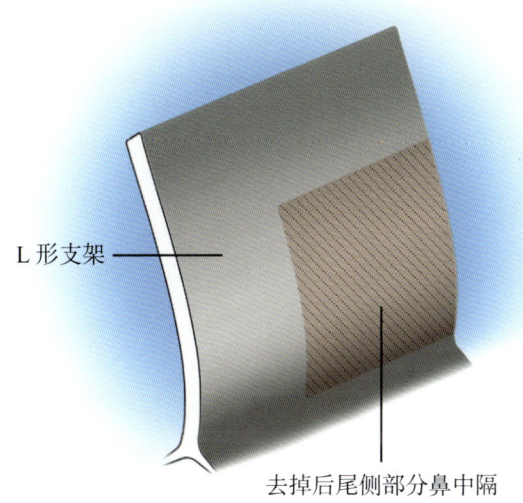

图 19.1 鼻中隔偏曲。

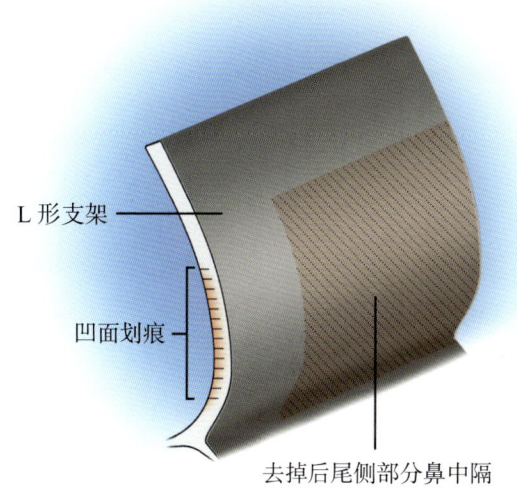

图 19.2 矫正前后型 C 形偏曲。

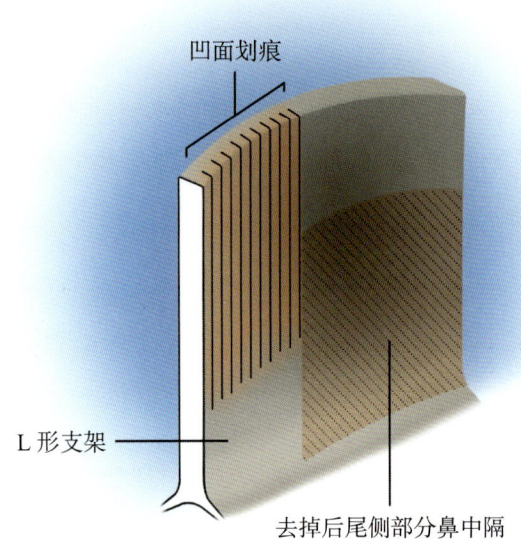

图 19.3 矫正头尾型 C 形偏曲。

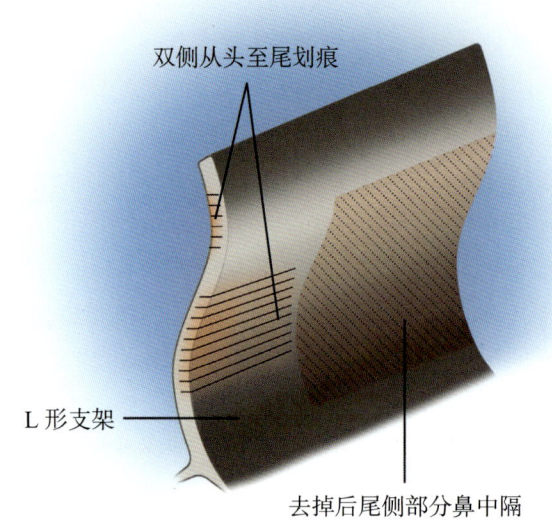

图 19.4 矫正前后型 S 形偏曲。

- 黏膜外支架和扩张移植物有助于中隔保持平直的状态，直到牢固的愈合。

前后型 S 形偏曲（图 19.4）

- 矫正可以通过切除软骨和骨后方的部分，必要时在双侧软骨凹面上从头至尾划痕，必要时可通过截骨复位鼻棘和犁骨来实现。
- 通常消除张力，扩张移植物用于保持软骨变平直，就不需要对软骨进行划痕。

- 如果在尾侧进行划痕，则需要黏膜外支架和支撑移植物。

头尾型 S 形偏曲（图 19.5）

- 矫正与前后型 S 形偏曲相似，如果有需要，可从前向后划痕。
- 双侧支撑移植物至关重要。

局部偏曲和骨刺（图 19.6）

- 鼻中隔软骨后尾侧切除通常能矫正偏曲和去除骨

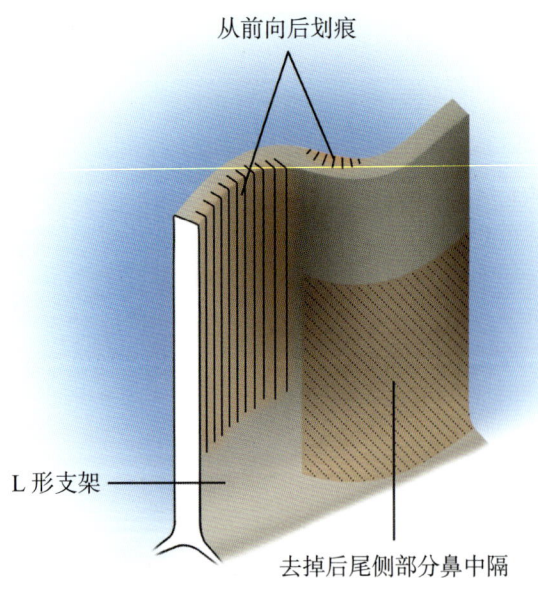

图 19.5 矫正头尾型 S 形偏曲。

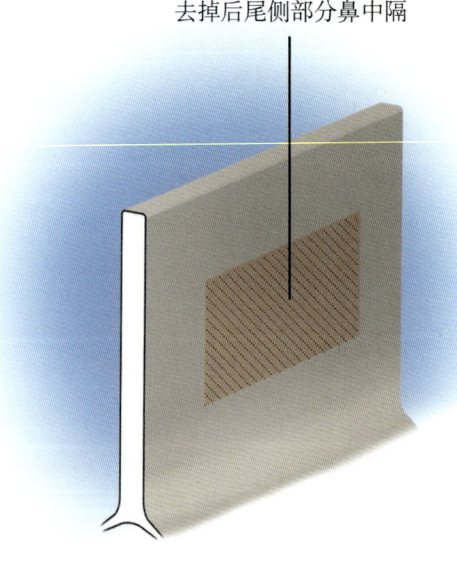

图 19.6 局部偏曲和骨刺。

刺，偏曲和骨刺通常位于犁骨与四边形软骨和筛骨垂直板的交界处。
- 在中隔的凹面侧剥离黏软骨膜是必要的，可避免无意中的撕裂。
- 单侧黏软骨膜撕裂是无关紧要的，双侧非对位性撕裂也是可愈合而不会持续穿孔。然而，双侧对位性撕裂，可用直片中隔软骨、筛骨垂直板或 PDS 板放置在黏软骨膜瓣下并完全跨越穿孔。

19.2.3 鼻背尾侧缘偏曲矫正

- 为矫正鼻背尾侧 L 形支架 1/3 鼻中隔前方偏曲，可采用鼻中隔旋转缝合（视频 19.2）。
- 扩张移植物固定后，用 5-PDS 可吸收缝线穿过鼻中隔应移向一侧的 ULC 尾侧缘。
- 缝线贯穿鼻中隔-扩张移植物复合体，然后穿过偏曲对侧的 ULC，将中隔拉向中线处，直到中隔处于内眦连线和上切牙中线的中间位置，将缝线打结。
- 为了避免中隔旋转一侧的 ULC 弯曲，可能需要二次缝合。

19.2.4 鼻基底偏曲矫正

- 这种偏曲是由于 LLC 长度不一致造成的，而矫正则需要根据鼻尖的美观程度，缩短一侧的 LLC 或延长另一侧软骨。

降低 LLC 鼻尖突出度

- 如果中隔尾端异位，在调整 LLC 长度前，先将其矫正。
- 暴露横断软骨，根据 LLC 方向，向外侧中间或两个方向同时重叠软骨。
- 置入鼻小柱支撑。
- 穹隆在中线对齐，各段缝合以避免移位。
- 多数情况下，放置双侧外侧脚支撑移植物。

延长 LLC

- 无论是否有外侧脚和中间脚的切断，充分游离 LLC，向前推进，并在鼻小柱和外侧脚支柱的支撑下固定。
- 各段被牢固固定在适当位置上，以确保重新定位偏曲的鼻基底。

19.2.5 鼻甲切除

- 部分切除肥厚的中鼻甲和下鼻甲应均匀地沿整个鼻甲长度进行。
- 如果需要的话，中鼻甲可向外侧骨折或部分或全部切除，以治疗源于眶后区域的偏头痛。

19.3 术后护理

- 如果手术需要截骨，术后使用胶带和鼻背夹板。
- Doyle 鼻中隔夹板以黏膜外方式放置于鼻中隔两侧，并用 4-0 Prolene 不可吸收缝线缝合固定。
- 8 天后去除外夹板，3~8 天去除内置 Doyle 支架。
- 如果中隔有划痕，黏膜外内夹板需要固定 2~3 周。
- 放置内夹板期间需要使用抗生素预防感染。
- 如果有截骨术，加用甲泼尼龙以减少水肿和淤血，除非患者有活跃或严重的痤疮。
- 3 周内避免重体力活动。
- 建议患者在截骨术后 5 周内避免戴任何类型的眼镜。

19.4 案例与分析

参见图 19.7。患者进行了以下手术操作：
- 采用开放式入路。
- 用带防护的铣刀加深鼻根。
- 去除鼻背驼峰。
- 通过 L 形切口完成鼻中隔成形术。
- 双侧内侧，经皮垂直低-低截骨。
- 右侧放置扩张移植物。
- 右侧鼻背放置小的上覆移植物。
- 中间脚被靠拢。
- 融合、歪曲的穹隆被降低到超出理想高度，与预期的鼻尖移植物高度成正比。
- 通过耳后正中切口获取耳甲软骨。
- 用 Guyuron 打孔凿在耳甲软骨上取材，制取鼻尖移植物。
- 薄的小叶移植物。
- 双侧鼻翼缘移植物。
- 去除带有相应比例的膜状内衬的尾侧鼻中隔，使鼻尖向前侧旋转。
- 双侧软三角移植物。
- 外鼻用胶布和夹板固定。

19.5 总结

- 鼻骨和鼻中隔控制着鼻子的方向；偏曲可以由其中一个引起或由两者共同作用引起。鼻下段的偏曲可累及尾侧鼻中隔、前鼻棘和 LLC。
- 分为鼻中隔偏曲、前后型 C 形偏曲、头尾型 C 形偏曲、前后型 S 形偏曲、头尾型 S 形偏曲、局部偏曲

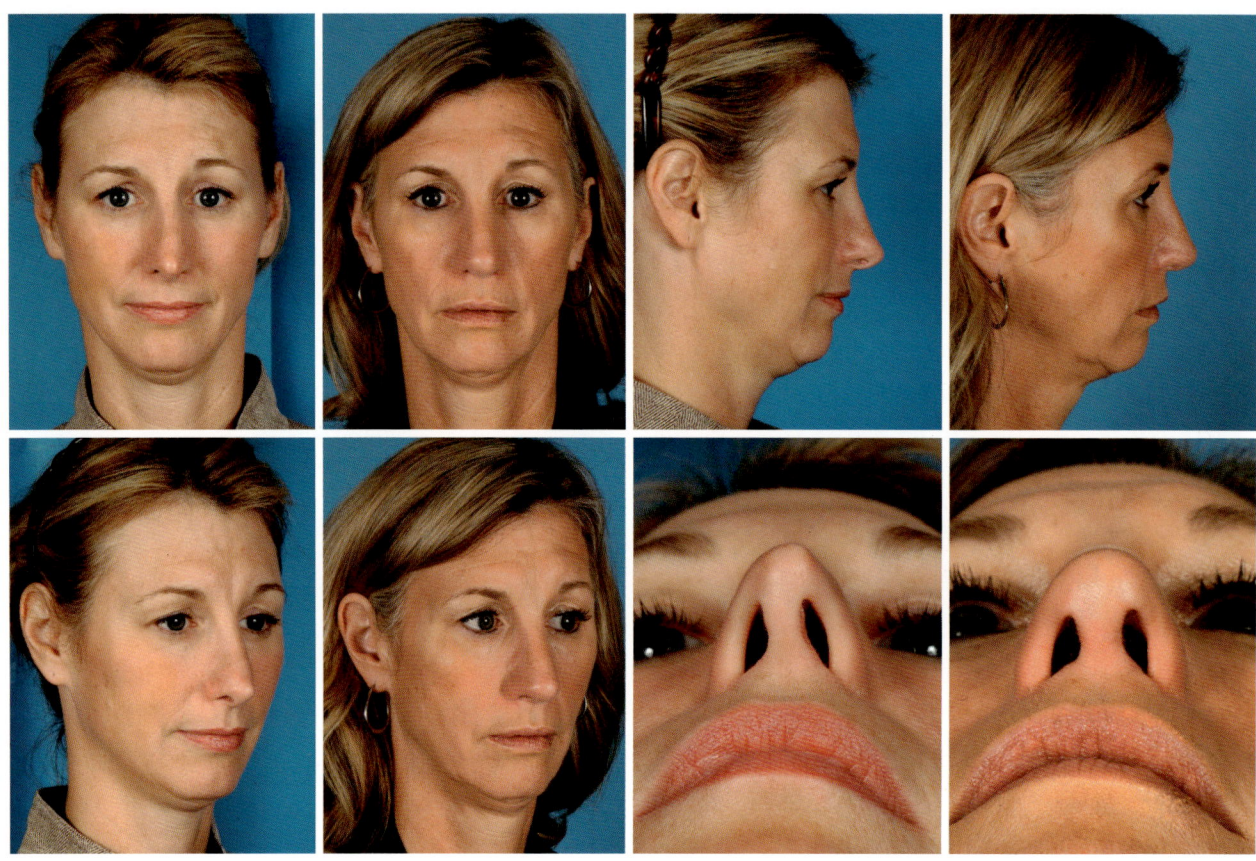

图 19.7　患者有残留的头尾型 C 形偏曲，矫正前（左）和畸形矫正后（右）。

和骨刺 6 类。必须明确和合理处理这些问题，才能达到好的效果。

- 残存或持续的偏曲往往是因为没有意识到结构偏曲的全部范围。鼻甲大小的调整在矫正鼻偏曲后鼻部功能恢复中起到重要作用。

延伸阅读

[1] Ahmad J, Rohrich RJ. The crooked nose. Clin Plast Surg. 2016; 43(1):99-113.
[2] Gunter JP, Rohrich RJ. Management of the deviated nose: the importance of septal reconstruction. Clin Plast Surg. 1988; 15(1):43-55.
[3] Guyuron B, Behmand RA. Caudal nasal deviation. Plast Reconstr Surg. 2003; 111(7):2449-2457, discussion 2458-2459.
[4] Guyuron B, Uzzo CD, Scull H. A practical classification of septonasal deviation and an effective guide to septal surgery. Plast Reconstr Surg. 1999; 104(7):2202-2209, discussion 2210-2212.
[5] Stepnick D, Guyuron B. Surgical treatment of the crooked nose. Clin Plast Surg. 2010; 37(2):313-325.

Shahryar Tork and Ashkan Ghavami

20 种族鼻

摘 要

通过精确的术前分析，识别各民族鼻整形的共性和可变性，以及精细的操作技术，可对不同种族人群成功实施鼻整形术。开放式入路可在术中解剖诊断和构建与种族一致的鼻子。熟悉一系列软骨移植技术对外科医师的技能至关重要。种族鼻整形需要综合的鼻尖缝合技巧，但要避免过度、夸张的修改。鼻背和鼻尖成形后，重新覆盖皮肤，评估所有操作对鼻子最终形态的影响。软骨支架的搭建通过增加鼻尖支撑力和表现点来完成。选择性地去薄皮肤或软组织以改善其对基底层结构的收缩反应，促进皮肤与支架结构更好的覆贴。特别是种族鼻，医师要告知患者术后愈合期长，并指导他们自贴胶带以帮助减轻水肿。

虽然种族鼻整形比高加索人患者更为复杂，但经验丰富的外科医师会以面部和谐为整形的最终目标，可取得良好的术后效果。

关 键 词

种族鼻整形，开放式鼻整形，非洲人种鼻，中东人鼻，西班牙裔人鼻。

关键要点

- 患者的选择和期望值的管理是种族鼻整形中取得良好效果和患者满意度的先决条件。
- 虽然每个民族有不同的外鼻形态，但具有某些特征可能与其他族群相同（表 20.1）。
- 患者通常分为两类：一类想要符合高加索人理想的鼻外观，另一类想保留祖先的特征。
- 外科医师必须意识到哪些特征需要哪种治疗，哪种技术组合才能产生一致的美学效果。
- 熟悉软骨移植技术对外科医师至关重要。
- 在种族鼻整形术中需要结合鼻尖缝合技术，但是要避免过于夸张的改变。
- 无论来自哪个民族，最终的目标是塑造一个和谐的面容。

20.1 术前步骤

- 完善的鼻面部分析是实现种族鼻整形和谐与平衡的关键。
  - 了解不同种族人群在鼻整形手术中最常见的目的（表 20.2）。
  - 单独评估每个鼻子，在鼻面部形态上有问题的区域，识别并保留种族一致性的解剖特征（表 20.1）。

20.2 操作步骤

（视频 20.1）

20.2.1 鼻子入路

- 经鼻小柱倒 V 形联合双侧边缘切口。
- 对于皮肤或软组织包裹较厚的患者，需要广泛剥离。

20.2.2 前下入路组件式处理鼻背

- 用 Cottle 剥离子分离两侧软骨黏膜瓣。
- 用 15 号刀片将 ULC 从中隔软骨剥离。
- 切取中隔软骨，保留至少 10 mm 的 L 形支柱。
- 降低鼻背（必要时）：
  - 用直角中隔剪循序渐进地去除多余的中隔软骨，再用骨挫去除鼻背骨性隆起。
    - 若为鼻顶开放畸形且 ULC 长度足够，可用扩张移植物。
  - 鼻背大的驼峰需要削低，伴低鼻根者可用移植物垫高鼻根。
  - 可用颗粒软骨移植物（DCFG）做鼻根填充，一般不用完整的整体移植物。
- 垫高鼻背（必要时）：
  - 亚洲人和非洲人通常需要垫高鼻背。

表 20.1 非洲、中东和西班牙裔人种鼻部种族差异和常见解剖特征总结

		高加索人	黑种人	中东人	西班牙裔			
					卡斯提尔人	墨西哥裔美国人	混血	克利奥尔人
正面观		垂直 1/5 水平 1/3	比 1/5 宽 比 1/3 短	垂直 1/5 水平 1/3	垂直 1/5 水平 1/3	垂直 1/5 水平 1/3	垂直 1/5 水平 1/3	比 1/5 宽 比 1/3 短
		鼻长占中面部 2/3	鼻长短	鼻长短	鼻长占中面部 2/3	鼻长占中面部 2/3	鼻长占中面部 2/3	鼻长短
		对称 DAL	对称 DAL	非对 DAL	对称 DAL	对称 DAL	对称 DAL	对称 DAL
		鼻骨/鼻底=80%	宽鼻背	宽鼻背	鼻骨/鼻底=80%	鼻骨/鼻底=80%	宽鼻背	宽鼻背
		鼻翼基底宽=内眦间距	鼻翼基底宽>内眦间距	鼻翼基底宽<内眦间距	鼻翼基底宽=内眦间距	鼻翼基底宽=内眦间距	宽的鼻翼基底	宽的鼻翼基底
		对称的鼻尖表现点	球形鼻尖 鼻尖不明确 表现点明确	球形鼻尖 鼻尖不明确 表现点明确	对称的鼻尖表现点	对称的鼻尖表现点	球形鼻尖 鼻尖不明确 表现点明确	球形鼻尖 鼻尖不明确 表现点明确
		鼻根点位于睫毛根部与重睑线之间	鼻根靠近尾侧且鼻尖突出度不足	鼻根靠近尾侧且鼻尖突出度过高	鼻根点位于睫毛根部与重睑线之间	鼻根更靠近尾侧	鼻根点位于睫毛根部与重睑线之间	鼻根更靠近尾侧且突度不够
侧面观		鼻背顺滑	鼻背低	鼻背驼峰	鼻背驼峰	有驼峰感	鼻尖突度不足	低鼻背
		鼻尖突度占鼻长的 2/3	鼻尖突度不足	鼻尖突度过高	鼻尖突度过高	鼻尖突度不足	鼻尖突度占鼻长的 2/3	鼻尖突度过高
		鼻尖上裂	无	无	鼻尖上裂	无	鼻尖上裂	鼻尖上裂
		NLA 男性 90°~95° 女性 95°~100°	NLA 增大 鼻小柱回缩	NLA 缩小 鼻小柱悬垂 下垂的鼻尖	NLA 男性 90°~95° 女性 95°~100°	NLA 缩小	NLA 男性 90°~95° 女性 95°~100°	NLA 增大
		等边三角形	各种形状	鼻尖偏曲和突出度过高	等边三角形	鼻尖突度不足	鼻尖突度不足	各种形状
		鼻尖/小柱=1:2	短的鼻小柱	长的鼻小柱	鼻尖/小柱=1:2	鼻尖/小柱=1:2	短的鼻小柱	短的鼻小柱
基底面观		泪滴形对称鼻孔	水平方向鼻孔 八字形 MFP	不对称鼻孔 八字形 MFP 深陷的软三角	泪滴形对称鼻孔	泪滴形对称鼻孔 鼻唇角	对称的鼻孔	不对称鼻孔 八字形 MFP

注：DAL，鼻背侧美学线；MFP，内侧脚踏板；NLA，鼻唇角。

经允许引自 Villanueva NL, Afrooz PN, Carboy, JA, Rohrich RJ. Nasal analysis: considerations for ethnic variation. Plast Reconstr Surg 2019; 143（6）。

表 20.2　非洲、中东和西班牙裔人种鼻整形最常见目标总结

黑种人	中东人	西班牙裔		
		卡斯提尔人	墨西哥裔美国人	混血和克利奥尔人
• 纠正鼻背与鼻底不对称 • 平衡鼻整形 • 鼻背增高伴或不伴截骨 • 皮肤和软组织去薄及皮下广泛游离，以帮助外侧皮肤重新分布覆盖 • 增加鼻尖突出度和轮廓 • 减少但保持轻微的鼻翼外扩 • 缩小鼻翼间距	• 缩小外鼻 • 功能性缩小鼻成形术伴中度鼻背（避免过度切除） • 缩窄宽且长的鼻骨 • 去除脂肪纤维组织（尤其是在鼻尖上和鼻顶区） • 通过控制、保留软骨技术明确鼻尖表现点 • 避免过度矫正 NLA 和鼻尖过度旋转 • 通过合适的旋转度调整及中间脚 / 内侧脚缝合，矫正鼻尖突出度不足 • 通过治疗降鼻中隔肌来矫正高动力性鼻尖 • 重新定位或缩小鼻翼基底 • 矫正鼻孔鼻尖的平衡 • 尽量使用支撑柱和移植物不可见的技术	• 缩小外鼻 • 功能性鼻缩小成形术伴明显的鼻背降低 • 鼻根需要降低或加深，以区分鼻根和鼻背轮廓 • 通常鼻尖有足够或过度的突出度（通过简单的体积缩小和鼻尖精治来解决） • 若鼻顶开放畸形或歪鼻，应用扩张移植物 • 需要实质性的骨性穹隆变窄，采用低-低和横向截骨术	• 直的轮廓和柔和的鼻尖 • 适合性鼻整形术 • DCFG 用于增加鼻根或鼻背高度（避免局部长的移植物），在鼻缝点薄的皮肤处可见 • 通常不需要截骨或尾侧中隔切除 • 开放的鼻尖缝合技术复位或重塑鼻翼软骨（最小的切除） • 如果单纯鼻尖缝合不够，鼻尖用盖板移植物以增加鼻尖突出度和轮廓	• 矫正鼻背与鼻底不对称 • 平衡性鼻整形术 • 最大限度地改变鼻底，必要时增加鼻背 • 皮肤和软组织去薄并广泛游离，有助于侧面皮肤重新覆盖 • DCFG 用于填充鼻根或鼻背（通常用于克利奥尔人） • 通常需要联合鼻孔或鼻翼切除（缩小鼻孔，减轻鼻翼外扩） • 选用鼻翼缘移植物避免鼻翼缘切迹 • 通常不需要截骨 • 鼻尖塑形

注：DCFG，颗粒软骨移植物；NLA，鼻唇角。
经允许引自 Rohrich RJ, Ghavami A. Rhinoplasty for the Middle Eastern nose. Plast Reconstr Surg 2009；123（4）。

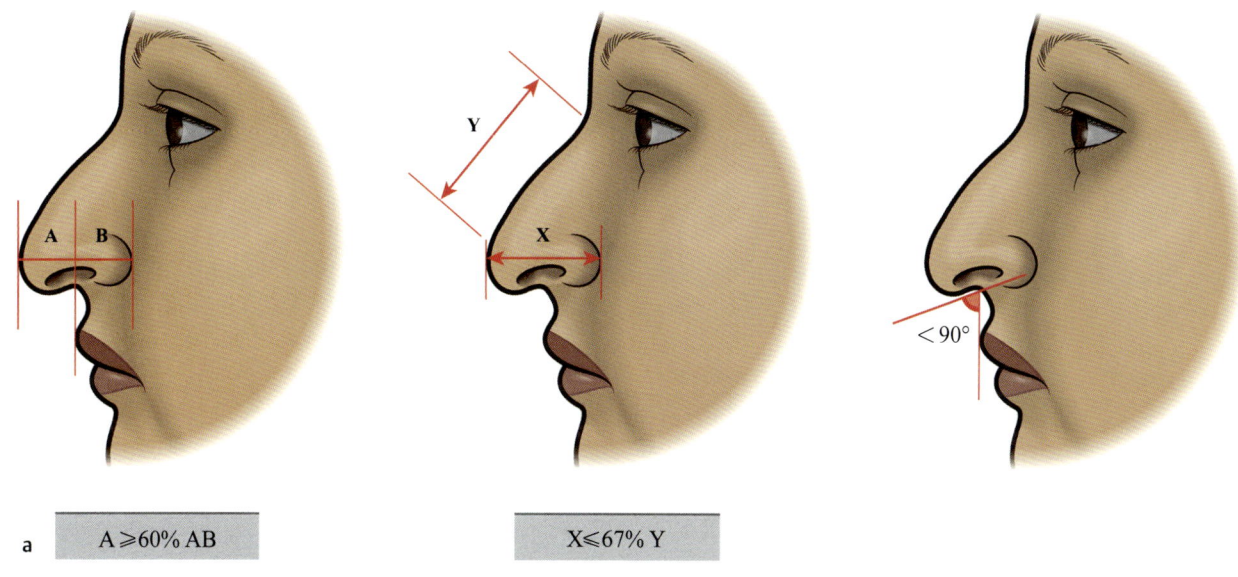

图 20.1　a. 中东人种鼻面形态。

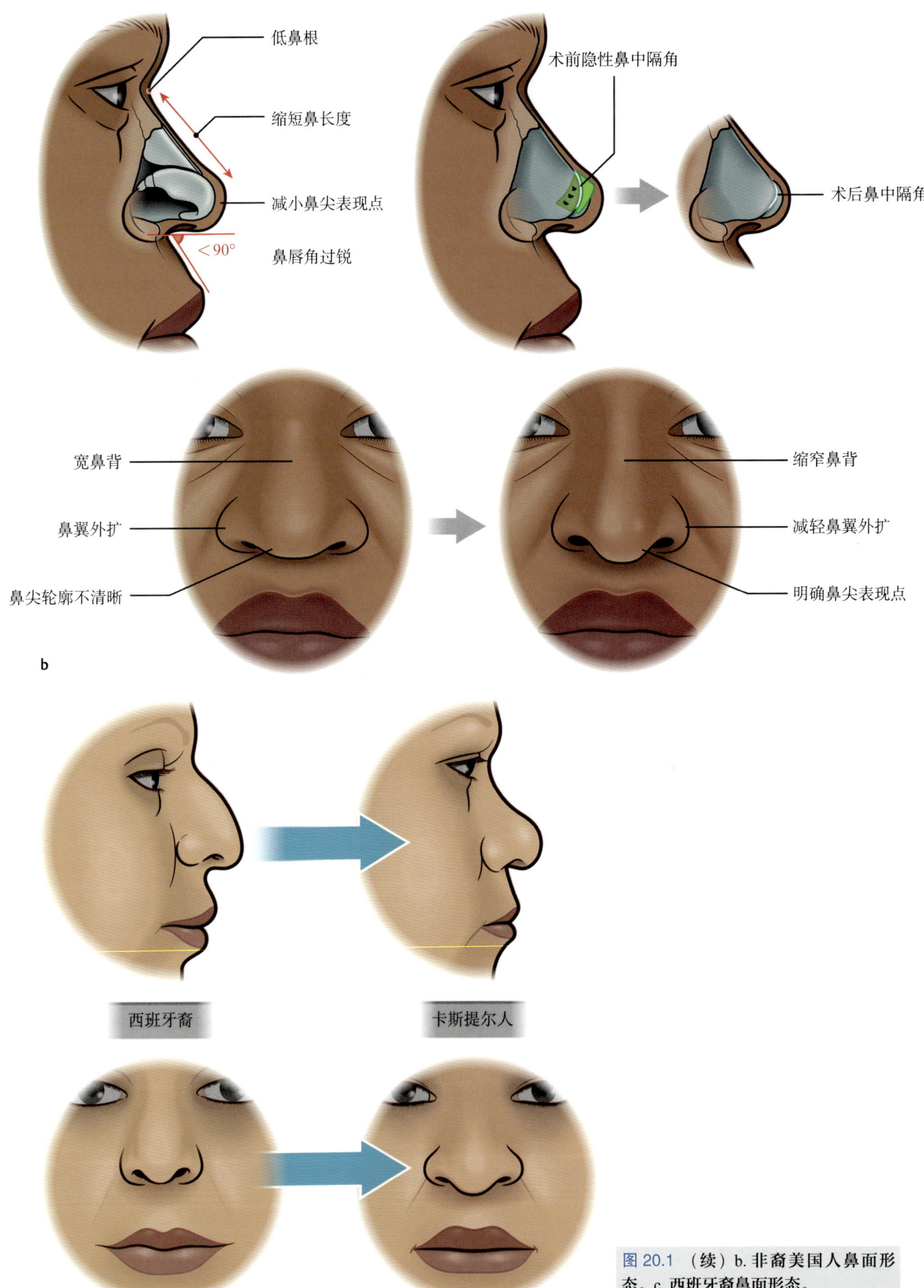

图 20.1（续）b. 非裔美国人鼻面形态。c. 西班牙裔鼻面形态。

- 在截骨术和鼻尖抬高后，再评估鼻背最终需要抬高的高度。
- 肋软骨是金标准。如果患者不要求垫高或增加高度<6 mm，可选用带筋膜的中隔移植物、冻干的脱细胞异体真皮（AlloDerm）、盖板移植物或 DCFG（图 20.2）。
- 要点：非裔美国人主要关注点通常在鼻尖和鼻孔，而不太关注鼻背缺失的程度。

20.2.3 中鼻拱稳定

- 通过扩张皮瓣或 ULC 张力实现跨越缝合。
- 如果鼻背高度降低过多（>6 mm），ULC 支撑力弱或鼻骨短，可选用扩张移植物。

20.2.4 软组织去薄（图 20.3）

- 通常用于非洲或中东人种的鼻尖轮廓成形。
- 鼻部皮肤厚且没有弹性，会弱化皮下支架结构的表现。
  - 鼻部皮肤下软组织的削减不要超过真皮下血管网，通常是在鼻尖上区、穹隆和穹隆间区。
  - 鼻尖部皮肤厚度决定各种鼻尖移植物的大小和厚度。
- 要点：减容不应该是外科医师的反射性操作。皮肤覆盖贯穿鼻背和鼻尖塑形的整个过程，评估每个操作对外观的影响。

20.2.5 鼻尖突出度和塑形

- 构建软骨支架和形状，以增加鼻尖的支撑力和明确鼻尖表现点。
- 中隔延伸移植物或鼻小柱支撑用于稳固鼻尖。
- 避免过度矫正 NLA 或鼻尖过度旋转。
- 要点：在种族鼻整形中需要结合鼻尖缝合技术，但是避免过于夸张的改变。
- 头侧修剪（必要时），保留至少 6 mm 的 LLC。
- 在种族鼻患者中，外侧脚翻转瓣是一种非常有效的操作，在矫正不规则外侧脚的同时改善了鼻翼缘支撑（图 20.4）。

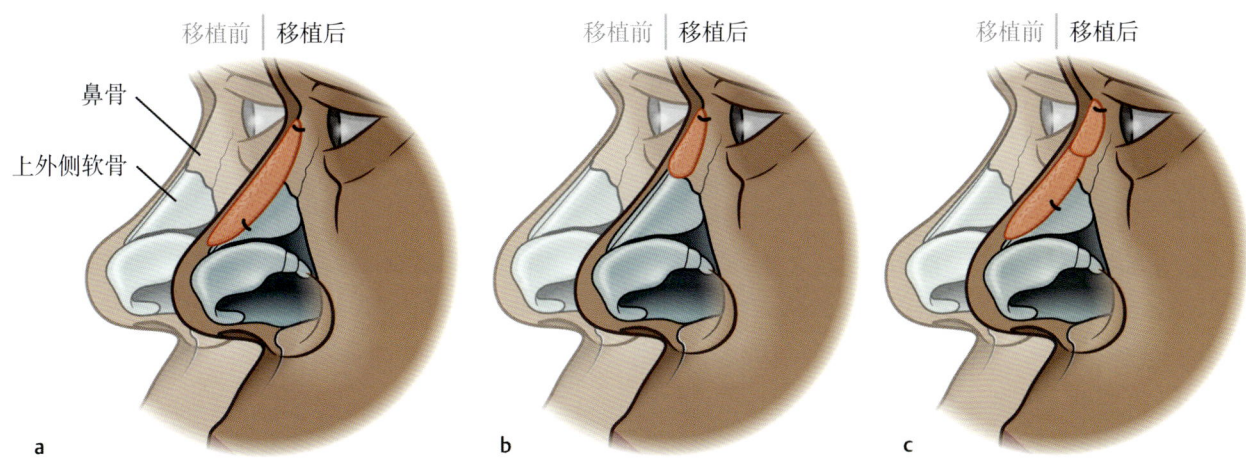

图 20.2　a. 侧面观，DCFG 缝合固定用于鼻背填充。b. 侧面观，DCFG 用于填充鼻根。c. 侧面观，联合应用两类 DCFG 的构造。

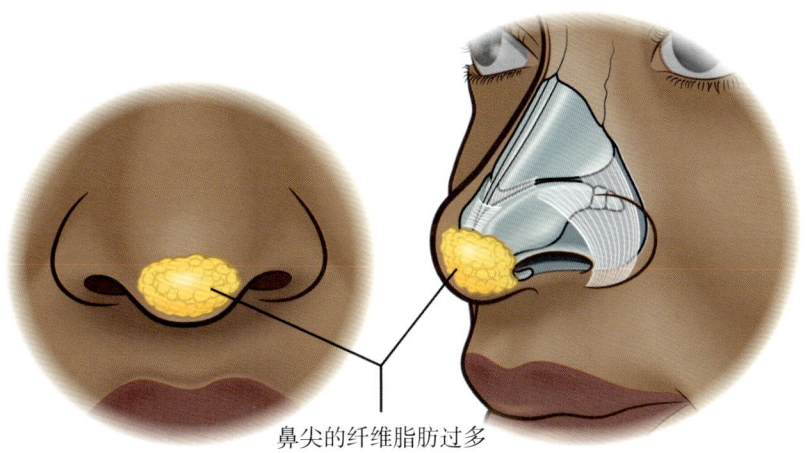

图 20.3　软组织去薄。鼻部皮肤，尤其是鼻尖上区、穹隆、穹隆间区，软组织削减不要超过真皮下血管网。

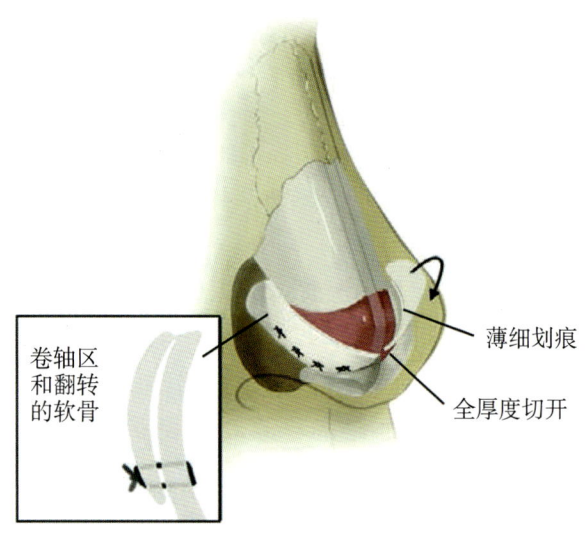

图 20.4 外侧脚翻转瓣，外侧脚的头侧与下方前庭皮肤剥离。用 15 号刀片切开软骨，在水平线内侧和外侧做 2 mm 全厚度切口。翻转软骨瓣，保持最小 6 mm 的宽度。尾缘用多个水平褥式缝合固定。

- 根据需要，先进行低位和高位脚间缝合，然后贯穿穹隆缝合和穹隆间缝合。
- 在关闭鼻小柱后放置剩余的压碎的移植物，以消除残余的无效腔，并进一步明确鼻尖轮廓。
- 通过鼻中隔缝合以矫正过多的鼻小柱外露问题。
  - 通过足板段的切除或跨鼻小柱基底段的褥式缝合，再同时行内侧脚间软组织的切除，可进一步改善鼻翼基底鼻孔的关系。
- 要点：过分矫正 NLA，会导致种族鼻外观不协调。

20.2.6 截骨

- 非洲人和亚洲人的鼻骨通常较短，可通过单独使用移植体使鼻背美观线条变窄。

- 低-低截骨（当需要时）术产生青枝骨折，以形成上颌骨和鼻侧壁之间的自然过渡（图 20.5）。
  - 当头侧鼻骨较厚时，可行内侧截骨术。
  - 要点：过度缩窄骨性鼻底，会在视觉上增加瞳孔间距，且会破坏鼻面间的和谐。

20.2.7 鼻翼轮廓移植物

- 非洲人和亚洲人的鼻孔圆而宽，移植物可防止鼻翼缘和软三角的切迹或退缩。
- 鼻尖成形软三角部位可用压碎移植物的填充以抵消鼻翼外扩。

20.2.8 鼻翼基底切除（图20.6）

- 手术结束时，缝合鼻小柱切口后，通过调整鼻槛或鼻翼基底扩张来纠正鼻翼基底不协调问题。
- 要点：为了避免鼻翼基底过度缩小，可在诊所中另行切除。
- 参见"27 鼻翼基底手术"。

20.2.9 关闭切口

- 用 5-0 尼龙线缝合鼻小柱切口。
- 为使切口避免凹痕，用 5-0 可吸收缝线缝合软骨下切口。
- 用浸润杆菌肽的止血纱布（Surgicel）覆盖软三角区。
- 关闭无效腔很重要，包括用侧壁夹板等。
- 鼻背可用酒精处理皮肤和 Steri-Strip 胶布条，以及成形的金属夹板外敷料（Denver 型）等，也可使用放置 DCFG 的夹板。

20.3 术后护理（附录20.1）

- 嘱患者休息和睡觉时保持头部抬高。前 72 小时间

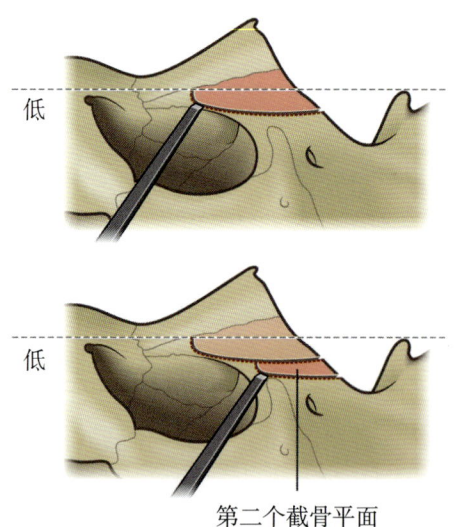

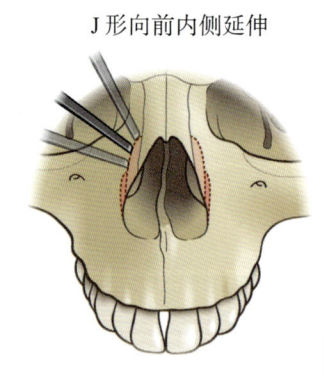

图 20.5 截骨术采用低-低 J 形向前内侧延伸，以解决缘于上颌突的鼻背宽，并形成骨骼解剖的自然曲线。为了改善台阶感，通常采用双平面截骨。

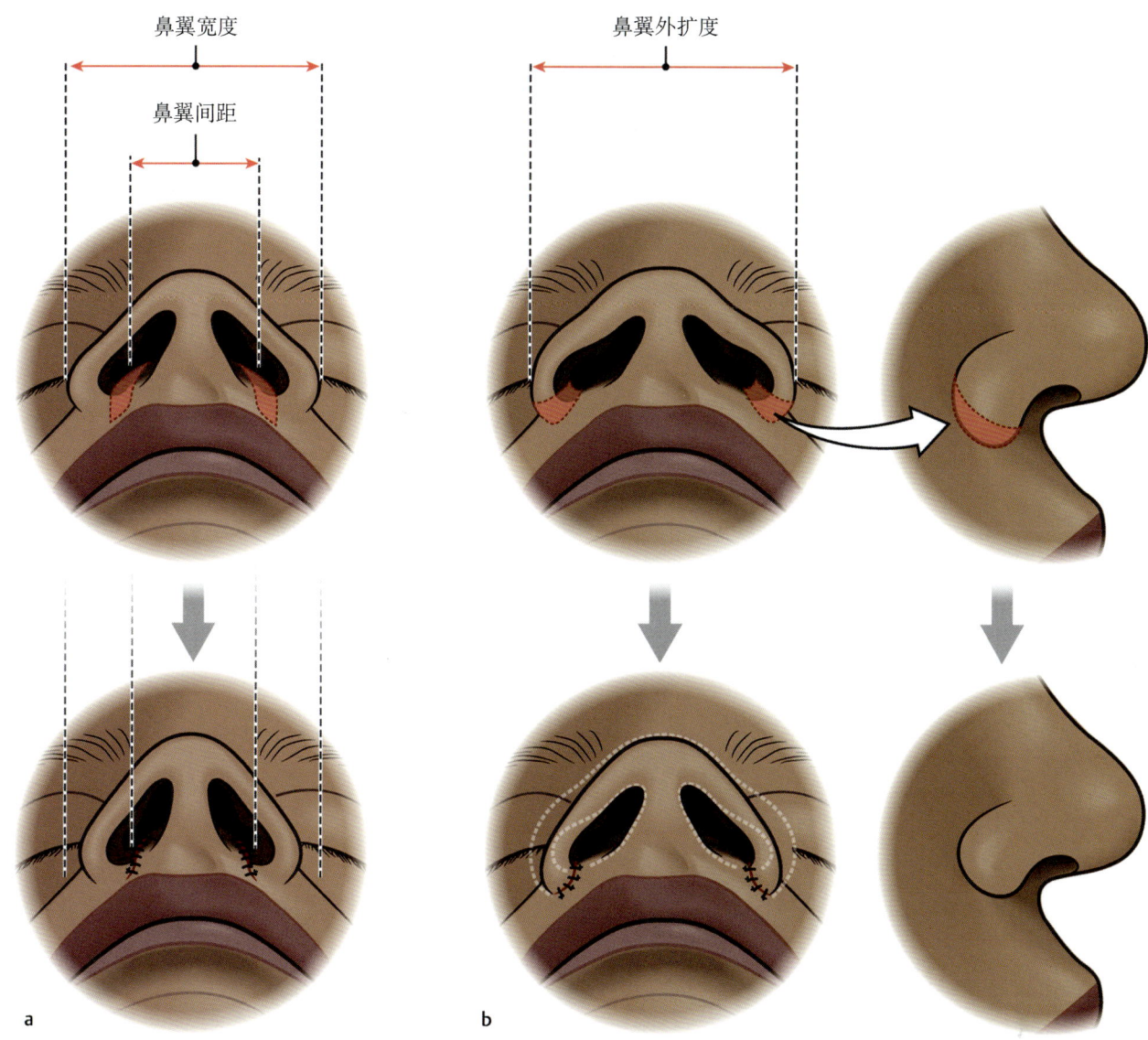

图 20.6 鼻槛（a）和鼻翼（b）基底切除术。

断冰敷眼周和面部，避免直接压迫鼻子。
- 用稀释的过氧化氢溶液（双氧水）轻柔清洗鼻小柱和鼻翼基底切口，然后涂抹抗生素软膏。
- 术后 6~7 天去除鼻夹板。
- 术后 6~7 天拆线。
- 常规贴敷胶布有助于缓解水肿，可于术后 7~21 天晚上贴敷胶布（取决于鼻尖处肿胀情况）。
- 术后 3 周内，DCFG 仍保持可塑性，如果需要，可以通过稳定、温和、牢固的加压来改善轮廓的不规则。
  ◦ 覆盖 DCFG 的皮肤若"发红"，通常无需干预，可自行消退。
- 种族鼻在鼻整形术后，应告知患者愈合周期长，还可能产生水肿。

20.4 案例与分析

- 参见图 20.7。

20.5 总结

- 种族鼻整形术中获得平衡的美学效果相比高加索患者要复杂许多。
- 为自然、有效地重塑中东人种、拉美裔和非洲裔美国人的鼻子，鼻整形外科医师必须熟悉每个种族存在的各种鼻面，熟练地掌握多种手术技术，以适应每个患者独特的解剖外观和期望的偏好。
- 没有统一的标准可以定义跨文化或种族背景的理想美学，终极目标是实现鼻面的和谐。

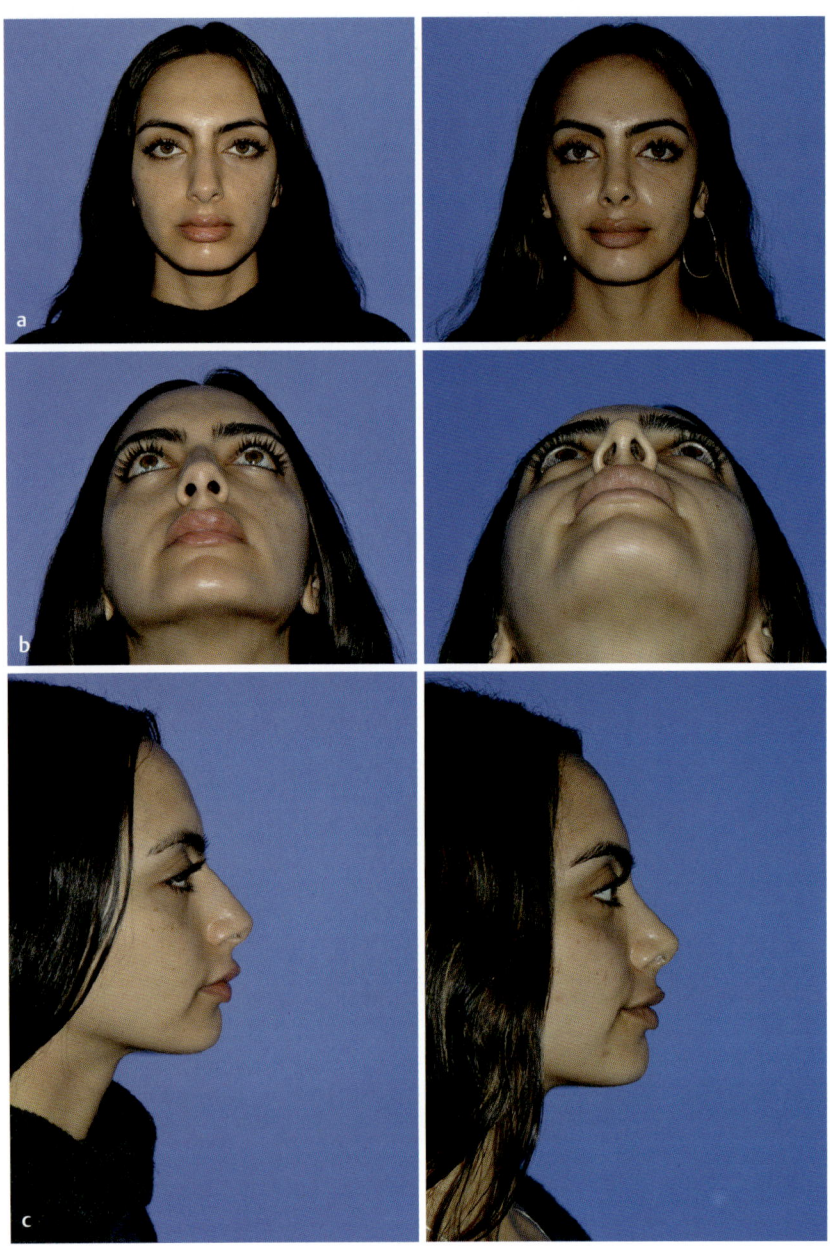

图20.7 28岁的中东女性，初次鼻整形，纠正了宽鼻、鼻背轮廓线不对称、驼峰鼻，宽方形鼻尖。患者正面观（a）、基底面观（b）和侧面观（c）术前与术后照片对比。

延伸阅读

[1] Dhir K, Ghavami A. Reshaping of the broad and bulbous nasal tip. Clin Plast Surg. 2016; 43(1):115-126.
[2] Ghavami A, Rohrich RJ. The ethnic rhinoplasty. In: Aston SJ, Steinbrech DS, Walden JL, eds. Aesthetic Plastic Surgery. London, UK: Saunders; May 2009.
[3] Ghavami A. Tip shaping in primary rhinoplasty. In: Shiffman M, Di Giuseppe A, eds. Advanced Aesthetic Rhinoplasty. Berlin, Heidelberg: Springer; 2013:853-868.
[4] Ghavami A. Secondary rhinoplasty in the Middle Eastern patient. In: Shiffman M, Di Giuseppe A, eds. Advanced Aesthetic Rhinoplasty. Berlin, Heidelberg: Springer; 2013:983-1000.
[5] Ghavami A. Indication and technique for diced cartilage and fascia grafting in rhinoplasty. In: Operative Techniques in Plastic Surgery. Vol. 1. 1st ed. Philadelphia: Wolters Kluwer; 2019.

Aaron M. Kosins

21 保留性鼻整形术

摘　要
保留性鼻整形术（PR）是鼻整形史上一个新篇章。这个名词最早由丹尼尔在2018年提出，代表了一种基本理念的变革。就像开放式手术改变了鼻整形手术一样，PR也让外科医师重新思考传统教条。在某些情况下，还原和重建的方法可以被保留和重塑所取代。结构性鼻整形术的发展由外科医师主导，当鼻结构被拆解或缩小时，必须重建和加强结构以抵抗瘢痕挛缩的力量。但是，如果解剖结构保存完好，就不需要重建结构。本章详细介绍了PR，包括软组织包被、鼻翼软骨和骨软骨鼻背的保留等。

关 键 词
鼻整形，保留性，软骨膜下，下推式，放下式，多边形。

关键要点
- PR涉及软组织包被、韧带、鼻翼软骨和鼻背的保留。
- PR是一种改变鼻整形术理念的方法，它用重塑术取代了切除手术。
- 尽可能多地保留鼻子的原有结构，这样就能减少重建的工作量，从而减少瘢痕挛缩、扭曲和变形的概率。

21.1 术前步骤

- 在会诊期间，问患者"他或她的鼻子最想改变哪3个方面"，以此来进行评估。
- 按顺序进行身体检查，重点是保留鼻子各方面的结构，包括软组织包被、鼻部韧带、鼻翼软骨和鼻背。
- 首先对软组织包被的厚度和质地进行评估，以评估鼻尖和背侧-SMAS下、软骨膜下或真皮下的外科剥离平面。
- 然后评估鼻翼软骨，重点关注下外侧软骨（LLC）的体积和强度。鼻翼软骨前部的强度和对鼻部软组织包被的突出，将决定鼻多边形的清晰度。
- 评估程序：①在正面观评估背侧；②在侧面观评估背侧保存的适宜性。手术步骤：①切除部分中隔条；②通过截骨术降低背侧轮廓，保持自然的鼻背美学线，而不打开软骨穹顶。

21.2 操作步骤

（视频21.1）

21.2.1 软组织保留

- 软组织包被的保留可采用开放式或闭合式入路法。本文将介绍开放式方法。
- 做一个单侧半贯穿切口，暴露鼻中隔前角。使用锋利的剪刀，找到软骨膜下平面，并在卷轴区垂直韧带和水平韧带交叉处侧切。软骨膜下剥离继续向上到鼻骨的尾部，从此进入骨膜下平面至鼻根，而后至上颌突，并准备进行压电手术时延伸至面颊部。这是鼻背开放式入路的延伸。
- 在外侧脚的转弯处做双侧软骨下切口，用15号刀片的背面划开软骨膜。一旦进入软骨膜下平面，随后被剥离至中线和穹隆上方。
- 经鼻小柱切口剥离Pitanguy韧带。Pitanguy韧带深支在中线与卷轴区垂直韧带相交。Pitanguy韧带深支用1支或2支缝合线标记并分开。卷轴区垂直韧带被仔细地分开，连接鼻尖和鼻背的软骨膜。如果操作正确，籽软骨应该被皮瓣向上提起（图21.1）。
- 通过这种方式，完成鼻子的软骨膜-骨膜下剥离，韧带包被的保留可在鼻整形手术结束时再附着。

21.2.2 鼻背保留（高中隔条）

- 本文描述由Saban普遍推荐的背下切除的下推式术式。
- 在上外侧软骨（ULC）尾侧与鼻中隔背侧相接处（W

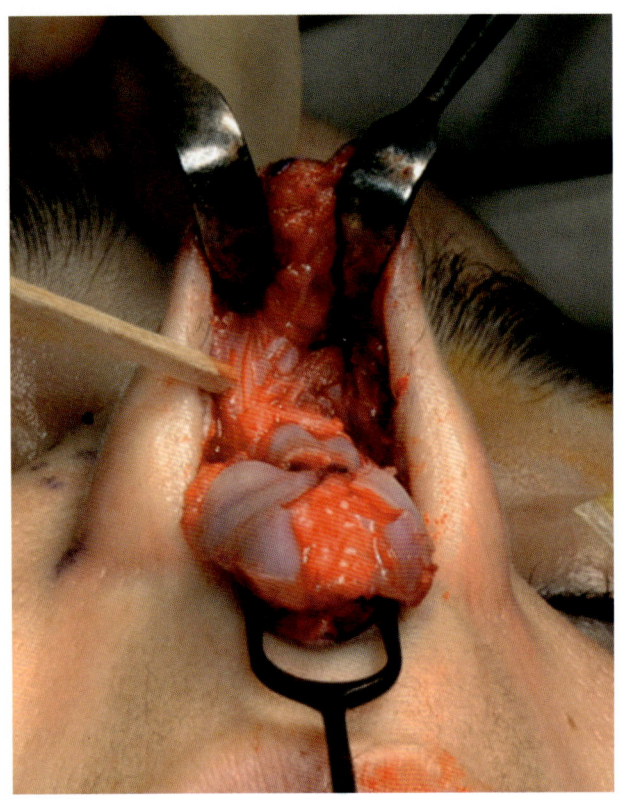

图 21.1 软组织包被的保留包括鼻尖下和鼻背的软骨膜-骨膜下剥离。打开时标记 Pitanguy 韧带和卷轴区韧带,在关闭切口时它们可以重新附着。如果操作恰当,籽软骨被皮瓣向上提起。

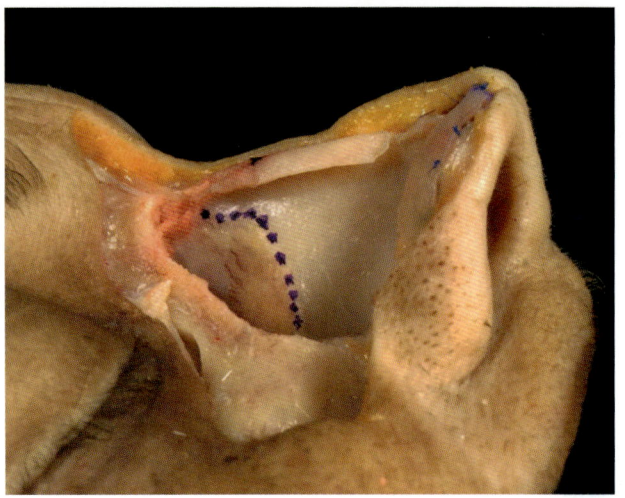

图 21.2 在高鼻背下条状切除术中,从鼻背下方直接切除条状的中隔软骨。如有必要,也可取少量的 PPE 以防止鼻塞。

点,通常头侧距鼻中隔前角 1 cm),从鼻中隔背侧下直切至筛骨垂直板(PPE)。在下方 2 mm 处再切除一个软骨条。有时可用咬骨钳直接在背部下方取下少量 PPE,以留出鼻背下降的空间。此时,从中隔上释放骨软骨穹隆(图 21.2)。

- 使用直和弯压电锯,双侧低-低截骨连接双侧横截骨和鼻根截骨。为此,骨软骨锥体不仅已经从隔膜中释放出来,而且也从面部释放出来。左右移动确认鼻锥体的灵活性,而后背部被挤压并"向下"推入梨状孔。
- 可以逐步去除软骨条,以进一步降低和屈曲骨软骨关节。
- 如果术者在鼻背下降时遇到困难,则需要检查几个阻碍点,包括所有截骨线、背部与鼻中隔的剥离,以及外侧为下降到梨状孔开辟的空间。
- 一旦背部被降低并且外科医师满意,至少要用 1 针缝线在 W 点将背部重新连接到鼻中隔上。如有需要,可在背部和背下中隔之间的键石区增加更多的缝线,但这并不是强制性的。最后,可以修改

W-ASA 段(W 点到鼻中隔前角之间的区域)来调节鼻尖上的高度。

21.2.3 鼻翼保留

- 若鼻背侧高度和形状令人满意,就可使用鼻小柱支撑或中隔延伸移植物来支撑鼻尖。支撑物的类型取决于软骨的质量、软骨的体积、软组织包被的厚度和期望的突出度,软组织包被传递的力量要使鼻翼软骨形成明确的鼻多边形。
- 一般通过穹隆缝合结合外侧脚来增加鼻尖的突出度和旋转,使张力侧向外侧脚,并创建鼻尖支持。当结合鼻小柱支撑或鼻中隔伸展移植时,张力被应用于中心和外侧的软组织包被上。
- 在超过 50% 的患者中,外侧脚头侧端没有去除任何组织结构。如果鼻尖上区软组织较厚或软骨在横轴上特别凸出,则在手术中进行滑块。从外侧脚尾部边缘向后切开 7~8 mm,将切下的外侧脚头侧缘软骨滑至其余外侧脚软骨下方,并用至少两根缝线固定。这种技术减少了软骨的体积,同时矫直并加强了外侧脚,并不破坏卷轴区水平韧带。这样,所有的鼻翼软骨都得以保存下来。

21.2.4 闭合切口和韧带的保留

- 为了闭合,软骨膜首先重新附着在中隔前角上。双侧卷轴区垂直韧带附着于完整的卷轴区水平韧带上。最后,Pitanguy 韧带在中线处重新连接。如果深层的 Pitanguy 韧带附着造成不自然的上尖端断点,则将其切除,以避免形成软组织多波峰。

- 所有切口的闭合最终以标准方式完成。引流管放置在鼻侧壁沟中，以方便引流。用 Doyle 夹板和石膏固定约 1 周。

21.3 术后护理

- 术后 72 小时内，嘱患者睡觉时头部抬高，用冰袋敷眼周。
- 用过氧化氢水溶液（双氧水）清理鼻小柱切口，鼻孔周围用莫匹罗星软膏（百多邦）涂抹 5 天。
- 术后 6~7 天拆除鼻夹板。
- 去除夹板后使用 3 天阿氟林，然后每天使用类固醇喷雾 2~3 个月。

21.4 案例与分析

- 参见图 21.3。

21.5 总结

- 保留性鼻整形术包括保留软组织包被、韧带、鼻翼软骨和鼻背。
- 保留性鼻整形术是鼻整形术理念的一种改变，它用整形术取代了切除手术。
- 尽可能多地保留鼻部的原有结构，减少重建的概率，就能减少日后出现瘢痕挛缩、扭曲和变形的可能性。

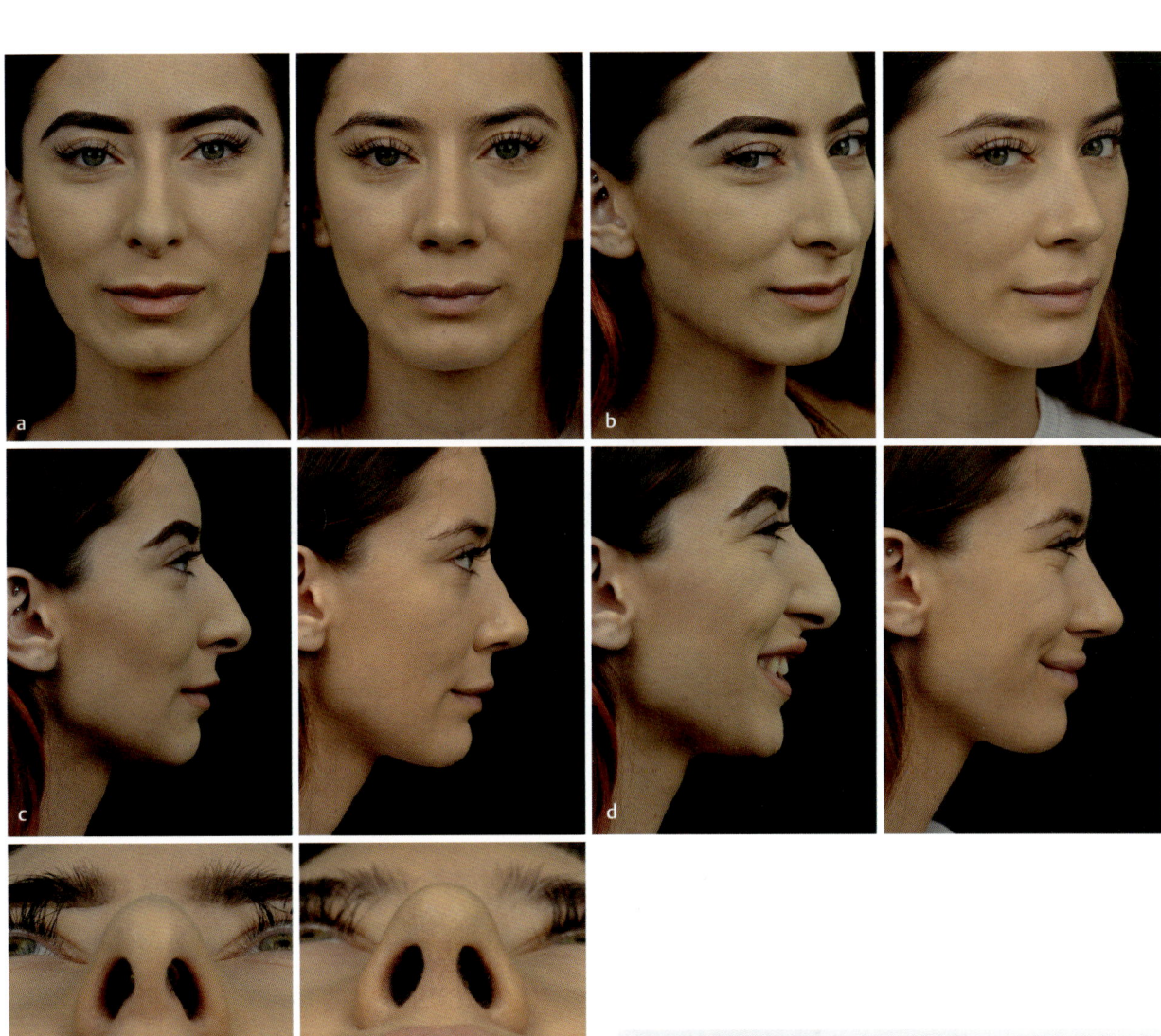

图 21.3 术前和术后 13 个月对比照。22 岁女性患者，鼻背驼峰，鼻尖下旋。患者鼻正面观有理想的背部美学线，接受了完全保留性鼻整形术，因为没有移除任何组织，只是结构被简单地重塑，因此鼻背被保留。1 年后，有良好的鼻背美学线，基底面观有良好的轮廓和对称性。软组织包被被保留，所有韧带重新附着。鼻翼软骨也同样被保留下来。

延伸阅读

[1] Cakir B, Oreroğlu AR, Doğan T, Akan M. A complete subperichondrial dissection technique for rhinoplasty with management of the nasal ligaments. Aesthet Surg J. 2012; 32(5):564-574.
[2] Gerbault O, Daniel RK, Kosins AM. The role of piezoelectric instrumentation in rhinoplasty surgery. Aesthet Surg J. 2016; 36(1):21-34.
[3] Kosins AM. My first 50 dorsal preservation rhinoplasties. In: Cakir B, Saban Y, Daniel RK, Palhazi P, eds. Preservation Rhinoplasty. Istanbul: Septum ublications; 2018:127-137.
[4] Kosins AM, Daniel RK. Decision making in preservation rhinoplasty: a 100 case series with one-year follow-up. Aesthet Surg J. 2020; 40(1):34-48.
[5] Saban Y, Daniel RK, Polselli R, Trapasso M, Palhazi P. Dorsal preservation: the push down technique reassessed. Aesthet Surg J. 2018; 38(2):117-131.

C. Spencer Cochran and Paul N. Afrooz

22 鼻整形术：扩张移植物

摘 要
扩张移植物用于矫正弯曲的背侧中隔或加强背侧中隔支撑力，建立统一、对称的鼻背美学线。扩张移植物的应用会增加鼻背的宽度，这也是很多医师不选择使用扩张移植物的原因。然而，扩张移植物的固定高度略低于鼻背线的最高点，可在不增加鼻背宽度的同时保持其可用性。

关 键 词
鼻整形，扩张移植物，内鼻阀塌陷，中隔偏曲，鼻背美学线。

关键要点
- 扩张移植物用于矫正弯曲的背侧中隔，或加强背侧中隔支撑力，防止或纠正中鼻拱变窄，建立统一、对称的鼻背美学线，加宽狭窄的中鼻拱（图22.1）。
- 扩张移植物应该双侧放置。
- 为了不增加鼻背的宽度，扩张移植物一般低于鼻背线1~2 mm（图22.2）。
- 将上外侧软骨（ULC）修剪到合适的高度，缝合并固定到扩张移植物-中隔复合体上，重建中鼻拱的解剖结构。

22.1 术前步骤

- 应进行适当的术前分析并确定手术目标。
- 需要保持原有的鼻背宽度，而不缩窄或增宽中鼻拱。

22.2 操作步骤

（视频22.1）

- 开放式入路有利于充分暴露显示骨-软骨支架。
- 将ULC从中隔软骨剥离，如有必要做一个复合的鼻背降低，在下一步操作之前，暂时不修剪ULC（如下述）。
- 切取鼻中隔软骨用作移植。
- 制取2片扩张移植物（高4 mm），长度需要从键石区到中隔角。
- 将扩张移植物置入中隔的两侧，褥式缝合固定2~3针。为不增加鼻背增宽，移植物应低于鼻背线1~2 mm（图22.3）。
- 将ULC修剪到背侧中隔的高度，缝合并固定到撑开移植物-中隔复合体上，ULC的最高点与背侧中隔最高点齐平，高于撑开移植物的最高点（图22.4）。
- 如果进行外侧截骨，应在中鼻拱重建后进行。

22.3 术后护理

- 手术结束后，鼻外侧从鼻根到鼻尖用外科胶布固

22 鼻整形术：扩张移植物 | 091

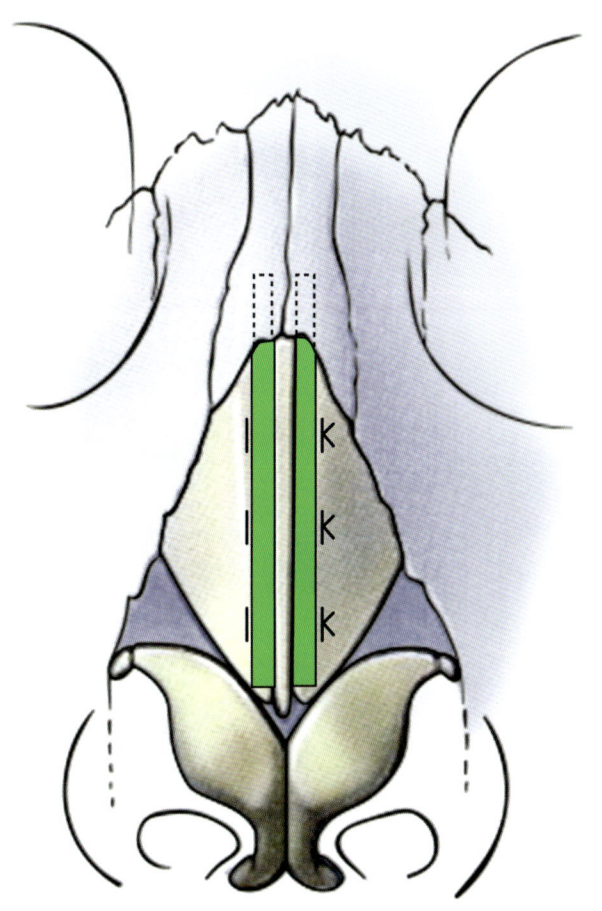

图 22.1　扩张移植物通常会被成对地纵向放置在背侧中隔和 ULC 之间。

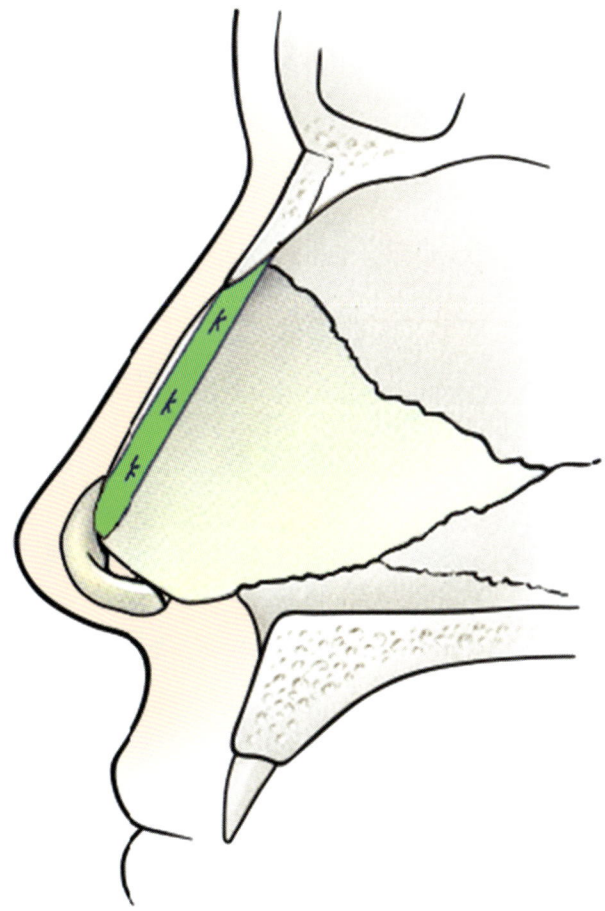

图 22.2　扩张移植物低于中隔背侧 1~2 mm，以预防鼻背加宽。

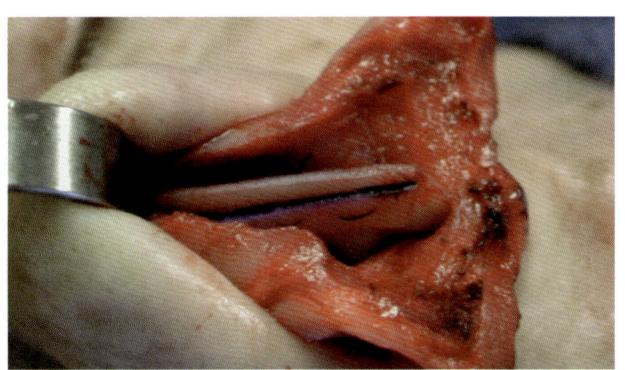

图 22.3　将扩张移植物置于中隔的两侧，水平褥式缝合固定 2~3 针。为不增加鼻背宽度，扩张移植物应低于鼻背线 1~2 mm。

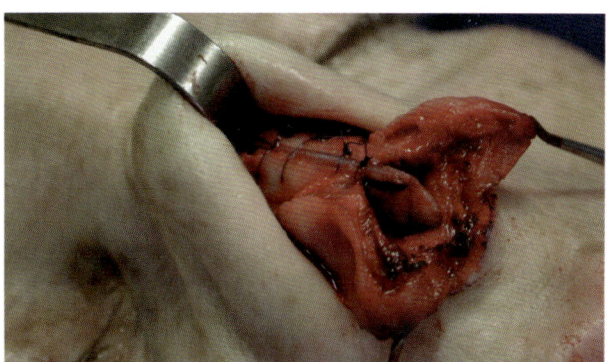

图 22.4　通过横跨背侧顶部的简单缝合，将 ULC 缝合到撑开移植物-中隔复合体上，使 ULC 与中隔背侧相接，并覆盖撑开移植物。

定，以控制水肿并消除软组织包被下潜在腔隙。
- 外用敷料应在 1 周后取下，并轻柔地清洁皮肤。
- 嘱患者在 4~6 周内不要触碰鼻子。
- 对于围手术期后持续的鼻尖水肿，可每晚在该区域的背侧用涂抹 Blenderm™（3M）等压迫胶带进行选择性包扎。

22.4　案例与分析

- 参见图 22.5。

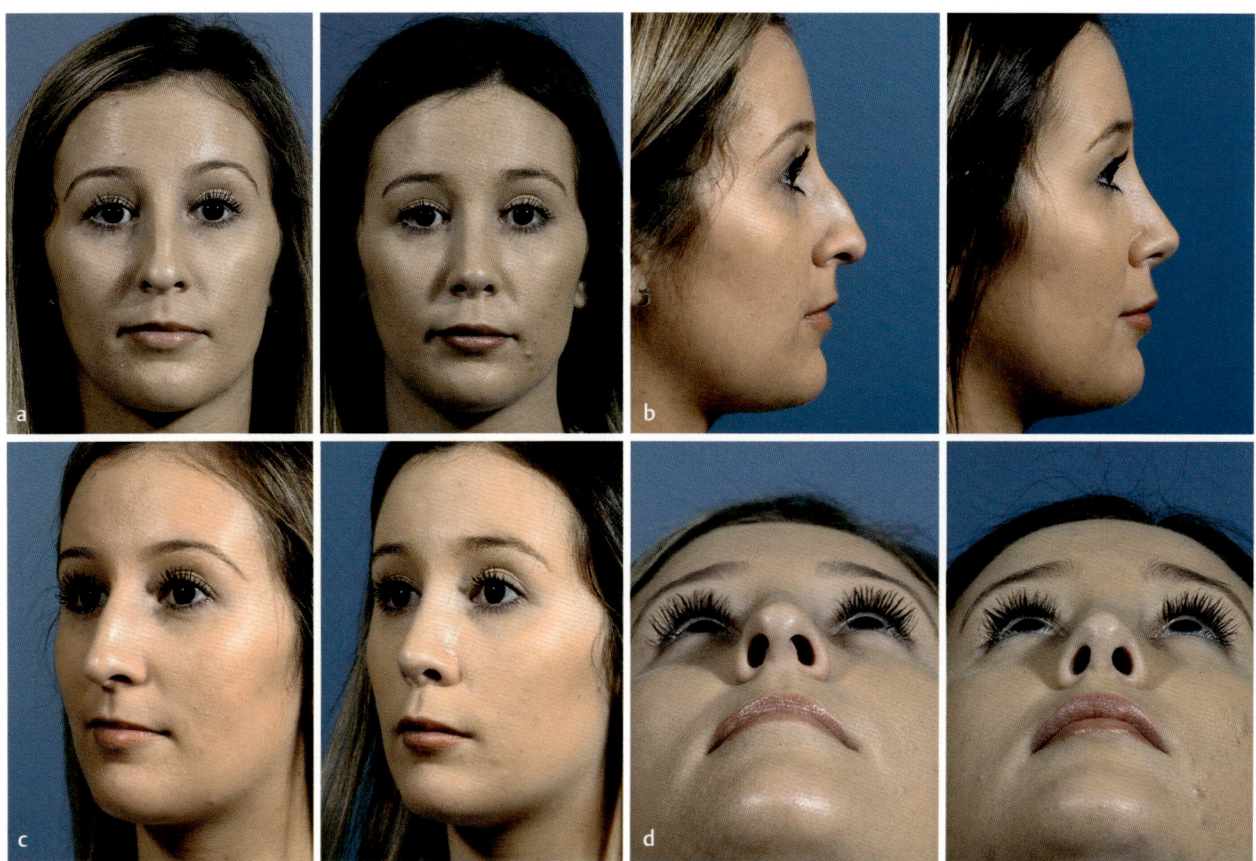

图 22.5 初次鼻整形患者的术前和术后对比照,该患者在进行部分背侧复位后,使用撑开移植物以保持合适的鼻背美学线。

22.5 总结

- 撑开移植物用于矫正弯曲的背侧中隔,或加强背侧中隔支撑力,建立统一、对称的鼻背美学线,也可用于矫正狭窄的中鼻拱。

- 撑开移植物的应用会增加鼻背的宽度,这也是很多医师不选择使用扩张移植物的原因。但是,撑开移植物可略低于鼻背线的最高点,为此在保持其功能的同时避免加宽鼻背。

延伸阅读

[1] Byrd HS, Salomon J, Flood J. Correction of the crooked nose. Plast Reconstr Surg. 1998; 102(6):2148-2157.
[2] Gunter JP, Landecker A, Cochran CS. Frequently used grafts in rhinoplasty: nomenclature and analysis. Plast Reconstr Surg. 2006; 118(1):14e-29e.
[3] Kim L, Papel ID. Spreader grafts in functional rhinoplasty. Facial Plast Surg. 2016; 32(1):29-35.-Review.
[4] Rohrich RJ, Hollier LH. Use of spreader grafts in the external approach to rhinoplasty. Clin Plast Surg. 1996; 23(2):255-262.
[5] Sheen JH. Spreader graft: a method of reconstructing the roof of the middle nasal vault following rhinoplasty. Plast Reconstr Surg. 1984; 73(2):230-239.

Rod J. Rohrich and Paul D. Durand

23 鼻整形术：扩张瓣

摘 要
在中鼻拱重建和保留内鼻阀功能中，扩张瓣（自体组织扩张瓣）是传统扩张移植物的另一种选择。在巨大的背部驼峰复位术后这一点尤其重要，因为这可能导致倒 V 畸形、背部狭窄或鞍鼻畸形。本章作者描述了四步制作扩张瓣技术，该技术可实现简单、可复制地重建中鼻拱，同时保留内鼻阀功能。

关 键 词
扩张瓣，自体组织扩张瓣，鼻整形。

关键要点
- 在中鼻拱重建和保留内鼻阀功能方面，扩张瓣（自体组织扩张瓣）是传统扩张移植物的另一种选择。
- 在巨大的背部驼峰复位术后这一点尤其重要，因为这可能导致倒 V 畸形、背部狭窄或鞍鼻畸形。
- 作者描述了四步扩张瓣技术，该技术可实现简单、可复制地重建中鼻拱，同时保留内鼻阀功能，尤其适于初次鼻整形患者：①背部驼峰降低高度＞3 mm；②加强上外侧软骨（ULC）；③长鼻骨（表 23.1）。

表 23.1 扩张瓣和扩张移植物的适应证

扩张瓣	扩张移植物
初次鼻整形	二次鼻整形
鼻骨长	鼻骨短
降低＞3 mm	歪鼻（尤其高鼻）
背侧短	中鼻拱狭窄
加强 ULC	加宽或加强

注：ULC，上外侧软骨。

23.1 术前步骤

- 正确的术前鼻面部分析和规划是各种鼻整形手术成功的关键（参见"14 鼻整形面诊"中"10-7-5 外鼻分析"）。
- 确定以下细节：
  - 背部驼峰降低高度＞3 mm。
  - 加强 ULC。
  - 长鼻骨。
- 注意鼻背美学线，是否存在不对称、过宽或形态不佳。

23.2 操作步骤

（视频 23.1）

- 遵循背部驼峰降低原则，最大限度保留 ULC，这是成功实施自体组织扩张瓣的关键。
- 以 30°倾斜角将 ULC 从中隔软骨锐性剥离，尽可能保留 ULC 的长度。
- 降低背部驼峰，按以下 4 个步骤重建鼻背。

23.2.1 拉-扭-翻转

- 将 ULC 从中隔软骨和下方的黏膜软骨膜上剥离下来。如果需要，可以修剪软骨的尾侧缘。
- 轻轻拉动 ULC 的横向部分并向内折叠，使被折叠的 ULC 横向部分被确实地"夹住"，直接与中隔软骨背侧相邻接（图 23.1）。

23.2.2 水平褥式缝合

- 用 5-0 PDS 缝线从一侧折叠的 ULC，穿过对侧折叠的 ULC，然后回到中隔末端，沿着中隔向末端推进两侧 ULC。
- 上面的缝线有助于在小的张力下将 ULC 固定到中隔上，并促使中隔变直。
- 用另一 5-0 PDS 缝线在键石区近端，以类似的方式提供额外的支持力和稳定性。
- 通过直接观察和触诊的方式确定是否有确实的鼻背美学线。使用生理盐水浸湿的食指对背部美学线的左、右和中间部位进行"三点触诊实验"，以检查

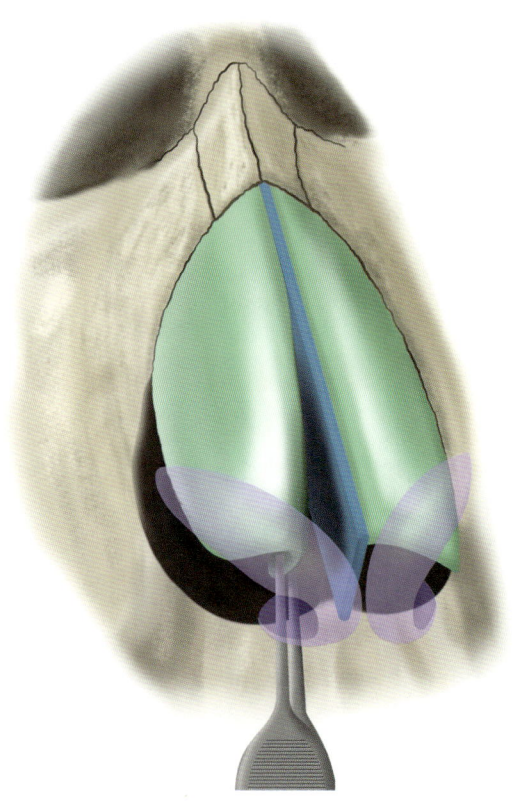

图 23.1　拉-扭转-翻转技术。

是否存在轮廓异常（图 23.2）。

23.2.3　低-低经皮截骨术

- 对于鼻骨宽大或不对称的鼻骨，或者在经积极的背部复位后出现的顶板开放畸形，建议进行截骨术。

- 经皮截骨术可最大限度减少对鼻黏膜的损伤，且可控性强。
- 作者大都选择低-低截骨术。
- 将 2 mm 的直形骨凿穿过皮肤插入骨性鼻锥中部，操作在平行于上颌骨前表面和眶下缘水平面上完成。
- 在骨膜下平面，施加恒定的指压，然后将截骨器沿鼻侧壁向下移动，沿上颌骨额突移动，直到第一个截骨的位置。如果在正确的平面，该操作可使角动脉位移，最大限度减少损伤的发生。
- 在上颌骨梨状孔水平进行几次 2 mm 的穿孔截骨术，内侧截骨凿朝向内眼角的下方。注意每个凿孔之间保留 2 mm 的正间距。
- 双侧截骨完成后，用大拇指和食指轻压完成青枝骨折。用 Boies 鼻剥离器做骨折外固定，并最终确保骨骼对齐（图 23.3）。

23.2.4　得克萨斯针法：简单间断缝合

- 用 4-0 可吸收缝线间断缝合，整个结构包括自体组织扩张瓣和背侧中隔软骨被进一步固定。在靠近键石区的头侧缘及靠近 ULC 尾侧缘都要缝合。
- 然后进行直接观察和轻柔触诊，以确保重建的背部结构的一致性。
- 如果需要可以增加间断缝合以加强鼻背结构（图 23.4）。

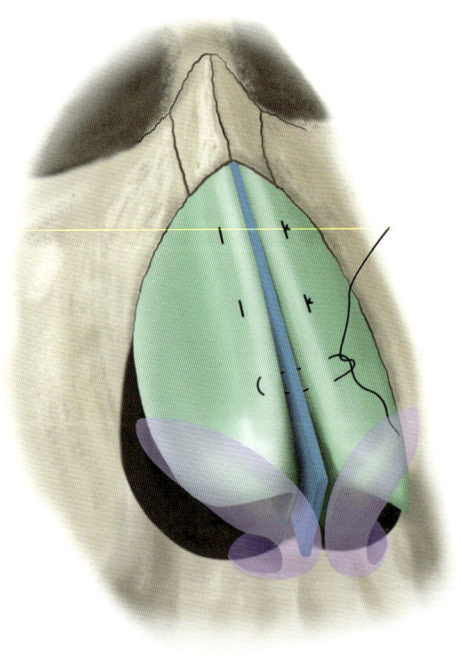

图 23.2　贯穿 ULC 和鼻中隔软骨的水平褥式缝合。

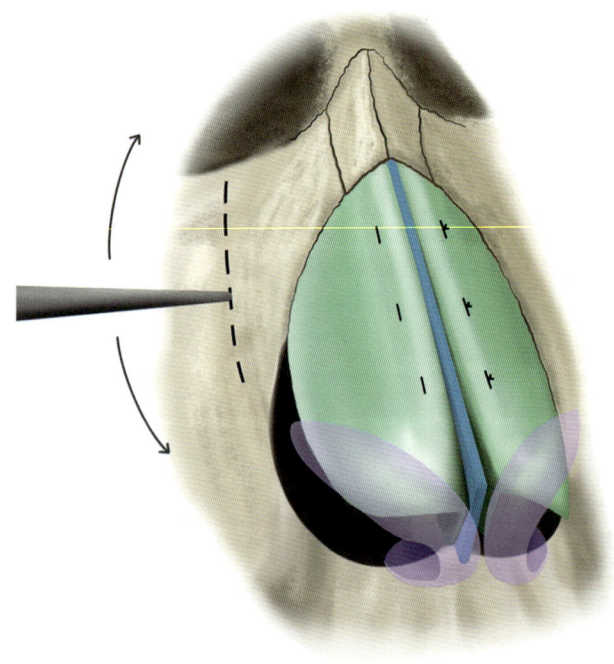

图 23.3　低-低经皮截骨术。

23.3 术后护理

- 术后护理与开放式入路鼻整形相同。
- 嘱患者休息和睡觉时保持头部抬高。
- 术后 72 小时内，间断冰敷眼周和面部，避免直接压迫鼻部。
- 每天用稀释的过氧化氢水溶液（双氧水）轻轻地清洗鼻小柱和鼻翼基底切口，然后涂抹抗生素软膏。
- 术后 6~7 天去除鼻夹板。
- 术后 6~7 天拆线。

23.4 案例与分析

- 参见图 23.5。

23.5 总结

- 四步扩张瓣技术是一种简单和容易复制的技术，在中鼻拱塑形的同时还保留了内鼻阀功能。
- 该技术可使接受初次鼻整形术的患者避免使用扩张移植物，这些人群在接受侵入性背部驼峰复位后有较高的内鼻阀塌陷风险。

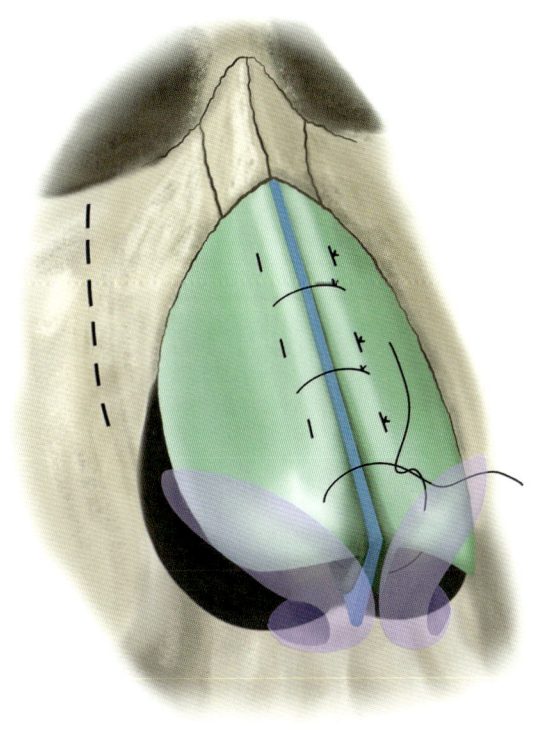

图 23.4　得克萨斯针法：简单间断重叠缝合。

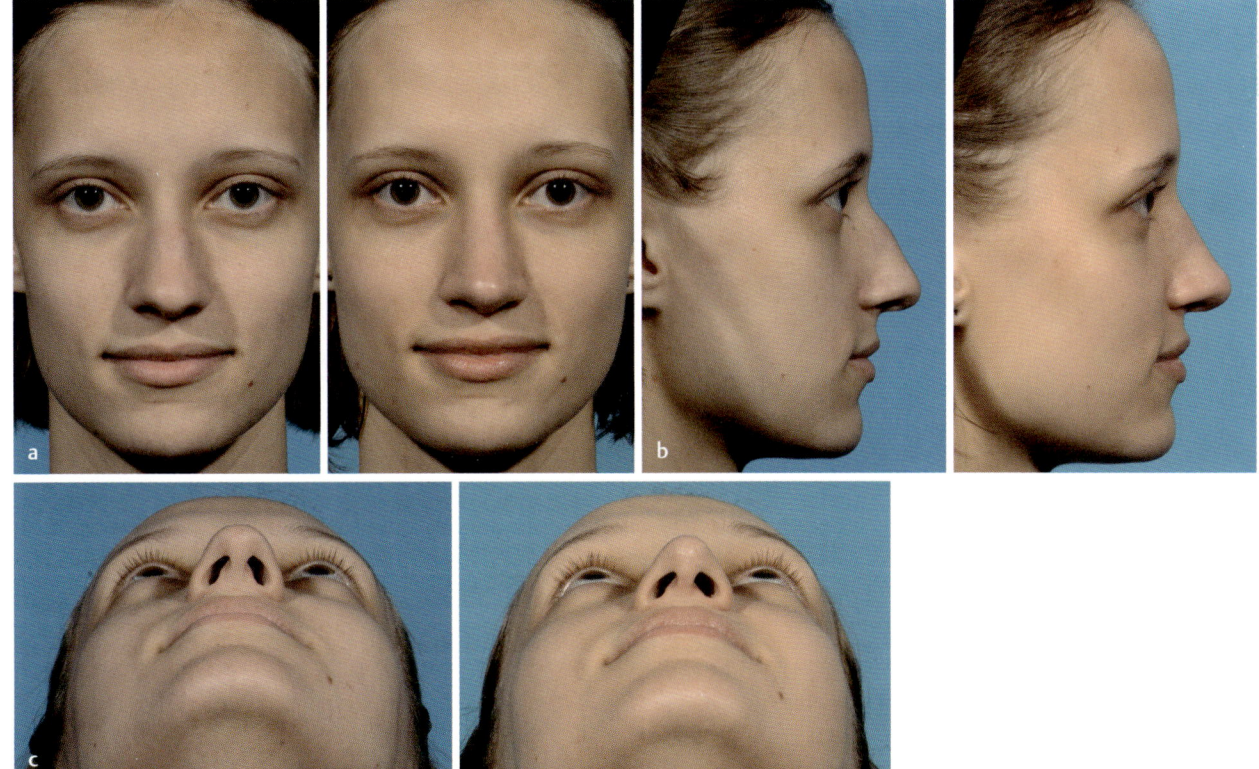

图 23.5　20 岁女性患者，接受鼻背复位后四步扩张瓣技术的开放式入路鼻整形术。术前（左）和术后（右）3 组对比照。

延伸阅读

[1] Byrd HS, Meade RA, Gonyon DL, Jr. Using the autospreader flap in primary rhinoplasty. Plast Reconstr Surg. 2007; 119(6):1897-1902.
[2] Courtiss EH, Goldwyn RM. The effects of nasal surgery on airflow. Plast Reconstr Surg. 1983; 72(1):9-21.
[3] Moubayed SP, Most SP. The autospreader flap for midvault reconstruction following dorsal hump resection. Facial Plast Surg. 2016; 32(1):36-41.
[4] Rohrich RJ, Ahmad J. Rhinoplasty. Plast Reconstr Surg. 2011; 128(2):49e-73e.
[5] Rohrich RJ, Krueger JK, Adams WP, Jr, Hollier LH, Jr. Achieving consistency in the lateral nasal osteotomy during rhinoplasty: an external perforated technique. Plast Reconstr Surg. 2001; 108(7):2122–2130, discussion 2131-2132.
[6] Rohrich RJ, Muzaffar AR, Janis JE. Component dorsal hump reduction: the importance of maintaining dorsal aesthetic lines in rhinoplasty. Plast Reconstr Surg. 2004; 114(5):1298–1308, discussion 1309-1312.
[7] Roostaeian J, Unger JG, Lee MR, Geissler P, Rohrich RJ. Reconstitution of the nasal dorsum following component dorsal reduction in primary rhinoplasty. Plast Reconstr Surg. 2014; 133(3):509-518.
[8] Sheen JH. Spreader graft: a method of reconstructing the roof of the middle nasal vault following rhinoplasty. Plast Reconstr Surg. 1984; 73(2):230-239.
[9] Villanueva NL, Afrooz PN, Carboy JA, Rohrich RJ. Nasal analysis: considerations for ethnic variation. Plast Reconstr Surg. 2019; 143(6):1179e-1188e.
[10] Yoo S, Most SP. Nasal airway preservation using the autospreader technique: analysis of outcomes using a disease-specific quality-of-life instrument. Arch Facial Plast Surg. 2011; 13(4):231-233.

Rod J. Rohrich and Jon Kurkjian

24 鼻整形术:鼻小柱支撑

摘 要
鼻小柱支撑是使鼻尖协调、保持鼻尖位置的关键手术操作。本章将详细描述使用鼻小柱支撑物的适应证和操作技术。

关 键 词
鼻小柱支撑移植物,鼻尖突出度,鼻尖旋转度,鼻尖整体化。

关键要点
- 鼻小柱支撑是通过稳定和平衡下外侧软骨(LLC)中间脚和内侧脚,从而使鼻尖协调的关键操作。
- 鼻小柱支撑技术可广泛用于解决鼻畸形。
- 不固定型鼻小柱支撑用以增加鼻尖突出度,固定型鼻小柱支撑稳固地保持鼻尖突出度。

24.1 术前步骤

- 对鼻尖突出度、鼻尖旋转度和对称性进行完整的面部分析。
- 确认可用于鼻小柱支撑足够长度和强度的软骨,以符合审美和功能。

24.2 操作步骤

(视频 24.1)

- 取大小和强度适合做鼻小柱支撑的软骨。理想情况下,鼻中隔软骨是初次鼻整形的首选。对二次鼻整形鼻中隔软骨不充分或需要显著鼻尖支撑的患者,肋软骨可用作鼻小柱支撑。另外,也可用耳软骨,但需要多层重叠缝合在一起,以构建足够支撑力和对称的鼻小柱支撑移植物。
- 将取出的软骨制成宽 2~4 mm、长 15~25 mm、厚 2 mm 的四边形。
- 避免软骨的卷曲和扭转,以最大限度保持结构的对称性。
- 软骨的边缘要削成斜面,用于放置软组织腔隙中的植入物,同时形成从鼻尖下小叶到鼻尖的恰当过渡。
- 分离中间脚到上颌骨之间的软组织腔隙时,为避免术后鼻小柱支撑移植物"卡顿"上颌骨嵴，通常在两者之间保留部分软组织垫（图 24.1）。如果有足够的移植物材料或固定型鼻小柱支撑用于支撑鼻尖，则需要较深的软组织腔隙。

- 使用双齿拉钩向上提拉 LLC，同时根据预期效果或鼻尖突出度将鼻小柱支撑移植物向后推进（图 24.2）。如果需要更多的鼻尖突出度，向前推进 LLC 的同时向后移动鼻小柱支撑移植物。用 25 号针头穿过 LLC 中间脚和移植物，以固定移植物-LLC 连接处的张力。
- 评估结构之间的相互关系，用 5-0 PDS 可吸收缝线水平褥式缝合。缝合从下方开始，然后进入鼻尖下区。要注意确保中间脚在所有平面都是对称的。
- 如果放置非固定鼻小柱支撑移植物以增加鼻尖突出度，要考虑到消肿后会降低 1~2 mm。这通常意味着使用鼻小柱移植物增加鼻尖突出度时，需要过度矫正。
- 支撑 LLC 的鼻小柱支撑移植物避免被触及，而且要避免其与皮肤直接接触。尤其是在穹隆间区，要避免移植物超出 LLC。

24.3 术后护理

- 用胶布和鼻夹板来限制水肿对皮肤包被和软骨支架结构的影响。
- 手术后，嘱患者抬高头部以减少水肿。
- 用冰水浸泡过的纱布或冰袋敷在眼周。
- 术后 4~6 周应避免鼻部的任何创伤。
- 手术后前 3 周限制盐分的摄入。

24.4 案例与分析

- 参见图 24.3。

24.5 总结

- 鼻小柱支撑主要用于加强鼻尖突出度，通过 LLC 中间脚和内侧脚支撑和塑形来完成。
- 移植软骨的大小、形状和植入腔隙的大小需根据患者的解剖需求来调整。

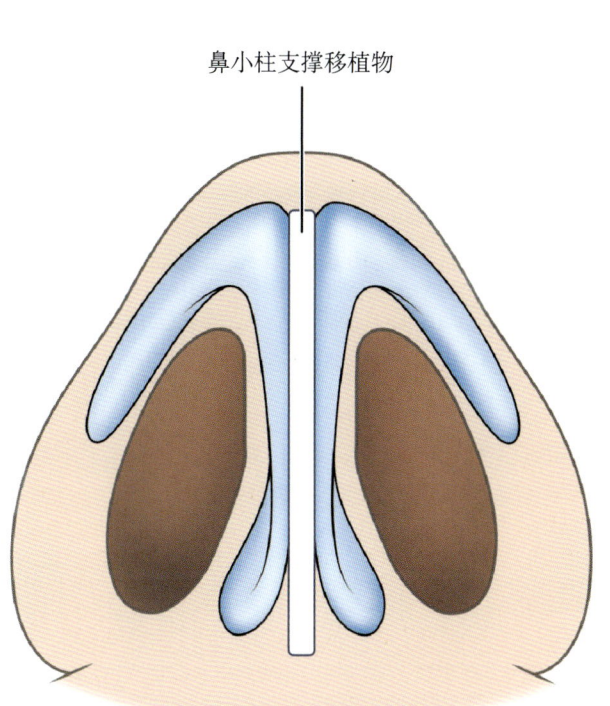

图 24.1 鼻小柱支撑的标准位置，以保持鼻尖突出度和增强内侧脚。

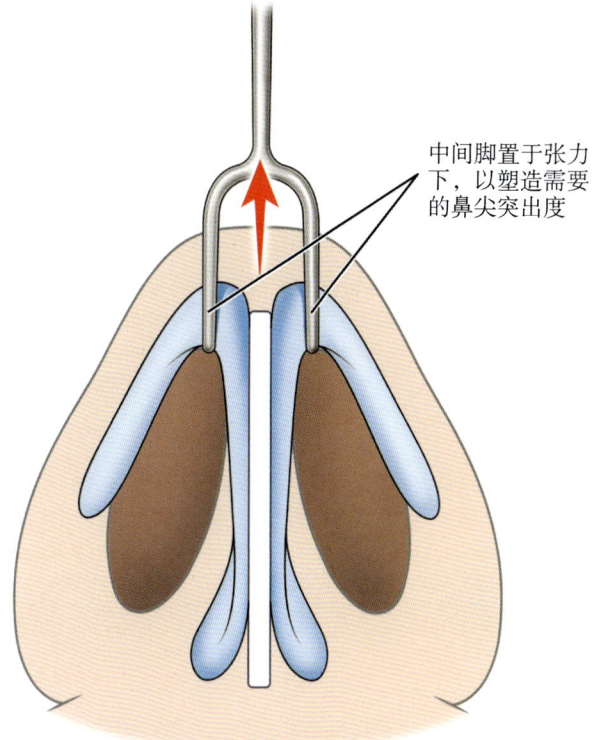

图 24.2 向上（箭头）牵拉中间脚，并沿鼻小柱支撑的长度向前推进，增加鼻尖突出度。

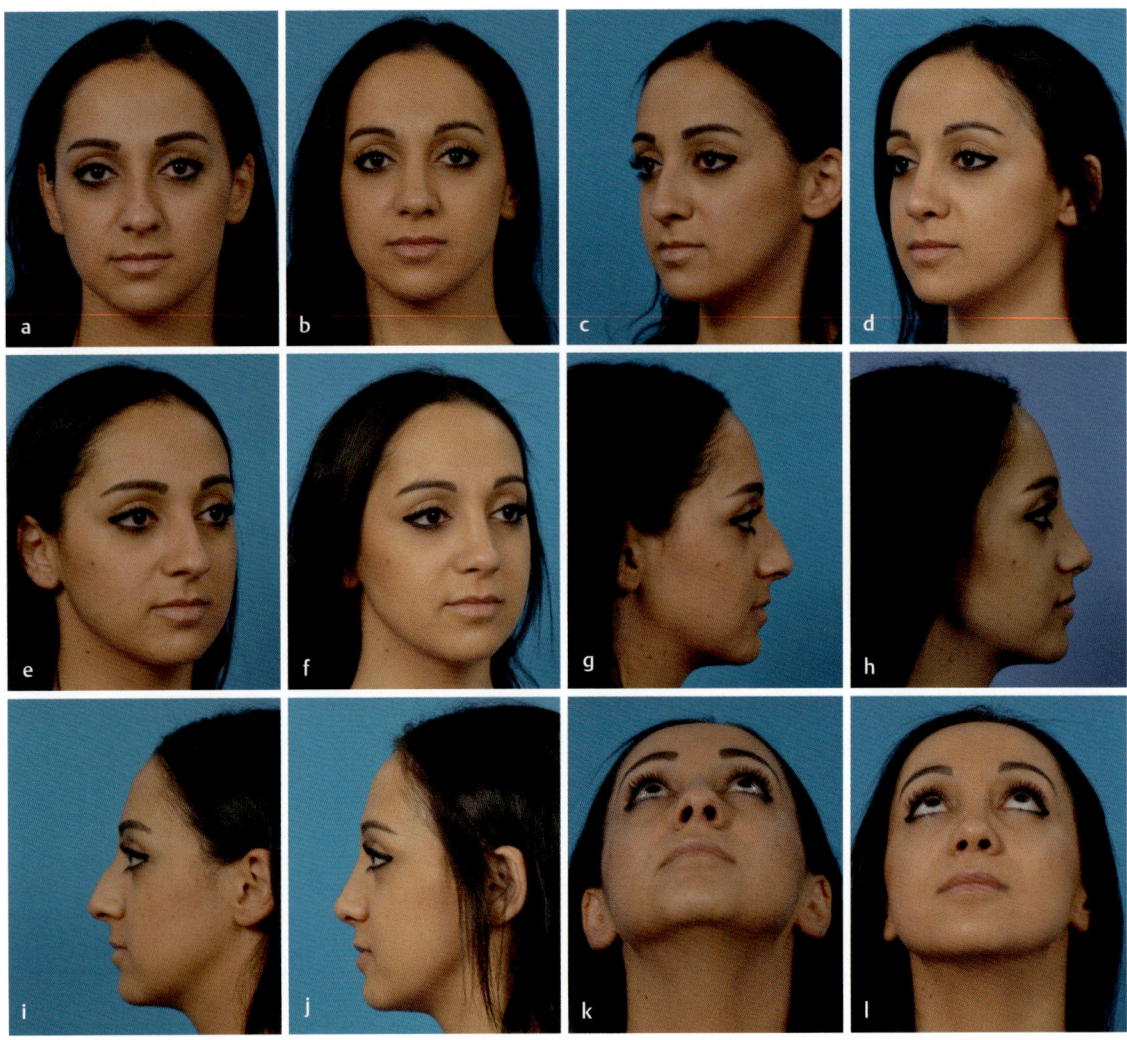

图 24.3　患者行初次鼻整形 1 年后的照片。固定型鼻小柱支撑移植物用于稳固鼻尖突出度。

延伸阅读

[1] Hackney HL, Gunter JP. Increasing and decreasing tip projection in rhinoplasty. Operat Tech Plast Reconst Surg. 2000; 7(4):168-174.
[2] Rohrich RJ, Hoxworth RE, Kurkjian TJ. The role of the columellar strut in rhinoplasty: indications and rationale. Plast Reconstr Surg. 2012; 129(1):118e-125e.
[3] Rohrich RJ, Kurkjian TJ, Hoxworth RE, Stephan PJ, Mojallal A. The effect of the columellar strut graft on nasal tip position in primary rhinoplasty. Plast Reconstr Surg. 2012; 130(4):926-932.
[4] Rohrich RJ, Liu JH. The dorsal columellar strut: innovative use of dorsal hump removal for a columellar strut. Aesthet Surg J. 2010; 30(1):30-35.

25 鼻整形术：鼻翼缘移植物

Jason Roostaeian and Sean Saadat

摘　要

软骨移植物常被用于美容和功能性鼻整形，其可帮助矫正畸形并为鼻部提供良好的结构支撑。鼻翼缘由无软骨支撑的纤维和脂肪构成，因此畸形发生率很高，尤其是外伤后和鼻整形手术后。鼻翼退缩是一种严重的畸形，可能由多种原因导致，如果没有确实的支撑来消除皮下形态不规则就无法矫正畸形。真皮移植、脂肪移植和皮肤重置可用于矫正鼻翼边缘的退缩，但鼻翼轮廓移植物最有效。鼻翼轮廓移植物取自自体或尸体软骨，是矫正鼻翼畸形（如退缩或塌陷）的关键部分，通过手术将软骨植入鼻翼边缘钝性剥离的皮下腔隙。鼻翼轮廓移植物是鼻整形术的关键组成部分，可以长期改善整体鼻功能和美容效果。

关　键　词

鼻翼，鼻整形术，鼻翼轮廓移植物，鼻翼缘，软骨移植，鼻部美学，鼻部重建，鼻翼重建。

关键要点

- 如果没有确实的结构支撑，鼻翼会退缩、凹陷或塌陷，从而影响鼻部整体的美观和功能。
- 无论是初次鼻整形术，还是修复鼻整形术及鼻重建术，鼻翼缘移植物都是矫正鼻翼缘退缩和不对称的有效方法。
- 鼻翼边缘距鼻孔长轴最好 < 2 mm。
- 鼻基底视图应为等边三角形，鼻翼与小叶的比例为 2:1（图 25.1c）。
- 美学目标应该是在正视图上呈现柔和的海鸥飞翔外观（图 25.1b）。

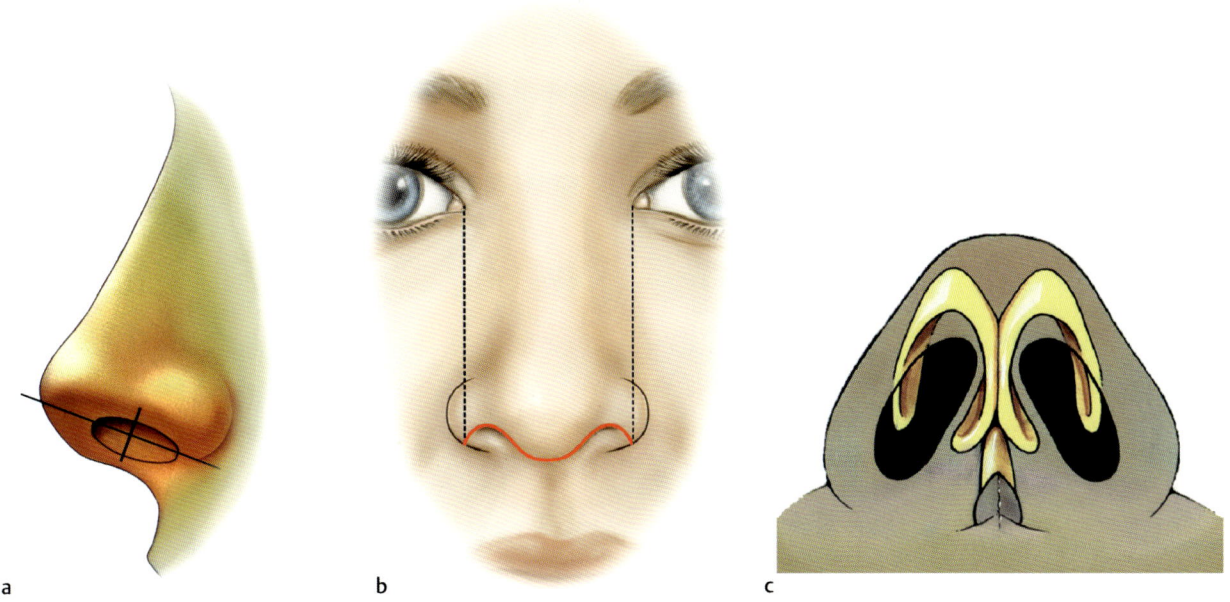

图 25.1 鼻翼美学和功能位置概述。a. 侧面观，判断是否有鼻翼退缩或鼻小柱突出。b. 正面观，可见柔和的海鸥飞翔外观。c. 基底面观，为等边三角形，鼻翼与小叶的比例为 2:1（经允许引自 Dallas Rhinoplasty Meeting Alar Contour Grafting Presentation by Dr Jason Roostaeian）。

25.1 术前步骤

25.1.1 鼻翼缘移植物需求的初步评估

- 鼻翼缘移植物应用适应证：薄弱、不对称的鼻翼缘；下垂、方形或球根状的鼻尖；二次鼻整形需要矫正鼻翼缘退缩；鼻翼受损后重建（图 25.2）。
- 鼻翼轮廓移植物也是其他鼻翼移植物的重要辅助手段，如鼻翼板条移植物或外侧脚支撑移植物。
- 一定要确定下外侧软骨（LLC）的强度和位置，以判断是否除了鼻翼轮廓移植物外，还需要进一步的支撑以纠正明显的鼻翼畸形。
- 功能检查时，让患者分别阻塞左鼻孔和右鼻孔，然后深吸气，以观察鼻孔是否有明显塌陷，从而确定鼻翼是否缺乏支撑结构。

25.2 操作步骤

（视频 25.1）

25.2.1 开放入路技术

- 作为鼻部皮肤闭合前的最后一步。
- 利用锐性组织剪剥离平行于鼻翼边缘的皮下腔隙（图 25.3）。
- 仔细地将软骨移植物剪裁成强度和长度相等的片段，以防止不对称或单侧支撑力弱。
- 一般情况下，移植物的宽度为 2~3 mm，长度约为 15 mm（因鼻部具体条件而有所不同）。
- 移植物放置完毕，在闭合鼻子前调整覆盖皮肤以评估外观和触摸感。
- 如有必要，可将鼻翼缘移植物缝合到 LLC 穹隆复合体的下侧，以支撑穹顶并防止移植物移位和体表突出。

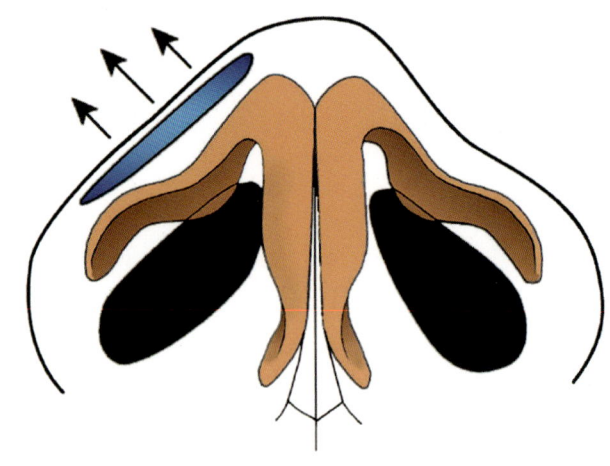

图 25.2　鼻翼缘移植物用于支撑鼻翼，以获得功能和美学上的最佳结果（经允许引自 Dallas Rhinoplasty Meeting Alar Contour Grafting Presentation by Dr Jason Roostaeian）。

25.2.2 闭合入路技术

- 与开放入路一样，也是鼻内切口闭合之前的最后一步。
- 在鼻部穹隆内表面做一个单独切口，并沿鼻翼边缘，用组织剪横向剥离一个腔隙。
- 使用与开放入路相同的尺寸。
- 移植物边缘位置修剪逐渐变薄，做好过渡以防止边缘阶梯状显形或可触及。
- 软骨可取自鼻中隔软骨、耳软骨或肋软骨。
- 由于修复性鼻整形手术的患者通常缺失或几乎没有鼻中隔软骨。耳软骨也可用于鼻翼缘移植物，并且由于其自然弯曲，在某些方面是更理想的。然而与肋软骨相比，耳软骨质地相对柔软，提供的支撑力相对较小。

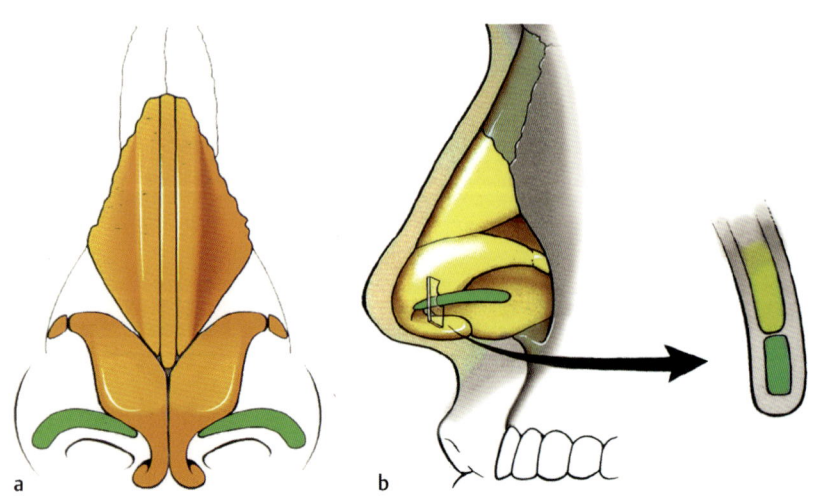

图 25.3　鼻翼缘移植物放置在沿鼻翼缘剥离的皮下腔隙，内侧紧靠 LLC 的中间脚（经允许引自 Dallas Rhinoplasty Meeting Alar Contour Grafting Presentation by Dr Jason Roostaeian）。

25.3 术后护理（附录25.1）

- 除了标准鼻整形术的术后护理内容外，鼻翼边缘移植物无须特殊护理。
- 术后，使用 3-0 Prolene 不可吸收缝线在鼻中隔处缝合内部 Doyle 夹板，以支撑鼻中隔，防止呼吸阻塞。
- 鼓励患者每天至少3次或需要时使用生理盐水冲洗鼻腔，以保持鼻夹板清洁，并防止鼻腔分泌物及术后引流物阻塞呼吸道。
- 在开放式鼻整形术和鼻翼基底切除术中，每天用稀释的氧化氢清洁所有外部切口，以防止血痂和引流液结痂，利于术后拆线。
- 术后患者应避免擤鼻涕或对鼻部施加过大压力，避免影响最终效果。

25.4 案例与分析

- 参见图 25.4。

25.5 总结

- 清晰理解鼻部解剖结构是进行鼻整形术的关键，保持功能的同时改善鼻外观。
- 常规使用鼻翼缘移植物可以改善初次鼻整形术的效果。
- 鼻翼缘移植物为外部鼻瓣提供额外的结构支撑。
- 由于易于放置、并发症少和对软骨的要求低，鼻整形外科医师越来越多地使用鼻翼缘移植物。
- 移植物的精确修剪对于避免移植物体表明显突出是必不可少的。

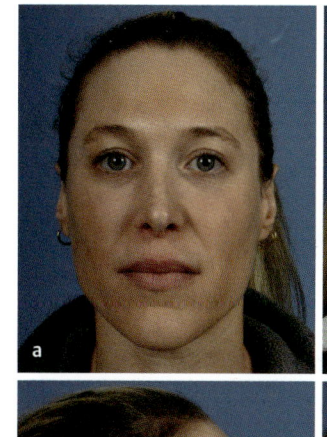
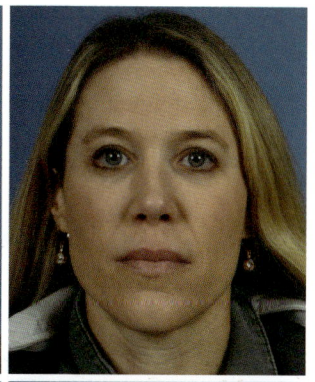
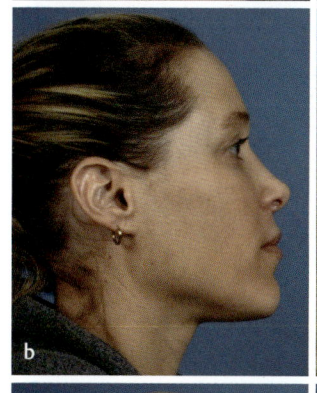
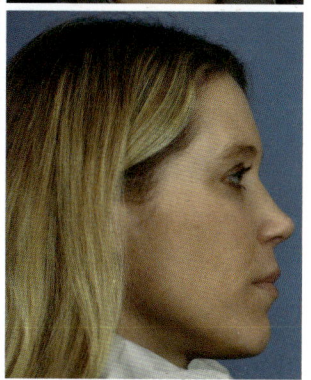
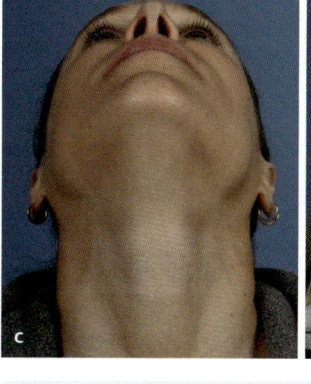
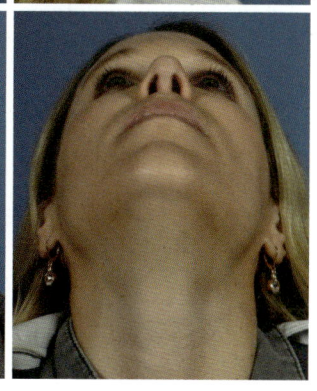

图 25.4 a. 正面观。b. 侧面观。c. 基底面观。32 岁女性，接受了开放式鼻整形术以改善驼峰、鼻尖突出及旋转，并矫正大鼻头外观。放置扩张移植物、降低背部驼峰、行外侧截骨术，放置鼻中隔延长移植物和鼻翼轮廓移植物，用于解决鼻小柱突出和鼻翼缘后缩。术后1年照片可见纠正鼻翼回缩和鼻小柱突出。

延伸阅读

[1] Gunter JP, Rohrich RJ, Friedman RM. Classification and correction of alarcolumellar discrepancies in rhinoplasty. Plast Reconstr Surg. 1996; 97(3):643-648.
[2] Rohrich RJ, Raniere J, Jr, Ha RY. The alar contour graft: correction and prevention of alar rim deformities in rhinoplasty. Plast Reconstr Surg. 2002; 109(7):2495-2505, discussion 2506-2508.
[3] Roostaeian J, Jamil K, Rohrich RJ. Correction and prevention of alar rim deformities: alar contour grafts. In: Dallas Rhinoplasty. 3rd ed. St Louis, Missouri: Quality Medical Publishing.
[4] Rohrich RJ, Malafa MM, Ahmad J, Basci DS. Managing alar flare in rhinoplasty. Plast Reconstr Surg. 2017; 140(5):910-919.
[5] Unger J, Roostaeian J, Small K, Pezeshk R, Lee M, Harris R, Rohrich R. Alar contour grafts in rhinoplasty: a safe and reproducible way to refine alar contour aesthetics. Plast Reconstr Surg. 2016; 137(1):52-61.

David M. Kowalczyk and Dean M. Toriumi

26 鼻整形术：鼻中隔延伸移植

摘 要

鼻中隔末端延伸移植可以稳定鼻基底并固定鼻尖位置。应仔细评估气道是否有严重的鼻中隔偏曲、穿孔、鼻阀阻塞或鼻甲肥大的现象。根据患者的鼻部畸形，有 7 种可用移植物。最常用的移植物以端-端移植物和矩形移植物为优。外科医师必须告知患者可能出现的结果，包括微笑时上唇水平皱纹和鼻尖僵硬。在施行这些技术时，应始终牢记美观的鼻部比例及患者的愿望。

关 键 词

鼻中隔末端延伸移植，鼻尖突度，鼻尖旋转，鼻基底，鼻阻塞，鼻中隔偏曲。

关键要点

- 鼻中隔末端延伸移植可以稳定鼻基底和固定鼻尖位置。
- 根据患者的鼻部畸形，有 7 种可用移植物。
- 无论选择何种技术，都应小心避免阻塞鼻部气道。

26.1 术前步骤

- 必须对鼻尖突度和旋转、鼻翼-小柱关系和前上颌作仔细评估。
- 无论是通过鼻前镜和（或）硬式内镜，都应该在可视下检查鼻中隔是否严重偏曲、鼻中隔穿孔、鼻阀梗阻或鼻甲肥大。
- 鼻中隔末端应该是笔直而位置居中。在进行鼻中隔末端延伸移植之前，必须先矫正鼻中隔末端偏曲。
- 必须有足够的前庭皮肤来覆盖鼻中隔末端延伸移植物。
- 应告知患者移植物的放置将使鼻尖僵硬而弹性变小。此外，上唇也可能变得僵硬或形成水平折痕。

26.2 操作步骤

（视频 26.1）

26.2.1 切口和剥离

- 在无菌准备及定位后，用 1% 利多卡因与 1:10 万肾上腺素浸润鼻部。
- 专注于在部分后下方鼻中隔软骨处截取一段软骨，同时至少保留 1.5 cm 的自体鼻中隔软骨作为 L 形支架。若存在鼻中隔末端偏曲，可采用双侧夹板式撑片矫直鼻中隔末端。
- 然后开始行鼻整形术，先小心显露低位的下侧软骨、鼻中隔末端及穹隆。

26.2.2 移植物选择与放置

- 大多数移植物设计为直角三角形，较长边缘朝上以控制鼻尖位置及防止鼻尖过度旋转。
- 如果患者不适合使用标准直角三角形移植物，可选择其他移植物。

鼻中隔末端首尾相接延伸移植（图 26.1）

- 最常用的延伸性移植方法。
- 此移植物可支撑鼻基底，且对上唇影响最小。
- 不太可能导致上唇僵硬。
- 移植物不延伸至鼻脊，应与内侧脚踏板缝合和鼻唇角填充移植物相结合。
- 应使用带有附着软组织的柔软软骨来做填充移植物，如有需要可经皮固定。

矩形鼻中隔末端延伸移植（图 26.2）

- 移植物需延伸超过前鼻中隔角，用于显著增加鼻尖突出度。
- 帮助支撑薄弱的基础。

26 鼻整形术：鼻中隔延伸移植

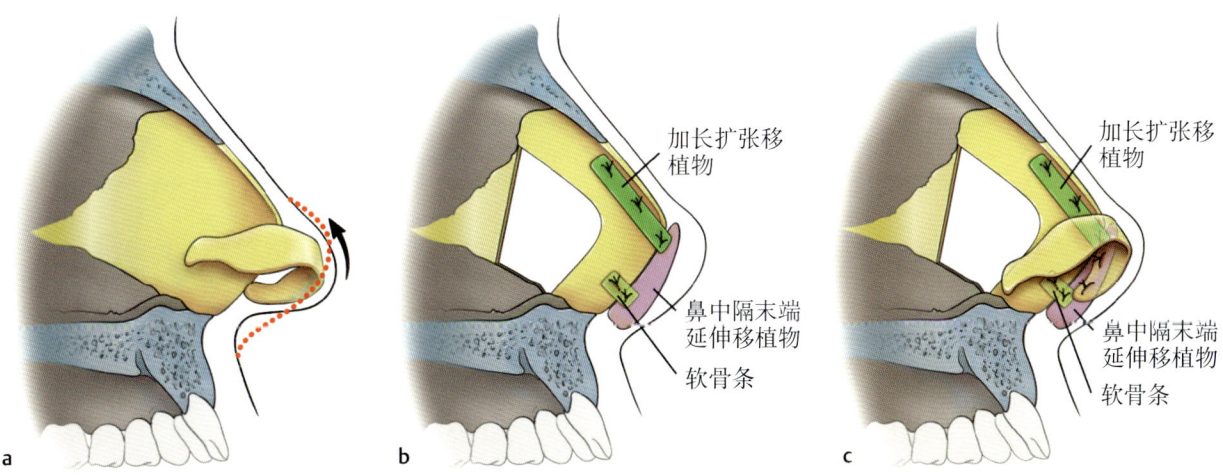

图 26.1　a. 鼻尖反向旋转的期望目标。b. 鼻中隔末端延伸移植。c. 内侧脚复位（经允许引自 Rohrich R，Adams W，Ahmad J，et al，eds. Dallas Rhinoplasty. 3rd ed. Thieme；2014）。

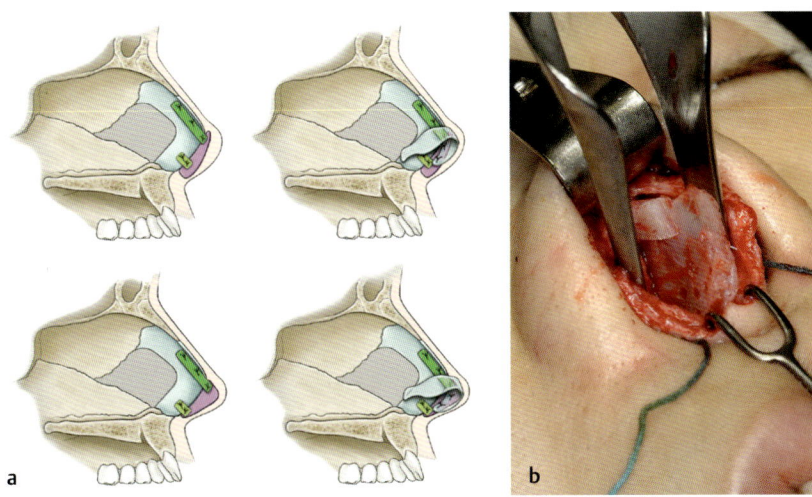

图 26.2　a. 基于下方的鼻中隔延伸移植。b. 术中原位缝合移植物的照片。

- 特别针对族裔人群（如亚洲人）、先天性缺陷、二次鼻整形患者。
- 避免紧靠鼻棘，以减少对上唇的影响。
- 可用于打开鼻唇角。
- 可能会导致上唇僵硬。

宽基底鼻中隔延伸移植（图 26.3）

- 适用于鼻唇角为锐角和（或）鼻尖下垂患者。

- 移植物前部较窄、后部较宽。
- 下缘应缝合于鼻棘上方的后鼻中隔角。
- 薄软骨片或筛骨片要将移植物固定于下方。
- 微笑时口角上扬患者避免使用，否则上唇可能会继发深沟纹。

内侧脚前移替代鼻中隔末端移植（图 26.4）

- 用于鼻中隔末端严重受损而无法通过常规固定技术

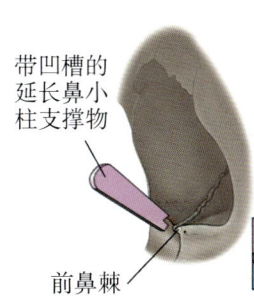

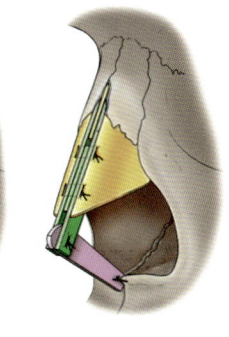

图 26.3　宽基底鼻中隔延伸移植（经允许引自 Rohrich R，Adams W，Ahmad J，et al，eds. Dallas Rhinoplasty. 3rd ed. Thieme；2014）。

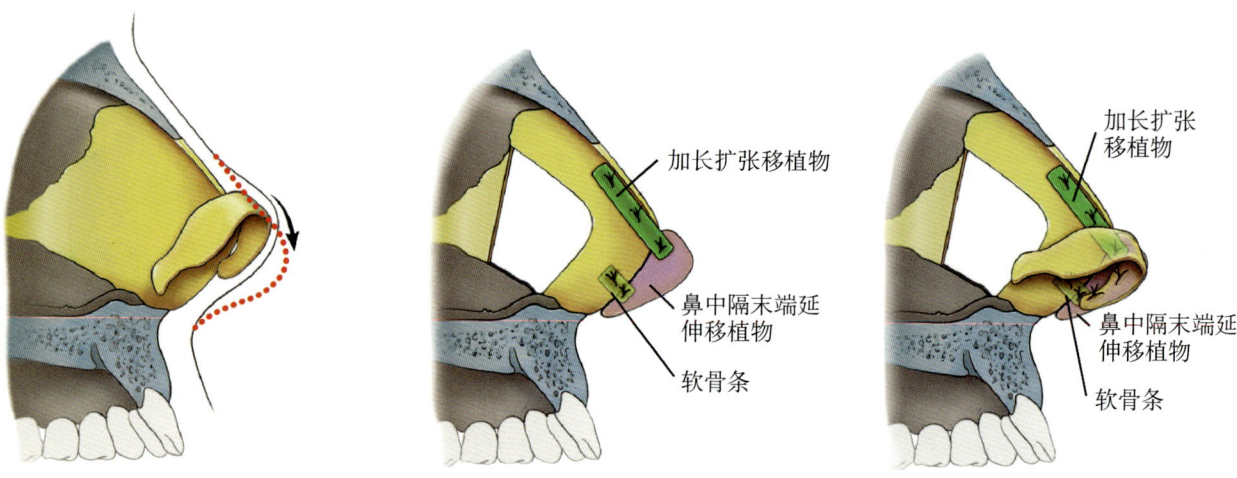

图 26.4 内侧脚前移替代鼻中隔末端移植（经允许引自 Rohrich R，Adams W，Ahmad J，et al，eds. Dallas Rhinoplasty. 3rd ed. Thieme；2014）。

使其变直的患者。
- 切除薄弱或畸形的鼻中隔末端。
- 将替换鼻中隔末端的移植物缝合至鼻棘，并使用两个延长支撑移植物使其稳定。
- 这种移植物可以限制上唇运动，从而增加患者微笑时产生上唇折痕的风险。
- 将内侧脚面向移植物前推并用 4-0 线缝于鼻中隔上，用 5-0 PDS 可吸收缝线做脚间缝合。

广口基底鼻中隔末端替代移植（图 26.5）
- 该移植物适合置于鼻棘，但其底部呈扩张状，以增加上颌骨的突度。
- 理想的患者需要显著的鼻唇区填充，或具有无暴力破坏就不易破裂的薄小鼻棘。

鼻中隔末端置换移植伴鼻棘上夹板移植（图 26.6）
- 其被放置于支撑物的基底周围以固定鼻脊周围，有助于防止移位。
- 该技术适用于鼻唇角为锐角而需要上颌前部填充的患者。

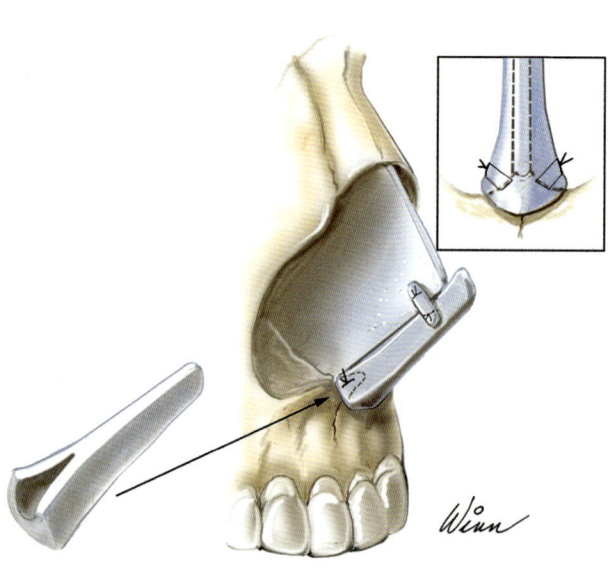

图 26.5 广口基底鼻中隔末端替代移植。

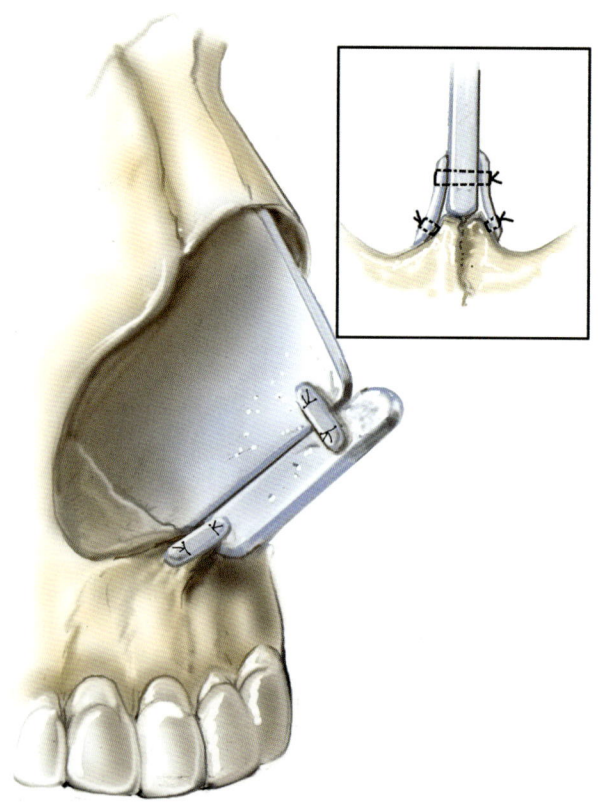

图 26.6 鼻中隔末端置换移植伴鼻棘上夹板移植。

- 移植物的尺寸应稍大些,并一次性修剪到位。通过重新覆盖皮肤软组织包膜以获得最准确的评估。
- 移植后应检查鼻气道以确保鼻阀或前庭不堵塞。
- 注意确保脚的正确位置,以确保可见 3~4 mm 鼻小柱,鼻穹隆应在鼻背上方 5~8 mm。

26.2.3 闭合

- 首先移植物被彻底固定,应以垫式缝合方式用 5-0 肠线缝合收拢。
- 必须将 ULC 重新固定至背面的鼻中隔,以防止 ULC 内侧下塌陷,导致穹隆中部畸形。
- 按照标准的方式用胶带固定外鼻,并佩戴鼻夹板。

26.3 术后护理(附录 26.1)

- 包括软骨覆盖在内的患者应至少口服 7 天抗生素。
- 7 天后去除胶带、鼻夹板、拆线,然后轻柔清洁鼻腔。
- 鼓励患者每天多次走动,遵循低盐饮食,避免碰撞鼻子。

26.4 案例与分析

- 参见图 26.7 和图 26.8。

26.5 总结

- 鼻中隔末端延伸移植是治疗鼻中隔末端缺陷和鼻基底薄弱的最佳方法。
- 与上唇偏移一样,可因放置移植物而使鼻尖位置和旋转出现巨大改变。
- 在应用这些技术时,应考虑到正确的鼻部审美比例和患者的愿望。

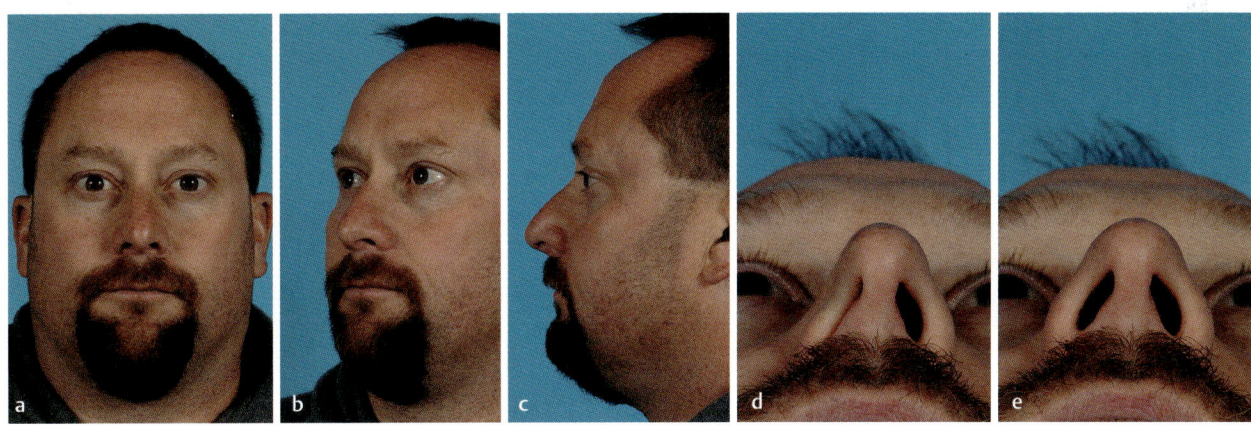

图 26.7　42 岁男性,接受功能性及美容性为主的鼻整形术。正视图显示狭窄的鼻尖和轻微的鼻翼回缩。侧视图可见明显的驼峰和鼻唇角过大。底视图显现鼻孔狭窄如被捏紧的鼻尖,内侧脚踏板向外展开。

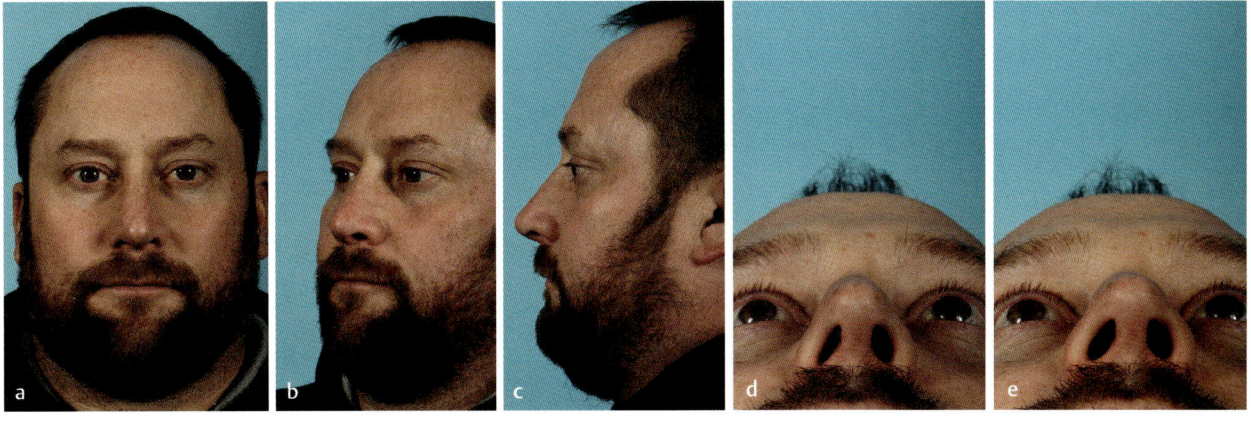

图 26.8　与图 26.7 为同一患者。术后 4 个月的照片显示鼻尖对称美观,鼻背笔直,鼻尖反向旋转,轮廓自然,鼻翼-鼻小柱关系良好,两鼻孔通畅性改善。

延伸阅读

[1] Toriumi DM. Caudal septal extension graft for correction of the retracted columella. Oper Tech Otolaryngol—Head Neck Surg. 1995; 6(4):311-318.

[2] Toriumi DM. Stabilizing the nasal base and caudal septal extension grafts. In: Structure Rhinoplasty: Lessons Learned in 30 Years. Chicago: DMT Solutions; 2019;1:279-416.

[3] Toriumi DM, Asher SA. Lateral crural repositioning for treatment of cephalic malposition. Facial Plast Surg Clin North Am. 2015; 23(1):55-71.

[4] Toriumi DM, Bared A. Revision of the surgically overshortened nose. Facial Plast Surg. 2012; 28(4):407-416.

[5] Toriumi DM, Becker DG. Other maneuvers: caudal extension grafts. In: Rhinoplasty Dissection Manual. Philadelphia: Lippincott; 1999:118-121.

Rod J. Rohrich, Jamil Ahmad, Yash J. Avashia, and Ira L. Savetsky

27 鼻翼基底手术

摘 要

鼻翼基底手术是鼻整形术的重要组成部分，由于调整鼻尖操作所带来的变化，作为开放式鼻整形术的最后一步。鼻翼基底部宽和鼻翼外扩部是不同的概念，可以根据实际情况分开或合并处理。鼻翼基底的三维特性需要详细的分析和确定统一的参考点，以进行标记来修整鼻翼基底和鼻翼外扩。系统性地处理鼻翼基底过宽和鼻翼外扩，有助于获得相对协调的效果。

关 键 词

鼻翼基底，鼻翼外扩，鼻尖突出，鼻翼基底缩窄，鼻翼基底术。

关键要点

- 鼻翼基底是鼻翼与面部交界处的尾端。
- 鼻翼基底部宽度应近似于内眦间距离（31~33 mm）。
- 两侧鼻翼间距是两侧鼻翼最外侧点之间的距离。
- 当两侧鼻翼间距大于鼻翼基底宽度时，存在鼻翼外扩（图 27.1）。
- 非白种人可以接受更大程度的鼻翼外扩。
- 鼻翼外扩和鼻翼基底的缩窄并不相互排斥，但它们分别代表不同的解剖结构。

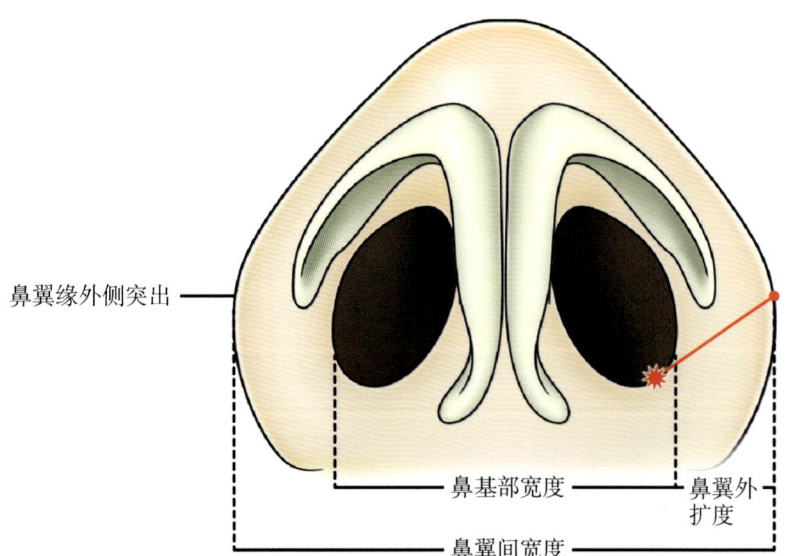

图 27.1 鼻基底视图。多头红色箭头从鼻翼缘最外侧点延伸至鼻翼基部沿鼻孔与鼻槛交汇点，即"鼻槛-鼻翼基底交界处"。基底视图中这两点之间的相对垂直关系能显示鼻翼外扩情况，并指导切除模式的设计。

27.1 术前步骤

- 鼻翼基底的术前评估在基底视图进行。
- 测量鼻翼基底宽度和两侧鼻翼间距。
- 单侧差异大于 2 mm 为鼻翼外扩。
- Rohrich 等根据鼻翼缘最外侧点与鼻翼基底的相对关系，描述了鼻翼外扩的四种形态。
  - Ⅰ型：最外侧点靠近翼面沟，低于鼻槛-鼻翼基底交界水平。
  - Ⅱ型：最外侧点在鼻槛-鼻翼基底交界水平。
  - Ⅲ型：最外侧点高于鼻槛-鼻翼基底交界水平。
  - Ⅳ型：Ⅲ型与鼻翼外扩的组合。

27.2 操作步骤

（视频 27.1）

- 鼻尖突出和旋转的变化直接影响鼻翼基部宽度和鼻翼外扩。
  - 完成鼻部整形术后，应在鼻小柱切口闭合后决定是否缩窄鼻翼基底和（或）鼻翼外扩。
  - 如果适应证不明确，则推迟到术后 6~12 个月消肿后再决定。
- 鼻翼外扩缩窄是缩窄鼻翼间距的有效技术，而且不会造成与鼻翼基底处理相关的瘢痕。
  - 缩窄鼻翼的目的是缩小鼻孔和改善鼻部协调性。
  - 了解鼻翼外扩类型有助于切除设计。
  - Ⅰ型到Ⅲ型的切除量逐渐增加。
- 鼻翼外扩缩窄手术的标记（图 27.2）。
  - 点 1：最外侧的点标记在翼面沟。
  - 点 2：鼻槛-鼻翼基底外侧连接处。
  - 点 3：鼻槛-鼻翼基底内侧连接处下方 2 mm。
  - 线 1：沿鼻翼沟从点 1 到点 3 的曲线。
  - 线 2：沿着鼻翼从点 1 到点 3 的曲线，最终形成一个椭圆。椭圆的宽度随着鼻翼外扩的程度（Ⅰ~Ⅲ型）而增加。
  - 如果下切口位于翼面沟上方超过 1 mm，则可能会留下明显的瘢痕。
  - 椭圆形切除的内侧角不应超出鼻槛与鼻翼基底交界处而进入鼻槛，否则会使鼻槛变窄并进一步扭曲鼻孔外形。
  - 允许轻微的鼻翼外扩，相比过度切除而造成鼻部

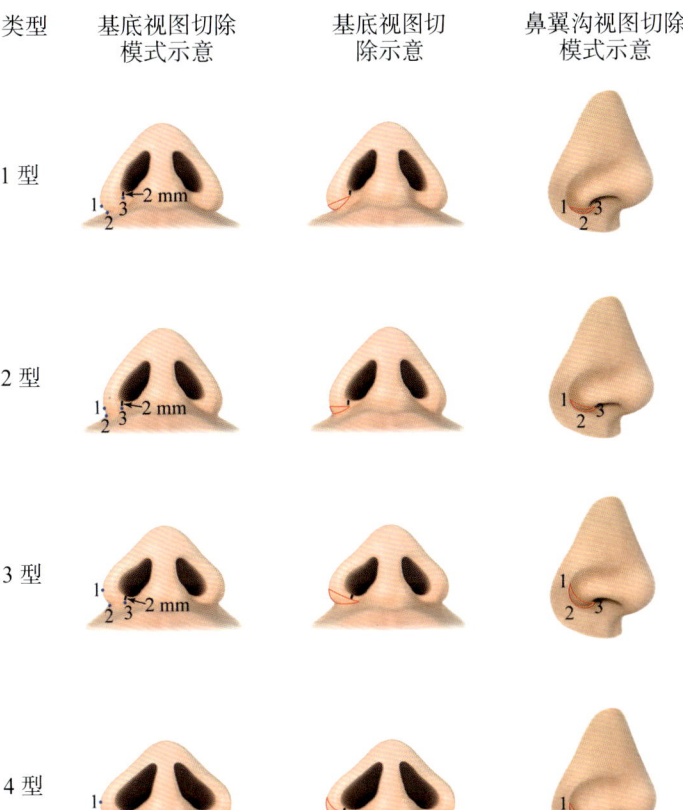

图 27.2　鼻翼外扩类型和切除模式。鼻翼外扩是根据基底视图中鼻翼缘最外侧点与鼻槛-鼻翼基底交界处的相对位置来进行分类的。①Ⅰ型：鼻翼缘最外侧点（点 1）位于鼻槛-基底交界处的下方，因此从鼻槛-基底交界处到鼻翼缘最外侧点的直线将向下倾斜。②Ⅱ型：这条线是水平的。③Ⅲ型：这条线从鼻槛-基底交界处沿鼻翼边缘向上倾斜到最外侧点（点 1）。④Ⅳ型：是Ⅲ型与鼻基底过宽的组合。鼻翼外扩缩窄通过标记翼面沟的最外侧点（点 1）、鼻槛-鼻翼基底外侧交界处（点 2）及鼻槛-基底内侧交界处下方 2 mm（点 3）。沿翼面沟从点 1 到点 3 画一条的曲线（线 1），沿鼻翼从点 1 到点 3 画另一条的曲线（线 2），最终形成椭圆形，椭圆的宽度随着鼻翼外扩的程度（Ⅰ~Ⅲ型）而增加。鼻槛必须保留 2 mm 的垂直皮肤部分，以避免出现凹陷，并最大限度地提高美学效果。对于Ⅳ型鼻翼外扩，行鼻槛切除术以减轻鼻翼外扩。从点 2 开始，在矢状面进行鼻槛的椭圆形切除，以缩小基底宽度。此处也需要保留鼻槛 2 mm 垂直部分皮肤，以避免出现凹陷，并最大限度地提升美学效果。

协调性扭曲更安全些。
- 鼻翼基底缩窄标记（图 27.2）。
  - 鼻翼基底缩窄可以在调整或不调整鼻翼外扩的情况下进行。
  - 进行鼻翼缩窄术时，行鼻槛切除术以缩小基底部宽度。
  - 从点 2 开始，在矢状面进行鼻槛的椭圆形切除，以缩窄基底部宽度。
  - 但应保留鼻槛基底连接处。
  - 两侧的鼻翼基底-鼻槛连接处至小柱-鼻槛连接处应相等。
- 手术技术。
  - 在鼻翼外扩拟缩窄部位注射添加了 1:10 万肾上腺素的 0.25% 布比卡因。
  - 使用 15 号刀片，切除标记的楔形部分，包括皮肤和皮下组织。不要切除包括肌肉在内的更深层次。
  - 用细尖电凝器进行止血。
  - 用 6-0 尼龙缝线行单层间断缝合。
  - 不建议深层缝合，因为该区域发生炎性增生瘢痕的风险很高。
  - 闭合时，第一针在鼻翼边缘与上唇相交的地方。
  - 精心缝合每一针，包括皮肤和皮下组织的全层缝合。

27.3 术后护理

- 术后第 7 天间断拆除一半缝线。
- 剩余缝线在术后第 10 天拆除。

27.4 案例与分析

- 参见图 27.3。

27.5 总结

- 鼻翼基底过宽缩窄术是鼻整形术中一项重要技术。

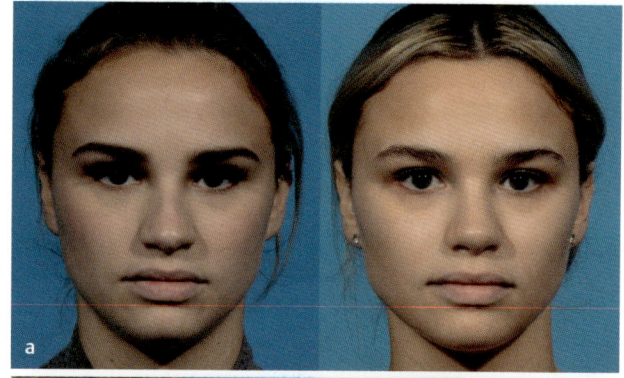
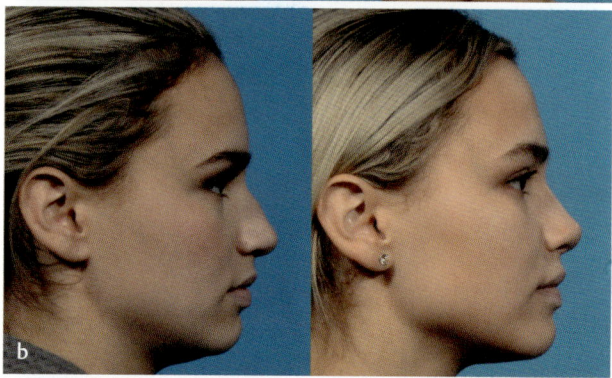
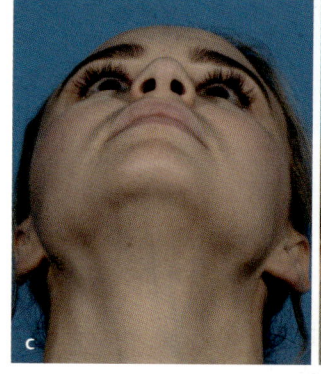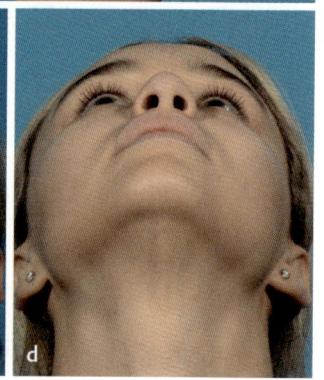

图 27.3　鼻翼外扩缩窄手术案例（右侧Ⅱ型，左侧Ⅲ型）。左侧为术前照片，右侧为术后 1 年照片。

- 术前和术中评估对于判断鼻翼外扩至关重要。
- 系统性的标记处理鼻翼基底过宽和鼻翼外扩，有助于获得相对协调的效果。

延伸阅读

[1] Kridel RW, Castellano RD. A simplified approach to alar base reduction: a review of 124 patients over 20 years. Arch Facial Plast Surg. 2005; 7(2):81-93.
[2] Rohrich RJ, Ahmad J. A practical approach to rhinoplasty. Plast Reconstr Surg. 2016; 137(4):725e-746e.
[3] Rohrich RJ, Afrooz PN. Primary open rhinoplasty. Plast Reconstr Surg. 2019; 144(1):102e-117e.
[4] Rohrich RJ, Malafa MM, Ahmad J, Basci DS. Managing alar flare in rhinoplasty. Plast Reconstr Surg. 2017; 140(5):910-919.

Rod J. Rohrich, Jamil Ahmad, and Ira L. Savetsky

28 鼻修复

摘 要

鼻整形术仍然是整形外科医师面临的最具挑战性的手术之一，挑战在于很难获得一致且可预测的美学结果。不可预测性主要是由于操作的内部结构和伤口愈合动力学的相互作用。此外，为患者设定切合实际的期望值对于实现术后患者的高满意度至关重要。开放式鼻整形术可实现准确而深入的评估和干预。我们对初次鼻整形失败的原因及防止这些失败的手术方法进行了详细的分析和讨论。

关 键 词

鼻整形术，鼻整形修复术，开放式鼻整形术，二次鼻整形术，扩张皮瓣，扩张移植物，鼻翼轮廓移植物，鼻中隔延长移植物，小柱支撑移植物。

关键要点

- 全面系统的鼻面部分析对于确定目标和制订精确的手术方案至关重要。
- 为患者设定切合实际的期望值对于实现术后患者的高满意度至关重要。
- 使用结构支撑和关闭无效腔将得到更一致、更可预测的结果，同时最大限度地减少初次鼻整形失败。
- 开放式鼻整形技术可实现准确而深入的评估和干预。

28.1 术前计划

28.1.1 鼻部病史和体格检查

- 让患者列出最关心的 3 个鼻部美学和（或）功能问题，并准确记录下来。
- 注意既往任何的鼻外伤和手术史，包括鼻整形术、鼻中隔重建/鼻中隔成形术和鼻窦手术，应查阅既往手术史。
- 鼻腔内检查应包括对鼻中隔、鼻甲及内外鼻阀的评估。
- 触诊鼻子以评估鼻骨的长度和下外侧软骨（LLC）的强度。

28.1.2 鼻面部比例和鼻系统分析：10-7-5 外鼻分析（表 28.1）

- 正面观评估包括 10 个区域：面部比例、皮肤类型/皮肤厚度、对称性/鼻偏差、骨穹隆、中穹隆、背部美学线、鼻尖形状/鼻尖表现点、鼻翼缘、下小叶突出度和上唇。
- 侧面观包括 7 个区域：鼻根高度和位置、鼻背凸度、鼻长、鼻尖突出度、鼻尖旋转度、鼻翼-鼻小柱关系和下颌突度。
- 基底面观包括 5 个区域：鼻尖突出度、鼻孔形状/对称性、鼻小柱对称性/宽度、鼻翼基底部宽度和鼻翼扩张度。

28.2 操作步骤

（视频 28.1）

- 忽略先前鼻小柱切口而基于外科医师认为理想的位置确定新瘢痕位置被证明是安全的（Unger 等，2013 年）。
- 选择开放式入路，参见"15 开放式鼻整形术"。

28.2.1 鼻背和中穹隆

- 鼻背畸形常见于鼻部修复手术，不仅会导致鼻背部美学线不规则和被破坏，还会导致内鼻阀受损。
- 支撑力不足会导致中穹隆塌陷，从而导致外形不美观的倒 V 畸形。
- 在解决这个领域时，建议在处理这个区域时使用"4R"部分驼峰去除方法：①从鼻中隔隔膜中释放

表 28.1 鼻面部系统性分析

鼻视图	分析
正面	
1. 面部比例	高度（1/3），宽度（1/5），对称性
2. 皮肤类型/质量	Fitzpatrick 分型，厚薄度，出油量
3. 对称性/鼻偏曲	中线，背侧偏曲，C 型、反 C 型或 S 型偏曲
4. 鼻背线条	直，对称或不对称，轮廓清晰或模糊，窄或宽
5. 骨穹隆	窄或宽，对称性，短或长鼻骨
6. 中穹隆	窄或宽，塌陷，倒 V 形，鞍形驼峰
7. 鼻头	理想、球型、方型、塌陷、上鼻尖，鼻尖定义点，尖下小叶裂隙
8. 鼻翼缘	Gull 型，侧面，凹痕，内缩
9. 鼻翼底部	宽度
10. 上唇	长或短，动态降鼻中隔，上唇皱褶
侧面	
1. 鼻额角和鼻根	尖或圆，角度高或低，鼻根突出或低平
2. 鼻长、鼻背和鼻尖	长度：长或短 鼻背：光滑、驼峰、凹陷 鼻尖：表面裂迹、丰满、鹰钩
3. 鼻尖突出度	突出或回缩
4. 鼻尖旋转度	旋转过度或不足
5. 鼻翼-鼻小柱关系	鼻翼和鼻小柱下垂或后缩
6. 根尖发育不全	上颌或软组织陷
7. 唇-下颌关系	正常，下颌突出或后缩
鼻基底部	
1. 鼻尖突出度	鼻尖过度突出或回缩，明确或模糊的鼻尖定义点，小柱-小叶比
2. 鼻孔	对称性，长或窄，短或宽，鼻孔-鼻尖比，鼻翼凹或凸
3. 鼻小柱	鼻中隔偏曲，内侧角隆起
4. 鼻翼底部	宽度
5. 鼻翼扩张度	Ⅰ、Ⅱ、Ⅲ或Ⅳ型

- （release）上外侧软骨（ULC）；②逐渐切除（resect）适量的鼻中隔隔膜；③用锉刀锉（rasp）骨背脊；④恢复（restore）背部美学线。鼻背畸形是很常见的，可导致背部美学线不规则和被破坏（图 28.1）。
- 当存在足够的 ULC 时，应用通讯作者的四步法进行自体组织扩张移植术处理，可预测地恢复背部美学线条：①拉-扭-转；②水平褥式缝合；③经皮截骨术；④简单间断缝合。
- 当需要额外的中穹隆宽度时，应有选择性地使用扩张移植物（图 28.2）。
- 外鼻阀受损也常见于鼻部修复术。由于伤口挛缩和软三角形的瘢痕及该区域缺乏结构支撑，后期容易发生畸形。
- 鼻翼移植物移位可导致鼻翼塌陷。
- 移除移位的鼻翼移植物，并替换为适当的结构支撑，打开外鼻阀并恢复通气功能。
- 在初次鼻整形手术中，提倡正确和常规放置延长的鼻翼轮廓移植物，有助于防止外部鼻瓣膜塌陷。

28.2.2 伤口愈合

- 鼻整形手术中伤口愈合的不可预测性是决定手术效果的关键因素。
- 鼻整形术中产生的无效腔为软组织不规则挛缩创造了环境。
- 为了尽量减少瘢痕组织形成的影响，在保持正确的剥离平面的同时，精确的外科手术技巧至关重要。
- 应尽量少地切除内部结构，以获得预期的结果。

28 鼻修复 | 111

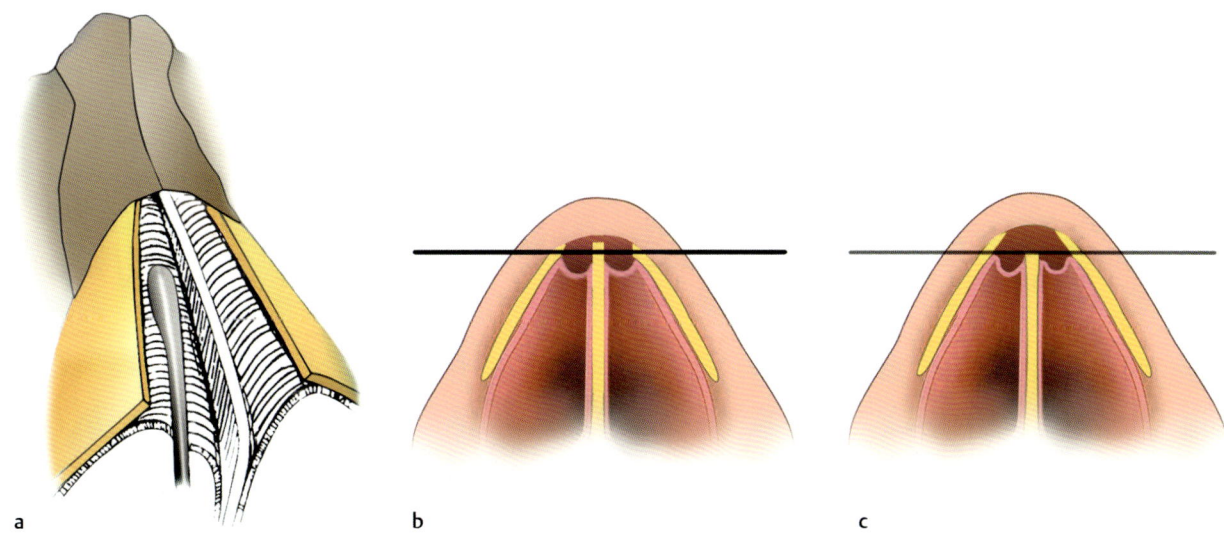

图 28.1 背部组成。从背部入路剥离上外侧与鼻中隔，从尾端至头端将背侧鼻中隔的黏膜提至鼻骨（经允许引自 Rohrich R，Ahmad J，eds. The Dallas Rhinoplasty and Dallas Cosmetic Surgery Dissection Guide. 1st ed. Thieme；2018）。

扩张移植物

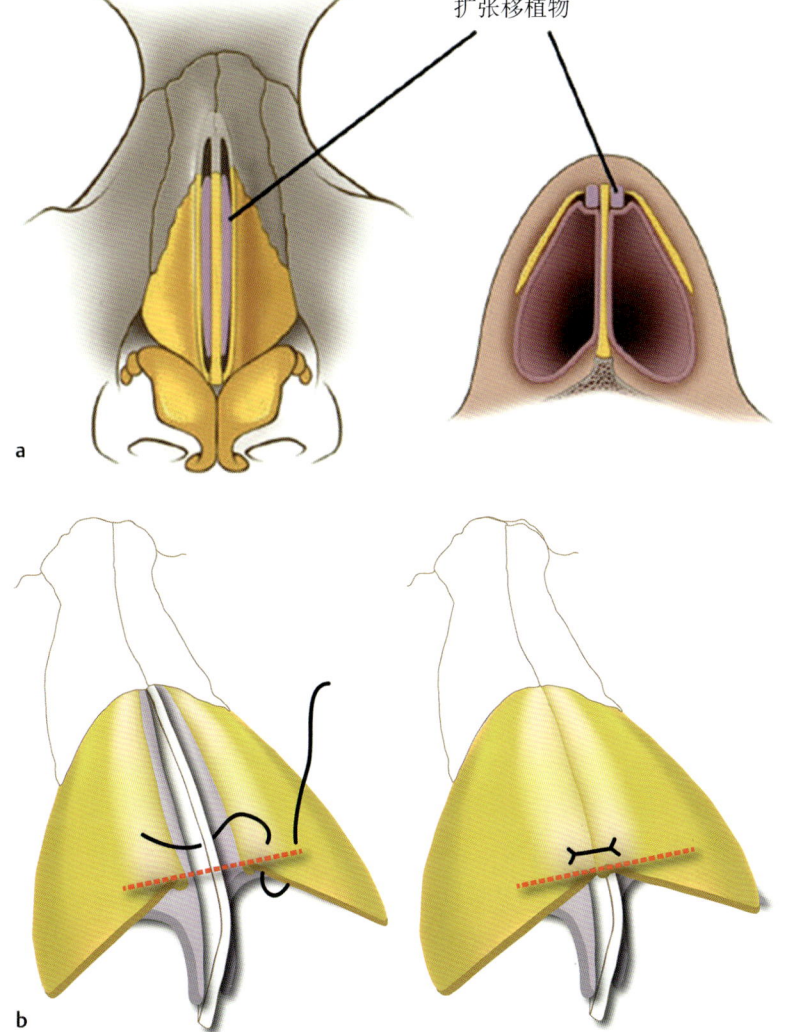

图 28.2 a. 扩张移植物。背侧重建：扩张移植物。为了美观，扩张移植物可以放置在鼻中隔的平面或上方或其下方隐藏，以达到单纯功能的目的（经允许引自 Rohrich R，Ahmad J，eds. Secondary Rhinoplasty by the Global Masters. 1st ed. Thieme；2016）。b. 扩张瓣。背侧重建（3型）：扩张皮瓣修复中穹隆，将 5-0 PDS 可吸收缝线置于 ULC 上缘的尾部，以折叠 ULC 的上缘，起到了扩张的作用。当需扩大中穹隆时，应采用这种技术。

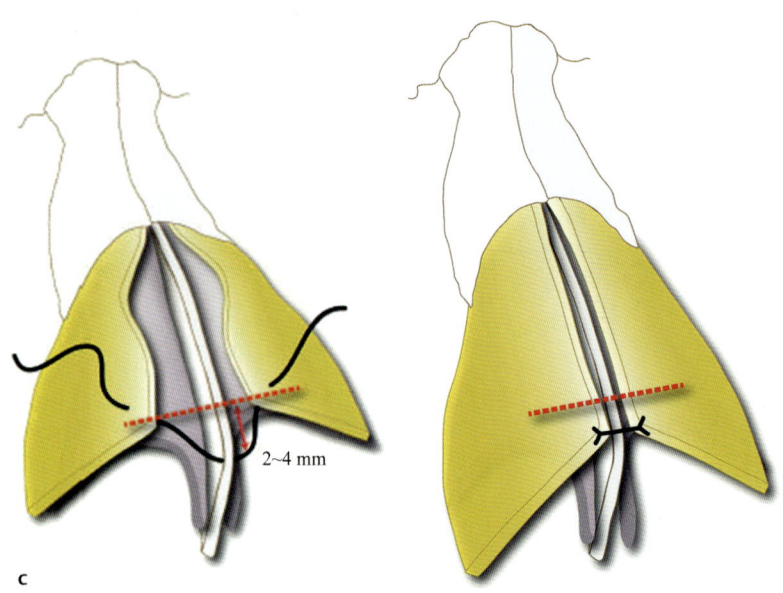

图 28.2 （续）c. ULC 张力性缝合（经允许引自 Rohrich R，Adams W，Ahmad J，et al，eds. Dallas Rhinoplasty: Nasal Surgery by the Masters. 3rd ed. Thieme; 2014）。

- 推荐细致止血和使用氨甲环酸。

28.2.3 结构支撑

- 缺乏结构支撑会加剧软组织挛缩，这在鼻部修复手术中很常见。
- 初次鼻整形术后鼻尖软骨吸收并不罕见，只有在缺乏或仅有极小结构支撑的情况下会更加恶化。
- 推荐使用鼻中扩张撑开移植物来控制鼻尖旋转和突度。
- 鼻中隔延长移植物呈板条状，直至鼻翼下缘。
- 将其作为"固定-浮动"移植物放置在前间隔角上，并延伸超出前间隔角进入穹隆间隙，移植物的最尾部和下端放置在鼻小柱-小叶角处内侧脚的头侧缘。
- 采用四步缝合技术（图 28.3）：①整体固定水平褥式缝合；②上方稳定缝合；③下方稳定缝合；④整体稳定水平褥式缝合。
- 鼻翼缘畸形是鼻整形修复术中较常见的问题之一，包括鼻翼塌陷和不对称，可通过评估鼻翼-鼻小柱关系评估畸形。
- 由于切口挛缩和软三角瘢痕及该区域缺乏结构支撑，后期特别容易发生畸形。
- 考虑其对鼻翼美观的明显改善，推荐在初次鼻整形术中常规使用延长鼻翼缘轮廓移植物（图 28.4）。
- 如果在放置延长的鼻翼轮廓移植物后有任何残留的切迹或不对称，则通过延长的鼻翼轮廓移植物下方的单独切口放置逆行或双鼻翼轮廓移植物（图 28.5）。

28.2.4 关闭无效腔

- 消除无效腔是鼻整形术的关键组成部分，可最大限

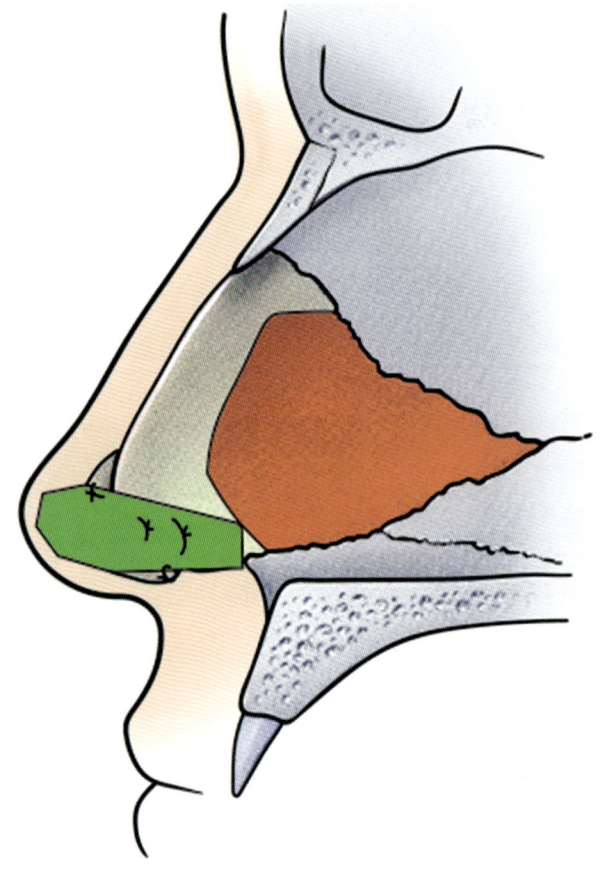

图 28.3 鼻中隔延长移植四步缝合技术。

度地减少软组织挛缩，从而产生更可预测的结果。

- 消除无效腔的步骤包括：①下小叶蝴蝶瓣移植；②膜性隔膜闭合；③隔膜夹板；④外夹板；⑤软组织三角术区用莫匹罗星。
- 在切除 LLC 的头侧缘后，使用鼻尖下小叶蝶形移植

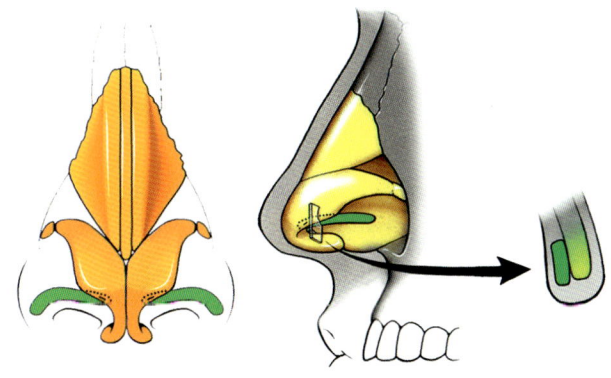

图 28.4　延长的鼻翼轮廓移植物已被用于防止鼻翼前缘的切迹，其中外侧脚在走行到梨状孔时从鼻翼边缘开始分叉（经允许引自 Rohrich R, Adams W, Ahmad J, et al, eds. Dallas Rhinoplasty: Nasal Surgery by the Masters. 3rd ed. Thieme; 2014）。

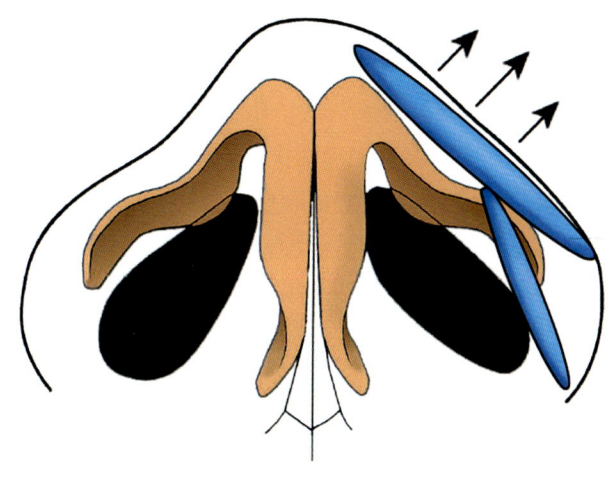

图 28.5　逆行或双鼻翼轮廓移植物。

物关闭外侧软骨上方的无效腔，可最大限度减少鼻翼边缘的瘢痕和挛缩。此为一种柔软的移植物，通常取自头侧修剪软骨。该移植物还可在鼻尖和鼻翼下小叶之间提供支撑和连续性，避免塌陷和轮廓不规则（图 28.6）。

- 鼻中隔重建后关闭膜性中隔和中隔延长移植物的周围，可最大限度减少鼻中隔和间隔延长移植物周围的积液。
- 消除了由偏曲的鼻中隔引起的软组织形态，进一步稳定了鼻中隔延长移植物。用可吸收缝线水平褥式缝合。推荐留出后单侧引流口以方便引流。
- 为了进一步关闭无效腔，可放置涂有莫匹罗星的鼻内 Doyle 开放腔夹板并缝合到位。
- 必要时，用软硅胶垫外部夹板提供外部软组织支撑，并塑形鼻翼和鼻侧壁的软组织形态。
- 考虑到伤口愈合不良、鼻翼切迹及回缩风险，软组织三角区也可暂不缝合。因此，将莫匹罗星浸润的 Surgicel® 可吸收止血纱布放置在软组织三角区内，以消除无效腔并支撑该区域，3~5 天内可自行凝固。

28.3　术后护理

- 在术后的前 7 天内，嘱睡觉时用两个枕头保持头部抬高。
- 手术后最初 72 小时的白天，将碎冰放入冰袋或瑞士眼罩中，以尽量减少肿胀和瘀血，同时不要对鼻夹施加压力。

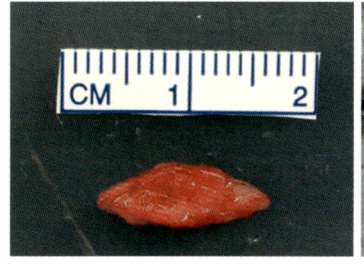 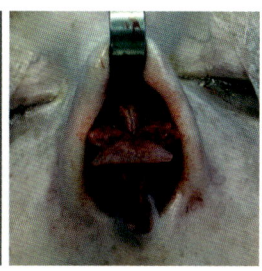

图 28.6　鼻下小叶蝶形移植物。

- 最初 48 小时后继续肿胀是正常的，在 48~72 小时达到高峰。
- 患者若感到疼痛，每 4~6 小时服用一次止痛药。
- 患者若感到焦虑，请在最初的 24~48 小时内，每 8 小时服用一次抗焦虑药（如阿普唑仑）。
- 手术后开始清淡饮食，只喝液体；第 2 天可以开始温和、有规律的饮食；2 周内避免食用需要唇部过度运动的食物。
- 术后 3~4 天内可能出现带血的鼻腔分泌物，根据需要经常更换鼻垫，不要擦拭或污染鼻子。
- 为防止出血，手术后 4 周内不要擤鼻子。尽量不要打喷嚏，或只用嘴打喷嚏。
- 佩戴鼻夹板时，嘱患者按照美容院的方式洗头，注意不要弄湿鼻夹板。
- 使用浸有过氧化氢的棉签，然后涂上薄薄的 Polysporin（非处方抗生素软膏），保持鼻孔内缘和任何缝线清洁，每天至少 4~5 次。
- 手术后 4 周内避免撞击或撞到鼻子。
- 取下夹板后，4 周内不要戴眼镜或让任何其他物品放在鼻子上。
- 12个月内保护切口线免受阳光照射。
- 术后6~7天内移除鼻夹板。
- 拆线并拆下内/外夹板后，用生理盐水（盐水）清洗鼻孔，每个鼻孔中喷两次，每天6~8次，轻轻去除鼻子内部/外部形成的硬痂。
- 术后第1周后间歇使用喷鼻剂（Afrin），以改善鼻腔呼吸，5~7天后停止使用。
- 如果鼻腔出血增加并伴有鲜红色的血液（需要每30~40分钟更换一次鼻垫）。嘱患者坐起来并在鼻子末端施加压力15分钟，可用喷雾剂（Afrin）阻止渗血。若无法止血，立即前往医院就诊。

28.4 案例与分析

- 参见图28.7和图28.8。

28.5 总结

- 无效腔、缺乏结构支撑、软组织记忆和伤口愈合之间复杂的相互作用等，使鼻整形手术的结果变得不可预测。
- 通过仔细选择的患者、进行精确的术前鼻面部分析、使用结构支撑和关闭无效腔，结果将更加一致、可预测，鼻部功能和外观得到恢复，同时最大限度地减少鼻整形失败。

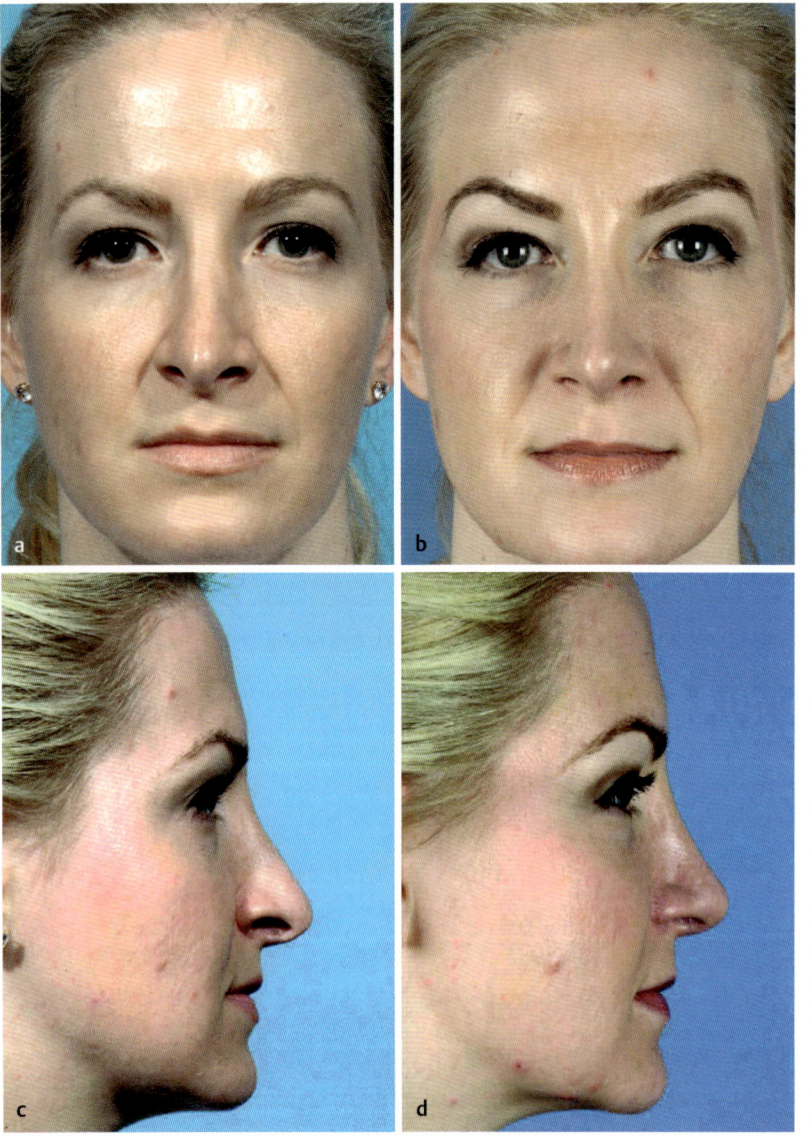

图28.7 41岁女性，因二次鼻整形而被介绍给资深作者（Rod J. Rohrich）。左侧为术前照片，患者持续性鼻偏，左中1/3凹陷，背部美学线扭曲。此外，鼻背部有残留的驼峰、鼻尖狭窄、鼻基底宽、鼻尖下小叶过多和鼻翼外翻。右侧为术后12个月随访照片，患者骨骼偏差已矫正和背部美学线已重建。去除驼峰可使背部略凹，尽管上鼻尖没有断裂。左中1/3的凹度已得到纠正，鼻翼底部缩小到近似于内眦间距离。另外，请注意下小叶，该区域得到了很大改善，且纠正了鼻翼外展。

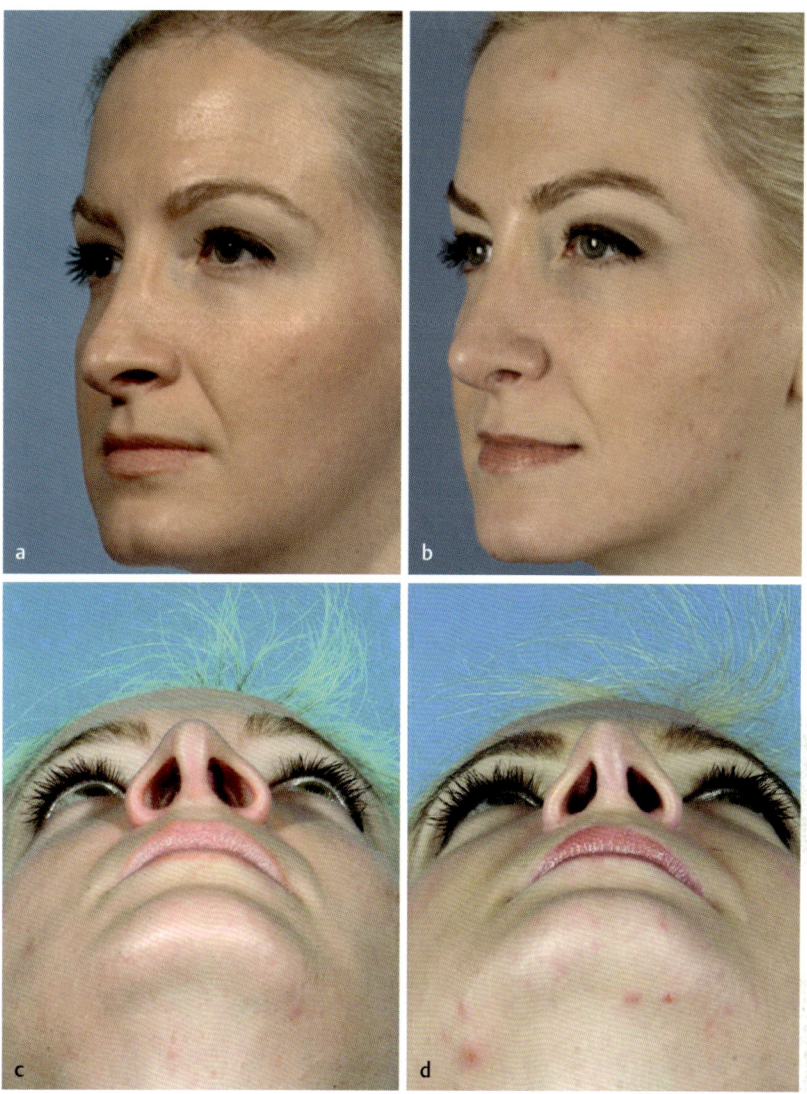

图 28.8　图 28.7 中患者的侧面观和基底面观。左侧为术前照片，右侧为术后 12 个月随访照片。

延伸阅读

[1] Lehrman CR, Lee MR, Ramanadham S, Rohrich RJ. Digital imaging in secondary rhinoplasty. Plast Reconstr Surg. 2016; 137(6):950e-953e.
[2] Mohan R, Shanmuga Krishnan RR, Rohrich RJ. Role of fresh frozen cartilage in revision rhinoplasty. Plast Reconstr Surg. 2019; 144(3):614-622.
[3] Rohrich RJ, Dauwe PB, Pulikkottil BJ, Pezeshk RA. The importance of the anterior septal angle in the open dorsal approach to rhinoplasty. Plast Reconstr Surg. 2017; 139(3):604-612.
[4] Rohrich RJ, Lee MR. External approach for secondary rhinoplasty: advances over the past 25 years. Plast Reconstr Surg. 2013; 131(2):404-416.
[5] Unger JG, Roostaeian J, Cheng DH, et al. The open approach in secondary rhinoplasty: choosing an incision regardless of prior placement. Plast Reconstr Surg. 2013; 132(4):780-786.

达拉斯美容手术：大师视频图解
Masters of Cosmetic Surgery—The Video Atlas: The Dallas Cosmetic Model

III

眶周年轻化
Periorbital Rejuvenation

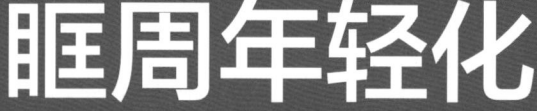

29 眶周年轻化面诊 /118
30 眼睑：上睑成形术 /121
31 眼睑：下睑成形术 /123
32 眶周脂肪移植 /125
33 眉和额部：额部提升术 /128
34 眉和额部：颞内提眉术 /133
35 眉和额部：额、颞、眉部脂肪移植术 /136
36 眉和额部：外侧眉提升术 /138
37 眉和额部：颞部皮下提眉术 /142

29 眶周年轻化面诊

> **摘 要**
> 眶周年轻化面诊需要做详细的术前分析，以确定所有可能导致眶周老年化的因素。外科医师应该对眶周解剖结构有全面的理解，以便正确地评估患者。眶周检查应采用自上而下的顺序进行，了解患者的术前病史和重要的眼科病史。
>
> **关 键 词**
> 眶周，眼部检查，眼睑成形术，眉下垂，面部年轻化。
>
> **关键要点**
> - 眶周区域是面部年轻化的关键组成部分。
> - 术前分析对确定导致眶周老化的所有因素至关重要。
> - 术前分析也有助于识别解剖结构易发生下眼睑错位或干眼症的患者。

29.1 术前步骤

（视频 29.1）

- 面诊的第一步是采集全面的病史，包含以下内容。
    - 有高血压、心脏病、出血或凝血障碍、糖尿病、甲状腺功能障碍和自身免疫性疾病的病史。
- 除一般病史，还需采集重要的眼科疾病史，包含以下内容。
    - 患者最后一次检查视力是什么时候？
    - 是否佩戴矫正镜片或眼镜？
    - 是否有面部或眶周外伤、青光眼、溢泪或干眼症，既往有眼科或眶周手术、激光辅助原位角膜磨削术（LASIK）或屈光不正矫正术史。
- 眶周检查应采用系统的入路。
    - 记录保护性"Bell 现象"，即闭眼时眼球向上运动。
    - 额部和眉的检查。
        - 眉和额部应该是眶周检查的一部分。
        - 应在基线关注额肌的过度活动和抬眉，嘱患者放松前额，以确定静止的眉部水平位置。
        - 女性的眉毛应位于眶上缘上方 1 cm 处，并在外 1/3 呈峰状。男性的眉毛可能是在眶上边缘，且无横眉峰。
        - 应记录额部长度（正常为 6 cm）。
        - 应记录眶上区域的脂肪萎缩情况，特别是颞中央部和颞外侧部的脂肪室。
    - 骨骼支撑：
        - 应仔细检查眶周骨骼支撑结构，包括眶缘、颧突、颞骨。
        - 骨吸收是面部老化的表现，也是眶周老化的表现。
    - 上睑皮肤的质和量（图 29.1）。
        - 检查上睑、眉毛处于静止的中立位置。
        - 皮肤松弛症是指上睑皮肤多余的程度。
        - 上睑皱襞应在睫毛线上方 6~7 mm，皱襞升高伴眼睑下垂表明可能有提肌裂开。
    - 上睑位置：
        - 上睑位置由角膜上缘而确定。
        - 边缘的反光距离是从上睑到角膜光反光的测量距离（正常为 4 mm），<4 mm 表示上睑下垂的程度。
    - 提肌移动度（译者注：肌力）。

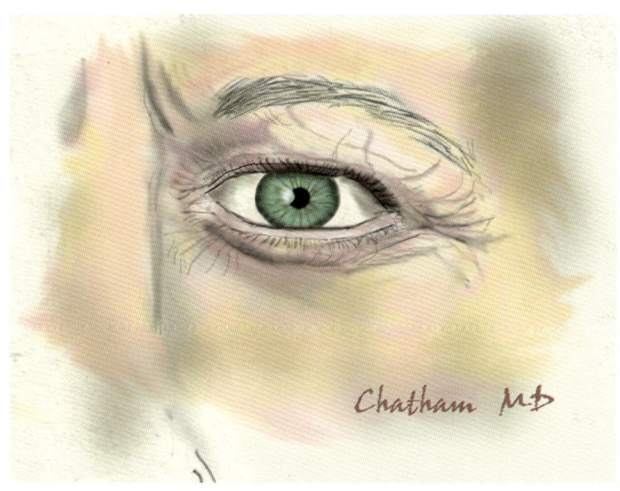

图 29.1 上睑表现出皮肤松弛，伴外侧臃肿（经允许引自 Fedok F，Carniol P，eds. Minimally Invasive and Office-Based Procedures in Facial Plastic Surgery. 1st ed. Thieme；2013）。

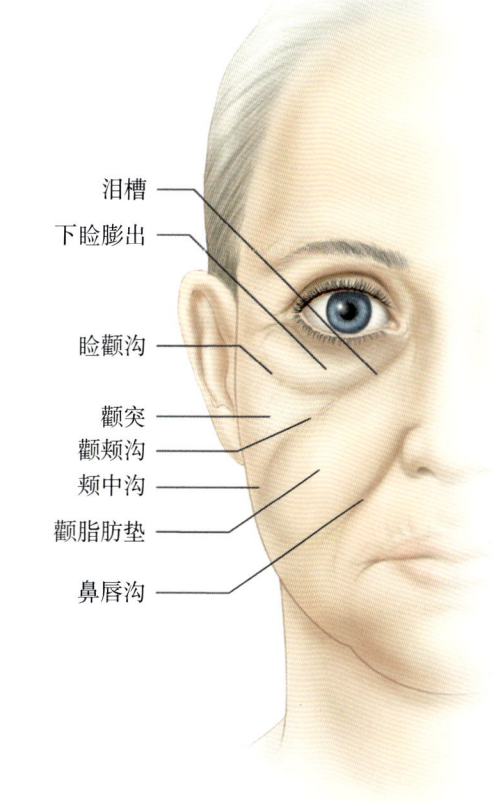

图 29.2 眶周老化表现为下睑脂肪室膨出、泪槽畸形和鼻唇沟（经允许引自 Codner M，McCord C，eds. Eyelid & Periorbital Surgery. 2nd ed. Thieme；2016）。

- 这是上睑从闭到睁开注视时移动的距离。
- 正常值为 10~15 mm，中等为 5~10 mm，较差为 0~5 mm。
○ 下睑位置（图 29.2）。
- 下睑应位于下角膜巩膜交界处，若有任何巩膜显露，都表明下睑退缩。下睑退缩继发于外眦松弛或下睑水平冗余。
- 检查下睑的眶隔脂肪，是否有脂肪膨出及泪沟畸形。
○ 外眦位置（图 29.3）。
- 外眦应高于内眦 2 mm，（睑裂）外观有显著倾斜。若缺乏明显的倾斜外观则表明外眦松弛。
- 外眦角应十分尖锐，钝角表明外眦松弛或有既往手术史。
○ 前部分离。
- 下睑在眼球前方牵扯，>6 mm 提示下睑水平冗余，最好行外侧结膜内固定成形术。

○ 弹回测试。
- 此测试可以评估下睑张力，向下牵拉下睑，放开待其自行恢复正常位置，弹回缓慢表示弹性较差。
○ 颧突矢量（图 29.4）。
- 检查的关键是，确定患者是正矢量还是负矢量。
- 当颧突位于眼球角膜表面之前，即为正矢量。
- 当颧突位于眼球角膜表面之后，即为负矢量。

图 29.3 眶周检查显示下睑部巩膜暴露，缘于下睑水平冗余、肌肉张力下降或外眦松弛（经允许引自 Codner M，McCord C，eds. Eyelid & Periorbital Surgery. 2nd ed. Thieme；2016）。

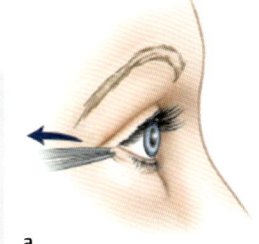
a

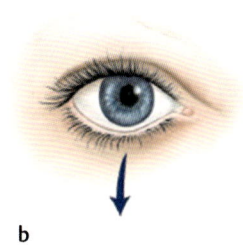
b

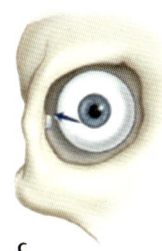
c

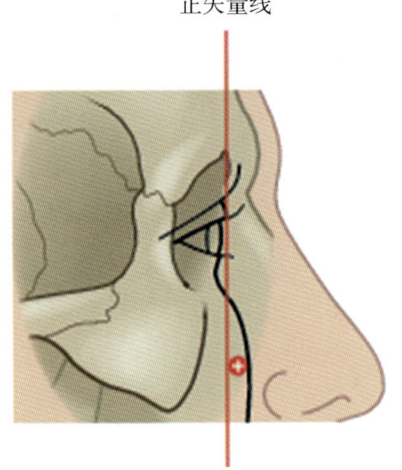
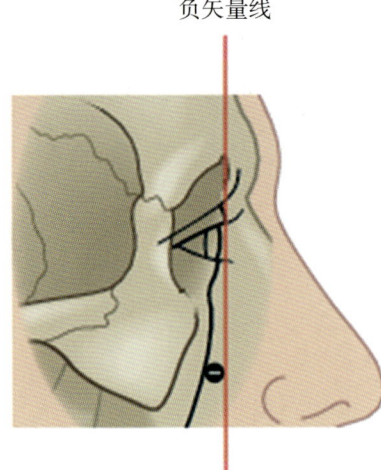

正矢量线　　　　　　　负矢量线

图 29.4　正矢量表示颧突位于眼球表面前方，负矢量正好相反。矢量分析对确定下睑支撑很重要。负矢量患者的下睑天生缺乏支撑，这些患者需要在下睑成形术后进行外眦固定术来支撑下睑，以改善下睑的位置（经允许引自 Cohen M，Thaller S，eds. The Unfavorable Result in Plastic Surgery: Avoidance and Treatment. 4th ed. Thieme；2018）。

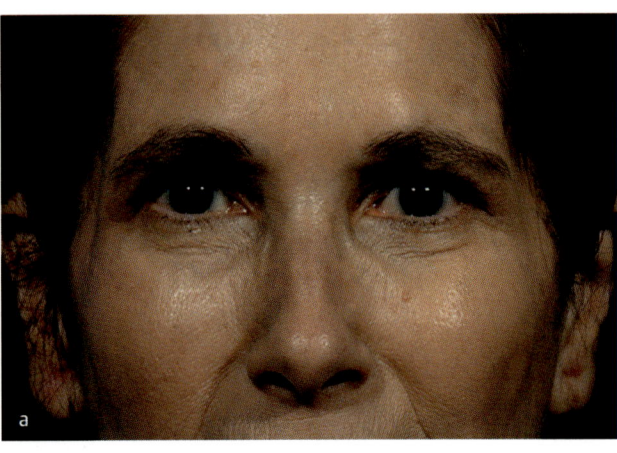
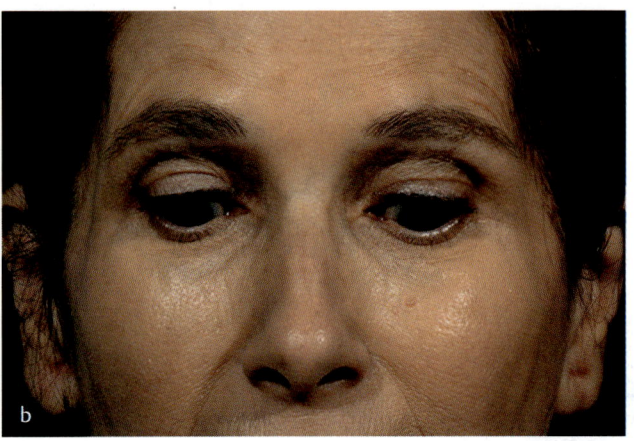

图 29.5　65 岁女性。眶周和面部评估结果如下。①前额：长 6 cm，眉毛位于眶上边缘，前额中央区域和眶上脂肪萎缩，颞部也存在凹陷。②上睑：上睑脂肪普遍萎缩，且皮肤松弛。③下睑：无下巩膜外漏或皮肤松弛，内侧有轻度泪槽畸形。患者的眶周手术方案为双侧上睑成形术和下睑成形术。①上睑成形术：外侧眼轮匝肌开窗行外眦韧带固定术，去除少量的鼻侧脂肪，以避免上睑的继发性过度空虚和 A 型畸形。②下睑成形术：捏取皮肤以去除多余的皮肤。③外眦固定术：重新定位外眦，并增加下睑的支撑力，从而避免眼睑错位。④深层和浅层的颞部脂肪填充：为下睑提供额外的支撑力。⑤将分离后的脂肪移植到眶部的上、下边缘：当分离后的脂肪被移植在眶下边缘睑颊结合部，眶颧支持韧带将被直接释放。⑥中央和眶上区域的脂肪填充：改善该区域的丰满度，也使眉的位置略高于眶上缘。

- 负矢量的患者，在下睑成形术后发生下睑位置不正常的风险增加。
  - 干眼症。
    - 对有干眼症病史的患者，需进行希尔默试验。
    - 临床试验显示异常的患者应进行眼科评估。

29.2　案例与分析

- 参见图 29.5。

29.3　总结

- 对眶周解剖的细致评估是进行眶周年轻化的基础，术前评估将指导眶周年轻化的手术选择。
- 识别高危患者，如干眼症或下眼睑错位者等，是术前评估的关键问题之一。
- 下睑错位包括负矢量、下睑水平冗余引起的巩膜暴露和外侧眦松弛。

延伸阅读

[1] Codner MA, Kikkawa DO, Korn BS, Pacella SJ. Blepharoplasty and brow lift. Plast Reconstr Surg. 2010; 126(1):1e-17e.
[2] Friedland JA, Lalonde DH, Rohrich RJ. An evidence-based approach to blepharoplasty. Plast Reconstr Surg. 2010; 126(6):2222-2229.
[3] Trussler AP, Rohrich RJ. MOC-PSSM CME article: blepharoplasty. Plast Reconstr Surg. 2008; 121(1)Suppl:1-10.

30 眼睑：上睑成形术

摘　要
上睑成形术着重于通过切除皮肤、外眦韧带固定和脂肪容量恢复来重塑上睑外观。详细的术前分析及熟练的手术技巧，有助于获得较好的手术效果。编者介绍了上睑成形术的操作步骤，包括皮肤切除、外侧眼轮匝肌开窗、外眦韧带固定、纳米脂肪填充修复和差异性皮肤闭合。

关键词
上睑成形术，皮肤松垂，外眦固定术，脂肪填充，上睑下垂。

关键要点
- 上睑成形术应侧重于切除皮肤、外韧眦带固定和脂肪容量恢复使上睑成形。
- 脂肪移植是恢复眼睑和眉毛年轻化的重要措施。

30.1 术前步骤

- 患者评估。
  - 参见 "29 眶周年轻化面诊"，对眶周进行完整评估方案和体格检查。
- 上睑成形术标记（图 30.1）。
  - 嘱患者直立且平视前方，进行标记。
  - 在做标记之前，眉毛放松，位于眶上缘的水平。
  - 在瞳孔中线，上睑板皱褶下方画一标记，女性距睫毛根部上方 8~9 mm，男性为 7~8 mm。
  - 上方标记距眉毛下缘至少 10 mm，还可进行皮肤挤压试验以确定上界。

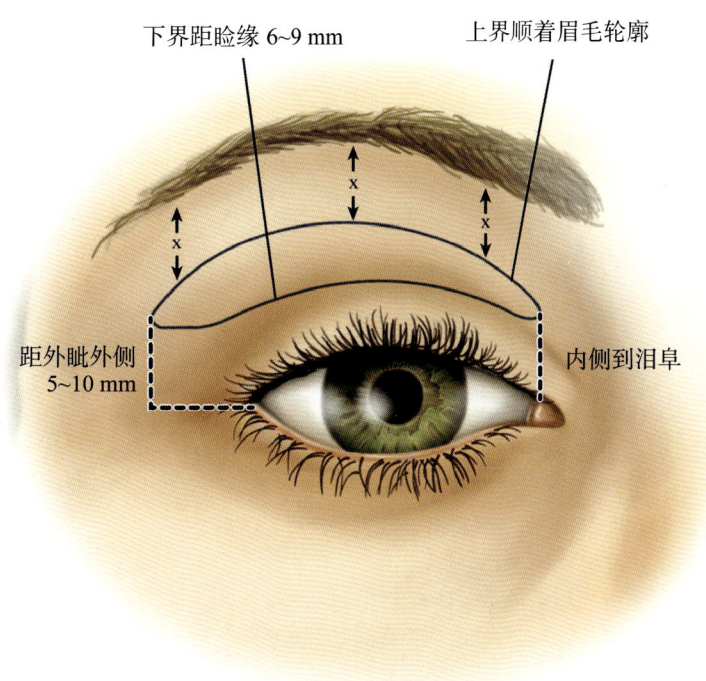

图 30.1 上睑成形术的标记。下切口位于上睑板凹陷处下约 1 mm 或距睑缘 6~7 mm。上切口沿着眉弓的曲线，保留至少 10 mm 的上睑皮肤（X）。内侧范围不应越过泪阜，外侧范围也不应超出外眦 5~10 mm。

- 内侧标记不应超出内眦，否则可能造成塌陷。
- 侧面注意观察眼眶外侧皮肤皱褶和外眦。
- 皮肤切除形状应包括上面定义的 4 个边界，可以做成双凸透镜形或梯形。
- 横向下切口应在外眦水平的睫状缘上方 6 mm，然后向下弯曲到达眼眶外侧皮肤皱褶。

30.2 操作步骤

（视频 30.1）

30.2.1 切口

- 在切开前 7 分钟，用 27 G 1.5 in（1 in=2.54 cm）针头皮下注射 1% 利多卡因（3~5 mL）和 1:10 万肾上腺素。
- 用 15 号手术刀片，沿着术前标记切开。

30.2.2 切除

- 用精细剪刀切除皮肤，同时保留其下方的眼轮匝肌。
- 如果存在外侧冗余或松弛，可以少量切除外侧眼轮匝肌。

30.2.3 外眦韧带固定（图 30.2）

- 上、下睑联合成形术，建议行外眦固定以提供下睑支撑，从而避免眼睑错位。通过上睑手术切口进行外眦固定。
- 通过眼轮匝肌开窗，用 5-0 Vicryl 缝合线将外眦韧带固定到平外侧角膜缘处外侧内上方眶缘的骨膜上，并根据下睑松弛的程度调理缝线松紧。

30.2.4 闭合

- 用电凝器止血。
- 为了矫正眉下皮肤和眼睑皮肤之间皮肤厚度的固有差异，在闭合过程中进行皮肤咬合以解决厚度差异。
- 皮下用 6-0 Prolene 不可吸收缝线连续缝合，在眼睑皮肤上深处入路，在眉毛下方皮肤上浅处入路，以弥补皮肤厚度的差异。
- 接下来用 6-0 尼龙线以类似的方式进行间断缝合，针在较厚的眉下皮肤浅层通过，在较薄的眼睑皮肤中深层通过。

30.2.5 容量恢复

- 使用纳米脂肪进行上睑的容量恢复。
- 抽取大腿内侧脂肪，并以 2 250 转/分离心 3 分钟。
- 通过两个注射器之间的小型 Tudip 乳化器乳化脂肪 50 次。
- 用 14 G 针头在上外侧眉外做破口，然后用 18 G 1.5 in（1 in=2.54 cm）的钝头套管针将纳米脂肪注射到上睑眼轮匝肌深面和眶缘附近的骨膜表面。
- 此步骤可改善上睑的容积，编者在临床随访中观察到纳米脂肪中的干细胞可改善皮肤质地。

30.3 术后护理

- 拆线：术后 5~7 天拆线。
- 药物：每日 3 次及睡前用人工泪液滴眼。
- 结膜水肿。
  - 用含有抗生素和糖皮质激素的滴眼液 1 周（妥布霉素地塞米松，Tobradex®）。
    - 每 4~6 小时滴 1~2 次。
  - 继续使用人工泪液滴眼。
    - 可于夜间使用凝胶润滑剂以延长作用时间。
    - 若结膜水肿严重，可行临时睑裂闭合术。

30.4 案例与分析

- 参见图 30.3。

30.5 总结

- 上睑成形术旨在纠正上睑皮肤松弛、内侧脂肪突出、外侧眼轮匝肌松弛，并可通过外眦韧带固定收紧下睑。
- 术前评估有助于制订合理手术方案。
- 应及时处理术后水肿，以避免继发性眼科并发症。

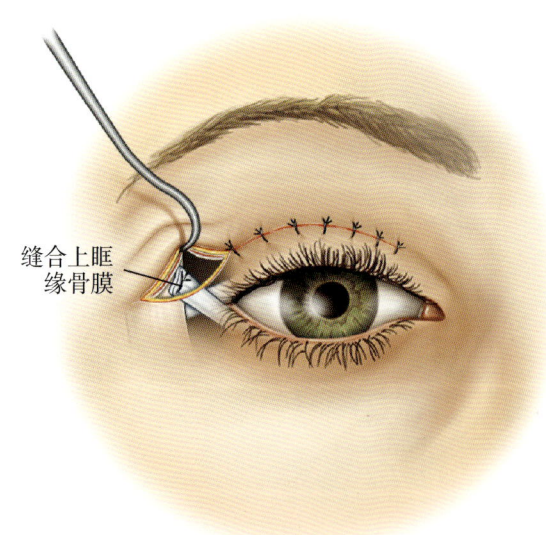

图 30.2 下方外眦韧带固定术通过上睑成形术收紧下睑。外侧眼轮匝肌开窗允许下眼轮匝肌解剖向下至外眦。用 5-0 Vicryl，将下方外侧韧带固定到上眶缘的内侧。

（标注：缝合上眶缘骨膜）

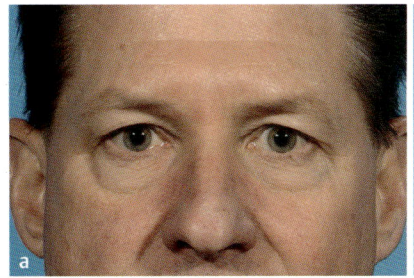
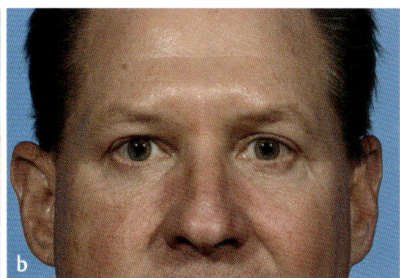

图 30.3　52 岁男性要求眶周年轻化。上睑检查可见眉毛不对称、上睑皮肤松弛、上睑鼻侧脂肪垫萎缩和外眦松弛。面部脂肪移植、上下睑成形术前和术后 6 个月的照片。

延伸阅读

[1] Rohrich RJ, Mahedia M, Shah N, Afrooz P, Vishvanath L, Gupta RK. Role of fractionated fat in blending the lid-cheek junction. Plast Reconstr Surg. 2018; 142(1):56-65.
[2] Rohrich RJ, Villanueva NL, Afrooz PN. Refinements in upper blepharoplasty: the fivestep technique. Plast Reconstr Surg. 2018; 141(5):1144-1146.
[3] Trussler AP, Rohrich RJ. MOC-PSSM CME article: blepharoplasty. Plast Reconstr Surg. 2008; 121(1)Suppl:1-10.

Rod J. Rohrich and Ira L. Savetsky

31　眼睑：下睑成形术

摘　要
下睑成形术是整形外科最复杂的手术之一，如果操作不当，可能会造成明显后遗症。我们提供了一个全面和系统的下睑手术治疗方法，为下睑成形术的成功起到关键作用。

关 键 词
下睑成形术，脂肪填充，眦固定术，泪沟，纳米脂肪，眼轮匝肌支持韧带。

关键要点
- 全面而系统的眼科病史检查，对下睑成形术确认手术目标及制订精准手术方案至关重要。
- 熟悉眶周解剖结构及精准的手术规划和操作，可以预防术后下睑畸形、巩膜外露、干眼症、下睑外翻等并发症。

31.1　术前规划

31.1.1　重要的眼科病史
- 必须获得完整的病史和重要的眼科病史。请参阅 "29 眶周年轻化面诊"。

31.1.2　重要的眼科检查
- 评估应包括面部比例、皮肤类型、皮肤厚度、皮肤松弛、皮肤弹性、睑裂大小 / 形状、脂肪疝、泪沟、眦位置、眼外肌功能及贝尔现象和提肌功能、睑缘至角膜反光点距离、眉毛和眼睑下垂程度，以及相对于颧骨体的眼球位置。
- 下睑皮肤向前牵拉＞6 mm，提示皮肤明显松弛。
- 外眦通常比内眦角高 2 mm（正向眦角倾斜）。
- 眶缘相对于眼球前部的后移位是一个负矢量，必须在术前会诊中确认。
- 应评估颧骨解剖是否存在泪沟畸形或显著的法令纹，可指导下睑手术方案。

31.1.3　标准化摄影和数字成像
- 应为每个患者拍摄正面、侧面和斜面标准化照片。
- 建议增加动态视图。

31.1.4　术前标记
- 嘱患者直立位向正前方平视，进行标记。
- 应标记凹陷、脂肪膨出过多和泪沟的区域。
- 应标记眼周细纹，这可标示切口的位置。

31.2 操作步骤

(视频 31.1)

31.2.1 五步下睑成形术

- 步骤1：深部颧脂肪室填充。用2 mm钝头单孔套管针于鼻翼基底入路，将脂肪注入颧部深层间隙，到眼眶边缘下方约一指宽处矫正颧部凹陷（图31.1）。
- 步骤2：经结膜切除下睑眶隔脂肪（如果必要）。大多数情况下应从内侧至外侧进行，只切除少量眶隔脂肪。一般情况，由外侧向内去脂，可减少去除的脂肪量。外侧深部下睑脂肪更多，更丰满，血管更多。外侧脂肪垫也是最容易被忽视的部位，会导致术后持续的外侧饱满感（图31.1）。
- 步骤3：外眦韧带固定术。外眦固定术应采用可吸收的5-0 Vicryl缝线，以防巩膜外露和下睑位置畸形，也不影响外眦的形态。对于男性、继发性眼睑松弛、干眼症和负矢量患者（图31.1），可能需要使用5-0涤纶编织线（Mersilene）固定。
- 步骤4：去除皮肤。在制作标记后，使用细齿钳夹持多余的皮肤，划线标记去除范围，用弯剪小心地去除皮肤，并保持皮肤下方眼轮匝肌的完整性。
- 步骤5：离心脂肪注射并松解眼轮匝肌固定韧带。使用一个精细的1 mm单孔套管针，在眼眶边缘做一穿刺口，然后注射离心脂肪（分形脂肪）于骨膜表面和肌肉以下，矫正程度超过50%。以小型多孔吸管从大腿内侧采集脂肪，获取的脂肪离心后，丢弃上层及下层漂浮物。剩下的脂肪通过脂肪乳化转接头至少50次以上，从而防止了这一区域不均匀的脂肪吸收。中央部分眼轮匝肌固定韧带需要从上颌附着体松解，使用相同的1 mm套管从边缘开始，在皮

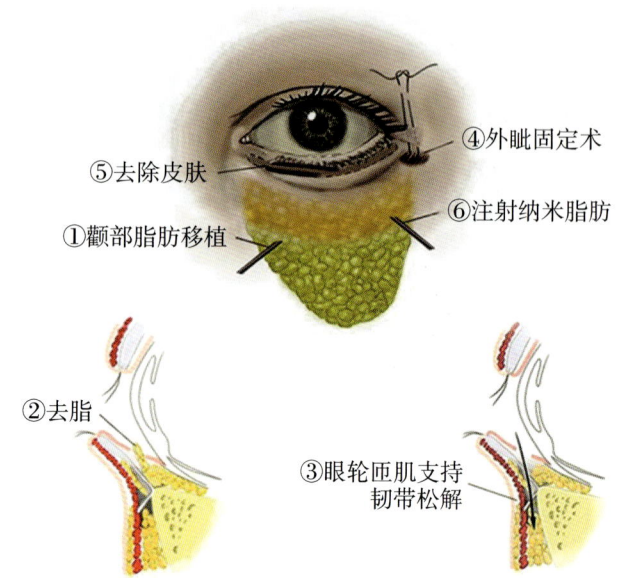

图 31.1 五步下睑成形术。

下筋膜平面轻柔地钝性剥离，以便过度区域更自然（图31.1）。

31.3 术后护理（附录31.1）

- 拆除缝线：术后第5~7天可拆除缝线。
- 药物：眼部每日3次及睡前用人工泪液。
- 结膜水肿：用含有抗生素和糖皮质激素的复合滴眼液1周（妥布霉素地塞米松，Tobradex®）。
  ○ 每4~6小时滴1~2滴。
- 继续用人工泪液润滑眼部。
  ○ 可于夜间使用凝胶润滑剂延长作用时间。
- 若结膜水肿严重，可行临时睑裂闭合术。

31.4 案例与分析

- 参见图31.2。

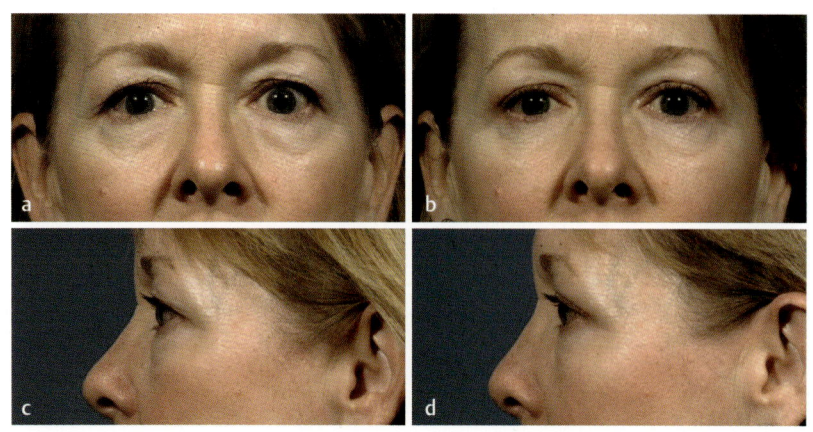

图 31.2 56岁女性行五步下睑成形术。a. 术前正面观。b. 术后1年正面观。c. 术前侧面观。d. 术后1年侧面观。

31.5 总结

- 全面的眼科病史和检查是手术成功的关键。
- 术者的目标和患者的期望必须一致。
- 五步下睑成形术包括颧部脂肪室填充、经结膜去除下睑眶隔脂肪、外眦韧带固定术、去除多余皮肤、离心脂肪注射和松解眼轮匝肌固定韧带。

延伸阅读

[1] Friedland JA, Lalonde DH, Rohrich RJ. An evidence-based approach to blepharoplasty. Plast Reconstr Surg. 2010; 126(6):2222-2229.

[2] Pezeshk RA, Sieber DA, Rohrich RJ. The six-step lower blepharoplasty: using fractionated fat to enhance blending of the lid-cheek junction. Plast Reconstr Surg. 2017; 139(6):1381-1383.

[3] Rohrich RJ, Mahedia M, Shah N, Afrooz P, Vishvanath L, Gupta RK. Role of fractionated fat in blending the lid-cheek junction. Plast Reconstr Surg. 2018; 142(1):56-65.

[4] Rohrich RJ, Mahedia M, Hidalgo D, Shah N. The evolving role of blending of the lid-cheek junction in lower blepharoplasty. Plast Reconstr Surg. 2018; 142(2): 377-382.

[5] Rohrich RJ, Ghavami A, Mojallal A. The five-step lower blepharoplasty: blending the eyelid-cheek junction. Plast Reconstr Surg. 2011; 128(3):775-783.

Dino Elyassnia and Timothy Marten

32 眶周脂肪移植

摘 要

眼眶区域饱满紧致是年轻漂亮的标志。越来越多的研究表明，眶周脂肪萎缩导致的皮下容量丧失和局部凹陷是眶周老化的主要原因之一。传统的眼周抗衰老治疗主要针对皮肤松垂、脂肪疝出和外眦角的松垂等，仅关注皮肤拉紧而严重忽略了脂肪萎缩的问题。本章详尽讲述眶周脂肪移植操作方法，以及新的眼周美化理念。相比较传统的眼周抗衰老美容技术，眶周脂肪移植治疗会有更加饱满、自然的外观。

关 键 词

眼睑填充，眶周脂肪移植，下睑脂肪移植，上睑脂肪移植，眼睑整形术，眶周脂肪萎缩，眶周年轻化。

关键要点

- 眶周软组织的饱满紧致是年轻漂亮的标志。
- 越来越多的研究表明，眶周脂肪萎缩导致的皮下容量丧失和局部凹陷是导致眶周老化的主要原因之一。
- 传统眼睑整形技术忽略了眶周软组织容量的缺失。
- 眶周脂肪移植技术更加关注上睑和下睑软组织容量的弥足，提出了新的眼睑整形理念。

32.1 术前步骤

32.1.1 分析

- 专科病史采集应包括眼科情况及是否曾进行眼睑整形手术和填充术。
- 在上下眼睑区域注射用修饰透明质酸钠凝胶（玻尿酸），会有比较长的存留时间，必须了解其使用方法，以便决定是否在脂肪移植前溶解材料。
- 外科检查需包括是否有上睑下垂、眼睑皮肤松垂程度、眼袋情况、外眦角松垂情况、眶骨情况、眼睑及中面部和面颊部脂肪萎缩情况。
- 如果有明显的眼袋或眼睑皮肤松垂，眶周脂肪移植的同时需要联合传统的眼睑整形手术（图32.1）。

32.2 操作步骤

（视频32.1）

32.2.1 脂肪获取

- 理想的脂肪获取部位包括侧腰、臀部、大腿外侧。

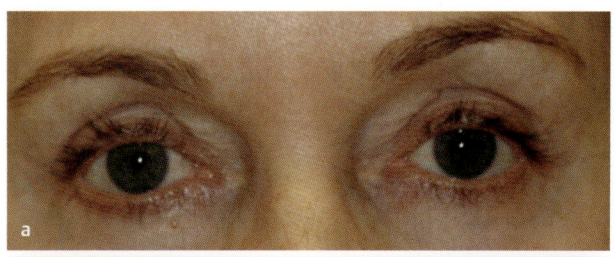
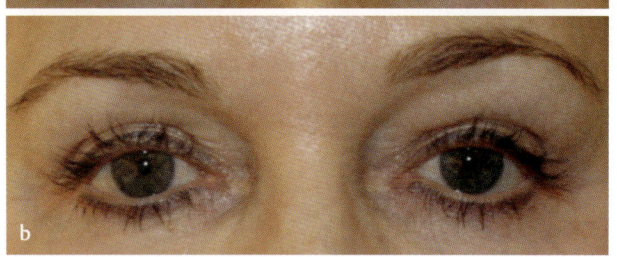

图 32.1 上、下眼窝凹陷患者进行自体脂肪移植填充前后对比照（注意：患者同时进行了中面部、面颊和太阳穴填充，以及颞部提升和面部提升）（版权 Dino Elyassnia, MD, FACS）。

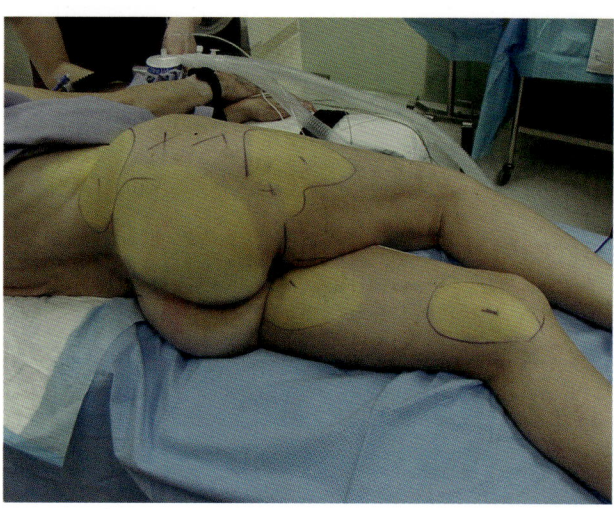

图 32.2 获取脂肪时患者取半侧卧位。

术中患者取半侧卧位（图 32.2）。

- 使用多孔注水针局部浸润麻醉取脂区，使用含 0.1% 利多卡因及 1:100 万肾上腺素浓度的生理盐水肿胀液。
- 注射欲获取 1/3 脂肪量的肿胀液，注射过多的肿胀液会使获取的脂肪含水太多而延缓采集脂肪手术过程。
- 使用专用的直径 2.1~2.4 mm、长 15~25 cm 的吸脂针配合 10 mL 注射器，在适当的负压下获取脂肪。
- 不要使用锐针获取脂肪。
- 争取获取 2 倍计划使用量的脂肪，以保证填充的效果。

32.2.2 处理脂肪

- 推荐使用离心后的脂肪。
- 首先，将去除针栓的注射器针筒末端连接一次性无菌塑胶帽。
- 将未处理的脂肪放入带塑胶帽的注射器针筒，放入离心机 1 000 转/分离心 1~3 分钟。
- 许多此类离心机具有可消毒的离心旋臂或配备无菌套管，保证装脂肪注射器针筒的无菌性，可直接使用。
- 离心后的脂肪分为 3 层，上层是油脂（破碎的脂肪细胞），中间层是脂肪，下层是水（血液和肿胀液）。
- 去掉针筒塑胶帽后下层血性液体自然流出，然后塑胶帽复位后倾斜针筒倒出上层油脂，无菌棉纱（无屑）可以帮助吸收残留的油脂。
- "试管"形离心机旋臂套管可以方便放置装脂肪的针筒，使得脂肪处理非常快捷。
- 将离心好的脂肪通过三通管转移至 1 mL 螺口注射器。
- 针筒最下面 2 mL 脂肪富含致密度脂肪细胞，单独放置，优先使用。

32.2.3 上眼眶脂肪移植

- 首先使用 0.25% 布比卡因加 1:20 万肾上腺素，入针点皮丘局部麻醉。
- 使用 20# 针头在眉毛内外两侧入针点破皮。
- 多线条、多层次局部浸润麻醉，每条线使用约 0.5 mL 麻药。每注射 1 mL 脂肪需要针头来回 20~40 次。
- 推注脂肪时尽量保持针管的快速移动，可以防止脂肪进入血管和聚集成团。
- 用手掌稳固注射器，掌心抵住注射器尾端，这样有助于控制每条线注射的脂肪量（图 32.3）。
- 为了使注入的每条脂肪都能获得足够的血液营养并成活，理论上应多点、多隧道注射，并且每个点的注射量尽量小。
- 为了使每条隧道里的点状脂肪能够稳定在上眼眶的恰当位置，通常使用长 4 cm、直径 0.7 mm 的钝针。
- 上眼眶凹陷的脂肪填充层次一般在紧邻眶上缘下的眼轮匝肌深面和浅面。可以理解为延伸眶上缘的下界，支撑上眼眶塌陷的皮肤软组织，以恢复饱满，且呈现位置和深度恰当重睑沟的年轻外观（图 32.4）。

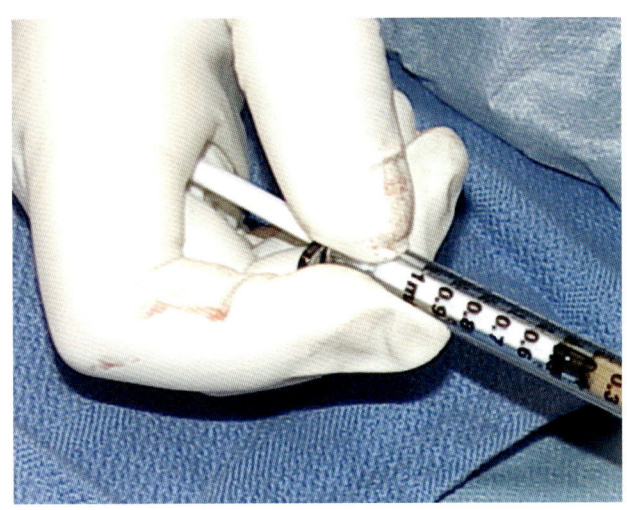

图 32.3 脂肪注射时的手法姿势，便于掌握精准的脂肪推出量。

- 上眼眶脂肪填充量一般为 1.5~3.0 mL。
- 注射脂肪时，一定要时刻注意入针的方向，避免损伤眼球。
- 上眶部或"上睑"的脂肪填充相对比较困难，医师最好先通过其他非重要区域积累填充经验后再操作。
- 一旦具备填充经验后，上眼眶填充将是最具艺术表现力的自体脂肪项目之一。

32.2.4 下眼眶脂肪移植

- 首先进行入针点皮丘局部麻醉，与上眼眶操作相同。
- 与上眼眶填充不同的是，下眼眶最好使用锐针填充，垂直于下眼眶骨性边缘由面中部和口周位置入针（图 32.5）。
- 与上眼眶填充一样，我们通常使用长 4 cm、直径 0.7 mm 的钝针（22 G），同样的注射技巧，多隧道、多点注射，每个点的注射量尽量小。
- 注射平面在眼轮匝肌浅深两侧。
- 应抬高和向前延伸下眶缘，而不是填充下眼睑。
- 一定要避免在眶下区域进行皮下表浅注射，因为此区域皮肤极薄，注射后容易显现不规则小包。通过表浅注射来改善皮肤质地和颜色，应该只是一个传说，除非你是顶尖高手。
- 注射脂肪时另一手的食指要牢牢地压在下眶缘处，以避免眼球损伤。
- 下眼眶脂肪注射量一般为 2~4 mL。

32.3 术后护理

- 单纯的眶周自体脂肪移植一般在门诊完成，如果同时进行了面部提升术，一般需要入院观察一晚。
- 术后 3 天安静休养，日间每小时冷敷面部术区 15~20 分钟。
- 建议术后 2 周进清淡软流食，避免用力咀嚼。
- 术后最好预留 2~3 周恢复期，重要社交活动最好安排在术后 2~3 个月。
- 术后 4~6 个月水肿基本消退，此时的面部外观改变才是成活的脂肪形成的。

32.4 案例与分析

- 参见图 32.6。

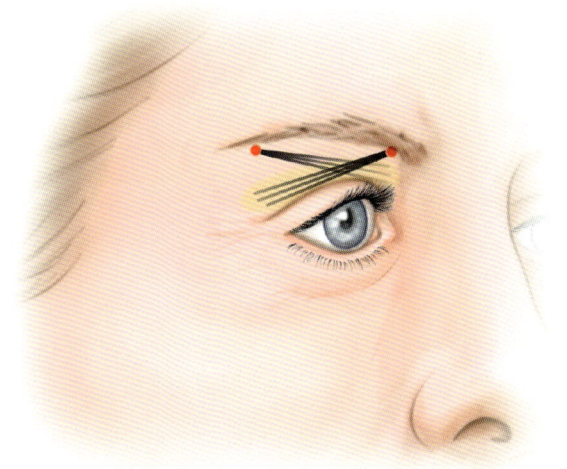

图 32.4 上眼眶（上睑）脂肪填充的入针点和注射平面。

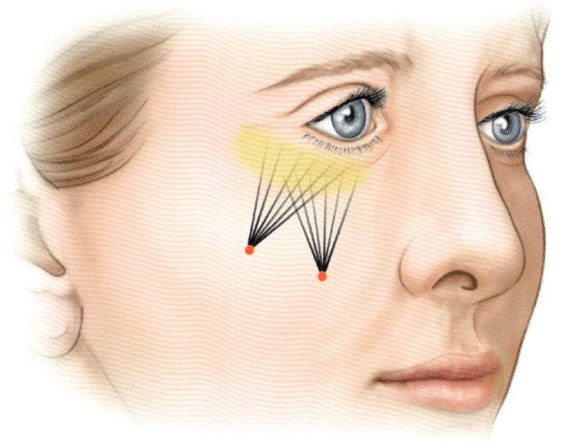

图 32.5 下眼眶（下睑）脂肪填充的入针点和注射平面。

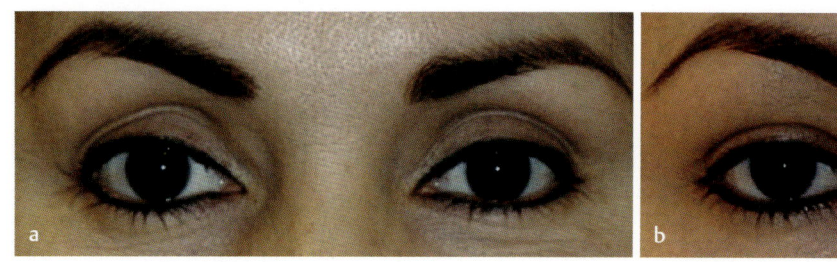
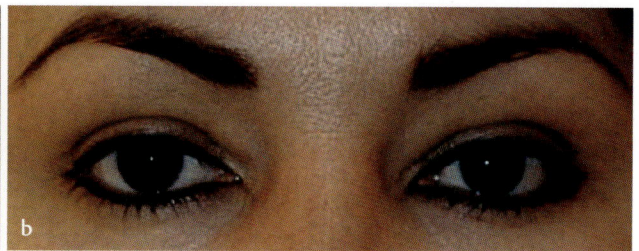

图 32.6 眶周脂肪移植案例。a. 患者无手术史，眶周凹陷。b. 眶周脂肪填充后，外观更加饱满年轻（经允许引自 Timothy Marten，MD，FACS—Courtesy of Marten Clinic of Plastic Surgery）。

32.5 总结

- 眶周脂肪填充是眼睑美容的重要手段之一，可提高或部分替代传统的眼睑整形手术。
- 上、下眼眶的脂肪注射需用专用的填充针，将微小的脂肪团注射在较深的平面，避免不平整的外观。
- 非操作手的作用是时刻感知填充针的位置，保证眼球的安全。

延伸阅读

[1] Marten TJ. Simultaneous facelift and fat grafting: combined lifting and filling of the face. In: Nahai F, ed. The Art of Aesthetic Surgery. 2nd ed. Saint Louis: Quality Medical Publishing; 2011.
[2] Marten TJ, Elyassnia D. Fat grafting in facial rejuvenation. Clin Plast Surg. 2015; 42(2):219-252.
[3] Marten TJ, Elyassnia D. Simultaneous facelift and fat grafting. In: Connell BF, Sundine MJ, eds. Aesthetic Rejuvenation of the Face and Neck. New York: Thieme; 2016.
[4] Marten TJ, Elyassnia D. Simultaneous facelift and fat grafting: combined lifting and filling of the aging face. In: Coleman S, Mazzola R, Pu L, eds. Fat Injection: From Filling to Regeneration. 2nd ed. New York: Thieme; 2018.
[5] Rohrich RJ, Pessa JE. The fat compartments of the face: anatomy and clinical implications for cosmetic surgery. Plast Reconstr Surg. 2007; 119(7):2219–2227, discussion 2228–2231.

Christina R. Vargas and Bahman Guyuron

33 眉和额部：额部提升术

摘 要

成功的额部提升术，取决于术前仔细的面部分析和最佳的治疗流程。应特别注意对上睑下垂、额肌代偿收缩的水平皱纹、皱眉肌功能、发际线、眉眼位置的评估。内镜下前额入路和经睑入路分别可行前额悬吊及皱眉肌切除术，或单一的皱眉肌切除术。

关 键 词

额部，年轻化，内镜，经眼睑入路，悬吊提升术，皱眉肌。

关键要点

- 额部年轻化在全面部年轻化中具有重要的作用。
- 完善的面部分析为选择适合的术式和优化最终的美学结果提供了重要的依据。
- 前额的水平线表明了额肌对上睑下垂或皮肤松弛的代偿程度。
- 对于需要提眉和皱肌切除术的患者，选择内镜手术将更为理想。
- 对于眉毛接近正常位置且皱纹较深的患者，或前额较长或非常圆润的患者，以及眼球突出的患者，采用经睑入路式式更为适合。
- 对于有上睑下垂或眼球突出的患者，眉毛抬高时可能会暴露其中一种无法辨别的状况。

33.1 术前步骤

33.1.1 分析

- 面部年轻化手术应从完整的术前分析开始，包括皱纹、额部的长度和轮廓，眉毛的位置和形状及发际线。
- 应特别注意是，对伴随眼睑下垂者，过度活跃的额肌、皱眉肌或降眉肌收缩运动进行动态评估。

33.2 操作步骤

（视频 33.1）

33.2.1 内镜下额部提升术

内镜下入路方法

- 通过 5 个隐藏在发际线内 1.5 cm 的切口进入。
- 在额头正中标记一垂直的中线切口。
- 接下来的两个切口标记于颞区，距发际线 0.5~1 cm；第一个距离中线切口约 7 cm，第二个距离中线切口约 10 cm（图 33.1）。
- 额部头皮区域在发际线后延伸 8~10 cm，用 1% 利多卡因混合 1:10 万肾上腺素和 1:20 万，分别浸润在毛发区域和无毛发区域。
- 头发可以编织在标记的切口之间，或扎上橡皮筋，以避免头发干扰手术过程。

- 可用内镜通路装置（EAD）简化仪器的置入（图 33.2）。
- 从最外侧切口经颞浅筋膜向下延伸至颞深筋膜表面。
- 用骨膜剥离器（如 Obwegeser 骨膜剥离器），在颞深筋膜浅面最小限度地剥离。
- 从该平面向前额侧剥离延伸至骨膜深面，并在骨膜下至第二个切口处标记。
- 第二个切口穿过骨膜下时，在中线切口内侧进行剥离。
- 中央切口通过骨膜向下进预定平面。
- 相同方式行对侧手术，在该平面由外而内推进剥离。
- 用骨膜剥离器向头侧剥离相连通，以至软组织被充分剥离，而后置入内镜和相关仪器。
- 用 Obwegeser 剥离器向颞深筋膜后方进一步剥离，以接近耳水平。剥离平面应保持在颞浅筋膜的深面，但在颞深筋膜浅面。
- 然后通过中线切口置入 Obwegeser 剥离器，从中间切口后 8~10 cm 进入骨膜下平面进行剥离松解。

内镜分离

- 利用内镜，直视下剥离眶上缘的前额区域，随即剥离颞深筋膜浅面和颞浅筋膜深面间的平面，以保护

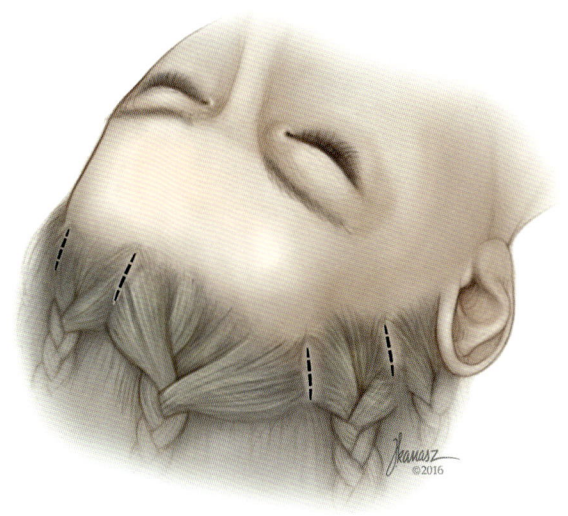

图 33.1 额部内镜提升术：内镜进入的方法。在颞部区域（发际线后 0.5~1 cm）有两个切口，第一个距离中线切口约 7 cm，第二个距离中线切口约 10 cm（经允许引自 Guyuron B. Migraine Surgery. Thieme；2018）。

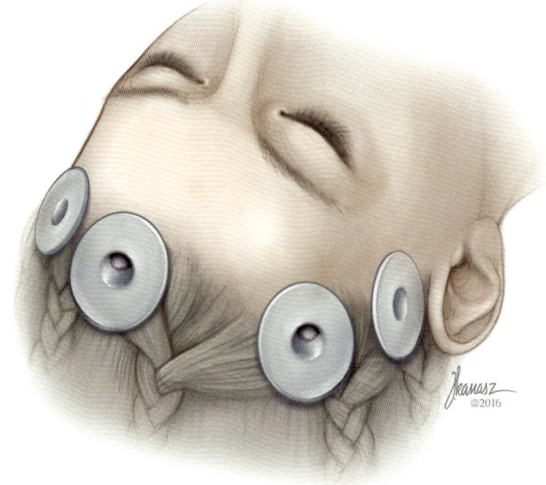

图 33.2 额部内镜提升术：内镜进入的方法。在手术过程中，可用内镜通路装置（EAD）可以简化仪器的置入（经允许引自 Guyuron B. Migraine Surgery. Thieme；2018）。

面神经额支。
- 弓状缘和眶周释放，从眶上缘开始，沿眶外侧壁剥离，并向内剥离至眉间区域。
- 眶上和滑车上神经血管束位于眶缘内侧 1/3 之上和其旁。
- 皱眉肌位于神经深面和浅面。
- 使用 Daniel 内镜夹持器，尽可能彻底地去除皱眉肌。
- 可以利用神经钩缩回以保护神经。
- 在最内侧的眉间区，可剥离骨膜，但无须离断。但降眉间肌明显异常和过度活跃，需离断骨膜。
- 用一较长的骨膜剥离器到达中线区域，沿骨膜下平面向眼眶边缘外侧推进剥离，并向下延伸至颧弓。
- 从侧面剥离，要努力避开和保存哨兵静脉。
- 在另一侧行相同的剥离，切除皱眉肌。
- 利用吸引电器止血。
- 通过在颧弓上方的小切口深入至颞深筋膜下方，用脂肪移植取代皱眉肌区域的组织容量不足，可通过获取颊脂肪垫来实现。如同时行其他手术，则可从其他部位获取脂肪移植物。

额部悬吊
- 在每边的外侧点上悬吊。
- 将皮肤拉钩放置在最外侧切口的靠前位置，牵拉切口边缘。
- 用非主导食指翻转切口的前缘，暴露颞浅筋膜。
- 3-0 PDS 可吸收缝线先从外穿入，然后由内而外，穿过大量的组织。
- 皮肤拉钩移动到切口的靠后位置，并在理想的侧眉提升方向牵拉，与身体轴呈 45°。
- 缝合线穿过颞深筋膜，逐渐收紧，直到眉毛抬到所需的水平；然后打结，剪线。另一侧同此操作。
- 当眉毛不对称时，类似的缝合穿过第二切口的前部。然而，由于该区域超出颞深筋膜覆盖范围，为找到正确的提拉固定方向，缝合线通过骨膜而不是筋膜固定。
- 将皮肤拉钩移至切口的后部，并使用一个薄的可塑性的牵开器来保护后面的头皮。
- 用直径 1.1 mm、长 5 mm 的钻头，形成两个 45°间隔约 4 mm 对称性钻孔。

- 冲洗冷却以避免钻孔过程中的热损伤。
- 然后，缝合线的自由端通过隧道逐步收紧，直至达到所需的提升力。另一侧同此操作。
- 骨膜或浅筋膜用 5-0 Monocryl 可吸收缝线（单乔）缝合骨膜或浅筋膜，皮肤用 5-0 普通肠线缝合切口。

33.2.2 经睑皱眉肌切除术
- 这种术式对额头较高的患者非常适用，同样适用于皱眉肌过度活动导致竖向眉间纹，但眉毛位置相对正常者。该术式也适用于眼球突出、眼睑下垂，但不适用于眉提升术和上睑下垂矫正术的患者，他们认为夸大了突出或上睑下垂。该技术也被推荐用于无颞部痛的额部偏头痛患者。
  - 标记上睑皱襞，然后用 1% 利多卡因和 1:10 万肾上腺素浸润麻醉。眉间区用 1% 利多卡因、0.5% 耐乐平和 1:10 万肾上腺素的混合物浸润麻醉。
  - 如需行上睑成形术，可做一标准的上睑成形术切口。如无须行上睑成形术，则该切口应限制在上睑的内侧 1/2 处。
  - 眼睑切口沿着眼轮匝肌延伸。必要时，切除多余的皮肤。
  - 眶隔向下牵拉，眼轮匝肌向上牵拉（图 33.3）。

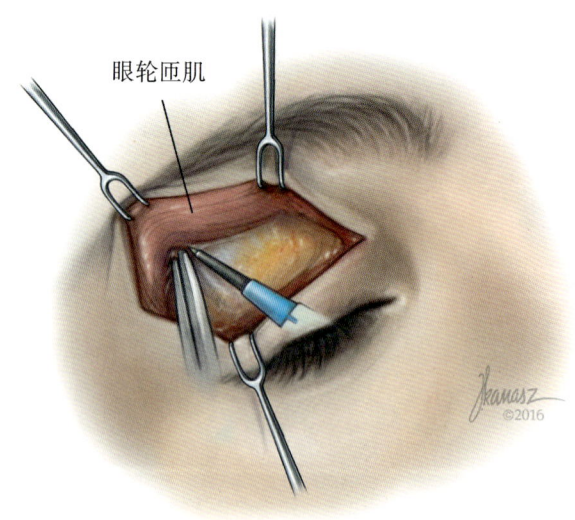

图 33.3 经睑皱眉肌切除术。眶隔向下、眼轮匝肌向上牵拉（经允许引自 Guyuron B. Migraine Surgery. Thieme; 2018）。

33 眉和额部：额部提升术 | 131

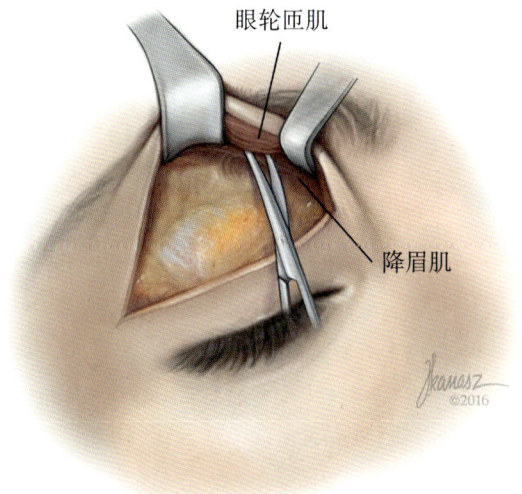

图 33.4 经睑皱眉肌切除术。剥离并切除颜色较深、松散的皱眉肌上覆盖的一层薄薄的降眉肌（经允许引自 Guyuron B. Migraine Surgery. Thieme；2018）。

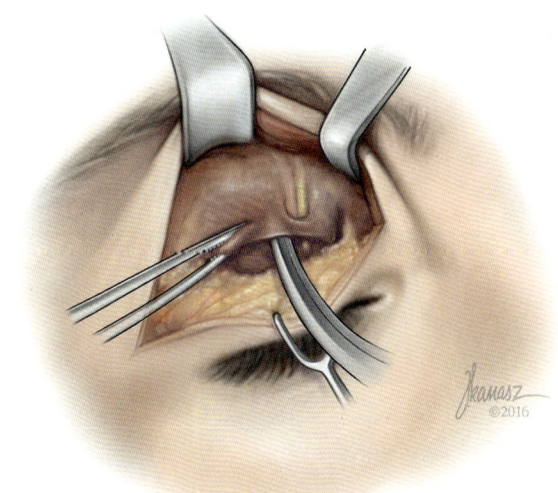

图 33.5 经睑皱眉肌切除术。可见穿过皱眉肌内侧的眶上神经分支，用蚊式钳将肌肉提起，让该分支贴于骨面侧并加以保护（经允许引自 Guyuron B. Migraine Surgery. Thieme；2018）。

- 剥离至眶上缘 5~8 mm，直至皱眉肌。
- 继续使用婴儿 Metzenbaum 剪刀和表面展开术进行解剖。
- 剥离切除覆于皱眉肌表面，色泽较深且薄而疏松降眉肌（图 33.4）。
- 可见穿过皱眉肌内侧的眶上神经分支，用蚊式钳将肌肉提起，让该分支贴于骨面侧并加以保护（图 33.5）。
- 剥离神经尾部的肌肉段，并由内至外用电烧去除。尽可能逐块去除剩余肌肉，也包括外侧肌纤维，直至皮下脂肪。
- 脂肪移植物体积与切除的皱眉肌大小相等，若在上睑成形术期间则从内侧上睑眶隔脂肪获取，患者没有过量的上睑脂肪则从别处获取。
- 脂肪移植物放置于骨膜上方，使用 6-0 Monocryl 可吸收缝线缝合，应注意避免明显的容量过矫，因为脂肪留存率通常很高。
- 用电凝细致止血。
- 用 6-0 快速吸收普通肠线缝合皮肤，并敷用抗生素软膏。

33.3 术后护理

- 术后切口用杆菌肽软膏治疗约 7 天，缝合线即可自行吸收。
- 患者可在 2 天后洗澡，但至少 2 周内应避免使用吹风机和卷发器，以避免热损伤。

33.4 案例与分析

- 参见图 33.6 和图 33.7。

33.5 总结

- 额部年轻化可通过容积恢复和塑造面颈部轮廓来实现，面部脂肪室的自体脂肪移植可恢复容量，颈阔肌内侧折叠和外侧开窗可重塑颈轮廓。
- 侧面中部年轻化可通过表面肌肉腱膜系统（SMAS）折叠或切除术实现。
- 经睑皱眉肌切除术适用于额部较长或非常圆润，以及皱眉肌过度活动导致眉间纹而眉毛位置正常的患者，还可用于眼球突出、眼睑下垂及患有额部偏头痛的患者。

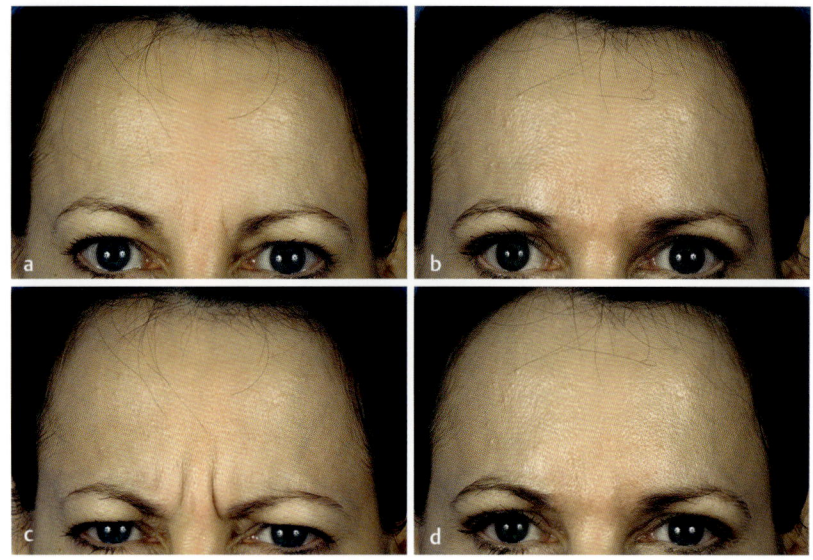

图 33.6 皱眉肌过度活动案例 1。经睑皱眉肌切除术后对比（a、b）和试图皱眉（c、d）。

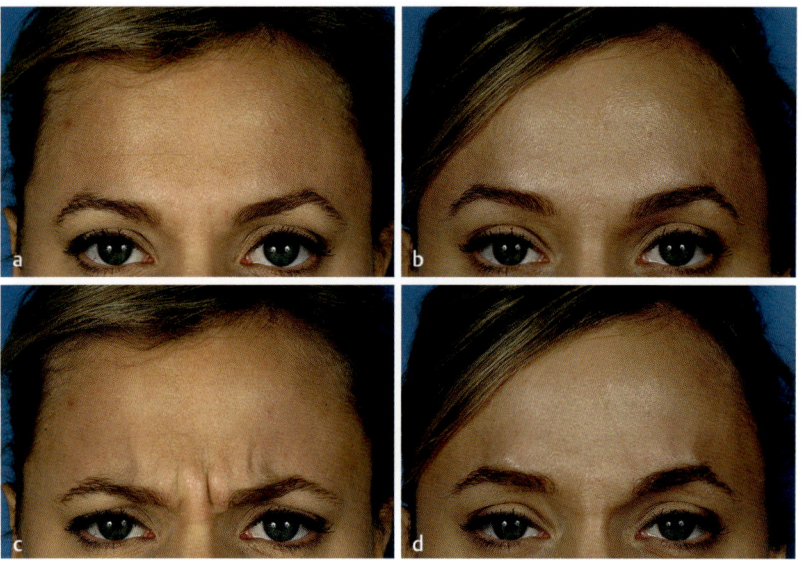

图 33.7 皱眉肌过度活动案例 2。内镜下额部年轻化对比（a、b）和试图皱眉（c、d）。

延伸阅读

[1] Guyuron B, Behmand RA, Green R. Shortening of the long forehead. Plast Reconstr Surg. 1999; 103(1):218-223.
[2] Guyuron B, Davies B. Subcutaneous anterior hairline forehead rhytidectomy. Aesthetic Plast Surg. 1988; 12(2):77-83.
[3] Guyuron B, Michelow BJ, Thomas T. Corrugator supercilii muscle resection through blepharoplasty incision. Plast Reconstr Surg. 1995; 95(4):691-696.
[4] Guyuron B, Michelow BJ. Refinements in endoscopic forehead rejuvenation. Plast Reconstr Surg. 1997; 100(1):154-160.
[5] Guyuron B, Son JH. Transpalpebral corrugator resection: 25-year experience, refinements and additional indications. Aesthetic Plast Surg. 2017; 1(2):339-345.

Rod J. Rohrich and Min-Jeong Cho

34 眉和额部：颞内提眉术

> **摘　要**
> 眉部重塑的目标是恢复眉毛和额部的年轻外观，提眉术包括：直接法、内镜法、发际线法、侧面法、颞部法和经睑成形术。本章介绍了颞内提眉术，它结合了内镜和颞部提眉技术的优点，该技术可矫治轻中度的内外侧眉下垂患者。
>
> **关 键 词**
> 眉年轻化，提眉术，颞内提眉术，内镜下提眉术，颞部提眉术。
>
> **关键要点**
> - 颞内提眉术结合了内镜和颞部提眉术的优点。
> - 可矫治内外侧眉下垂。

34.1 术前步骤

- 分析。
  - 眉部年轻化手术前需详细分析，包括"三庭五眼"。
  - 有以下情况的患者可行颞内提眉术：
    - 女性：轻中度皱纹，短前额。
    - 男性：头发稀疏，长前额。

34.2 操作步骤

（视频 34.1）

- 术前，建议手术部位注射约 30 mL 0.25% 利多卡因加 1:40 万肾上腺素。

34.2.1 切口位置

- 首先，在颞发际线后 5 cm 设计一 6 cm 冠状切口（图 34.1），这个切口将作为颞部入路。
- 然后，在中线处设计 2 cm 的矢状切口（图 34.1），这个切口将作为前正中入路。

34.2.2 颞部提眉术

- 斜向切开头皮，防止损伤毛囊。
- 利用骨膜剥离器帽状腱膜下平面剥离头皮。
- 在颞深筋膜浅面的帽状腱膜下平面继续剥离（图 34.2）。

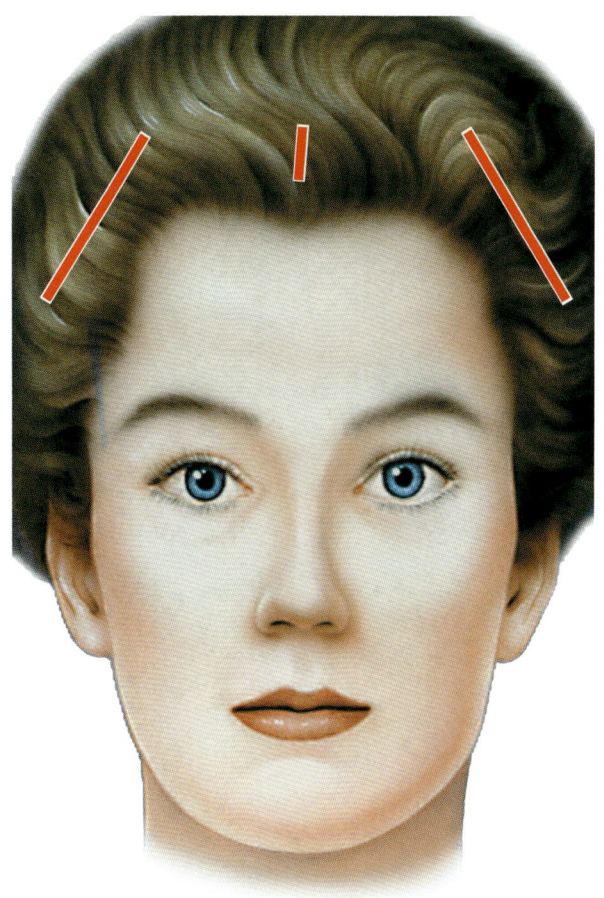

图 34.1　前部和颞部的切口。

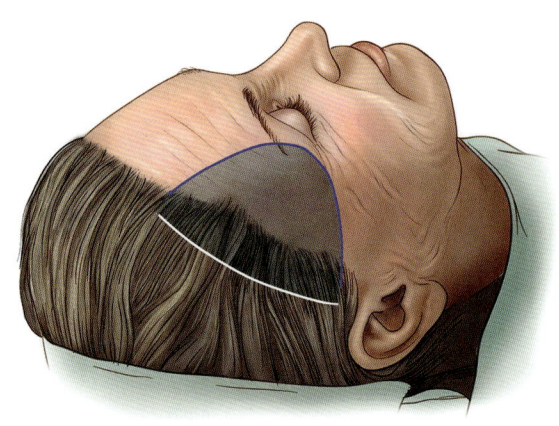

图 34.2 颞部眉提升术的剥离区域（经允许引自 Codner M，McCord C. Eyelid and Periorbital Surgery. 2nd ed. Thieme；2016）。

- 在眶上缘解除眶周韧带的束缚，然后释放颞部融合线处和颞韧带的粘连区。
- 内侧剥离范围止于眉的外 2/3（图 34.3）。

34.2.3 内侧提眉术

- 通过正中切口，利用骨膜剥离器在帽状腱膜下平面将头皮剥开，直达眶上边缘（图 34.4）。
- 随后，将内镜插入前正中切口，并将高桥钳从颞侧切口插入。
- 在内镜直视下，用高桥钳切除 80%~95% 的内侧皱眉肌，同时保留眶上神经和滑车上神经（图 34.5）。
- 术中进一步检查皱纹的状况和内侧眉毛的位置。
- 在去除皱眉肌并充分活动眉毛后，以闭合钉关闭前正中切口。

34.2.4 闭合

- 一旦关闭前正中切口，就要开始评估侧眉的位置。
- 将侧眉提升至所需的位置，并切除多余的头皮。最后，用 4-0 Vicryl 线或闭合钉对头皮进行无张力缝合。一般切除 1~1.5 cm 头皮，可使侧眉抬高 2~3 mm。
- 手术结束后包扎头部。

34.3 术后护理（附录 34.1）

- 术后 24 小时去除敷料。
- 术后当天清淡饮食，第 2 天开始柔软、规律的饮食。
- 对手术部位和眼睑进行冷敷，并在术后 72 小时内避免用力。
- 术后 48 小时内开始洗头。
- 可以根据需要使用眼药水，以保持眼睛湿润和舒适。
- 7~10 天内拆除闭合钉。

34.4 案例与分析

- 参见图 34.6。

34.5 总结

- 颞内提眉术可用于治疗内外侧眉年轻化，该技术结合了内镜下手术和颞提眉术的优点，是轻中度眉下垂患者的理想选择。

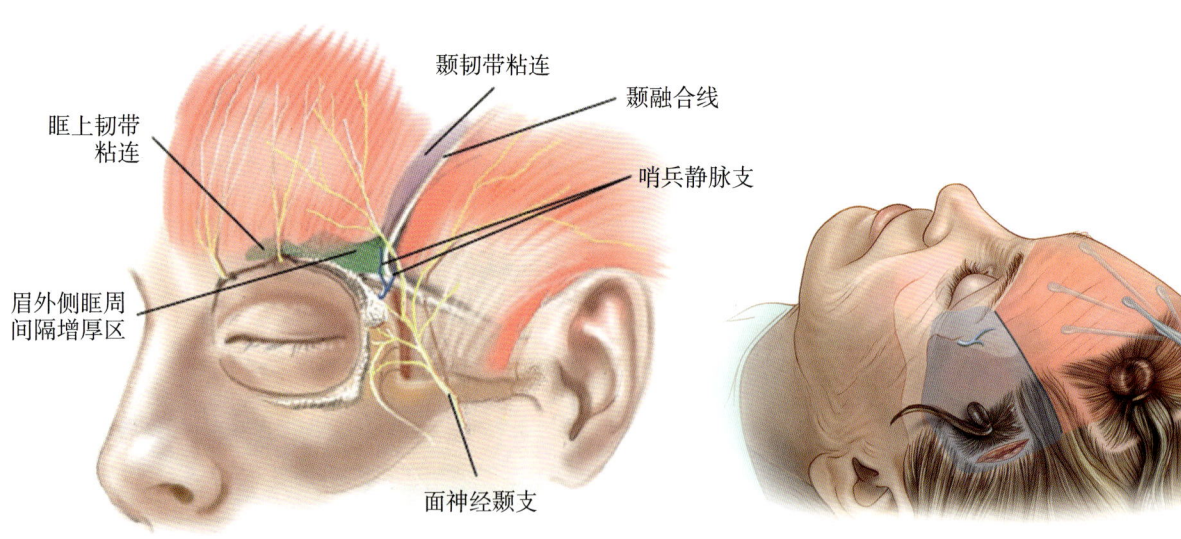

图 34.3 在颞提眉术过程中释放的韧带（经允许引自 Codner M，McCord C. Eyelid and Periorbital Surgery. 2nd ed. Thieme；2016）。

图 34.4 内镜下提眉术的剥离区域（经允许引自 Cohen M，Thaller S. The Unfavorable Result in Plastic Surgery：Avoidance and Treatment. 4th ed. Thieme；2018）。

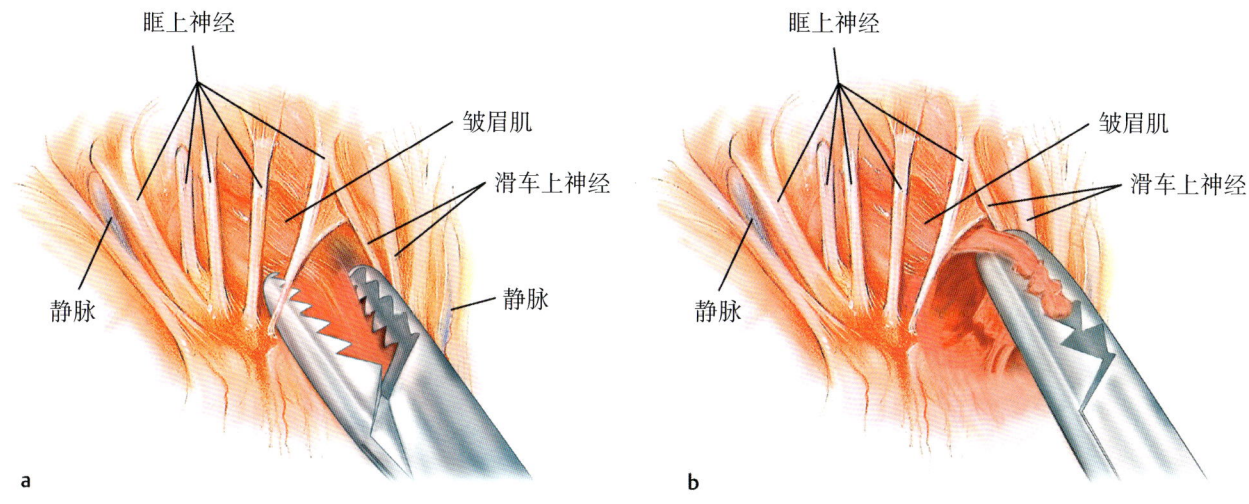

图 34.5　内侧皱眉肌切除术（经允许引自 Cohen M，Thaller S. The Unfavorable Result in Plastic Surgery：Avoidance and Treatment. 4th ed. Thieme；2018）。

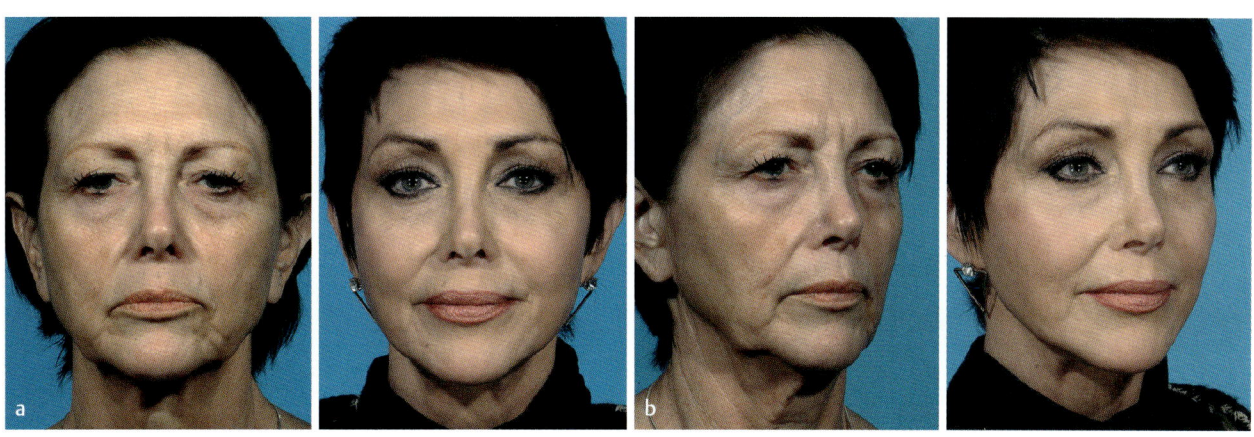

图 34.6　患者接受面部提升术和颞内提眉术。a. 术前和术后 20 个月正面观。b. 术前和术后 20 个月侧面观。

延伸阅读

[1] Cho MJ, Carboy JA, Rohrich RJ. Complications in brow lifts: a systemic review of surgical and nonsurgical brow rejuvenations. Plast Reconstr Surg Glob Open. 2018;6(10):e1943.
[2] Graham DW, Heller J, Kurkjian TJ, Schaub TS, Rohrich RJ. Brow lift in facial rejuvenation: a systematic literature review of open versus endoscopic techniques. Plast Reconstr Surg. 2011; 128(4):335e-341e.
[3] Guyuron B. Endoscopic forehead rejuvenation: I. Limitations, flaws, and rewards. Plast Reconstr Surg. 2006; 117(4):1121–1133, discussion 1134-1136.
[4] Rohrich RJ, Beran SJ. Evolving fixation methods in endoscopically assisted forehead rejuvenation: controversies and rationale. Plast Reconstr Surg. 1997; 100(6):1575-1582, discussion 1583-1584.
[5] Rohrich RJ, Cho MJ. Endoscopic temporal brow lift: surgical indications, technique, and 10-year outcome analysis. Plast Reconstr Surg. 2019; 144(6):1305-1310.

Rod J. Rohrich and Erez Dayan

35 眉和额部：额、颞、眉部脂肪移植术

摘　要

除了面部重塑以外，现代面部年轻化侧重于容积恢复。面部容积修复的概念长期以来一直被提倡，并被广泛接受。在面部脂肪移植过程中，经常忽视前额部和眉区，本章描述了这些区域的容积恢复技术。

关键词

脂肪移植，额、颞、眉部凹陷，面部重塑。

关键要点

- 将脂肪移植到额部、颞部和眉区是整体面部重塑的关键（图 35.1 和图 35.2）。
- 在皮下平面进行注射。
- 注射眉上区域不仅可以纠正与年龄相关的老化，还可产生提眉的视觉效果。
- 纠正颞部凹陷需要突破颞部融合线。

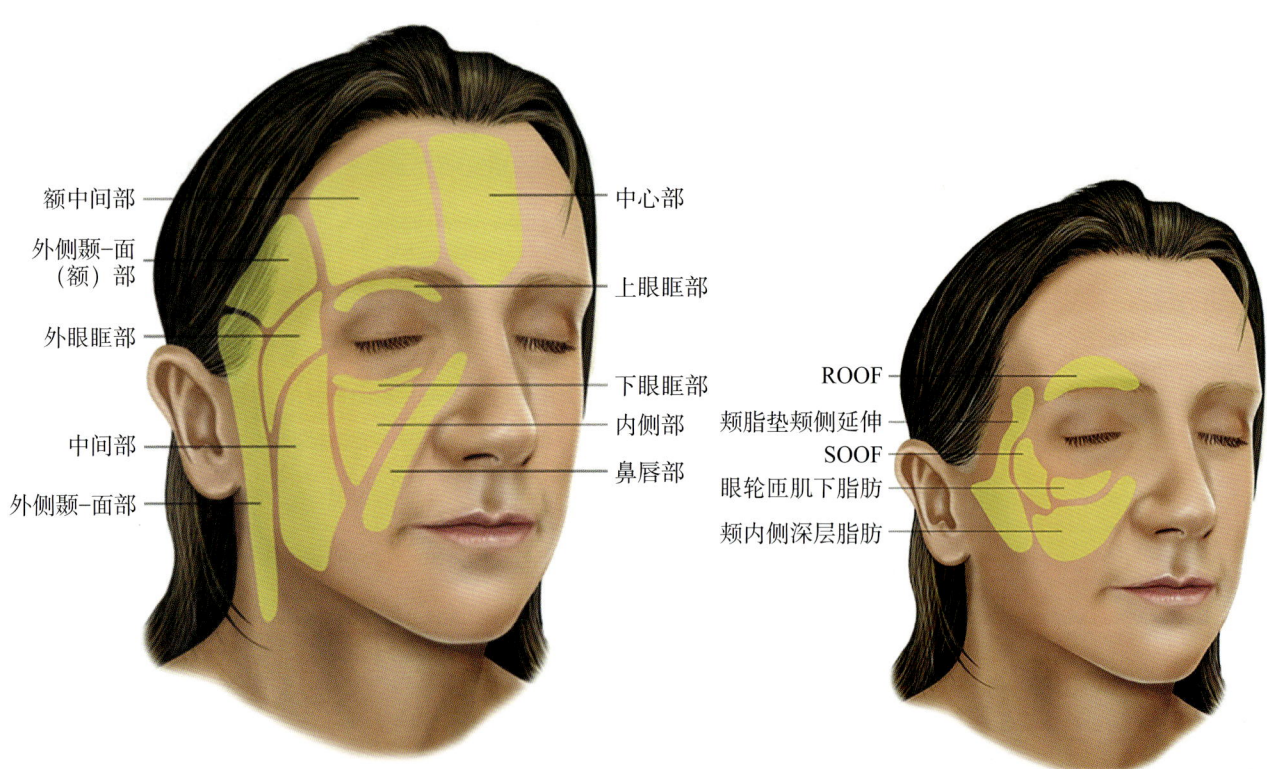

图 35.1　面部的浅表脂肪腔室（经允许引自 Leatherbarrow B, ed. Oculoplastic Surgery. 3rd ed. Thieme; 2019）。

图 35.2　面部深层的脂肪区。ROOF，眼轮匝肌（肌肉）后脂肪；SOOF，眼轮匝肌（肌肉）下脂肪（经允许引自 Leatherbarrow B, ed. Oculoplastic Surgery. 3rd ed. Thieme; 2019）。

35.1 术前步骤

- 通过手动低压方式,使用钝头 3 mm 套管进行负压抽吸采集脂肪。
- 以往的研究和临床经验显示,大腿内侧和腹部是理想的脂肪供区,其疼痛程度最轻且富含基质血管细胞。
- 脂肪提取物用离心法处理(2 250 转 / 分,1 min)。在将脂肪转移到 1 mL 注射器之前,舍弃悬浮物和沉淀物。
- 纳米脂肪用于眶周注射。脂肪机械乳化是将离心后的脂肪在两个 10 mL 注射器之间通过 2 mm 过滤器推送 60~80 次,可实现乳化脂肪组织。

35.2 操作步骤

(视频 35.1)

- 额颞部脂肪移植解决了与年龄相关的凹陷问题,并有轻度提升眉毛的附加作用。
- 通过颞部发际线内的单个入口进行颞部注射,关键步骤是突破颞部融合线,以使均匀填充,需要移植 1 mL 脂肪,然后再注射 1 mL,以纠正眉外侧的凹陷问题。
- 额中央区注射必须改善 3 个区域,包括眉间和两个眉上区域。在皮下层进行注射,前额较高者取额中部的皱纹处开口注射,前额较短者在发际线开口注射。
- 注射眉上区域不仅可以改善与年龄相关的老年样改变,还可产生眉毛提升的视觉效果。沿眉内侧线的第二个开口可以进入眉上部,并从内侧方向突破颞部融合线,以彻底纠正颞部凹陷。

35.3 术后护理

- 无须过多术后护理。在移植的区域,患者应在避免压力(如眼镜)的同时,恢复日常活动。

35.4 案例与分析

- 参见图 35.3。

35.5 总结

- 面部脂肪室的自体脂肪的容积恢复对面部年轻化至关重要,可独立应用,或作为除皱术和眼睑成形术的辅助技术。

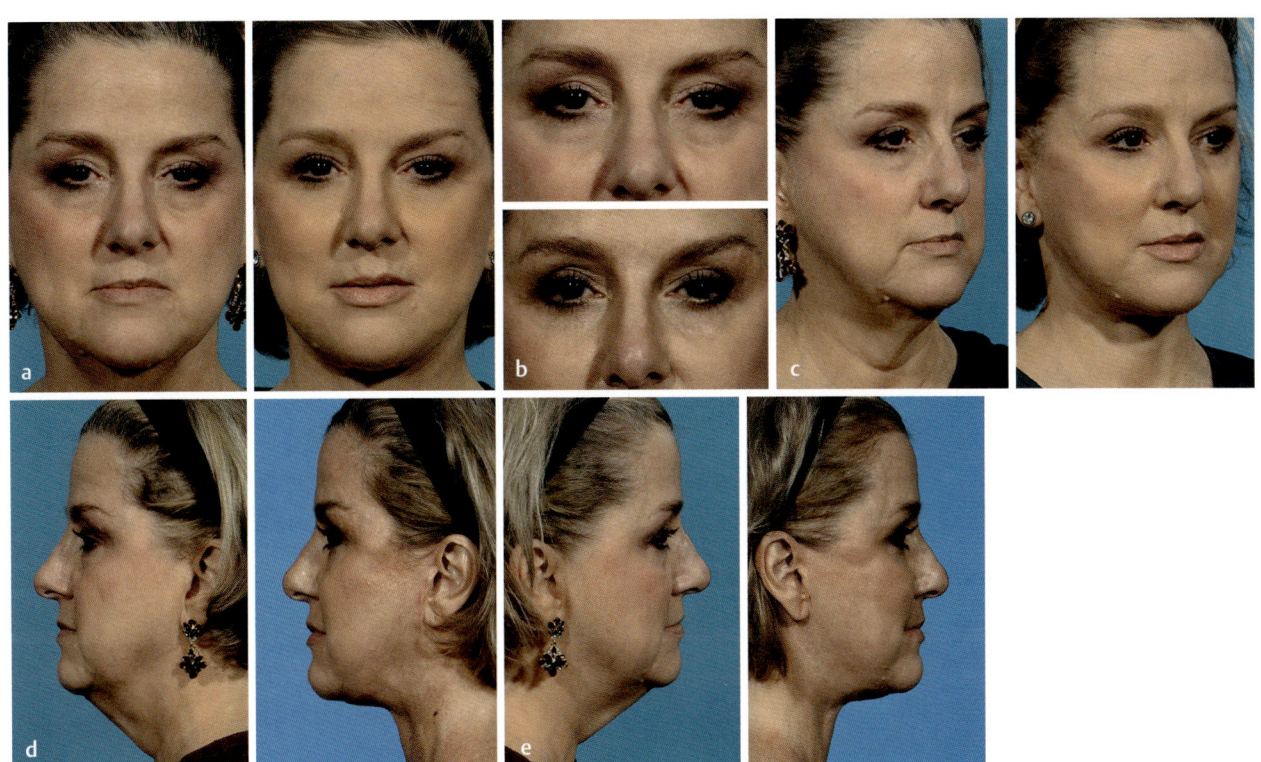

图 35.3 50 岁女性行面部提升术,并填充脂肪 35 mL:颞部每侧 2 mL,眉 4 mL,面部约 30 mL [即每侧颧深脂肪室和浅表脂肪室各 4 mL(16 mL),每个耳垂 1 mL(2 mL),下颌区 2 mL(4 mL),每侧口周 4 mL(8 mL)]。术后 6 个月如图所示。

- 面部精确的术前分析、脂肪室解剖知识和精准的术中技术是成功所必需的，特别是在眉、颞和额部区域，保最佳的年轻化效果。
- 术前骨轮廓和容积分布决定了移植的轮廓和容量。
- 脂肪填充作为一个强有力的手段，运用得当可以确

延伸阅读

[1] Coleman SR. Facial augmentation with structural fat grafting. Clin Plast Surg. 2006; 33(4):567-577.
[2] Lambros V. Observations on periorbital and midface aging. Plast Reconstr Surg. 2007; 120(5):1367-1376, discussion 1377.
[3] Owsley JQ. Lifting the malar fat pad for correction of prominent nasolabial folds. Plast Reconstr Surg. 1993; 91(3):463-474, discussion 475-476.
[4] Rohrich RJ, Pessa JE. The fat compartments of the face: anatomy and clinical implications for cosmetic surgery. Plast Reconstr Surg. 2007; 119(7): 2219-2227, discussion 2228-2231.
[5] Rohrich RJ, Ghavami A, Constantine FC, Unger J, Mojallal A. Lift-and-fill face lift: integrating the fat compartments. Plast Reconstr Surg. 2014; 133(6):756e-767e.
[6] Stuzin JM. Restoring facial shape in face lifting: the role of skeletal support in facial analysis and midface soft-tissue repositioning. Plast Reconstr Surg. 2007; 119(1):362-376, discussion 377-378.

Thomas A. Mustoe and Sammy Sinno

36 眉和额部：外侧眉提升术

摘 要
眉部的治疗在于纠正外侧的下垂。通过将眉毛向外上方向提升，使疲惫外观和老化的眉毛恢复年轻态。当结合上睑成形术进行时，以下的技术非常有效，且可在局部麻醉下进行。

关键词
眉提升术，外侧下垂，睑成形术，颞外侧切口，眼眶固定韧带，颞间隔。

关键要点
- 颞外侧组织切除的宽度基于眉下垂的程度而定，约 4:1（组织切除的宽度与预期的外侧眉提升）的比例。
- 在骨膜下平面向内侧剥离，保护眶上神经。
- 向外侧剥离，深至颞深筋膜浅层（露出颞深脂肪垫），保护面神经。

36.1 术前步骤

- 通过平行于眉毛 4~5 cm 的颞部切口进行手术，距颞部发际线后 2~3 cm。
- 头皮切除术的宽度，计划以 4:1 的比例来提升眉部。在此基础上，进行标准的上睑成形术标记（图 36.1）。
- 头皮切口可进入粘连区域。
- 上睑入路允许进入内侧眉、颞外侧区、眶部固定韧带和骨膜附着区。
- 在骨膜下平面向内侧剥离，注意保护眶上神经。
- 向外侧剥离，深至颞深筋膜浅层（暴露颞脂肪垫），注意保护面神经额支（图 36.2 和图 36.3）。

36.2 操作步骤

（视频 36.1）

36.2.1 上睑成形术

- 所有计划剥离的区域局部浸润麻醉。
- 做上睑成形术切口。
- 向内侧剥离，暴露皱眉肌和降眉间肌。皱眉肌位于眼轮匝肌的深面。
- 可以用 Ragnell 牵开器保护眶上动脉和神经。
- 皱眉肌用细双极电凝烧灼。

36.2.2 外侧颞部切口

- 将颞外侧切口向下延伸至颞深筋膜。
- 在颞深筋膜上进行剥离，位于颞上隔的尾侧（图 36.4）。

36 眉和额部：外侧眉提升术 | 139

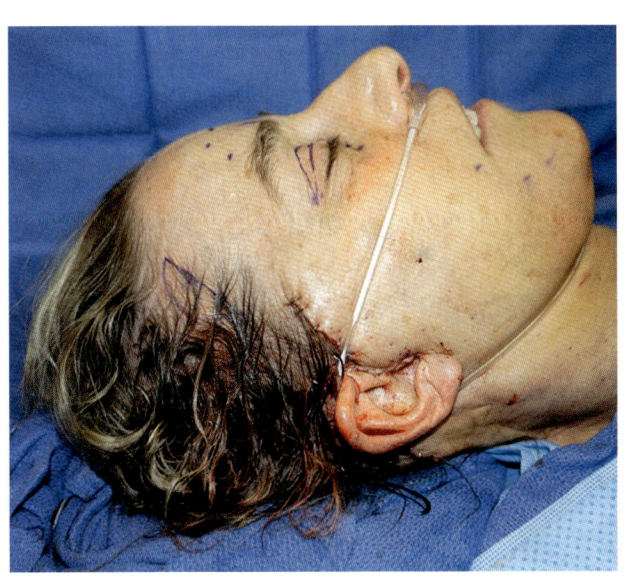

图 36.1 简化的外侧眉提升标记。

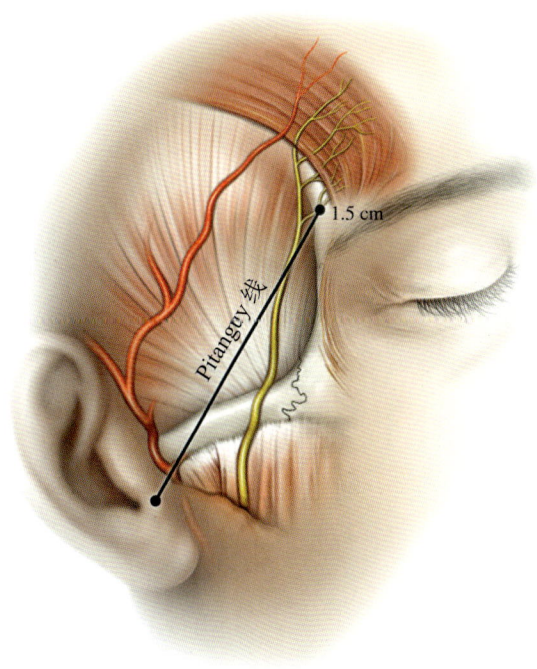

图 36.2 Pitanguy 线是剥离颞部区域面神经额支路径的经典参考线。该标志是从耳屏基底到眉毛上方 1.5 cm 的一条连线。

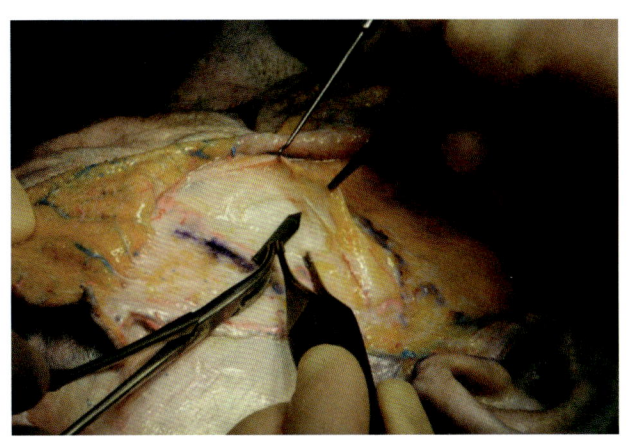

图 36.3 尸体解剖显示其颞部区域内的额支（箭头指向）。浅筋膜（浅表肌肉腱膜系统，SMAS）含有颞浅动脉，而在 SMAS 深处（在浅筋膜和深筋膜之间的平面）是松散的细隙层，称为腱膜下筋膜，其中含有 SMAS 下脂肪。面神经额支位于 SMAS 平面下的脂肪层。

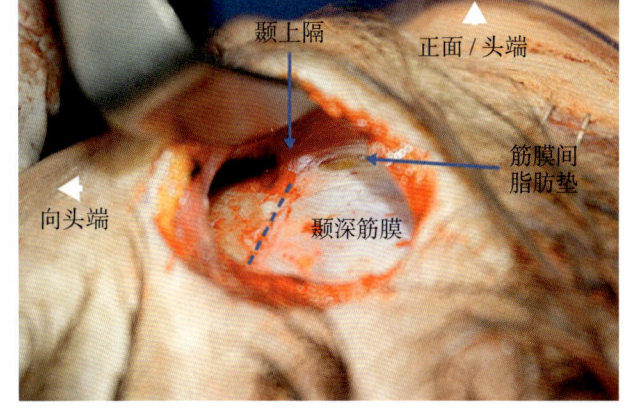

图 36.4 颞部剥离。将颞上隔划分为两个部分，实现头骨膜下剥离平面的连续性和颞深筋膜（DTF）顶部的剥离。蓝色虚线表示上颞上线。

- 头侧到隔膜，在骨膜下平面向眶外侧缘剥离。
- 颞中隔连接两个剥离平面。
- 随后切开颞深筋膜浅层，从而暴露颞浅脂肪垫（图 36.5）。
- 整个额部的骨膜下平面潜行分离，使效果最佳。

36.2.3 韧带松解
- 在睑成形术切口切开外侧眶上缘骨膜。
- 骨膜下向下剥离至外侧外眦韧带水平，松解眶外侧增厚组织（图 36.6）。
- 在此可见脂肪垫。
- 在上内侧，沿这个平面的剥离以松解眶固定韧带和眶上韧带粘连。
- 在颞部和上睑成形术骨膜下剥离平面之间实现了连续性（图 36.7）。

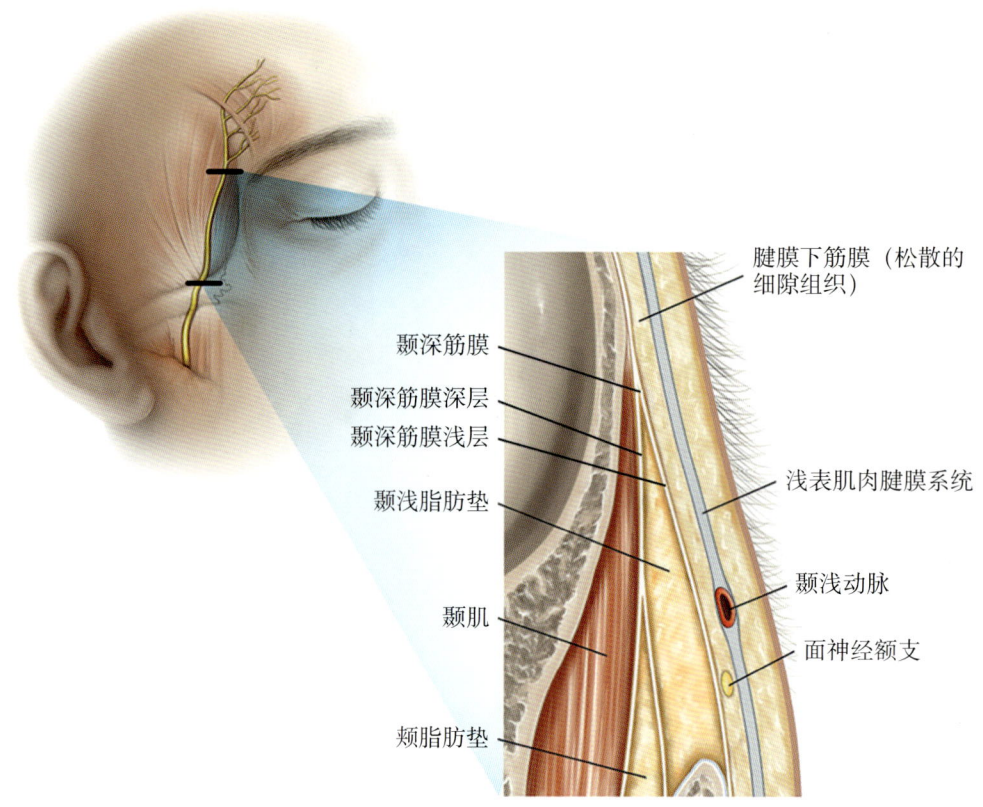

图 36.5 眶上边缘和颧弓之间的区域，图示颞部区域横截面。在颞区进行手术时，安全的关键是避开面神经额支走行层面，从浅层或深层进行剥离。

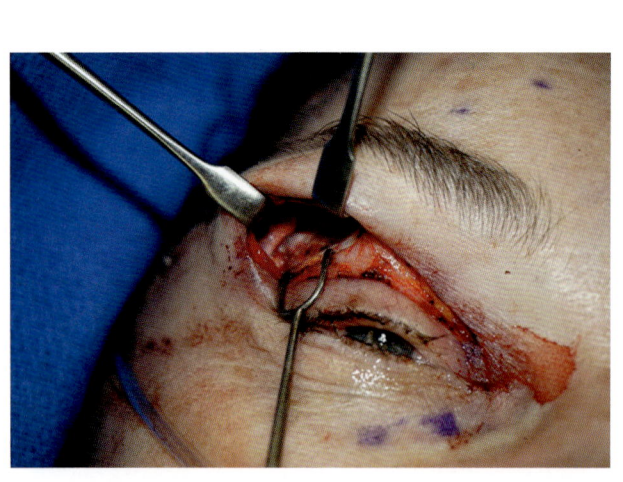

图 36.6 外侧上睑成形术剥离。进行骨膜下剥离，松解眶外侧增厚组织。

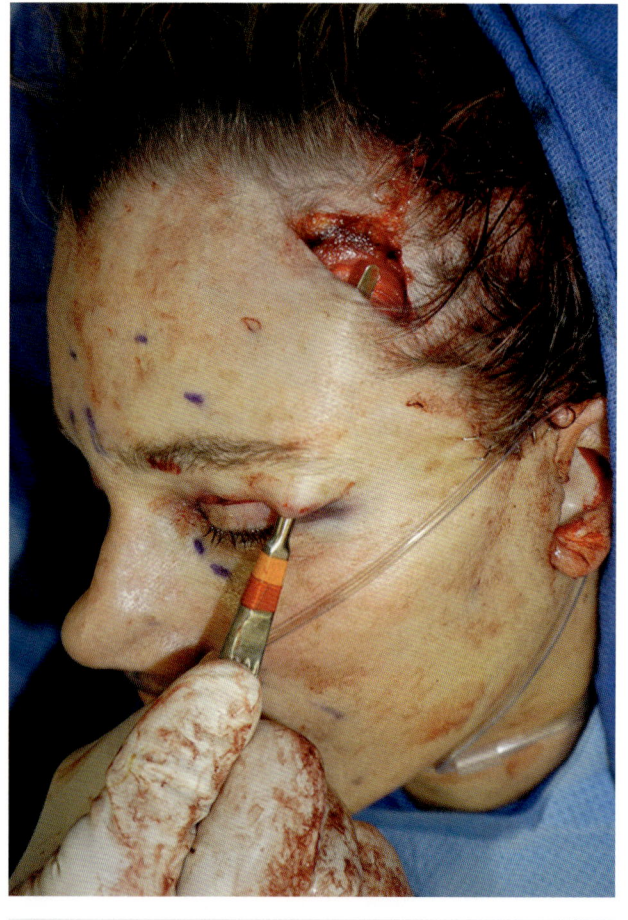

图 36.7 显示了颞部和上睑成形术骨膜下剥离平面之间的连续性。

36.2.4 固定
- 用两根 3-0 PDS 可吸收缝线，将腹侧固定于骨膜或颞浅筋膜层上。

36.2.5 去皮
- 切除多余的皮肤（1~1.5 cm）。
- 用闭合钉闭合皮肤。

36.3 术后护理
- 不推荐使用引流管，也无须加压包扎。
- 患者可以在 2 天内洗澡。
- 切口可以冰敷 3~5 天。
- 在 7 天内拆除闭合钉。
- 用 Aquaphor 涂抹切口，每日 2 次，共 2 周。

36.4 案例与分析
- 参见图 36.8。

36.5 总结
- 外侧眉提升术是一种综合矫治外侧眉下垂的方法，可在局部麻醉下进行。
- 实践证明，联合应用外侧眉提升和上睑成形术，效果更自然、可靠。

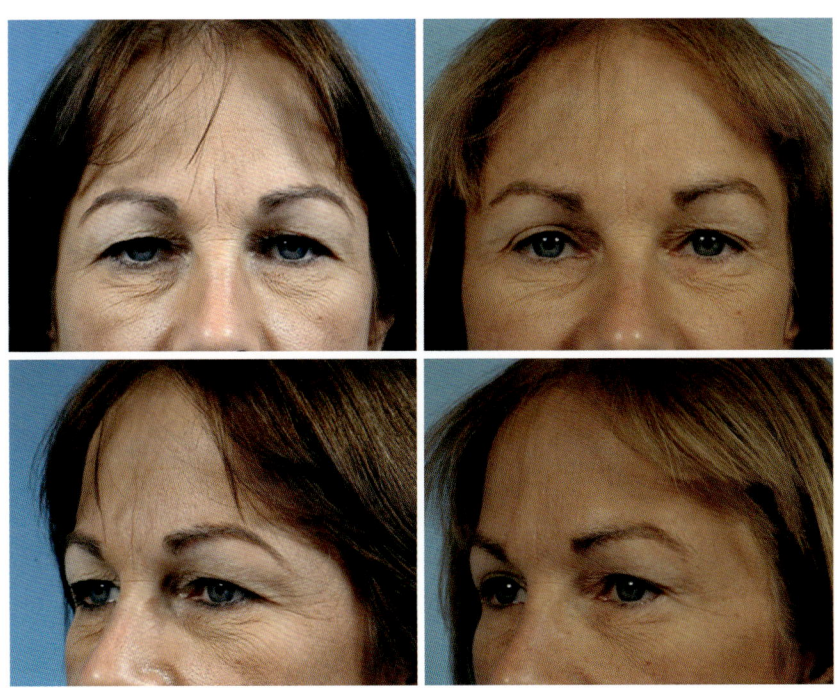

图 36.8　51 岁女性，行上睑成形术、下睑成形术及双侧外侧眉提升术，术前和术后 1 年随访对比照。

延伸阅读
[1] Codner MA, Kikkawa DO, Korn BS, Pacella SJ. Blepharoplasty and brow lift. Plast Reconstr Surg. 2010; 126(1):1e-17e.
[2] Drolet BC, Phillips BZ, Hoy EA, Chang J, Sullivan PK. Finesse in forehead and brow rejuvenation: modern concepts, including endoscopic methods. Plast Reconstr Surg. 2014; 134(6):1141-1150.
[3] Knize DM. Anatomic concepts for brow lift procedures. Plast Reconstr Surg. 2009; 124(6):2118-2126.
[4] Turin SY, Vaca EE, Cheesborough JE, Sinno S, Mustoe TA. Simplified lateral brow lift under local anesthesia for correction of lateral hooding. Plast Reconstr Surg Glob Open. 2019; 7(6):e2098.
[5] Warren RJ. The modified lateral brow lift. Aesthet Surg J. 2009; 29(2):158-166.

Sammy Sinno and Charles H. Thorne

37 眉和额部：颞部皮下提眉术

> **摘 要**
> 对于皮肤菲薄且外侧眉下垂的患者，采用锯齿状发际切口进行颞部皮下提眉术是一种非常有效的改善眉毛位置和形状的技术。
>
> **关键词**
> 上睑下垂，颞部提眉术，锯齿状切口，眉松垂，皮下剥离。
>
> **关键要点**
> - 颞部皮下提眉术并不能解决内侧眉毛的问题，不过大多数患者仅需要眉外侧提升。
> - 理想的受术者是眉松垂和皮肤菲薄者。
> - 额部皮肤沿着切口垂直方向重新拉紧，以锯齿状切口闭合。

37.1 操作步骤

（视频37.1）

- 理想的患者是 Fitzpatrick 皮肤 I 型或 II 型的老年患者。
- 该手术以沿着颞部发际线垂直方向的锯齿状切口进行，需要沿着颞发际线的横向部分切除猫耳（图37.1）。
- 这项技术不能解决内侧眉毛问题。
- 手术目标是将外侧眉提升到约与内侧眉相同的水平线。
- 提高内侧眉需要更大程度地提高外侧眉，方能达到美观的眉毛形状。
- 该技术通常与标准的上睑成形术联合进行。

- 如果同时进行面部提升术，眉和面部的手术切口不连续，除非面部提升应用的是发际切口。

37.1.1 颞部入路与剥离

- 局部麻醉浸润至所有计划剥离的区域。
- 10 分钟后，用 15 号刀片锯齿状切口切开。
- 用 10 号刀片将皮肤和皮下组织从额肌表面抬起并剥离几厘米。
- 可插入一个光源拉钩，然后用剪刀继续剥离至眉下方。
- 剥离区域位于眶上神经分支的外侧。
- 当整个外侧眉可以自由移动时，提升手术就完成了。通常需要在外侧眉骨下方进行剥离（图37.2）。

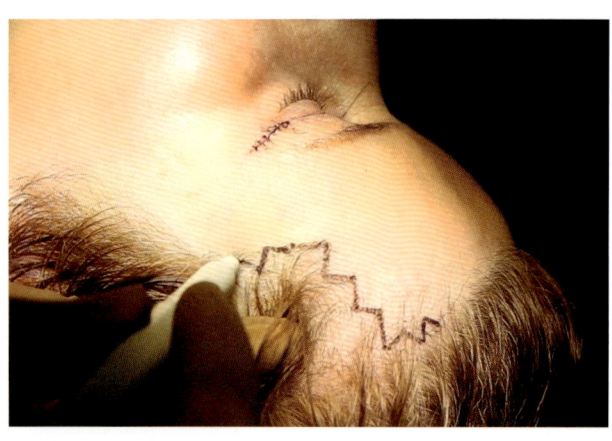

图 37.1 标记切口。

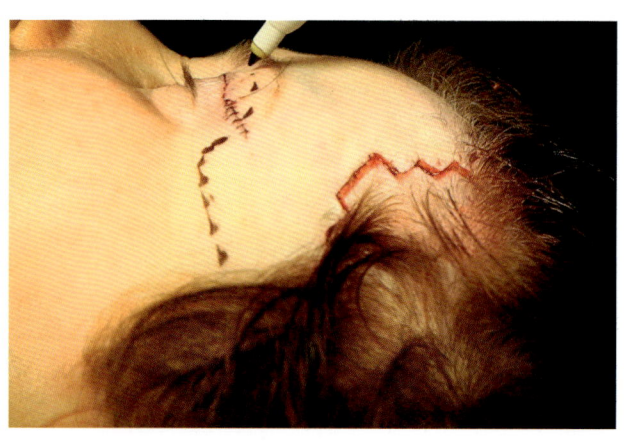

图 37.2 剥离范围（黑色虚线）。

37 眉和额部：颞部皮下提眉术 | 143

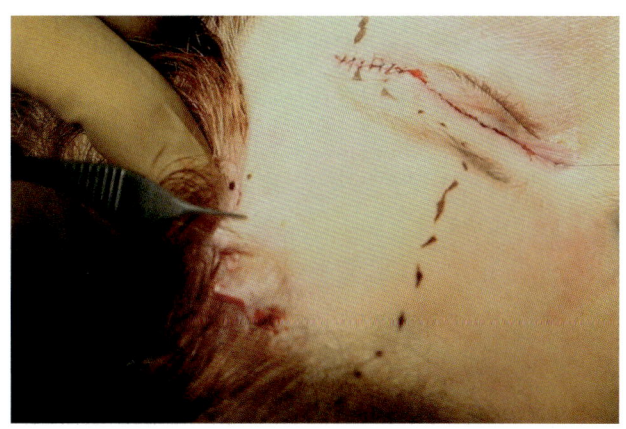

图 37.3 重新覆盖皮瓣。

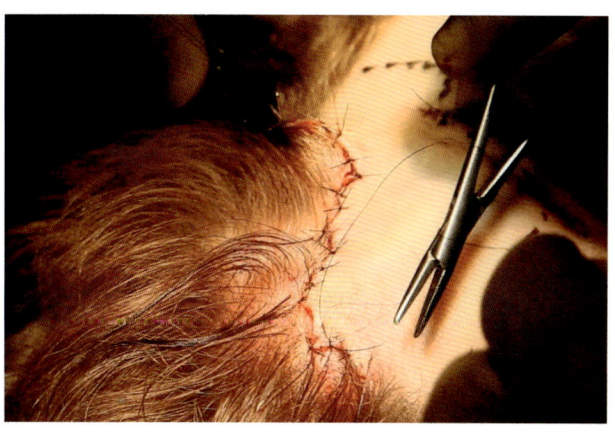

图 37.4 切口闭合。

37.1.2 皮肤重塑
- 前额皮肤沿着颞部发际线，垂直于切口的方向拉紧。
- 沿着额发际线和颞发际线的水平部分切除多余的皮肤和猫耳，注意保持切口或闭合口的锯齿状（图 37.3）。

37.1.3 切口闭合
- 通过发际线内的针口置入一 7 mm Jackson-Pratt（JP）引流管，并在患者离开医院前拔除（1~2 小时后）。
- 用 5-0 尼龙缝合线闭合切口（图 37.4）。

37.2 术后护理

- 4~5 天后间断拆线，剩余的在 7 天后拆除。
- 用硅酮软膏涂抹切口，持续 6~9 个月。

37.3 案例与分析

- 参见图 37.5。

37.4 总结

- 由于固定点靠近外侧眉，这个手术是一种有效的眉外侧提升技术。
- 适用于有明显眉松垂和皮肤菲薄的患者，且不会形成明显的瘢痕。

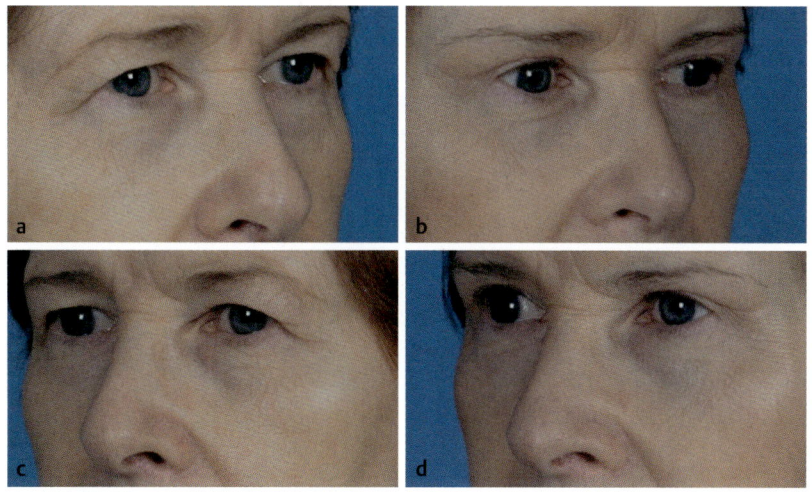

图 37.5 68 岁女性，行颞部皮下提眉术，术前（a、c）和术后 1 年（b、d）对比照。

延伸阅读

[1] Bidros RS, Salazar-Reyes H, Friedman JD. Subcutaneous temporal browlift under local anesthesia: a useful technique for periorbital rejuvenation. Aesthet Surg J. 2010; 30(6):783-788.
[2] Connell BF, Lambros VS, Neurohr GH. The forehead lift: techniques to avoid complications and produce optimal results. Aesthetic Plast Surg. 1989; 13(4): 217-237.
[3] Miller TA. Lateral subcutaneous brow lift. Aesthet Surg J. 2003; 23(3):205-210.
[4] Ullmann Y, Levy Y. In favor of the subcutaneous forehead lift using the anterior hairline incision. Aesthetic Plast Surg. 1998; 22(5):332-337.
[5] Wolfe SA, Baird WL. The subcutaneous forehead lift. Plast Reconstr Surg. 1989; 83(2):251-256.

达拉斯美容手术:大师视频图解
Masters of Cosmetic Surgery—The Video Atlas: The Dallas Cosmetic Model

IV

耳整形
Otoplasty

38 耳成形术 /146
39 耳成形术的预评估 /149

38 耳成形术

Sammy Sinno, Joshua M. Cohen, and Charles H. Thorne

> **摘　要**
> 超过 10% 的人群存在招风耳或其他类型的耳畸形。大部分招风耳患者，耳成形手术的效果很确切。巨大耳及外形不良的耳畸形（如 Stahl 耳、耳轮发育不全等），则需要其他治疗方案。
>
> **关 键 词**
> 耳成形术，招风耳，耳甲软骨折叠，对耳轮隆起，耳郭软骨。
>
> **关键要点**
> - 将耳郭分为上、中、下三部分，分别进行评估，并非所有患者需要同时矫正三部分。
> - 为了耳甲软骨向后折叠良好成形，要切除后方耳甲软骨表面的软组织。
> - 使用永久褥式缝合（Mustarde 法）来加固耳郭上 1/3 部分向后折叠，以形成耳郭前面的对耳轮隆起。

38.1 操作步骤

（视频 38.1）

- 分别评估耳郭上、中、下三部分的突出度（图 38.1、图 38.2）。
- 并非所有患者需要同时矫正三部分。
- 儿童采用全身麻醉，青少年及成人可在局部麻醉下进行手术。

38.1.1 切口和显露

- 在耳郭后面沟状凹陷处做切口。
- 显露耳郭中间部分的软骨。
- 切除后方耳甲软骨表面的软组织，使耳甲软骨向后折叠良好成形。
- 切除耳垂后面中部的三角形皮肤，形成耳垂向后

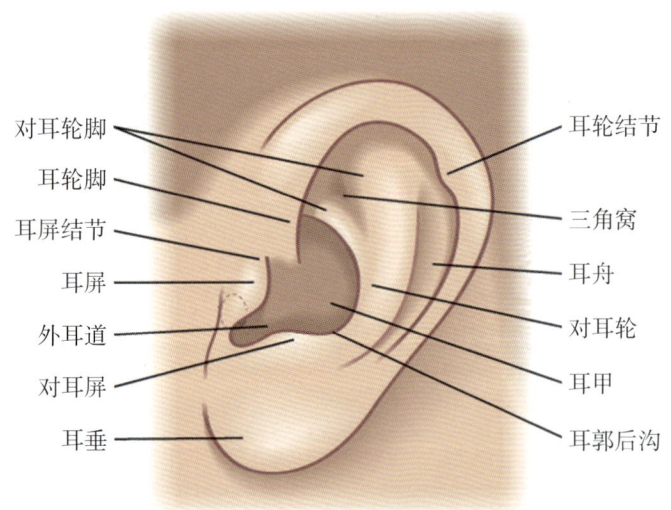

图 38.1　正常耳郭的解剖标志（经允许引自 Mesa J，Buchman S，Mackay D，et al，eds. Atlas of Operative Craniofacial Surgery. 1st ed. Thieme；2019）。

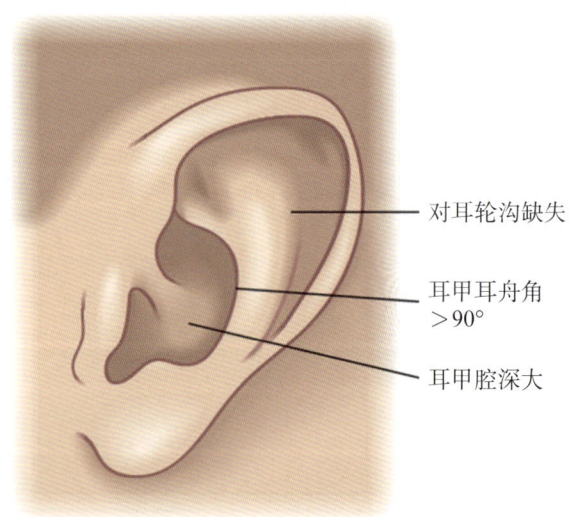

图 38.2　招风耳的形态和比例（经允许引自 Mesa J，Buchman S，Mackay D，et al，eds. Atlas of Operative Craniofacial Surgery. 1st ed. Thieme；2019）。

折叠。

38.1.2 切除耳甲腔少量软骨，同时将耳甲软骨向后折叠
- 在耳甲后方转折处切除不超过 3 mm 宽的新月形软骨。
- 用 PDS 可吸收缝线，缝合两侧耳甲软骨。
- 用 3-0 PDS 可吸收缝线，缝合耳甲和乳突（图 38.3）。

38.1.3 耳垂的重新定位
- 切除耳垂后方沟的软组织，显露耳甲尾端的结构。
- 用 5-0 PDS 可吸收缝线，在深部耳甲软骨及软组织进行三针缝合固定，形成适当的耳垂凸起。

38.1.4 耳郭上 1/3 软骨向后折叠形成对耳轮隆起
- 由尾部向上至耳郭上 1/3，在舟状窝和耳甲之间及舟状窝和三角窝之间用 4-0 尼龙线缝合（Mustarde 法）（图 38.4）。
- 部分患者耳郭上 1/3 需要缝合 1~2 针，有些患者耳郭分上、中两部分，需要缝合 6~7 针。

38.1.5 Hatch-Hitch 绳结
- 对于颅耳角过大的患者，在耳后沟末端做 1.5 cm 切口，用 3-0 PDS 可吸收缝线缝合耳轮软骨和颞部筋膜。

38.1.6 横行切口
- 对于需要缩小耳舟软骨以缩短耳郭的患者，以及需要增加耳轮缘清晰度的患者，可在耳轮边缘增加横行附加切口。

38.2 术后护理
- 患者头部用柔软、蓬松的敷料轻柔包扎。
- 3~5 天后拆除外包扎。
- 无需拆线。
- 拆除包扎后，患者可以使用浴液淋浴，并嘱用蘸取皂液的棉签清洗耳后沟。
- 部分患者认为头部需要包扎 1 周左右，但这不是必需的。
- 如有患者坚持要求包扎，告知患者在包扎敷料不脱落的情况下越松越好。

38.3 案例与分析
- 参见图 38.5。

38.4 总结
- 治疗重点是判断是否矫正充分。若从后面看耳轮缘呈一条直线，这样偶尔有矫正不足，但基本不会出现过度矫正。
- 除了前述需要耳垂重新定位的情况，一般不需要皮肤切除。除了部分患者需要极度向后折叠，一般看不到多余的皮肤。
- 几个月或几年后，部分患者可能因为尼龙线排线而需复诊拆线。

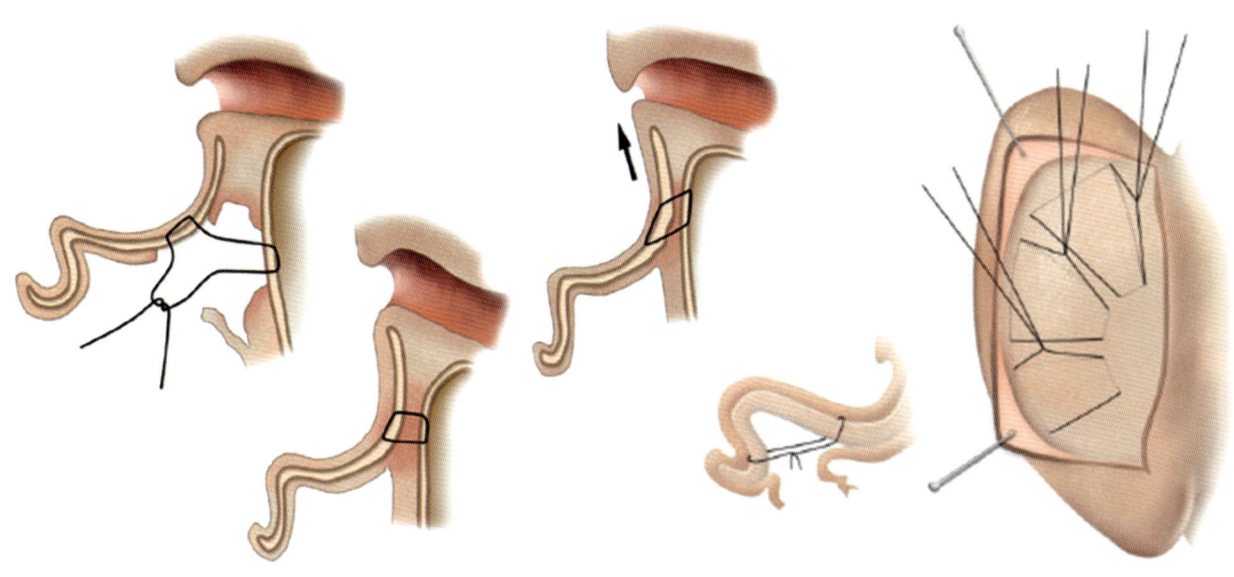

图 38.3 通过耳甲褥式缝合矫治耳甲腔过大（经允许引自 Pu L, ed. Aesthetic Plastic Surgery in Asians: Principles & Techniques. 1st ed. Thieme; 2015）。

图 38.4 对耳轮隆起时，采用褥式缝合技术（Mustarde 法）（经允许引自 Pu L, ed. Aesthetic Plastic Surgery in Asians: Principles & Techniques. 1st ed. Thieme; 2015）。

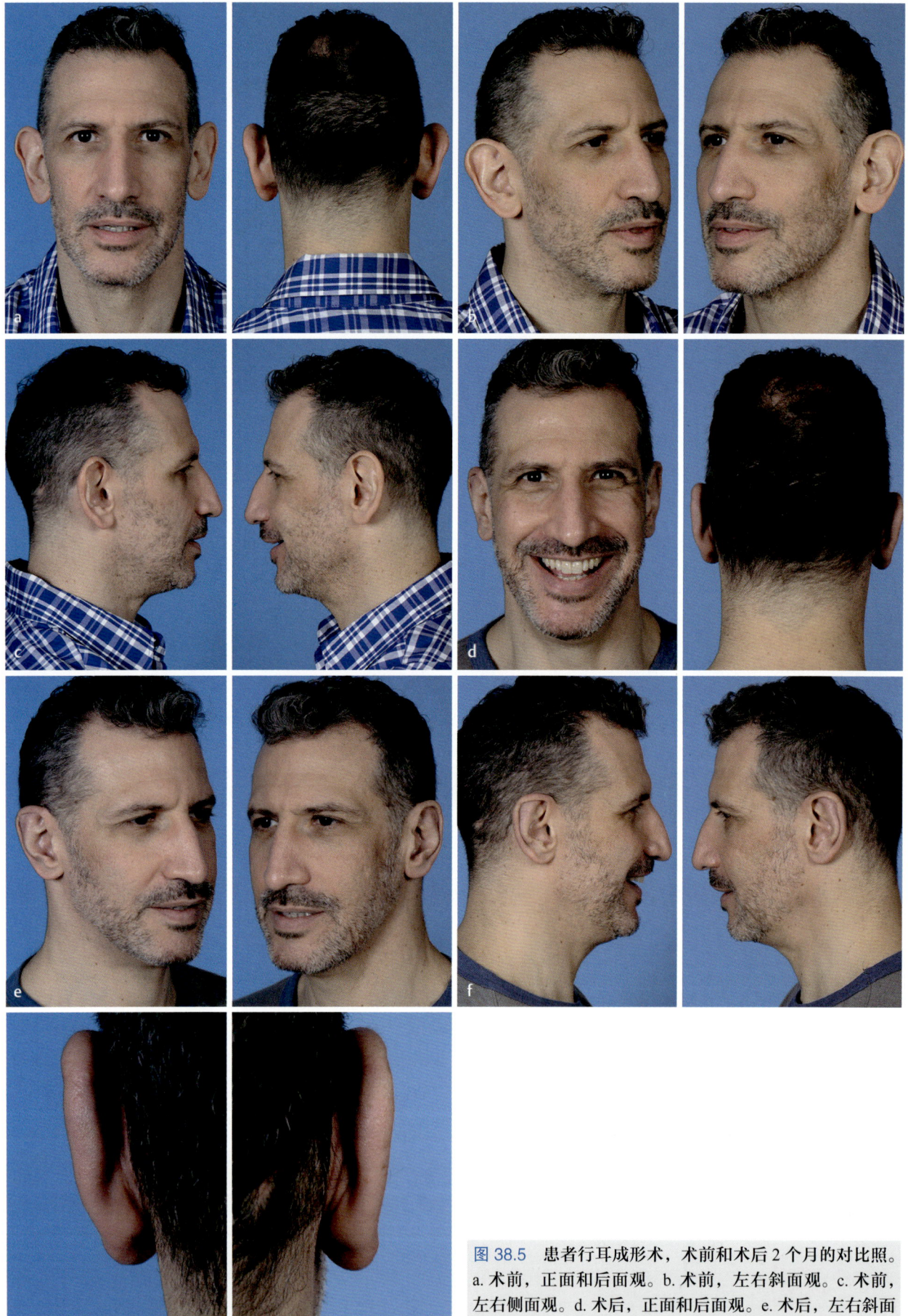

图 38.5 患者行耳成形术,术前和术后 2 个月的对比照。a. 术前,正面和后面观。b. 术前,左右斜面观。c. 术前,左右侧面观。d. 术后,正面和后面观。e. 术后,左右斜面观。f. 术后,左右侧面观。g. 术后,放大的后面观。

延伸阅读

[1] Janis JE, Rohrich RJ, Gutowski KA. Otoplasty. Plast Reconstr Surg. 2005; 115(4): 60e-72e.
[2] Pawar SS, Koch CA, Murakami C. Treatment of prominent ears and otoplasty: a contemporary review. JAMA Facial Plast Surg. 2015; 17(6):449-454.
[3] Sinno S, Chang JB, Thorne CH. Precision in otoplasty: combining reduction otoplasty with traditional otoplasty. Plast Reconstr Surg. 2015; 135(5):1342-1348.
[4] Thorne CH. Otoplasty. Plast Reconstr Surg. 2008; 122(1):291-292.
[5] Thorne CH, Wilkes G. Ear deformities, otoplasty, and ear reconstruction. Plast Reconstr Surg. 2012; 129(4):701e-716e.

Ira L. Savetsky, Yash J. Avashia, and H. Steve Byrd

39 耳成形术的预评估

摘　要
招风耳等耳畸形非常常见，了解其基础解剖和相关导致耳畸形发生的解剖异常将会对外科技术具有指导意义。耳成形术的目的是尽量不留外科痕迹地将耳畸形的外观恢复到正常外观。

关 键 词
耳成形术，招风耳，耳畸形，耳甲腔过大，对耳轮隆起，颅耳角，耳甲-乳突缝合。

关键要点
- 全面理解正常耳和招风耳的解剖是矫治和准确分析耳畸形的关键。
- 耳成形术技术的目标是不留外科痕迹的矫治耳畸形。

39.1 解剖

- 耳郭由软骨和皮肤组织构成，包括耳甲、耳轮、对耳轮、耳屏和耳垂，还有耳屏、屏间切迹、达尔文结节（图39.1）。
- 新生儿的耳郭软骨柔软、可塑，随年龄增长，耳郭软骨逐渐变硬、钙化。
- 3岁幼儿的耳郭大小约为成年人的85%，男孩7岁、女孩6岁时，耳郭发育接近成年后大小。
- 男孩13岁、女孩12岁时，耳郭长度发育达到成熟。
- 耳郭的血供来自颈外动脉分支，主要是耳后动脉和颞浅动脉。
- 耳郭的神经支配主要是耳大神经的耳前、耳后分支，以及耳颞神经、迷走神经和舌咽神经的分支。

39.2 招风耳的解剖

- 耳甲肥厚或过大。

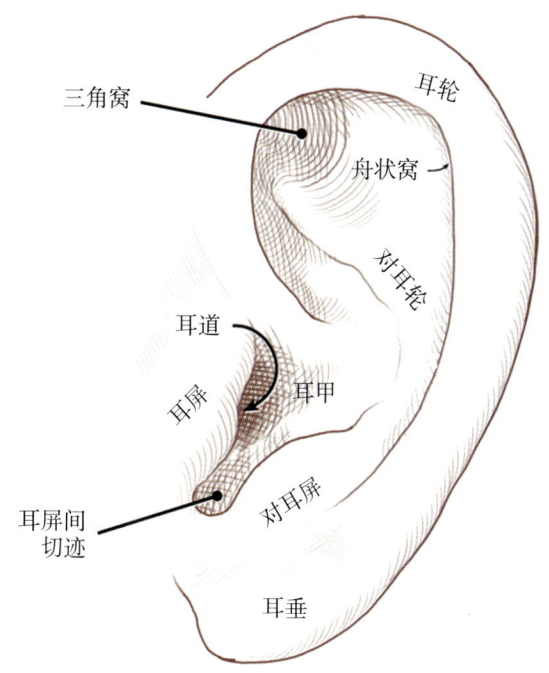

图39.1　耳郭的解剖（经允许引自 Ali K，Meaike J，Maricevich R，Olshinka A. The Protruding Ear: Cosmetic and Reconstruction. Semin Plast Surg 2017；31（3）：152–160）。

- 对耳轮隆起发育不全。
- 颅耳角超过 90°。
- 耳甲肥大合并对耳轮隆起发育不全。
- 颌面畸形。
- 耳垂突出。
- 耳轮尾侧向前外侧异位。

39.3 耳成形术的目标

- 矫正耳郭上 1/3 的突出。
- 正面观，耳朵的耳轮应该超过对耳轮。
- 耳轮缘曲线顺滑、顺畅。
- 耳后沟不应该明显缩小和扭曲。
- 耳轮和乳突的距离，上 1/3 耳郭应该在 10~12 mm、中 1/3 在 16~18 mm、下 1/3 在 20~22 mm。
- 两侧耳朵相对于头部任何位置点位都应对称，差别不超过 3 mm。
- 形成圆润、环形、结构清晰的对耳轮隆起。
- 90°的颅耳角。
- 缩小耳甲或耳郭乳突角。
- 耳轮缘向外突出，超过耳垂。

39.4 术前步骤

- 6 或 7 岁孩童的耳郭已接近完全发育成人耳郭大小，是适宜的手术时机。
- 评估对耳轮隆起的程度。
- 评估耳甲腔的深度。
- 确认耳垂水平位置和畸形程度。
- 确认耳轮缘和乳突平面的角度。
- 评估耳郭软骨的质量和弹性。

39.5 操作步骤

（视频 39.1）

- 测量和标记（图 39.2）。
  - 设定垂直高度 7 mm（5~6 岁儿童）。
  - 设定垂直高度 9 mm（青少年/成人）。
  - 重视设计对耳轮曲线形态。
  - 由低到高标记耳后沟的弧形切口线。
- 用 15 号刀片切开皮肤。
- 用电凝器皮下层掀起耳后皮瓣。
- 切除部分耳后肌，形成耳甲艇向后折叠的空间。
- 用剪刀掀起皮瓣至皮下层。
- 从耳甲腔和对耳屏交界处切开软骨，转向耳郭软骨前面（图 39.3），Stahl 耳畸形采用传统的耳前入路。
- 用 Joseph 剥离子自软骨膜下层掀起耳前皮肤。
- 评估前面的软骨。
- 切开软骨，评估软骨的延展性。
- 用 15 号刀片切开并掀起耳甲软骨。
- 为了避免电话机畸形，耳屏间的软骨要向下分离，

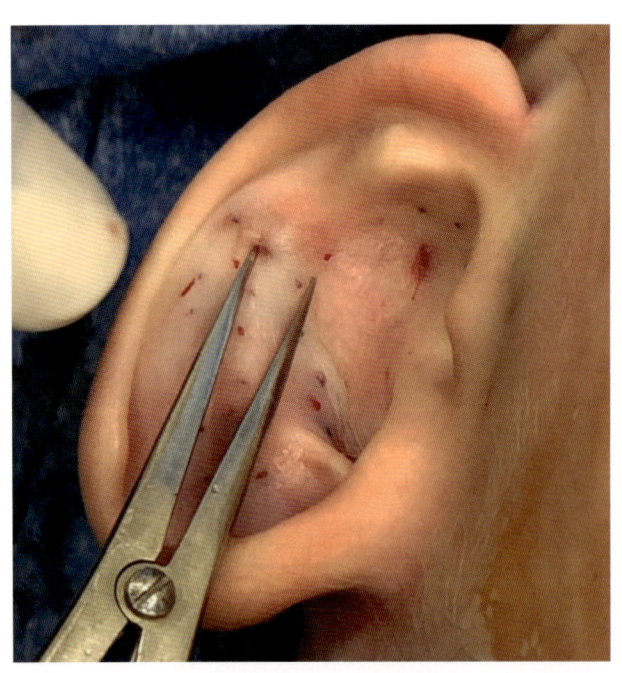

图 39.2　儿童对耳轮的垂直高度设定为 7 mm。

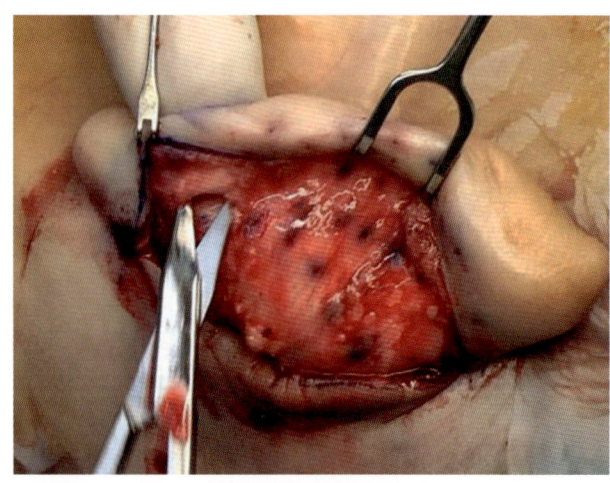

图 39.3　在对耳屏和耳甲腔结合处开窗，评估前面的软骨。

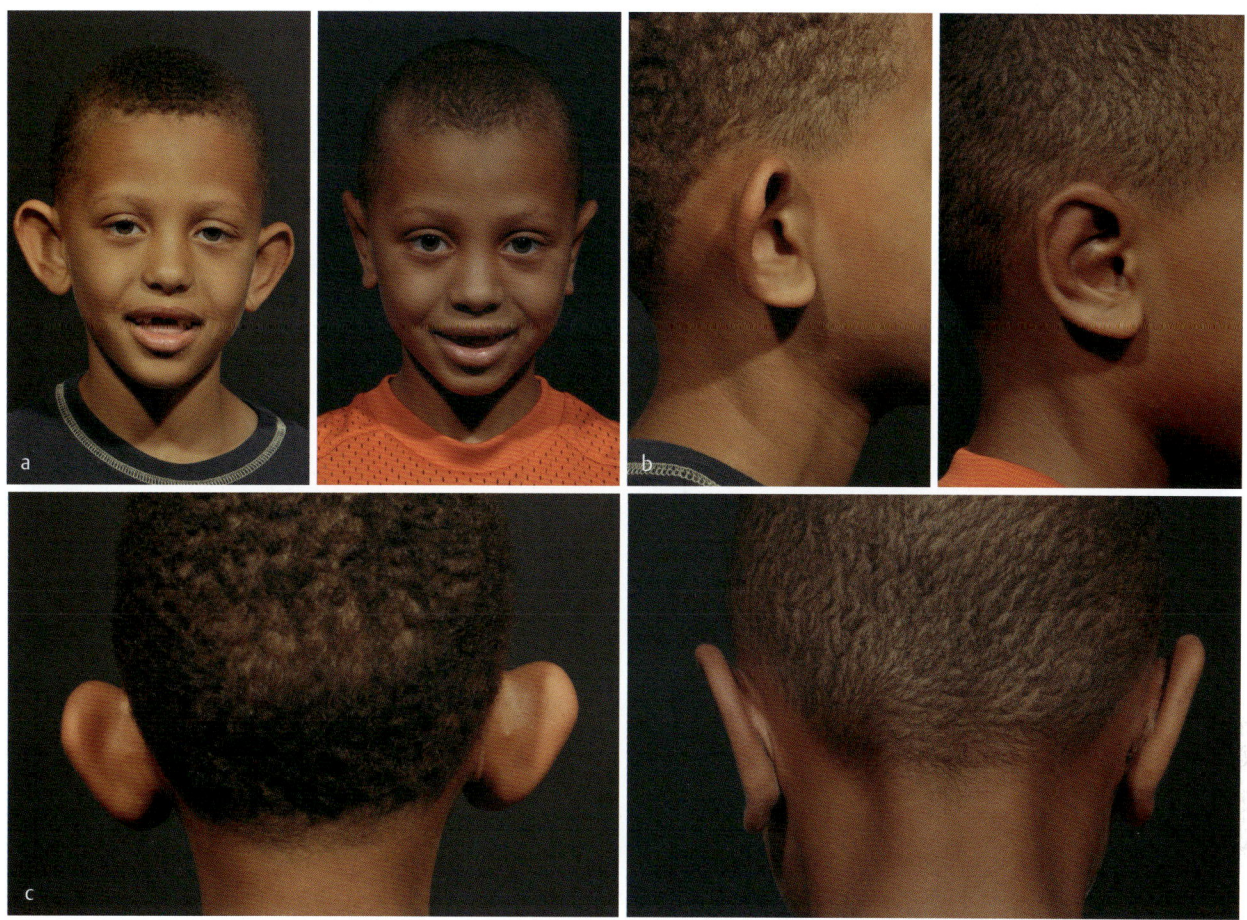

图 39.4　H. Steve Byrd 医师接诊的 7 岁招风耳男孩。术前（左）与术后 3 个月随访（右）正位、后位、侧位对照图。

到达耳轮根部的上方。
- 弧形切开耳甲艇。
- 用 4-0 尼龙线缝合乳突筋膜和耳甲腔。
- 用 5-0 Vicryl 线缝合软骨表面软组织。
- 用 4-0 尼龙线水平褥式缝合，形成对耳轮隆起。
- 用 4-0 尼龙线行耳甲腔–乳突缝合，向后折叠耳郭。
- 用 5-0 Vicryl 线向后折叠并向下缝合耳垂。
- 切除多余皮肤，缝合皮肤。
- 用 4-0 Vicryl 缝合皮肤切口，线结埋在真皮深层。
- 皮肤切口粘贴对合。
- 1:1 DETAX® 材料添加 A 成分和 B 成分，逐渐硬化取模，放置 EAR BAND-IT® 耳模型。

39.6 案例与分析

- 参见图 39.4。

39.7 总结

- 充分了解正常耳郭和招风耳解剖结构，对成功实施手术具有重要意义。
- 耳成形术的目标是矫治耳畸形的同时尽量不留外科瘢痕。

延伸阅读

[1] Furnas DW. Otoplasty for prominent ears. Clin Plast Surg. 2002; 29(2):273-288, viii.
[2] Janis JE, Rohrich RJ, Gutowski KA. Otoplasty. Plast Reconstr Surg. 2005; 115(4):60e-72e.
[3] Thorne CH, Wilkes G. Ear deformities, otoplasty, and ear reconstruction. Plast Reconstr Surg. 2012; 129(4):701e-716e.
[4] Tuncer S, Demir Y, Atabay K. A simple surgical technique for correction of macrotia with poorly defined helical fold. Aesthetic Plast Surg. 2010; 4(2):136-140.
[5] Yuen A, Coombs CJ. Reduction otoplasty: correction of the large or asymmetric ear. Aesthetic Plast Surg. 2006; 30(6):675-678.

达拉斯美容手术：大师视频图解
Masters of Cosmetic Surgery—The Video Atlas: The Dallas Cosmetic Model

V

口周年轻化
Perioral Rejuvenation

40 唇部提升术 /154
41 唇部注射填充 /156
42 口周脂肪移植 /160
43 口周年轻化的神经调节 /162

Rod J. Rohrich, Stephanie E. Farber, and Paul N. Afrooz

40 唇部提升术

摘 要

近年来，口周年轻化的需求与日俱增，这也是面部年轻化的重要部分。唇部提升术目的是改善上唇松垂、增加唇红翘度及上切牙暴露率，这些都是年轻化的标志。通过剥离和切除上唇与鼻下端交界处皮肤肌肉，有效提升及外翻上唇，达到面部年轻化的美容效果。本章主要讨论口周和嘴唇年轻化的外观形态及唇部提升术的技术。

关键词

嘴唇，唇部提升术，口周年轻化，面部老化，面部年轻化，唇填充术。

关键要点

- 其他部位的手术及非手术方案大多不适用于治疗口周年轻化。
- 唇部提升术通过改善上唇松垂、增加唇红翘度及上切牙暴露率，达到口周年轻化目的。
- 唇部填充及皮肤剥脱术可联合唇部提升术，达到增强口周年轻化效果。

40.1 术前步骤

40.1.1 年轻唇的解剖特点

- 上唇的美学评估包括唇红皮肤部分、鼻下区上唇皮肤及鼻唇沟区皮肤。
- 完美的上唇包括较短的人中、清晰的丘比特弓、饱满而外翻的唇红。
- 人中高度一般为 18~20 mm，唇红高度一般为 7~8 mm，两者以 3:1 为美。
- 上、下唇比例一般以上唇前凸 1~2 mm，上唇厚度为下唇厚度的 75%~80%。
- 上唇年轻化特征还包括优美的唇珠翘度、1~3 mm 的上切牙暴露度等。

40.1.2 唇部老化的特征

- 唇部老化特征是上唇的扁平变长，以及唇珠和丘比特弓逐渐变得不清晰。
- 很多接受过面颈部提升或其他年轻化治疗的患者，因为唇部和口周的老化表现而影响了整体的年轻化效果，所以唇部年轻化也是面部年轻化的重点之一。
- 有些不当的口周手术会影响上唇外观而加重老化表现，如鼻唇沟和梨状孔区域的过度填充，填充物的挤压会使上唇看起来更长且僵硬。

40.1.3 术前设计

- 根据人中高度、唇红皮肤高度和上切牙暴露率，全面分析并评估上唇老化情况，制订相应的手术方案。
- 人中松垂可通过上唇提升来改善，唇红皮肤的萎缩可通过唇部填充来改善。如果两者同时存在，则两种治疗可同时进行。

40.2 操作方法

（视频 40.1、视频 40.2）

40.2.1 中央唇提升术

- 中央唇提升术是常用的口周抗衰老手术之一。
- 根据上唇松垂的情况，以及上述的上唇美学点（如上唇高度、上切牙暴露率等）设计牛角形切除范围，上缘紧贴鼻小柱根部和鼻坎下缘，顺鼻翼缘转向翼面沟（图 40.1）。下缘根据预计切除量来确定。切口向外延伸可以增加上唇两侧提升量。
- 全层切除设计范围的皮肤、皮下组织及部分口轮匝肌（图 40.2）。
- 逐层缝合切口，同时可行上唇的自体脂肪或玻尿酸等填充治疗（图 40.3）。

40.2.2 辅助治疗

- 使用磨皮、激光或化学剥脱换肤治疗，可改善上唇、

40 唇部提升术 | 155

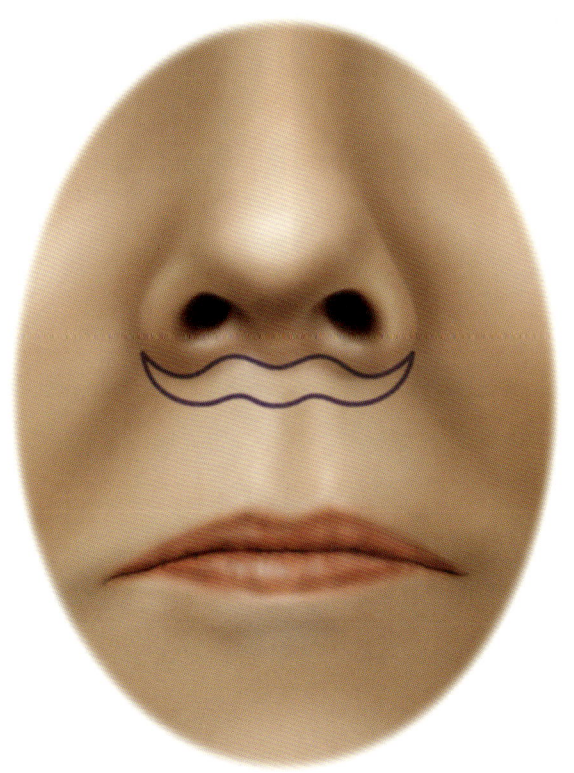

图 40.1 设计牛角形切除范围，上缘紧贴鼻小柱根部和鼻坎下缘，顺鼻翼缘转向翼面沟，切口向外延伸可以增加上唇两侧提升量。

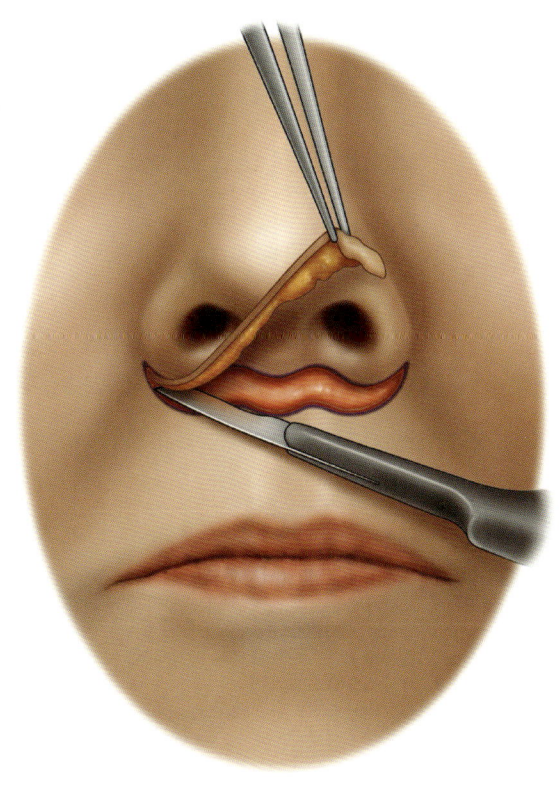

图 40.2 全层切除设计范围的皮肤、皮下组织及部分口轮匝肌。

下唇及口周细纹。
- 使用自体脂肪或玻尿酸等进行唇部填充，可增加唇厚度、翘度和清晰的丘比特弓轮廓。

40.3 术后护理

- 术后尽量保持头高位。
- 术后 5~7 天拆线。
- 术后防晒可以减轻瘢痕。

40.4 案例与分析

- 参见图 40.4。

40.5 总结

- 所有手术和非手术的年轻化治疗中，唇部提升术是最有效的解决上唇松垂、唇红变薄及上切牙暴露减少等老化现象的方法。
- 唇部提升术可联合上唇换肤术和填充术，改善唇红变薄等，这是理想的口周年轻化治疗方案。
- 为实现面部年轻化，应积极倡导唇部提升术。
- 唇部提升术的局限在于，上唇中 2/3 的提升效果明显，而两侧口角的提升效果不甚明显。

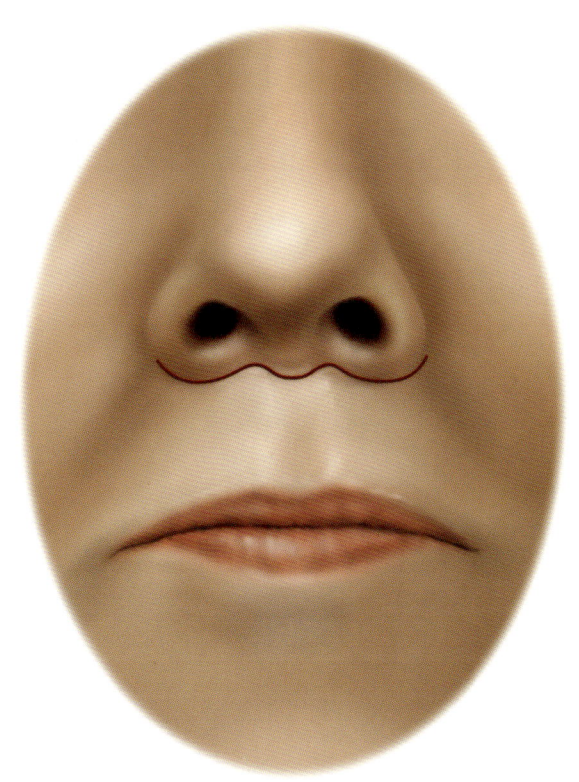

图 40.3 逐层缝合切口，同时可行上唇的自体脂肪或玻尿酸等填充治疗。

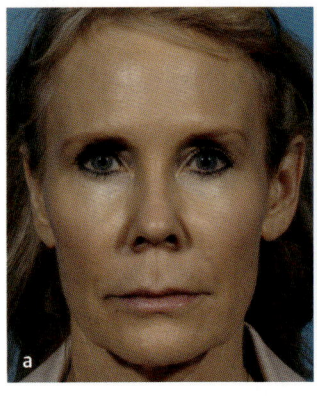 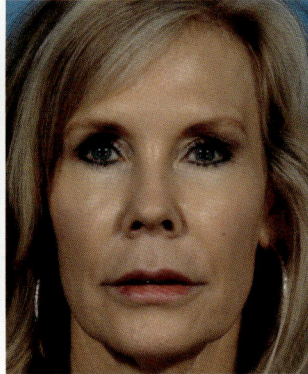 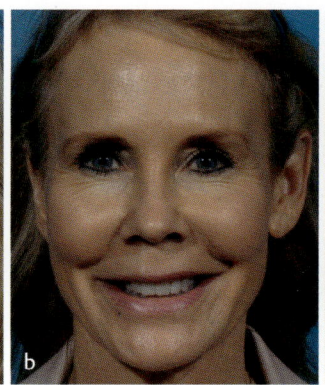 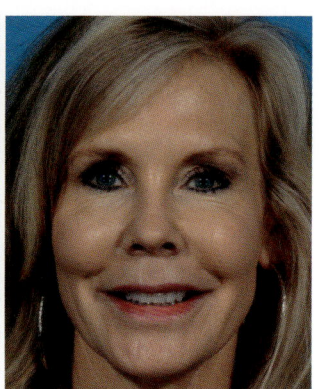

图 40.4　患者行唇部提升术。术前（a）和术后（b）安静和微笑时的对比照片。

延伸阅读

[1] Austin HW. The lip lift. Plast Reconstr Surg. 1986; 77(6):990-994.
[2] Haworth RD. Customizing perioral enhancement to obtain ideal lip aesthetics: combining both lip voluming and reshaping procedures by means of an algorithmic approach. Plast Reconstr Surg. 2004; 113(7):2182-2193.
[3] Lee DE, Hur SW, Lee JH, Kim YH, Seul JH. Central lip lift as aesthetic and physiognomic plastic surgery: the effect on lower facial profile. Aesthet Surg J. 2015; 35(6):698-707.
[4] Raphael P, Harris R, Harris SW. The endonasal lip lift: personal technique. Aesthet Surg J. 2014; 34(3):457-468.
[5] Santanchè P, Bonarrigo C. Lifting of the upper lip: personal technique. Plast Reconstr Surg. 2004; 113(6):1828–1835, discussion 1836-1837.

Christopher C. Surek and Roy Kim

41　唇部注射填充

摘　要
本章就如何通过唇部填充来达到综合改善口周老化的问题，介绍简明实用的操作方法。

关 键 词
人中，丘比特弓，唇线，唇红皮肤，唇珠，唇红黏膜，皮肤黏膜交界，口角。

关键要点
- 进行唇部注射填充之前，必须熟悉唇部解剖亚单位及血管走行等基本知识。
- 注射前须考虑年龄、性别和种族等个体差异。
- "年轻的"和"年老的"嘴唇具有不同的外形特点，须根据不同情况制订治疗方案。
- 制订唇部年轻化理想且安全的可持续治疗方案，必须综合考虑人中、白线、唇红皮肤和黏膜的改善。
- 治疗室须常备"栓塞套装"，以便及时处理唇部注射时血管栓塞等问题。

41.1 术前步骤

41.1.1 唇部解剖（图41.1）

上唇（由左唇、右唇与人中组成）
- 分区。
  - 人中。
  - 丘比特弓和唇线（唇红皮肤与白唇皮肤交界线）。
    - 与口轮匝肌边缘小叶相融合过渡。
  - 唇红皮肤。
  - 唇红黏膜。

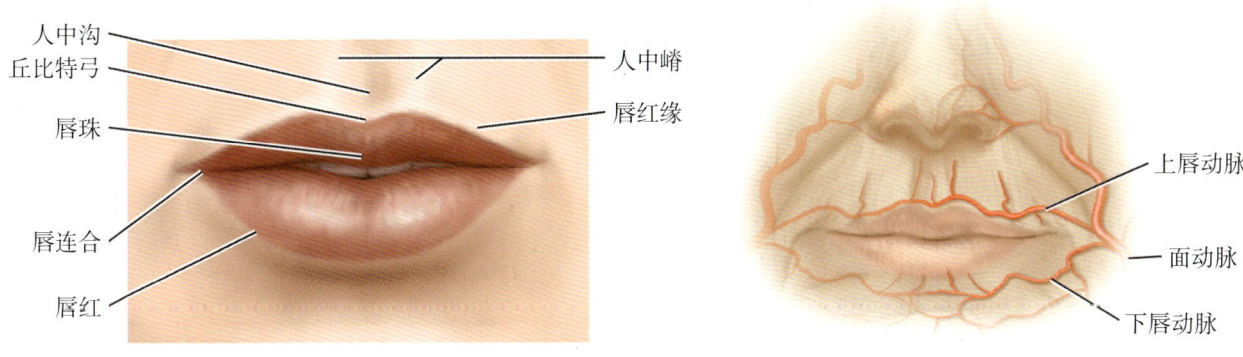

图 41.1 唇部的解剖。

图 41.2 口周部血管解剖。

下唇（由左、右两侧唇组成）
- 分区。
  - 唇线。
  - 唇红皮肤。
  - 唇红黏膜。

血管解剖（图 41.2）
- 下唇动脉（ILA）。
  - 属于面动脉分支。
  - 走行于红唇下边缘，与其平行走行。10%~15% 患者 ILA 主干走行低至颏唇折线。
  - 在颏唇折线附近填充注射时，与 ILA 很近，须特别注意。

- 上唇动脉（SLA）。
  - 属于面动脉分支。
  - 通常在两侧口角外 1.5 cm 处，由面动脉分出。
  - SLA 在上唇外侧 2/3 区域走行于唇线上方浅层，中间 1/3 区域在唇线下走行，至唇珠附近。

41.1.2 治疗方案
- 禁忌证。
  - 妊娠。
  - 口周疱疹。
  - 透明质酸填充物过敏史。
- 年轻的嘴唇（图 41.3）。
  - 年轻的嘴唇是"增强"手术。

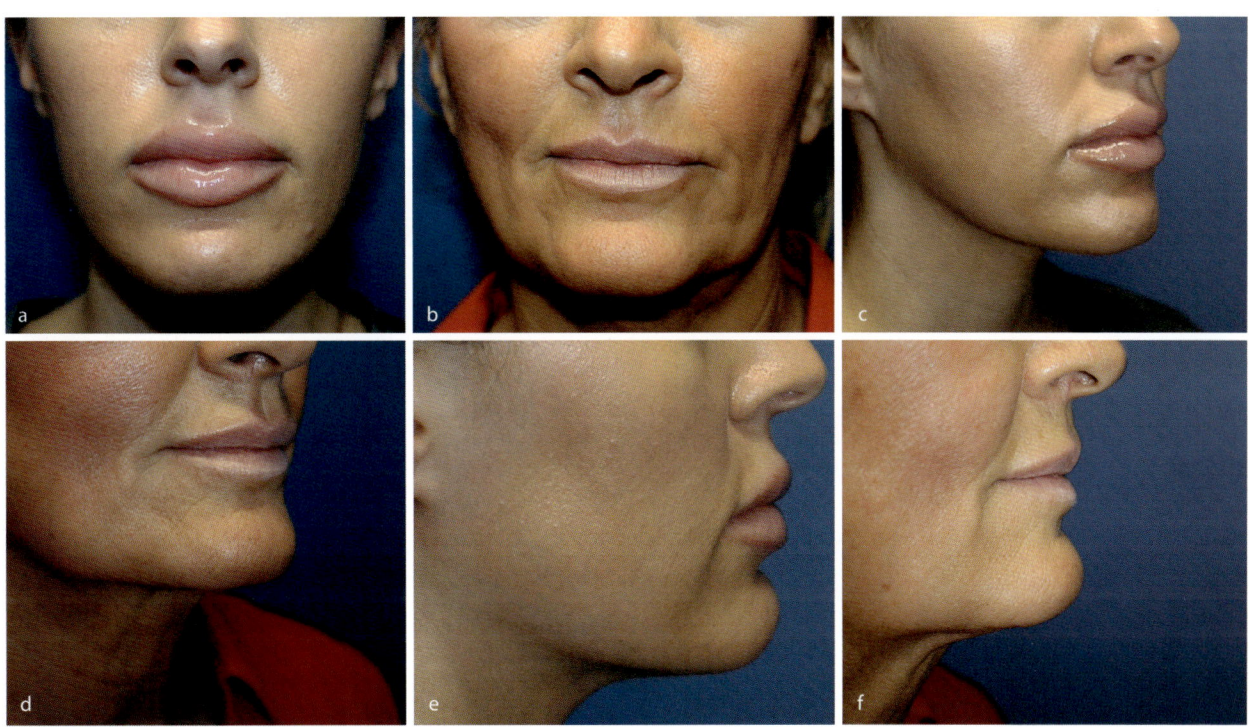

图 41.3 母女唇部对比照片，从各个角度展示年轻唇和年老唇的区别。a. 年轻唇正位照片。b. 年老唇正位照片。c. 年轻唇侧斜位照片。d. 年老唇侧斜位照片。e. 年轻唇侧位照片。f. 年老唇侧位照片。

- 衰老主要表现在皮肤、口轮匝肌和脂肪及皱褶的变化。
- 一般采取"加法"治疗。
• 衰老的嘴唇（图 41.3）。
- 衰老的嘴唇是"修复"过程。
- 患者会有不同程度的骨性或软组织性的组织流失，表现为口轮匝肌变薄、变长。
- 年轻化治疗的方向是修复因年龄增长导致的嘴唇边界清晰度、厚度、外形的丧失等。

41.2 操作步骤

（视频 41.1、视频 41.2）

41.2.1 无菌操作

• 严格的无菌操作是减少术后并发症的第一步。

41.2.2 麻醉

• 表面麻醉。
• 局部麻醉。
- 眶下神经阻滞麻醉、颏神经阻滞麻醉。
- 局部浸润麻醉。

41.2.3 产品选择

• 玻尿酸最常用。
• 填充剂的选择主要考虑颗粒大小、弹性模量和内聚力等。
- 确定是单纯填充唇线、唇红，还是都需要填充。
- 推荐使用 G-prime 较低的填充剂填充唇周细纹，用 G-prime 较高的填充剂填充唇线及整体形态。

41.2.4 唇部注射原则

• 清晰度（或称为"轮廓"）。
- 人中。
- 唇线和丘比特弓。
- 口角。
• 唇形（或称为"口红区"）。
- 唇红皮肤。
• 比例（或称为"平衡"）。
- 上下唇比例。
- 一般以 1:1.6 为标准，但有时需结合患者需要和人种差别略作调整。

41.2.5 特殊注意事项

• 注射前一定要回抽。
• 只要对塑造唇形有利的技术都可以使用，如垂直缝合、牙线等。
• 唇钉的影响：有患者的上下唇中间有唇钉，可以看到小孔。
• 适当按压注射区域，可减少注射引起的出血和淤青。
• 应有处理血管栓塞的预案，如阿司匹林、硝酸甘油和吸氧设施。

41.2.6 其他审美考虑

• 下面部比例问题，如唇部填充后下颏部应考虑同时填充（图 41.4）。

41.3 术后护理（附录 41.1）

• 如有针眼渗血或注射物漏出，适当按压。
• 冷敷。
• 时刻警惕血管栓塞。
• 适当预防性口服抗病毒药物，特别是有口周疱疹病史的患者。

41.4 案例与分析

• 参见图 41.5。

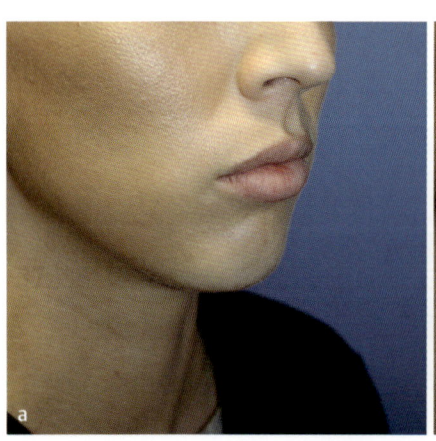 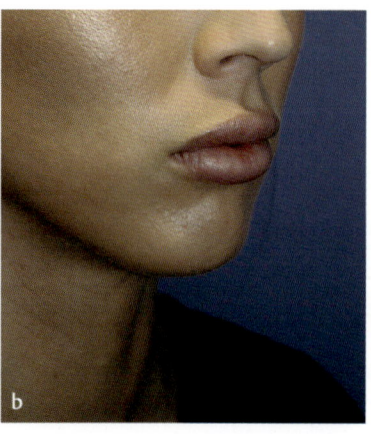

图 41.4　a. 侧斜位术前照片显示患者唇形不对称伴颏部后缩，考虑同时改善。b. 侧斜位术后照片显示患者接受唇部和颏部填充治疗后，下面部比例改善。

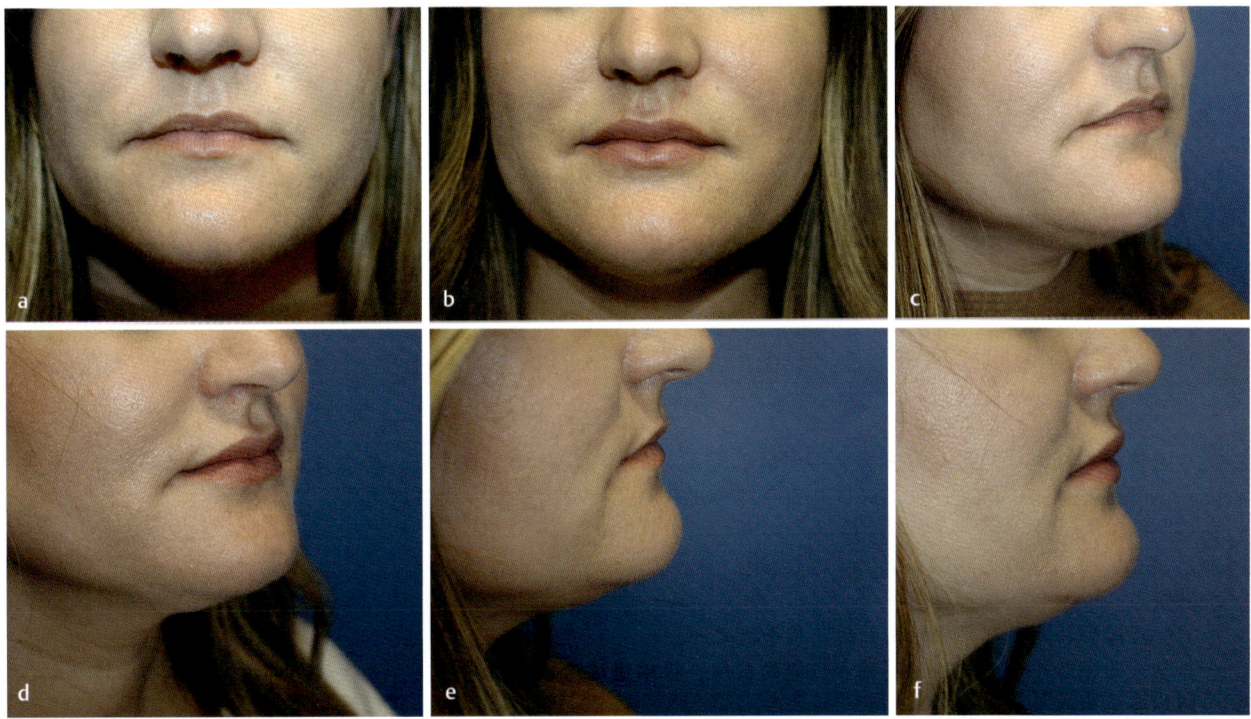

图 41.5 34 岁女性，无注射填充史，希望通过填充改善人中、唇线和唇红形状。患者实施了玻尿酸填充治疗，使用锐针填充人中、丘比特弓和唇线区域，使用钝针由唇外侧进针，在口轮匝肌浅面填充唇红区域。a. 术前正位照片。b. 术后正位照片。c. 术前侧斜位照片。d. 术后侧斜位照片。e. 术前侧位照片。f. 术后侧位照片。

41.5 总结

- 针对衰老导致的唇部问题，可以通过注射填充改善唇部饱满外形和边缘的清晰度，达到唇部年轻化的目的。
- 操作医师一定要熟悉唇部解剖，严谨操作以防血管栓塞。
- 常备血管栓塞应急处理包，严格遵循可修复，安全的注射填充原则。

延伸阅读

[1] de Maio M, Wu WTL, Goodman GJ, Monheit G, Alliance for the Future of Aesthetics Consensus Committee. Facial assessment and injection guide for Botulinum toxin and injectable hyaluronic acid fillers: focus on the lower face. Plast Reconstr Surg. 2017; 140(3):393e-404e.
[2] Ramaut L, Tonnard P, Verpaele A, Verstraete K, Blondeel P. Aging of the upper lip: Part I: A retrospective analysis of metric changes in soft tissue on magnetic resonance imaging. Plast Reconstr Surg. 2019; 143(2):440-446.
[3] Rohrich RJ, Bartlett EL, Dayan E. Practical approach and safety of hyaluronic acid fillers. Plast Reconstr Surg Glob Open. 2019; 7(6):e2172.
[4] Snozzi P, van Loghem JAJ. Complication management following rejuvenation procedures with hyaluronic acid fillers-an algorithm-based approach. Plast Reconstr Surg Glob Open. 2018; 6(12):e2061.
[5] Surek CC, Guisantes E, Schnarr K, Jelks G, Beut J. "No-touch" technique for lip enhancement. Plast Reconstr Surg. 2016; 138(4):603e-613e.

42 口周脂肪移植

Rod J. Rohrich and Raja Mohan

摘 要
通过自体脂肪填充来进行面部各个脂肪室的填充，是面部年轻化的主要手段，其中口周深浅皱纹的处理是重点之一。通过自体脂肪填充，改善此区域因年龄和皮肤松弛导致的凹陷和软组织变薄。

关 键 词
脂肪填充，口周年轻化，面部老化，脂肪移植。

关键要点
- 自体脂肪移植是面部年轻化治疗的常用手段之一。
- 口周因为年龄导致的软组织萎缩和较深的皱纹，很难通过除皱术拉平解决，可通过局部填充自体脂肪增加软组织容量来改善（图 42.1）。
- 其他技术（如化学剥脱、微晶换肤、激光换肤皮肤再生术等），都不能增加口周软组织容量。
- 唇线处不建议填充脂肪，由于活动因素，此处填充脂肪的结果难以预测且不易对称。

42.1 术前步骤

42.1.1 分析
- 术前全面细致地分析面部下 1/3 软组织变薄和松垂的情况。
- 标记口周软组织变薄和深层皱纹区域，确定填充范围。
- 嘴唇会因为年龄因素和皮下脂肪萎缩而变薄，鼻唇沟和木偶纹也变得更加明显。

42.2 操作步骤

（视频 42.1、视频 42.2）

42.2.1 脂肪的获取和移植
- 脂肪组织一般用 10 mL 注射器配合 14 G（3 mm）

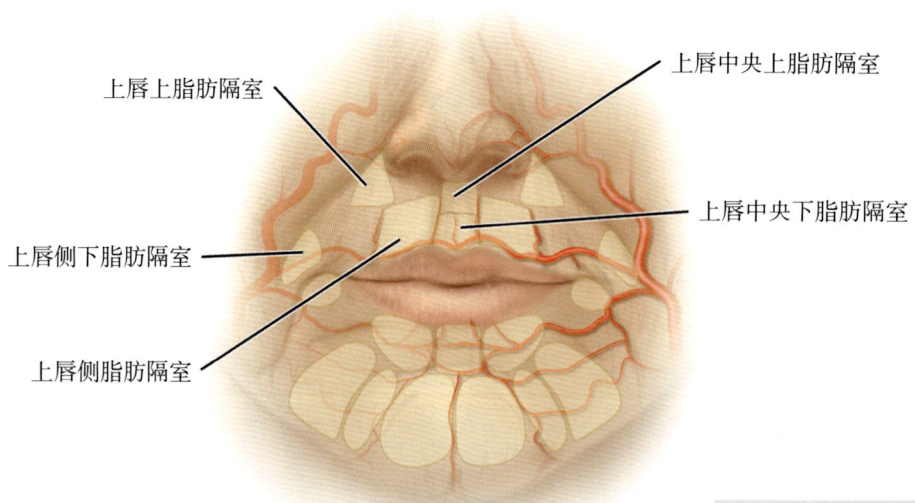

图 42.1　口周浅层脂肪隔室。

多孔吸脂针由大腿外侧获得。
- 不使用肿胀麻醉技术。
- 获取的脂肪混合物用离心机离心 1 min（2 250 转 / 分），弃上层油滴和下层水分，取中层脂肪备用。
- 处理好的脂肪置于 1 mL 注射器内备用。
- 所有面部脂肪填充都使用 1 mL 注射器配合钝针，在注射区域往复低压缓慢注射。

42.2.2 颏部填充

- 口周自体脂肪移植通常使用 1 mL 注射器配合 22 G、1.5 cm 钝针，多点微量注射。
- 自体脂肪配合填充口角外侧竖纹、上唇和木偶纹。
- 口周每个脂肪间隔室注射 1~2 mL 浓缩脂肪。
- 脂肪注射后均匀按揉塑形，至注射区外形均匀且对称为止。

42.3 术后护理（附录 42.1）

- 术后 72 小时内间断冷敷术区。
- 术后 1 周避免低头，减少面部表情。
- 术后去枕，45°半仰卧位休息，保持颈部伸展。

42.4 案例与分析

- 参见图 42.2。

42.5 总结

- 自体脂肪填充可以良好改善传统手术无法解决的因年龄老化造成的口周软组织容积流失问题。
- 脂肪移植到口周区域还可以软化口周各个浅表脂肪隔室。

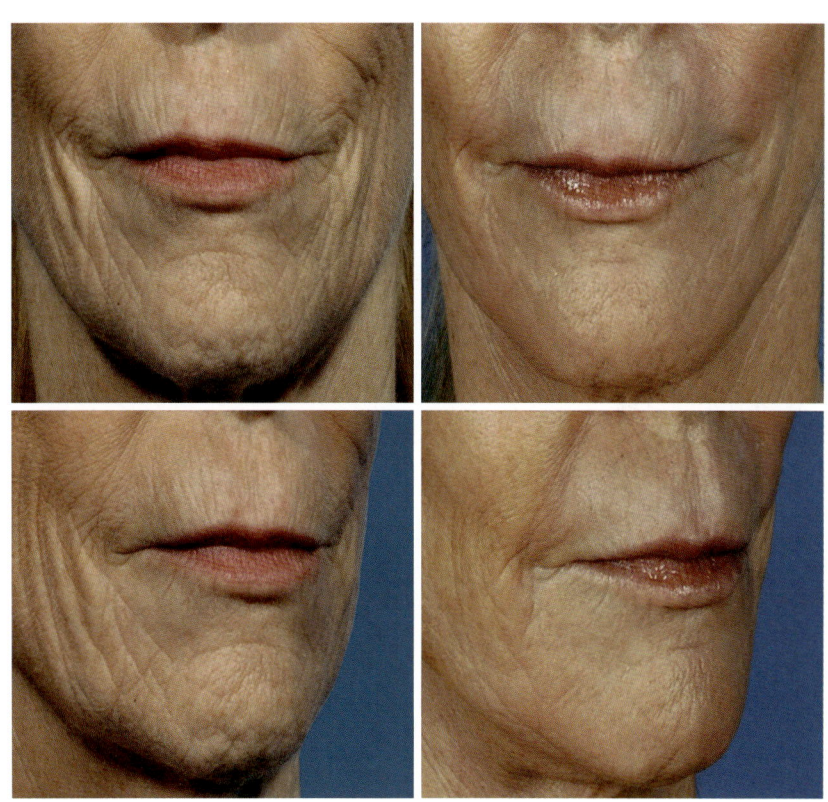

图 42.2 自体脂肪口周填充年轻化术前和术后对比照，显示口周明显年轻化改变，口周深的皱纹减轻，口周区域与颏部过度平滑。

延伸阅读

[1] Pezeshk RA, Stark RY, Small KH, Unger JG, Rohrich RJ. Role of autologous fat transfer to the superficial fat compartments for perioral rejuvenation. Plast Reconstr Surg. 2015; 136(3):301e-309e.
[2] Rohrich RJ, Afrooz PN. Finesse in face lifting: the role of facial fat compartment augmentation in facial rejuvenation. Plast Reconstr Surg. 2019; 143(1):98-101.
[3] Rohrich RJ, Ghavami A, Constantine FC, Unger J, Mojallal A. Lift-and-fill face lift: integrating the fat compartments. Plast Reconstr Surg. 2014; 133(6):756e-767e.
[4] Rohrich RJ, Pessa JE. The anatomy and clinical implications of perioral submuscular fat. Plast Reconstr Surg. 2009; 124(1):266-271.
[5] Rohrich RJ, Pessa JE. The fat compartments of the face: anatomy and clinical implications for cosmetic surgery. Plast Reconstr Surg. 2007; 119(7):2219-2227, discussion 2228-2231.

43 口周年轻化的神经调节

Steven Fagien and Yash J. Avashia

摘　要
口周年轻化的神经调节需要深刻理解口周肌肉的解剖和复杂的功能。上面部的表情肌基本都是可以独立运动的，但是下面部表情肌很难独立运动，所以很难针对某个下面部表情肌进行单独治疗。如果想要达到持久而理想的治疗结果，需要针对不同求美者给予特定的注射方法和剂量。

关键词
口周年轻化，口轮匝肌，降口角肌，A型肉毒毒素，神经调节，口周皱纹。

关键要点
- 嘴唇是下面部年轻化的重点。
- 口周竖纹的产生主要因为年龄，以及吸烟或频繁的口周表情。
- 口周细纹的治疗可以联合使用肉毒毒素和填充剂，或者单独使用肉毒毒素。
- 因为口周表情功能非常复杂，注射肉毒毒素必须非常慎重，应该由有经验的医师完成。

43.1 解剖

- 口周肌肉包括口轮匝肌、降口角肌、颏肌。
- 口轮匝肌是口唇括约肌。
- 降口角肌起自下颌骨，止于口角，收缩时口角向后下方。
- 颏肌可以提拉颏部皮肤，并产生一个凹陷。

43.2 口周注射技巧
（视频43.1）

43.2.1 口轮匝肌（图43.1）

- 上下唇肉毒毒素一般注射2~7个点。
- 口周注射肉毒毒素剂量一般2~6 U（每个点1 U）。
- 保守剂量为每个点注射0.5~0.75 U，根据需要调整注射剂量。
- 肉毒毒素的注射禁区为上唇人中中线和两侧唇脊。
- 除非需要调整口角不对称，口周肉毒毒素注射治疗的关键就是对称性。
- 肉毒毒素注射范围应该在唇红边缘5 mm范围，可以避免发生唇内外翻和松垂。
- 表皮麻醉加冷敷可以减少注射疼痛。
- 可以先进行上下唇四点低剂量预注射，2周后观察效果，治疗前须向求美者说明可能出现的口唇功能影响（如"噘嘴""吮吸"动作无力等）（图43.1）。

43.2.2 降口角肌

- 每侧降口角肌注射低浓度肉毒毒素（2~5 U）。
- 可能出现的问题：
  - 口周肉毒毒素过度治疗会导致"噘嘴"动作困难、发音障碍（不能发"b"和"p"的音）、吃饭和使用吸管障碍。
  - 降口角肌的肉毒毒素过量会加重口周运动障碍及下垂和下唇不对称。

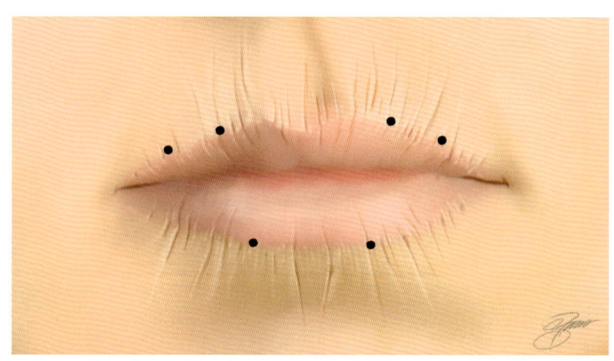

图 43.1　口周肉毒毒素注射点。

43.3 案例与分析

- 参见图 43.2。

43.4 总结

- 口周肉毒毒素的注射技巧和适应证的选择非常重要。与嘴功能关系密切的职业（如吹奏乐手、歌唱家、播音员）口周注射肉毒毒素要慎重。首次注射一定要采用保守剂量，并在注射后随访 2 周。口角区域避免注射，容易出现口角下垂和流涎。避免上唇中线附近注射肉毒毒素，容易出现上唇松垂。避免注射位置远离唇红边缘。
- 尽量表浅注射，注射后适当按摩。下唇的肉毒毒素注射易出现功能影响，应当慎重。口周肉毒毒素注射可以与剥脱术或填充术联合使用。术前局部涂表面麻醉剂以减少注射时的疼痛。

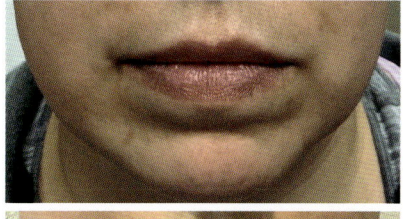
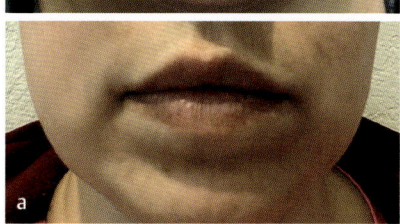
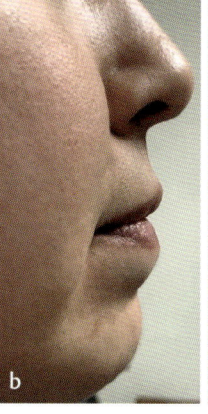
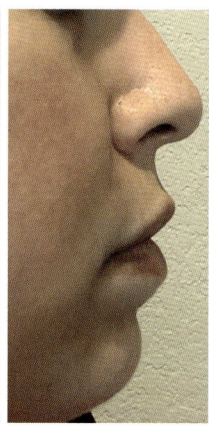
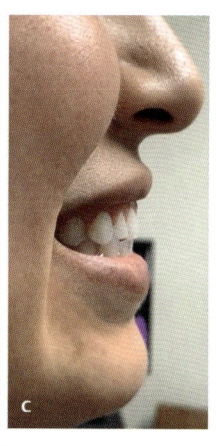
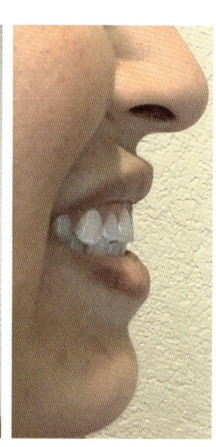

图 43.2　34 岁女性，要求通过注射增加上唇翘度。无上唇软组织填充史，并明确拒绝软组织填充物。我们在两侧口角与丘比特弓中点处，远离唇红缘 1 mm，分别注射 2 U A 型肉毒毒素。注意避免注射靠近中央或超出唇红边缘 1 mm 之外，容易影响口轮匝肌。术前和注射后 2 周对比照可见静态和微笑时上唇微微上翘。

延伸阅读

[1] Carruthers J, Fagien S, Matarasso SL, Botox Consensus Group. Consensus recommendations on the use of botulinum toxin type a in facial aesthetics. Plast Reconstr Surg. 2004; 114(6)Suppl:1S-22S.
[2] Fagien S. Botulinum toxin type A for facial aesthetic enhancement: role in facial shaping. Plast Reconstr Surg. 2003; 112(5)Suppl:6S-18S, discussion 19S-20S.
[3] Fagien S, Raspaldo H. Facial rejuvenation with botulinum neurotoxin: an anatomical and experiential perspective. J Cosmet Laser Ther. 2007; 9 Suppl 1:23-31.
[4] Fagien S, Carruthers A, Carruthers J. Expanded uses of BTX-A for facial aesthetic enhancement. In: Fagien S, ed. Cosmetic Oculoplastic Surgery. 4th ed. London UK: Elsevier Publishers; 2007:303-336.
[5] Fagien S, Brandt FS. Primary and adjunctive use of Botox in facial aesthetic surgery: beyond the glabella. In: Matarasso A, Matarasso SL, eds. Clinics in Plastic Surgery. Philadelphia: W. B. Saunders Co.; 2000:127-148.

达拉斯美容手术：大师视频图解
Masters of Cosmetic Surgery—The Video Atlas: The Dallas Cosmetic Model

VI

隆下颏和颌部年轻化
Chin Augmentation and Jaw Rejuvenation

44 下颌注射填充术 /166
45 下颏假体植入 /173
46 下颏自体脂肪移植 /175
47 颊脂肪垫切除术 /177

44 下颌注射填充术

K. Kay Durairaj, Vivian N. Nguyen, and Omer Baker

摘 要

面部和颈部之间形成了一道清晰的下颌线，不仅使面部更美观、轮廓感更强，同时也会散发出个性的骨相美和英气感。通过非手术、微整形的方式，在下颌部注射软组织填充剂，如透明质酸（HA）填充剂或非 HA 填充剂，可改善下颏突度和下颌线模糊的问题，是颇佳的下面部抗衰年轻化方案。

随着年龄增长，面部的衰老主要由骨组织吸收、皮下脂肪体积萎缩、真皮胶原蛋白分解和软组织位移造成。HA 填充剂具有较高的物理弹性模量，注射 HA 填充剂至下颌，可有效改善面部衰老导致的下颌角钝化问题，并增强下颌的轮廓感。非 HA 填充剂物理弹性模量最高，并可作为组织生物刺激剂诱导自身胶原蛋白的生成。注射非 HA 填充剂（如羟基磷灰石），可实现更明显的面部轮廓感、立体度，并支撑下颌韧带周边松垂的组织以实现下颌年轻化。但需要注意的是，由于非 HA 填充剂的独特生物刺激特性和化学成分，这些材料无法被降解，因此，运用此种材料的注射者更需要具备丰富解剖学知识和丰富的临床经验。

透过注射实现清晰立体的下颌轮廓主要包括：下颌角、下颌角前切迹、下颌前沟，以及下颌骨体前端与下颏部的交界处。在这些位置注射高密度的组织填充剂，可实现提升组织并改善下颌韧带周围的脂肪松垂。随着医学技术的革新，可通过微整注射组织填充剂，以低侵入性、微创治疗的方式，安全有效地改善因老化造成的下颌周边皮下组织的流失和组织松弛问题，以实现下颌年轻化。

关 键 词

下颌填充，下颌线，下颌，下颌骨，面部老化，骨吸收，弹性模量，生物刺激剂，透明质酸填充剂，非透明质酸填充剂。

关键要点

- 下颌线老化主要由于骨组织吸收、皮下脂肪体积萎缩、真皮胶原蛋白分解和软组织位移所造成，因此治疗面部衰老患者时，必须尽可能恢复年轻下颌线的形态，同时纠正该部位组织流失问题。
- 注射 HA 填充剂或非 HA 填充剂至下颌部，对改善面部老化所导致的下颌线不清晰非常有效。
- HA 填充剂因材料具有较高的物理弹性模量，有抗压、回弹的能力，对于治疗需要适量软组织填充的患者非常有效；另一方面，非 HA 填充剂因具有更高的物理弹性模量，且抗压能力更强，并能作为组织生物刺激剂诱导胶原蛋白生成，注射其可实现更明显的面部轮廓感、立体度，并支撑下颌韧带周边松垂的组织而实现下颌年轻化。

44.1 术前步骤

44.1.1 背景知识

- 随着年龄增长，下颌骨骨质吸收在有肌肉附着和血管结构经过的部位最为显著，需要重点矫正这些部位。随着老化时骨密度的变化而会导致下颌骨的骨骼重塑，下颌角的角度变钝，从而引起下颌韧带和肌肉牵拉回缩，从而造成肌肉和下颌周边组织的垂坠感。
- 术前评估下颌骨老化的变化，包括检查下颌支持韧带、下颌骨体、下颌前沟、咬肌和该部位皮肤的变化。
- 下颌有两条关键的支持韧带，分别是颈阔肌下颌骨韧带和下颌骨皮韧带。正常情况下下颌的这两条韧带共同作用，支撑、维持下面部的组织和肌肉稳定。对于治疗老化所导致的下颌骨骨吸收，正确注射组织填充剂至下颌的韧带部位，可起到恢复韧带的物理支撑作用，并能调节下面部肌肉，此举也有助于提升下颌的组织，改善下颌部软组织的松垂。
- 通过注射组织填充剂可增加下颌骨和上颌骨的骨质突度，从而支撑下颌、颏部的下垂组织，进而改善下颌线的外观。

44.1.2 患者术前须知

- 告知患者注射前 7 天避免使用任何可能导致血液稀释的药物，如阿司匹林、布洛芬［或其他非甾体抗炎药（NSAID）］、鱼油或维生素 E。
- 不建议患者在注射前 7 天或注射后 7 天饮酒，因为饮酒会增加淤血和肿胀的概率。

44.1.3 注射日

- 医师术前应详细评估患者的健康状况、过敏史、手术史、创伤史、既往填充史，以及是否进行过假体植入或任何潜在注射填充物的禁忌证。
- 患者注射前应卸妆，并用 70% 酒精、氯己定或聚维酮碘清洁面部，确保无菌操作。
- 应拍摄患者治疗前后照片作为病例记录，以便进行术前和术后比较。

44.1.4 注射材料选择

- 下颌组织松垂严重的患者应选择高物理弹性模量的填充剂，如羟基磷灰石、高物理弹性模量 HA 填充剂，这类高物理弹性模量材料具有黏弹性，可以起到良好的骨性支撑和塑造轮廓。对于真皮或皮下浅表组织变薄的患者，注射弹性模量适中的 HA 填充剂效果最好，不仅可以保持组织水润，同时还可使真皮变得饱满。
- 对于刚接触注射填充、犹豫不决或对注射填充剂的可逆性感到焦虑紧张的患者，推荐注射接受 HA 填充剂。另外，对于面部手术后有瘢痕组织的患者，因可能出现局部淋巴和血管供应异常，因此也建议注射 HA 填充剂。注射 HA 填充剂的效果可以用 HA 酶降解和逆转；注射非 HA 填充剂的效果则没有办法降解或逆转。HA 填充剂和非 HA 填充剂的有效期为 12~24 个月。
- 注射非 HA 填充剂（如羟基磷灰石），可达到最佳的雕塑轮廓美学效果。羟基磷灰石填充剂是一种由羧甲基纤维素和羟基磷灰石钙组成的植入物，它是一种生物刺激剂，可刺激诱导初级和次级新胶原生成。这类组织填充剂通过注射刺激生成自身组织胶原，注射效果无法逆转或降解，效果会持续存在。
- 对于敏感体质或有注射过敏史的患者，应考虑使用非 HA 填充剂（如羟基磷灰石），因为它与人体组织具有良好的生物相容性且无组织抗原性。但建议新手医师从 HA 填充剂开始，因为其可逆且持续时间较短。

44.1.5 患者术前评估和标记

- 注射前应评估导致下颌线老年样改变的内侧和外侧颊脂肪垫是否有萎缩或下垂。恢复上颌部和颧骨流失的体积对下颌线年轻化非常重要。
- 评估理想的下颌角（图 44.1）。下颌角由下颌骨下颌支后缘中点与下颌骨体下缘的交界构成（图 44.1、图 44.2）。下颌角有性别差异，标准的女性下颌角为 120°~125°，男性为 130°~140°。
- 评估下颌深层脂肪隔室（图 44.3）。正如 Lamb 和 Surek 所著《面部容积重塑：使用解剖学的技巧》所述，下颌前沟（prejowl sulcus）内有一块脂肪垫，位于口角降肌的深面。这一脂肪垫为口周部位提供软组织容积并保护下颌神经，但由于靠近下唇动脉，在此注射填充物需格外谨慎。
- 评估影响下颌轮廓的肌肉（如咬肌）咬肌肥大会使下颌轮廓显得粗大。除此之外，降口角肌（DAO）作用下颌前沟（prejowl sulcus）区域，DAO 肌肉收缩时向下牵拉，会使口角联合处下方的脂肪组织下移（图 44.4）；另一方面，DAO 周边下颌骨韧带（mandibular ligament）也与口角囊袋的产生相关。面部老化时，下颌骨韧带悬挂着下垂的口周软组

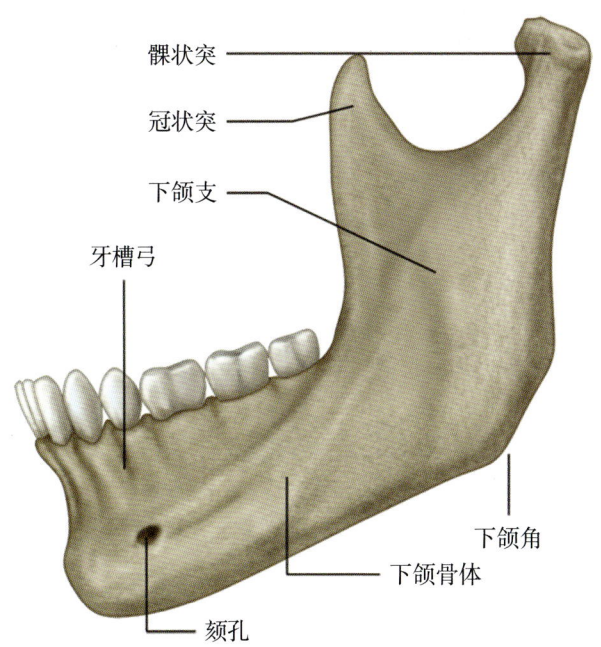

图 44.1 下颌骨三维结构、下颌角、下颌支的侧视图（经允许引自 Watanabe K, Shoja MM. Anatomy for Plastic Surgery of the Face, Head, and Neck. Thieme; 2016）。

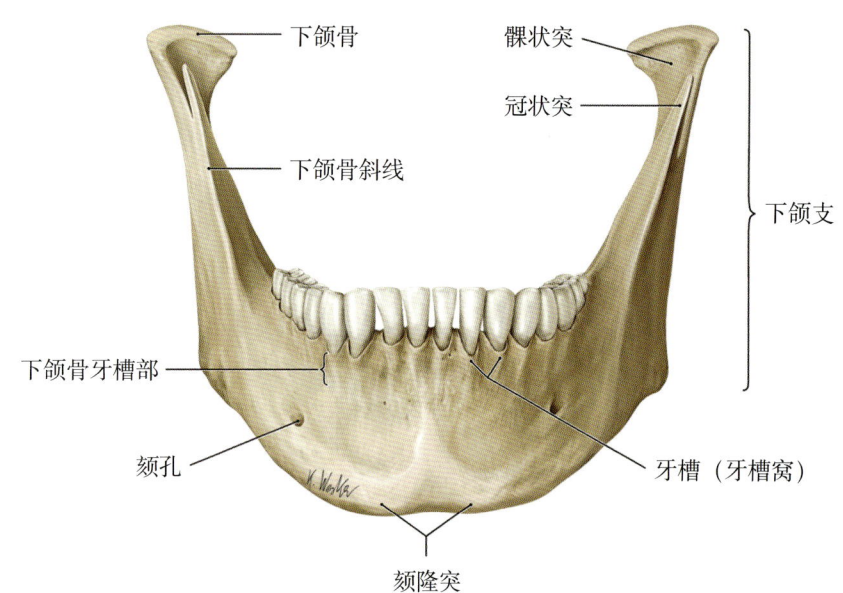

图 44.2 下颌骨三维结构、下颌角、下颌支的正视图（经允许引自 Watanabe K, Shoja MM. Anatomy for Plastic Surgery of the Face, Head, and Neck. Thieme; 2016）。

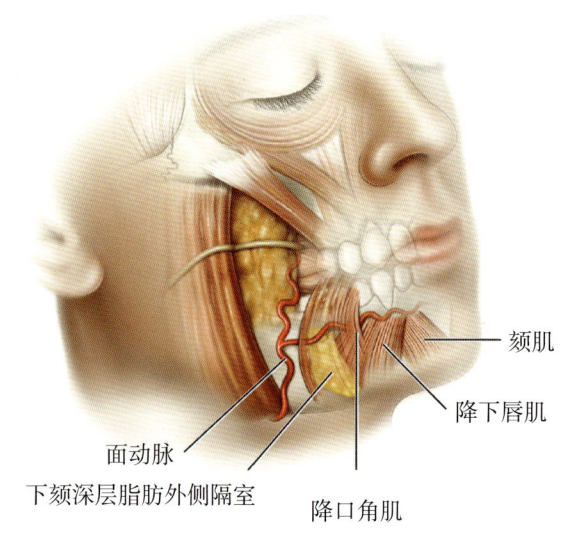

图 44.3 下颏深层脂肪外侧隔室和下唇动脉的解剖位置。

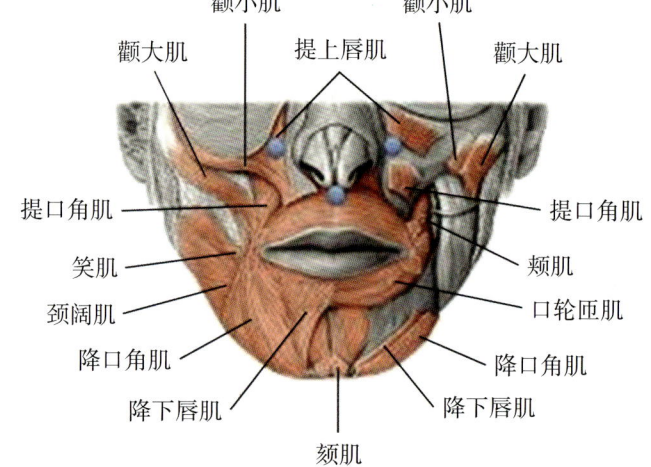

图 44.4 降口角肌的位置和周边肌肉结构（经允许引自 Benson BE, Blitzer A. Botulinum Neurotoxin for Head and Neck Disorders. Thieme; 2012）。

织，通过注射组织填充物加强下颌骨韧带区域的支撑，可增强组织悬挂效果，改善木偶纹。
- 咬肌分为浅层和深层两层结构，位于下颌骨下颌支和下颌角的侧浅面（图 44.5）。在下颌缘轮廓注射时，避免将组织填充物注射至咬肌处，否则将会导致咬肌的部位显得肥大。术前触诊咬肌前缘时需触及下颌骨前切迹（antegonial notch），若切迹较明显说明骨质吸收较多，此时可注射组织填充剂来修补下颌线使下颌轮廓线流畅。注射时，选用高密度、交联的 HA 填充剂，可从下颌前沟的前缘使用钝针逆行的方式注射。
- 注射时，在下颌骨体前端与下颏的交界处，可使用多矢量、线性、逆行的填充方式，以使注射物支撑口角连合和唇部，并使下颌轮廓自然延伸至下颏，增加下颌线的体表投影。
- 在下颌支持韧带周围进行组织填充物注射，对于治

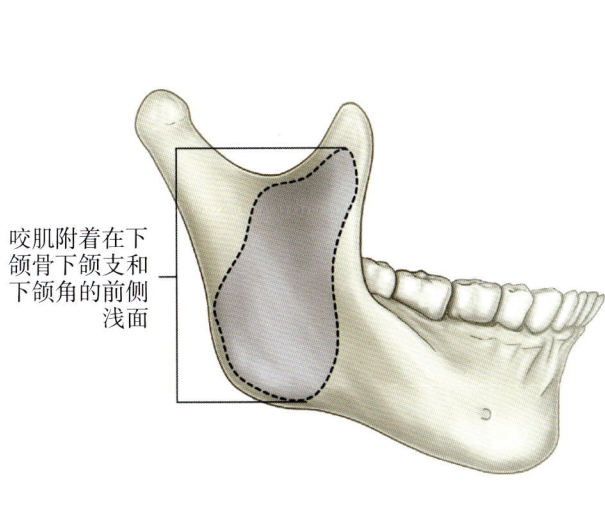

图 44.5 咬肌解剖结构。

咬肌附着在下颌骨下颌支和下颌角的前侧浅面

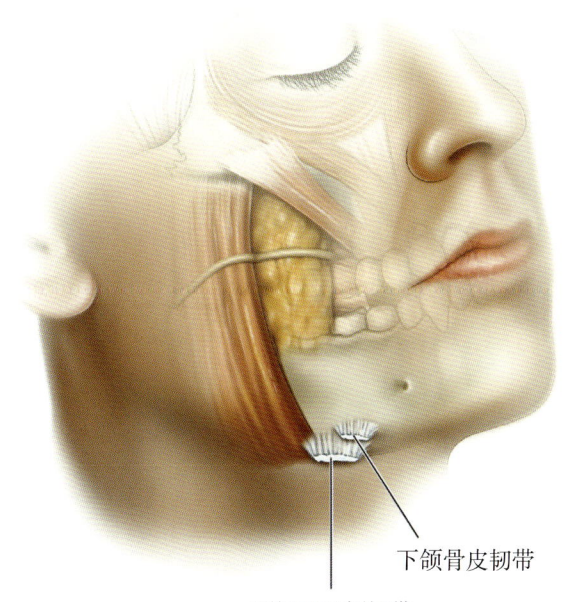

图 44.6 下颌的支持韧带结构。

下颌骨皮韧带
颈阔肌下颌韧带

疗口角囊袋至关重要（图44.6）。Lamb和Surek所著《面部容积重塑：使用解剖学的技巧》所述，颈阔肌下颌韧带位于下颌角远端约5 cm，于下颌骨下边界上缘，在此注射可稳定颈阔肌。下颌骨皮韧带位于下颌骨下边界上缘约1 cm、下颌角远端5.5 cm，可通过触诊下颌骨前缘（anterior jowl）与木偶纹（marionette line）之间触及，在此注射组织填充物，可为下垂的软组织提供结构支撑，并提升和打造年轻的下颌轮廓线。

44.1.6 注射相关的面部危险区域和术前标记

- 注射前通过仔细的触诊、感知动脉的轻微跳动，可最大限度避免伤及面动脉及其分支。通过触诊咬肌前缘、下颌骨下颌支下缘，可找到下颌骨前切迹。另外，下唇动脉（inferior labial artery）是面动脉的另一分支，距口角连接处约2.5 cm，距下颌骨下颌支下方约2.5 cm，于颈阔肌深面，注射口角区时应注意避免伤及下唇动脉。
- 腮腺和面神经的分支位于耳前区域（图44.7）。面神经分支在耳前区发出，包括额支、颧支、颊支、下颌缘支和颈支（图44.8）。如果误注入腮腺、唾液腺，抑或注射层次不正确，可能会导致患者术后发生流涎、咀嚼问题或面神经损伤等并发症。另外，由于颏孔附近含有密集的血管和颏神经，注射颏孔周围时必须特别小心。

- 面神经下颌缘支行经腮腺咬肌筋膜，穿过浅筋膜（sub-SMAS）向降口角肌（DAO）走行，行经面部动脉前方约3 mm、下颌骨上端2.2 cm处，注射时应避开（图44.9）。此外，该神经支通常有一个分支位于下颌骨皮韧带上方约1 cm。

44.2 操作步骤

（视频44.1）

44.2.1 注射填充物的选择

- 注射前确定最适合患者的皮肤质量和松弛度的组织填充剂。笔者一般选择中度或高度弹性模量的HA填充剂或非HA填充剂，这两种材料可以单独或混合使用。

44.2.2 注射准备：Kay医师推荐的羟基磷灰石复配配方

- 建议使用1.5 mL羟基磷灰石填充剂与0.3~0.5 mL利多卡因和1:10万肾上腺素充分混匀。

44.2.3 注射器针头选择

- 一般选择能有效输送填充产品、不卡顿的最小注射器针头。
- 建议使用27号、1~1.5″长的针头。

44.2.4 消毒

- 用聚维酮碘清洁皮肤，并卸掉所有化妆品。

44.2.5 注射

- 注射组织填充剂用于塑造锐利的下颌角轮廓。笔者

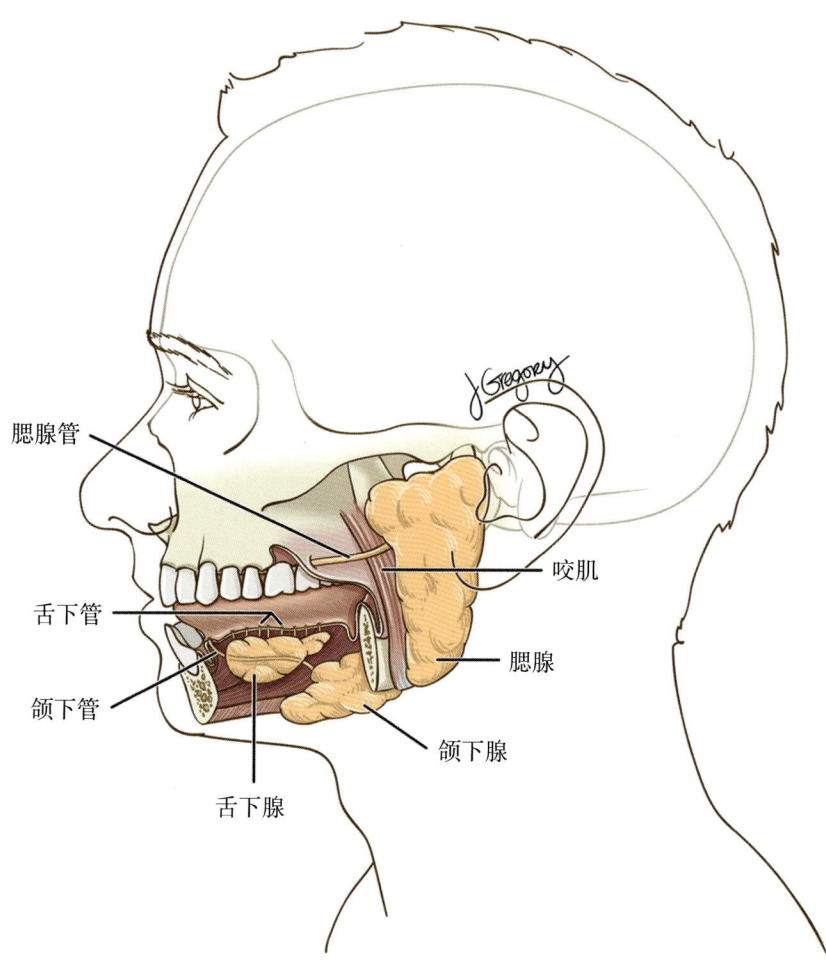

图 44.7 腮腺管 / 腺体位置（经允许引自 Anthony P. Sclafani. Total Otolaryngology Head and NeckSurgery. Thieme；2104）。

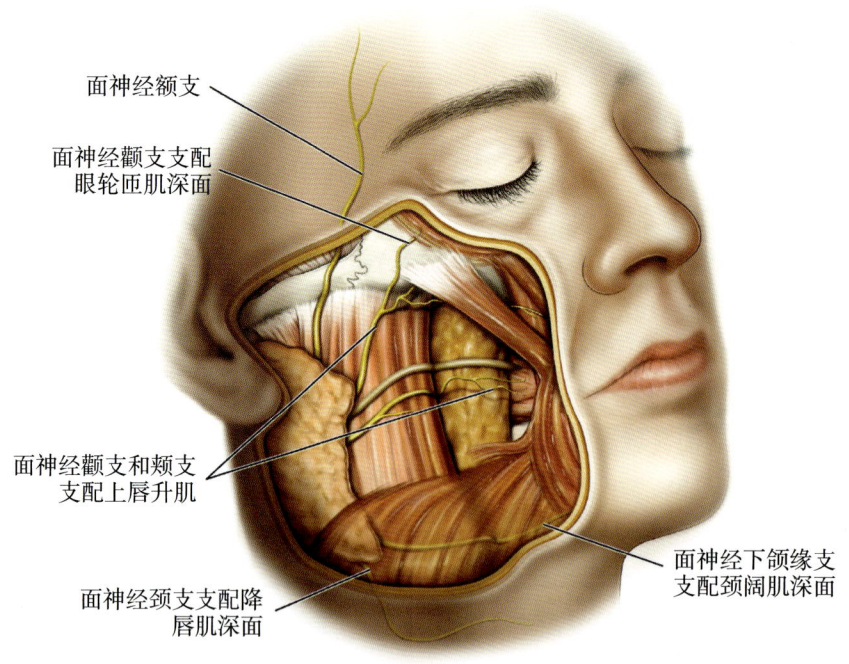

图 44.8 面动脉解剖。

44 下颌注射填充术 | 171

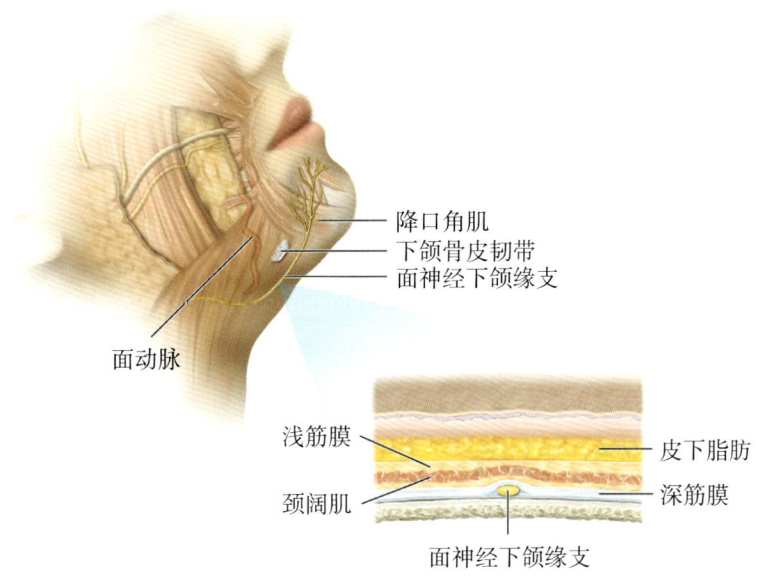

图 44.9　面动脉与面神经下颌缘支的解剖位置。

建议选择使用高弹性模量的组织填充剂注射修饰下颌角，在耳前区域做深层注射。一般首先使用 27 号的注射针，注意将针头的斜面朝向需填充的最深区，针头垂直刺入皮肤。理想的进针点是距下颌角顶点约 0.5 cm 的内侧，而后将约 0.3 mL 的组织填充物团注到所需注射部位。

- 每个人的理想下颌角角度有所不同，女性为 120°~125°，男性为 130°~140°。在注射下颌角时，应注射在骨膜上，目的是重建下颌角的后缘和前侧，针应从真皮-皮下交界处往耳前区域进行线性注射，以模仿真实下颌骨缘的骨脊线条感。
- 注射完下颌角后向前移动，下一个注射部位是下颌骨前切迹。首先触诊面动脉，然后将非惯用手放在动脉上，压住面动脉，轻轻地向后牵拉拽移注射方向，并保持非惯用手的位置，以确保注射远离动脉，而后将 0.2~0.3 mL 组织填充物安全地推注到下颌骨前切迹的位置。
- 接下来是下颌脂肪室（口角囊袋）区域。注射下颌轮廓线时不应注射填充这个区域，因为这样会导致口角囊袋处外观形态更肿，注射此处也容易造成此处淤血和肿胀。下颌脂肪室前侧是下颌前沟脂肪垫（prejowl sulcus fat pad），面动脉的一个分支行经此区域，注射前需额外注意，触诊后将动脉处皮肤牵拉拽移注射方向，安全地将 0.1~0.2 mL 组织填充剂推注到该部位。下一个目标注射部位位于下颌体的前端和颏部交界处，操作同下颌前沟脂肪垫。
- 接下来，应向下颌两个支持韧带周围的脂肪垫（下颌颈阔肌韧带和下颌骨皮韧带）注射 0.1~0.2 mL 组织填充剂，此举有助于支撑这些下颌韧带上的脂肪组织。
- 最后，将 0.2~0.3 mL 填充剂，通过上述四个注射点之间的皮下线性注射，连接并塑造流畅的下颌线条。皮下层是注射的安全层次，笔者建议注射后立即按压塑形，从而确保注射至正确的位置，使下颌线达到理想的角度和形状。

44.3 可能的副作用和并发症

- 不当注射组织填充剂可能会导致血管栓塞，引起视力下降、失明、卒中、组织坏死等严重并发症，需立即医疗干预。值得一提的是，血管栓塞的早期临床表现包括：瘀斑、血管新生、瘀青、皮肤变白、疼痛、持续红斑、继而产生瘢痕和皮肤色素变化等。
- 注射高弹性模量和黏弹性较高的组织填充剂，导致发生血管闭塞的风险较高。非玻尿酸类组织填充剂（如羟基磷灰石）由于含矿物，除了在实验中使用的硫代硫酸钠可以溶解，临床中若发生栓塞则难以将其溶解。因此，为了防止出现血管栓塞，注射前需全面了解关键的面部解剖学知识，如面部重要血管及面部危险区等。

44.4 术后护理

- 微整注射治疗效果通常会在治疗后立即显现。一般来说，组织填充剂会在14天内与组织初步融合，注射术后7天内避免对下颌区域施加压力，如睡觉时挤压注射部位或接受面部按摩护理。另外，治疗后至少24小时内，尽量减少注射区域暴露在阳光或高温下，如有可能保持如此直至红肿消失。注射后1~2周，建议患者佩戴口罩。请注意，摄入盐、酒精和到热的环境等，可能会加重术后肿胀。
- 注射后3~4天，可能会出现肿胀和淤血。术后轻柔地按摩、冰敷术区，可以帮助缓解肿胀。肿胀和淤血可能会导致术后效果不对称，这是非常正常的，但如果患者术后不对称现象持续存在，可预约患者复诊评估。

44.5 案例与分析

- 参见图44.10。

44.6 总结

- 基于患者面部解剖结构，为患者个性化选择注射填充产品非常重要。对于明显面部松垂的患者，适合注射非透明质酸类的组织填充剂，可实现更明显的面部轮廓感、立体度，并支撑下颌韧带周边松垂的组织，实现下颌年轻化。而对于想要更微小、自然外观的患者，选用HA填充剂效果更好。
- 笔者提出的注射塑造下颌轮廓的步骤，可提供最佳的下颌线塑形效果。最有效的下颌线雕刻区域包括以下4个主要注射部位，分别下颌角、下颌骨前切迹、下颌前沟及下颌骨体前端与颏部的交界处。在上述区域注射高密度组织填充剂，可改善下颌韧带周围的脂肪突出问题。目前，可通过微整注射组织填充剂，以低侵入性、微创治疗的方式，安全有效地改善因老化造成的下颌周边皮下组织的流失和组织松弛问题，实现下颌年轻化，使面部更具年轻化轮廓感。

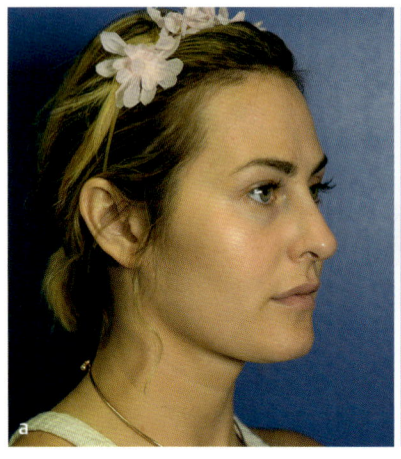 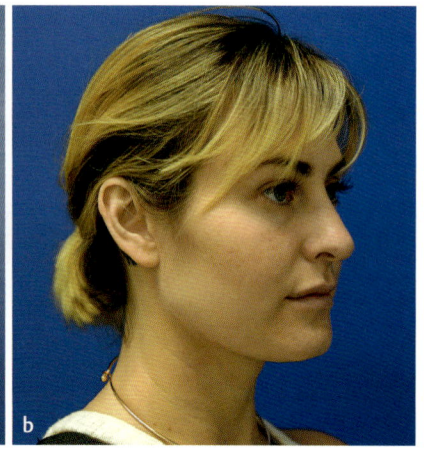

图44.10　a. 30岁女性，接受下颌填充物之前的照片。b. 注射1支羟基磷灰石后的照片。

延伸阅读

[1] Alghoul M, Bitik O, Mcbride J, Zins JE. Relationship of the zygomatic facial nerve to the retaining ligaments of the face. Plast Reconstr Surg. 2012; 130:42.
[2] Brennan C. Avoiding the "danger zones" when injecting dermal fillers and volume enhancers. Plast Surg Nurs. 2014; 34(3):108-111, quiz 112-113.
[3] Jacovella PF. Use of calcium hydroxylapatite(Radiesse)for facial augmentation. Clin Interv Aging. 2008; 3(1):161-174.
[4] Lamb J, Surek C. Facial Volumization. 1st ed. New York: Thieme Medical Publishers; 2018:37-47.
[5] Salti G, Rauso R. Facial rejuvenation with fillers: the dual plane technique. J Cutan Aesthet Surg. 2015; 8(3):127-133.

45 下颏假体植入

摘 要

下颏假体植入是一种永久且有效增加颏骨在矢状面突出度的方式。对于下颏矢状面突出度增加超过 2 mm 的患者,下颏假体植入术特别适合。笔者推荐使用颏下入路放置光滑的硅胶假体。

关键词

短颏,下颏假体植入,硅胶下颏假体植入,隆下颏。

关键要点

- 女性的理想下颏突度应位于上唇垂直线后方约 2 mm,而男性应与上唇垂直线平齐。
- 下颏突度是侧面部评估的关键部分,如果短颏<2 mm,可通过脂肪移植来矫正;如果下颏增加超过 2 mm,则需下颏假体植入。
- 下颏假体植入选择光滑的硅胶植入物优于多孔材料(多孔高密度聚乙烯)。

45.1 术前步骤

- 在行下颏假体植入手术前,应先获取患者的详细病史,并做体检和评估。下颏假体植入手术的禁忌证包括:开放性伤口、活动性感染、皮肤病、出血性疾病、免疫功能低下,以及需要同时上颌-下颌进行正颌矫正的患者。

- 术前需与患者详细沟通,设定术后合理期望值,并教育患者围手术期护理知识,以获得最佳手术结果。

45.2 操作步骤

(视频 45.1)

- 标记颏下入路切口,对切口进行局部浸润麻醉。
- 使用 15 号刀片切开 2 cm 的皮肤切口,剥离穿过皮

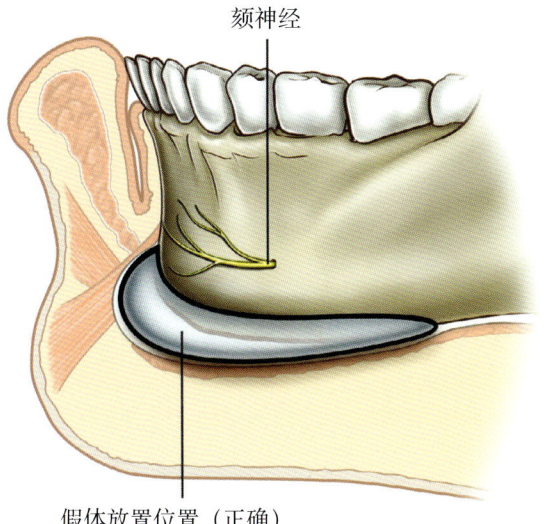

图 45.1 下颏假体的正确放置位置,注意颏点和周边神经血管束位置。

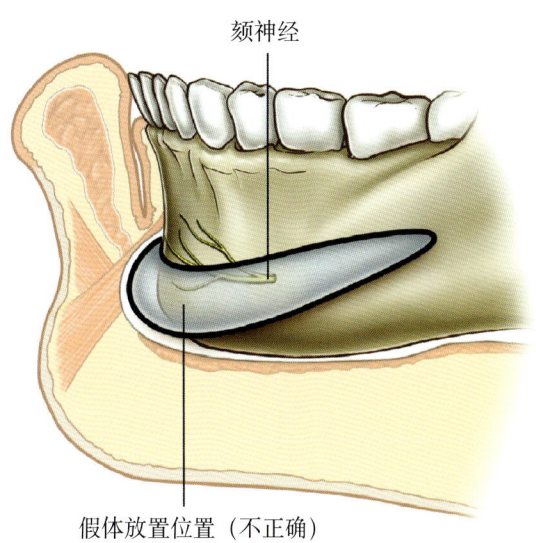

图 45.2 下颏假体放置位置不正确,导致颏神经受到挤压。

下组织，而后使用骨膜剥离器精确地剥离出骨膜下腔隙，此腔隙用于放置下颌硅胶假体大小的测定器。剥离腔隙从颏点沿下颌骨缘向两侧剥离，可确保两侧的颏神经不受伤害。

- 根据术前与患者咨询讨论确定理想的假体尺寸，选择合适硅胶下颌假体植入物，并进行术前标记，而后将假体精确地放置在颏点上（图45.1、图45.2）。
- 用3-0 Vicryl 可吸收缝合线将下颌假体固定在骨膜中线。
- 用4-0 Vicryl 可吸收缝合线间断缝合颏肌和皮下组织。
- 用6-0 尼龙缝线间断缝合皮肤。

45.3 术后护理

- 嘱患者在术后2~3周内避免剧烈活动。
- 必要时将患者下颌贴上减张胶带，保持下颌假体位置并消除无效腔。

45.4 案例与分析

- 参见图45.3。

45.5 总结

- 对于短颏、下颏增加超过2 mm的患者，下颌假体

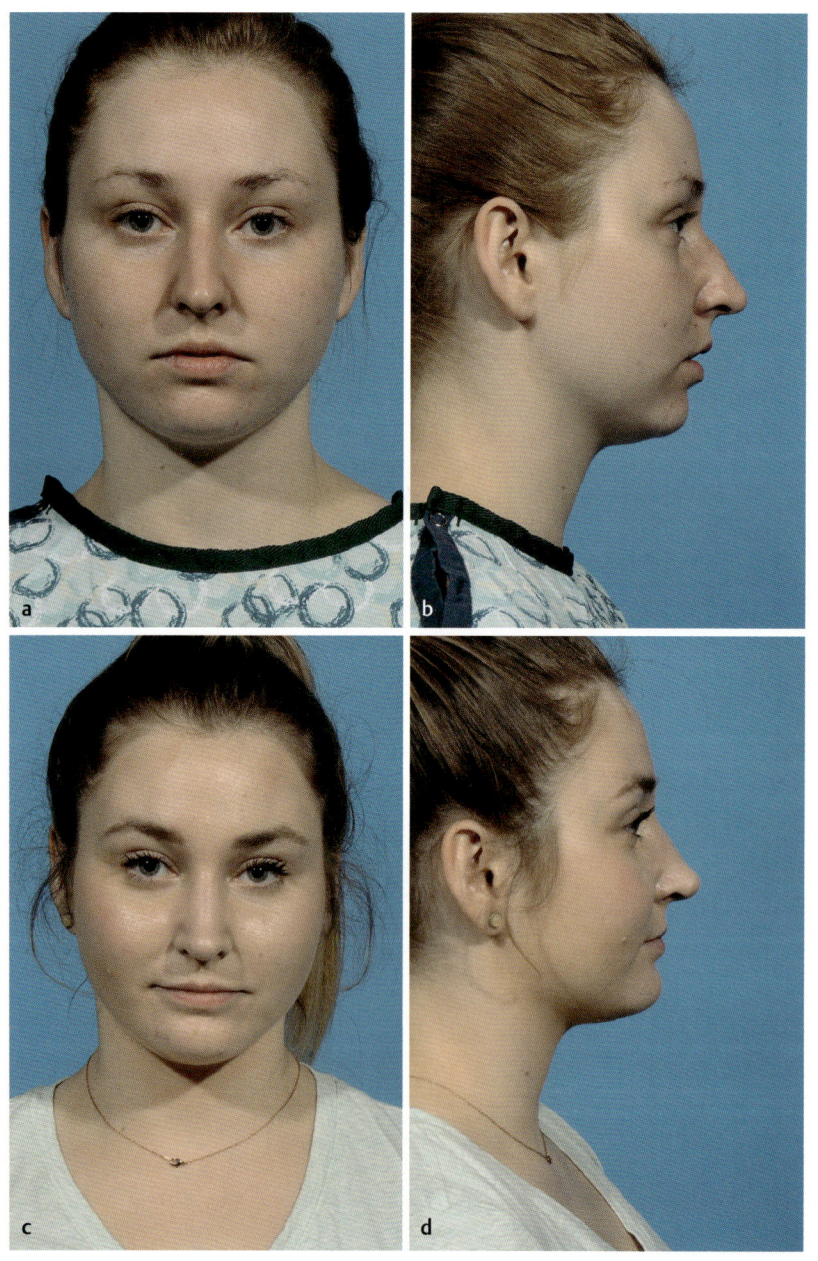

图45.3　22岁女性患者，患有明显的短颏症，同时接受了鼻整形术和小尺寸硅胶假体隆颏术。患者术前和术后对比图像，显示术后鼻-唇-下颏的美学协调性得到改善。

植入术是改善男性和女性下面部突度和美学协调性的首选术式。
- 为了避免术后假体位移，下颏假体的选择、精确剥离合适的假体腔隙至关重要。另外，要避免术后产生下颏女巫样畸形（witch chin deformity）的并发症，植入假体后必须对下颏剥离的颏肌进行精准的定位缝合。

延伸阅读

[1] Flowers RS. Alloplastic augmentation of the anterior mandible. Clin Plast Surg. 1991; 18(1):107-138.
[2] McCarthy JG, Ruff GL, Zide BM. A surgical system for the correction of bony chin deformity. Clin Plast Surg. 1991; 18(1):139-152.
[3] McCarthy JG, Ruff GL. The chin. Clin Plast Surg. 1988; 15(1):125-137.
[4] Michelow BJ, Guyuron B. The chin: skeletal and soft-tissue components. Plast Reconstr Surg. 1995; 95(3):473-478.
[5] Zide BM, Longaker MT. Chin surgery: Ⅱ. Submental ostectomy and soft-tissue excision. Plast Reconstr Surg. 1999; 104(6):1854-1860, discussion 1861-1862.

Rod J. Rohrich and Raja Mohan

46 下颏自体脂肪移植

摘 要
面部自体脂肪移植是治疗面部老化的主要手段之一，将自体脂肪移植到面部的各个面部脂肪隔室（图46.1），以实现面部年轻化。医师在实施面部年轻化治疗时，需要重点关注下颏区域。面部老化患者的下颏部常会看到深深的皮肤皱褶，还有部分患者可能有轻微短颏畸形。自体脂肪移植可填充面部凹陷、脂肪软组织所流失的容积，还可为短颏患者进行脂肪隆颏。

关 键 词
自体脂肪移植，隆颏，面部衰老，脂肪移植。

关键要点
- 下颏自体脂肪移植术是面部年轻化有效的辅助手段，并且下颏自体脂肪移植术没有假体植入或颏成形术的手术并发症风险。
- 下颏自体脂肪移植术适用于轻度短颏或需要丰盈下颏部皮肤褶皱的患者。
- 下颏假体植入术一般无法充分矫正患者下颏不对称和下颌轮廓不规则问题，下颏自体脂肪移植术可改善上述问题。

46.1 术前步骤

46.1.1 分析

- 术前对患者面部下1/3进行彻底的分析评估，以确定下颏部体积萎缩和组织松弛情况。
- 术前标记下颏容量不足及深度皱纹区域，以确定需要填充脂肪的区域。
- 短颏畸形是根据从上唇到颏点所绘制的垂线来评估和判定。
- 通过上唇到颏点这条垂线分析患者唇-下颌关系时，轻度短颏（<5 mm）者是下颏自体脂肪移植的最佳

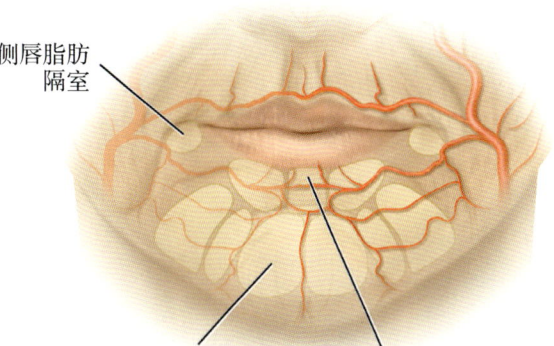

图46.1 下面部的脂肪隔室（经允许引自 Pessa JE. Facial Topography. Thieme；2012）。

适应证。

46.2 操作步骤

(视频 46.1、视频 46.2)

46.2.1 自体脂肪的采集与移植技术概述

- 使用 10 mL 注射器搭配 14 G 多孔吸脂管（3 mm）从患者大腿内侧采集脂肪。
- 采集脂肪时不使用肿胀麻醉液浸润脂肪采集区。
- 将所采集的脂肪以 2 250 转 / 分离心 1 分钟，然后将离心后的下层液体和上层油脂去除，分离出脂肪组织用于脂肪移植。
- 将分离出的脂肪分装在 1 mL 的注射器中。
- 将装有脂肪的 1 mL 注射器连接 16 号钝头注脂管，以顺行和逆行的方式、低压力推至所需面部脂肪隔室。

46.2.2 下颏区域的注射技巧

- 将装有脂肪的 1 mL 注射器连接 16 号钝头注脂管，将浓缩脂肪缓慢、少量推至所需填充区域。
- 常见的需要填补的区域是唇颏沟（labiomental sulcus）、下颏侧面凹陷（lateral chin hollowing）和下颏正中裂（midline cleft）。
- 注射的入路位于下颏中线，以解决下颏正中裂（midline cleft）或下颏裂（bifid chin）的问题；下颏两侧注射的入路用于解决下颏侧面凹陷问题；一个侧面注射的入路用于填补唇颏折痕（labiomental crease）。
- 可通过在下颏中点之骨膜上注射脂肪（1~2 mL）来填补下颏中线位置，然后将注脂针向中线两侧移动，并各注入 1~2 mL 浓缩脂肪。
- 从下颏两侧入路注射下颏外缘凹陷处，以放射、纵向的注射方式将 2~3 mL 脂肪注射到这些区域。
- 对于较深的唇颏沟，注射 1~2 mL 以填充该凹陷。
- 如果形态需要，也可沿下颌缘下缘和外侧缘注射自体脂肪塑形下颌缘。
- 一般在每个注射部位注入 1~2 mL 浓缩脂肪。笔者临床经验中，女性患者可选择保守填充，注射约 50% 的预估注射量，男性则需过度矫正，注射 2 倍的预估注射量。
- 脂肪移植部位应进行按摩、塑形，以达到均匀、对称的效果。

46.3 术后护理（附录 46.1）

- 术后 72 小时内，间歇性地对面部进行冷敷。
- 术后第 1 周内，避免转动头部并尽可能限制面部的运动。
- 不要使用枕头，并将头抬高至 45°，以避免颈部弯曲。

46.4 案例与分析

- 参见图 46.2

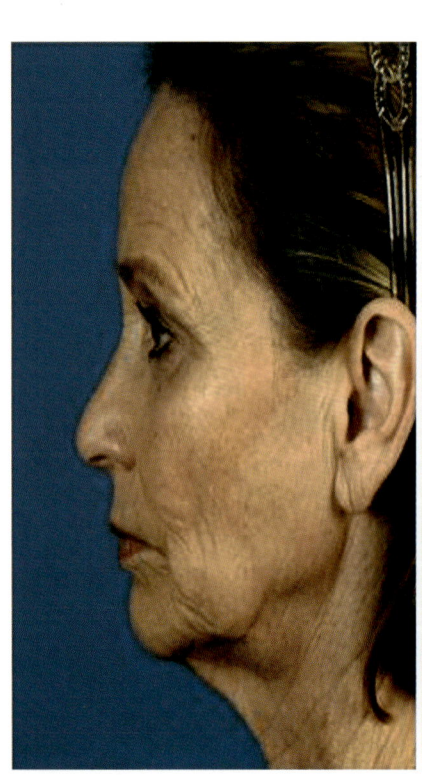
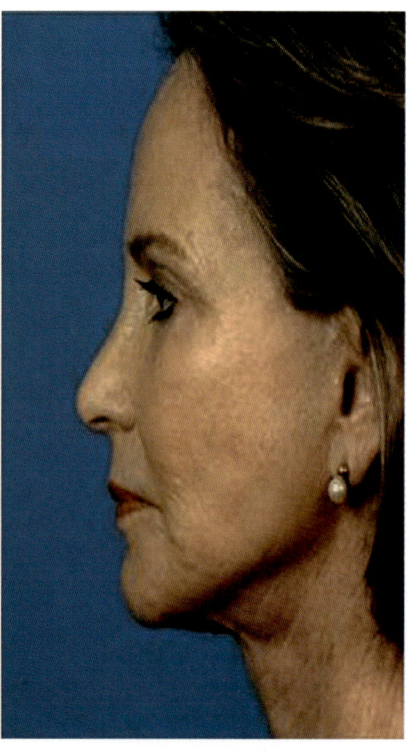

图 46.2 这位患者接受面部除皱术辅以面部自体脂肪移植，并使用自体脂肪注射进行下颏塑形。手术不仅改善了患者的颈颏角、消除了口角囊袋，患者的轻度短颏症通过脂肪注射填充后也得到了矫治。术后患者唇与下颏的美学相互关系得到改善，外貌显得更加年轻。

46.5 总结

- 下颏脂肪移植填充可改善面部衰老导致的面部体积流失、淡化木偶纹和下颏的皱褶。
- 最常见的下颏脂肪移植部位是下颏中线裂、下颏侧凹和唇颏沟。
- 下颏脂肪填充术适用于轻度短颏畸形的患者，可避免下颏假体植入术或骨颏成形术的手术并发症风险。
- 笔者建议男性下颏脂肪填充时过度填充矫正，女性患者则少量、保守矫正。

延伸阅读

[1] Peceshk RA, Small KH, Rohrich RJ. Filling the facial compartments during a face lift. Plast Reconstr Surg. 2015, 136(4):704-705.
[2] Rohrich RJ, Afrooz PN. Finesse in face lifting: the role of facial fat compartment augmentation in facial rejuvenation. Plast Reconstr Surg. 2019; 143(1):98-101.
[3] Rohrich RJ, Ghavami A, Constantine FC, Unger J, Mojallal A. Lift-and-fill face lift: integrating the fat compartments. Plast Reconstr Surg. 2014; 133(6):756e-767e.
[4] Rohrich RJ, Sanniec K, Afrooz PN. Autologous fat grafting to the chin: a useful adjunct in complete aesthetic facial rejuvenation. Plast Reconstr Surg. 2018; 142(4):921-925.
[5] Rohrich RJ, Pessa JE. The fat compartments of the face: anatomy and clinical implications for cosmetic surgery. Plast Reconstr Surg. 2007; 119(7):2219–2227, discussion 2228-2231.

Rod J. Rohrich, Yash J. Avashia, Ira L. Savetsky, and Nikhil A. Agrawal

47 颊脂肪垫切除术

摘 要

颊脂肪垫是导致面部宽大的原因之一，并且会使下颌线条变得圆钝。对于想要修饰下面部、缩小下半面宽度的患者，切除颊脂肪垫是很好的选择。但需要注意，如果颊脂肪垫切除过多，面部形态就会出现早衰显老的情况。本章阐述将颊脂肪垫部分切除，通过口内小切口仅将颊脂肪垫颊侧延伸部分切除，并轻柔地取出。该术式不仅可美化下面部轮廓，且术后不会出现面部形态早衰显老的并发症。

关 键 词

脂肪垫切除，脂肪隔室，颊脂肪垫，面部分析，面颊丰满度，咬肌肥大，下颌轮廓。

关键要点

- 颊脂肪垫切除术是缩小下半面宽度的绝佳手术方式。
- 颊脂肪垫主要分为4个脂肪小叶，并且由薄的纤维隔膜所分隔。
- 术中过度剥离、牵引颊脂肪垫易导致术中切除过多的颊脂肪垫，并导致面部形态出现早衰显老的并发症。

47.1 术前步骤

47.1.1 局部解剖与面部分析（图47.1）

- 颊脂肪垫由脂肪主体和4个延伸脂肪小叶组成。
  - 颊侧延伸。
  - 翼状肌延伸。
  - 颞浅部延伸。
  - 颞深部延伸。
- 检查患者面部颊侧和下颌轮廓形态体积的来源。
  - 可通过颊脂肪垫去除术治疗前颊饱满。
  - 可通过咬肌注射肉毒杆菌毒素来治疗后颊部饱满。
  - 最好通过注射组织填充物来增强下颌缘清晰度。

47.1.2 术后预期管理

- 确定患者希望面部宽度减小的位置。
- 术前告知患者颊脂肪垫去除术可能会有造成面部提早衰老的可能，以及随年龄增长可能会需要面部脂

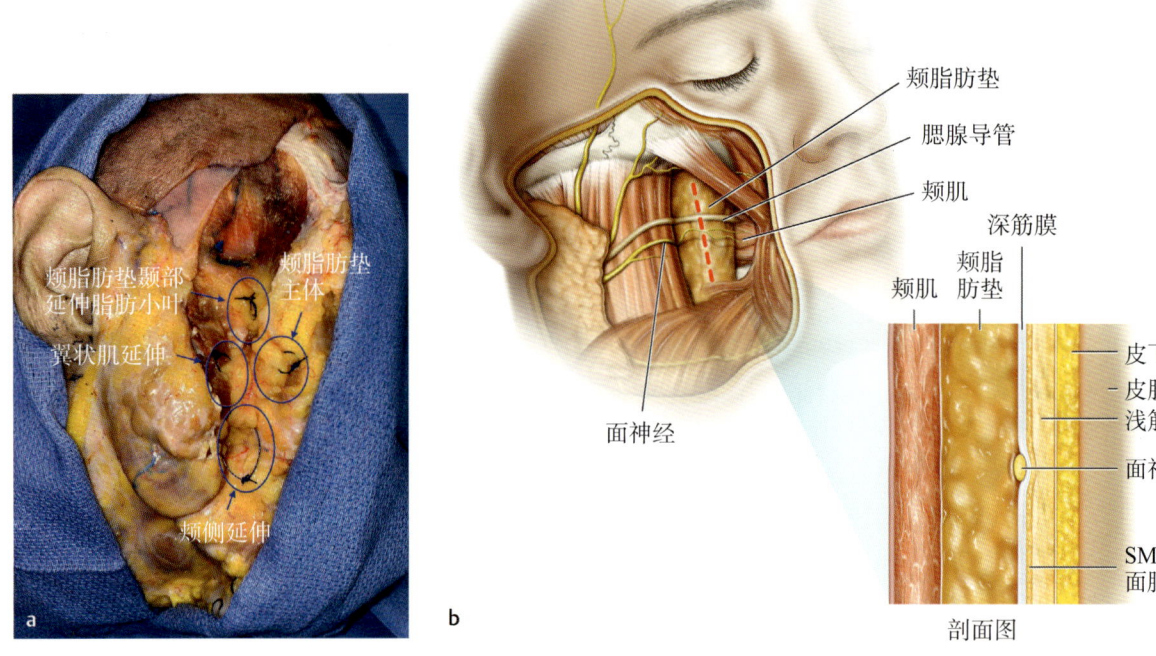

图 47.1　a. 尸解图显示颊脂肪垫的各脂肪小叶，标记处为颞浅层延伸和颞深层延伸脂肪小叶。b. 颊脂肪垫主体邻近面神经颊支，颊脂肪垫去除手术中如术中剥离、牵引力过大，可能会损伤面神经颊支。

肪填充来改善面部衰老问题。
- 对于合适的患者，颊脂垫去除术可在局部麻醉下进行手术。

47.2 操作步骤
（视频 47.1）

47.2.1 术前标记和麻醉
- 术前在颊乳头下方 2 cm 标记 2 cm 水平切口。
- 术区局部注射 4 mL 含肾上腺素的 1% 利多卡因，用于麻醉和止血。
- 使用两个口内 Obwegeser 拉钩（Obwegeser retractors）扩大手术视野。
- 使用 Bovie 电刀（Bovie electrocautery）切开并标记手术切口，防止出血阻碍视野（图 47.2）。

47.2.2 剥离和切除
- 电刀切开后用剪刀直接进行钝性剥离。
- 看到颊脂肪垫后用平滑镊夹住颊脂肪垫。
- 轻轻地将颊脂肪垫从切口中剥离出来。
- 术中剥离过于激进会破坏脂肪叶之间的纤维层膜，也可能切除非颊脂肪垫颊侧延伸（buccal extension）的其他脂肪部分。

- 术者切除脂肪时应全程使用电刀完成。
- 需要注意的是，颊脂肪垫的体积并不对称，因此切除时也应不对称。

47.2.3 闭合切口及术后护理
- 用 4-0 Vicryl 可吸收缝合线间断缝合，闭合切口。
- 术后 1 周内患者进食软食。
- 术后使用 0.12% 氯己定进行口腔冲洗，持续 1 周。

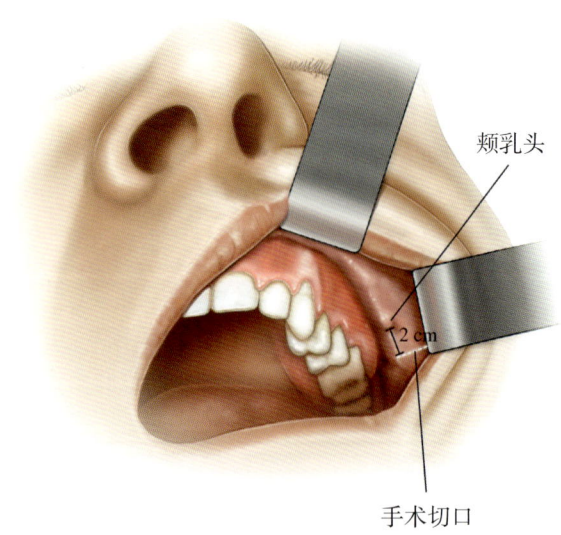

图 47.2　颊乳头，并在其下方 2 cm 处做一横行切口。

47.3 并发症

- 如术后发生伤口裂开，通常可以二次缝合。
- 虽然术后发生血肿概率很低，但如发生血肿则需紧急引流。
- 脂肪垫非常靠近面神经颊支，因此颊脂肪垫去除术存在伤及面神经颊支的风险。

47.4 案例与分析

- 参见图 47.3。

47.5 总结

- 颊脂肪垫切除术对于消除面部前颊容积十分有效，这个手术可在一般诊室或手术室进行。
- 医师术前必须与患者充分沟通，权衡颊脂肪垫切除术的手术益处，以及术后可能造成面部形态提早衰老的风险。

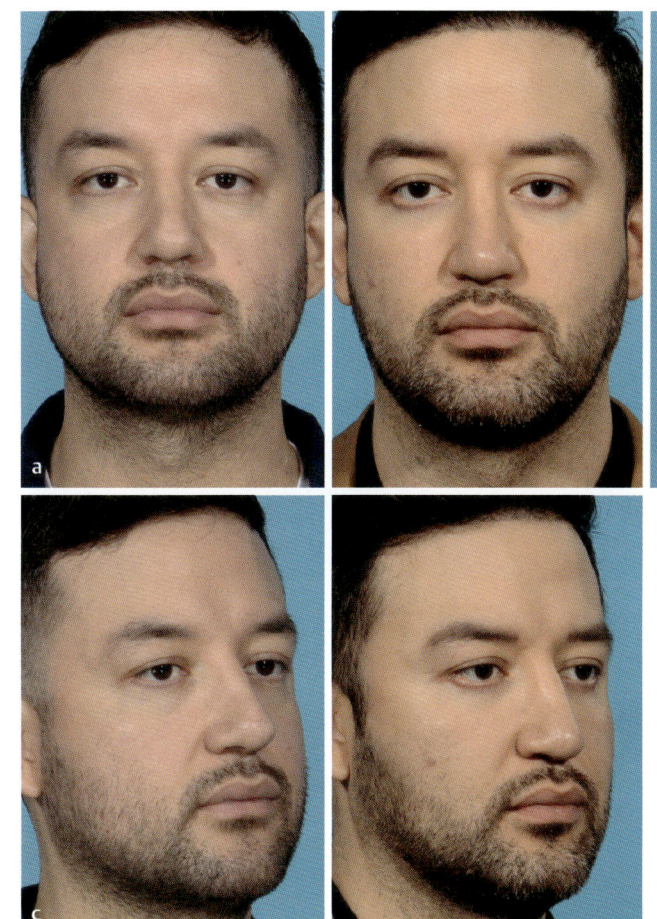
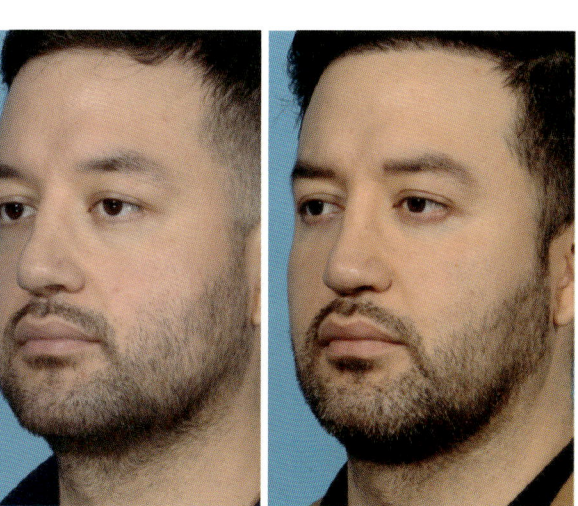

图 47.3　患者颊脂肪垫切除术术前和术后对比照片。左侧为术前照片，右侧为术后 6 个月照片。

延伸阅读

[1] Benjamin M, Reish RG. Buccal fat pad excision: proceed with caution. Plast Reconstr Surg Glob Open. 2018; 6(10):e1970.
[2] Sezgin B, Tatar S, Boge M, Ozmen S, Yavuzer R. The excision of the buccal fat pad for cheek refinement: volumetric considerations. Aesthet Surg J. 2019; 39(6): 585-592.
[3] Matarasso A. Buccal fat pad excision: aesthetic improvement of the midface. Ann Plast Surg. 1991; 26(5):413-418.
[4] Stuzin JM, Wagstrom L, Kawamoto HK, Baker TJ, Wolfe SA. The anatomy and clinical applications of the buccal fat pad. Plast Reconstr Surg. 1990; 85(1): 29-37.
[5] Zhang HM, Yan YP, Qi KM, Wang JQ, Liu ZF. Anatomical structure of the buccal fat pad and its clinical applications. Plast Reconstr Surg. 2002; 109(7):2509-2518.

达拉斯美容手术：大师视频图解
Masters of Cosmetic Surgery—The Video Atlas: The Dallas Cosmetic Model

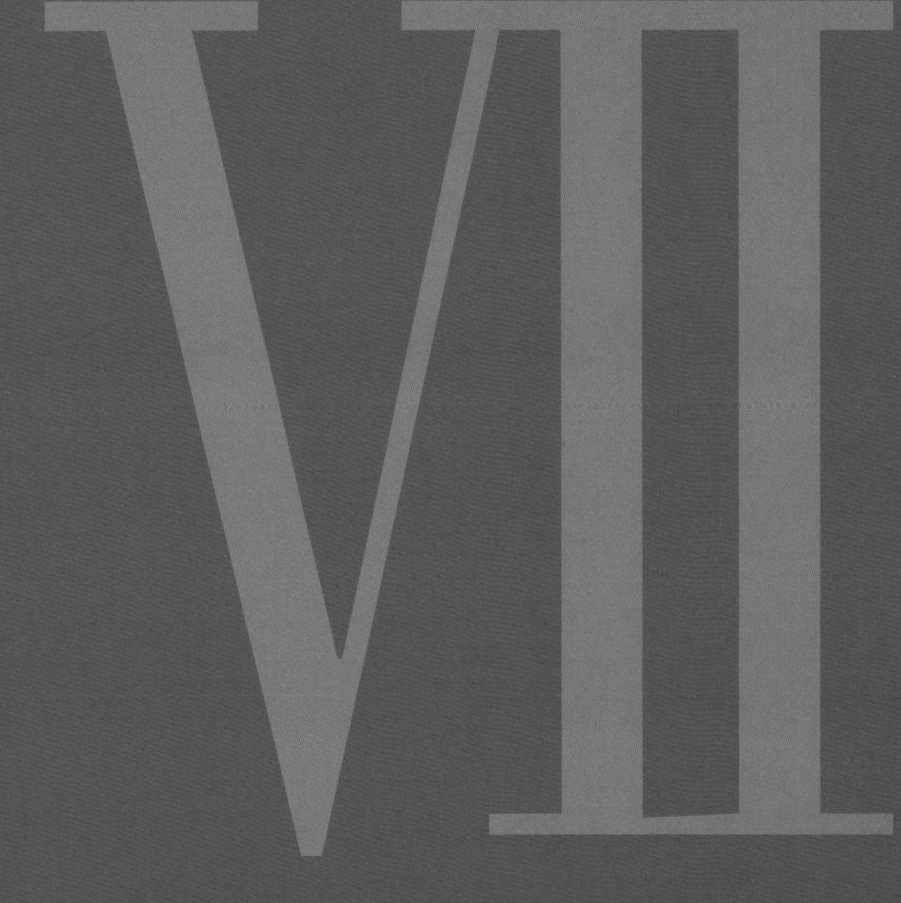

神经调节剂注射技巧
Neuromodulators Finesse

48 神经调节治疗眉间纹和额部 /182
49 肉毒毒素注射治疗鱼尾纹 /186
50 保妥适微滴注射治疗面部、颈部和瘢痕 /188
51 颈部条索 /193
52 神经毒素治疗咬肌肥大 /195

Steven Fagien and Yash J. Avashia

48 神经调节治疗眉间纹和额部

摘　要

面部美容治疗中最为普遍的就是神经调节，优势在于使用简单、恢复期短和可预测性。随着注射技术的进步和对面部肌肉功能解剖的深入理解，同时新产品的不断研发，可根据患者个体差异和医师的喜好选择相应的神经调节剂。此外，除使用神经调节剂常规治疗区域以外，面部其他区域的问题也可选择非手术方式干预。为达到安全且稳定可复制的治疗效果，医师需充分理解药物、靶组织的解剖结构和注射技术。对于额部和眉间肌肉的精确评估和精准神经调节非常重要，可暂时改变上面部的形态、减少甚至消除该区域的皱纹。

关 键 词

神经毒素，额部，额肌，眉间，降眉间肌，降眉肌，皱眉肌。

关键要点

- 额肌下部主要提升眉及产生额部横向动态皱纹。
- 额肌上部主要下拉发际线。
- 眉间复合体包括降眉间肌、皱眉肌、降眉肌，分别在其运动时形成垂直和水平方向的眉间皱纹。
- 眼轮匝肌外侧眶部参与眉尾下降运动及形成鱼尾纹（鱼尾纹指眯眼或微笑时沿眶外侧缘放射走行的动态皱纹）。
- 本章主要论述对上述肌肉精确评估和精准的神经调节治疗。

48.1 神经调节剂

- 用于美容领域神经调节剂的肉毒毒素是从肉毒杆菌分离出的毒素，为革兰阳性产芽孢厌氧菌。
- A型肉毒毒素通过阻止神经肌肉接头处突触前乙酰胆碱的释放发挥作用。
- 美国FDA已批准5种肉毒毒素产品，每种肉毒毒素都有相似但独特的性能特征。
  - Botox Cosmetic（onabotulinumtoxin A）。
  - Dysport（abobotulinumtoxin A）。
  - Jeuveau（prabotulinumtoxin A）。
  - Xeomin（incobotulinumtoxin A）。
  - Myobloc（botulinum toxin type B）
- 适应证：
  - FDA批准的面部相应区域。
  - "标签外"应用包括面部动态纹除皱和面部形态调整。
- 禁忌证（说明书所提示）：
  - 急性感染或超敏体质。
  - 神经肌肉疾病，如肌萎缩性侧索硬化症（ALS）、重症肌无力及Lambert-Eaton综合征。
  - 与氨基糖苷类抗生素同时使用会加重神经肌肉传导抑制作用。
  - 孕妇。
  - 哺乳期妇女。
  - 局部皮肤有感染灶。

48.2 治疗前评估

48.2.1 额部解剖

- 额肌：起自帽状腱膜，最终进入额骨眉部边缘，是仅有的眉提升肌和额上部下降的肌肉。
- 眉间肌肉：
  - 降眉间肌：起自成对的鼻骨的前下表面，走行进入鼻根部皮肤。
  - 皱眉肌：走行在额肌和降眉间肌深面。其斜行头为起点，起自骨性眉弓；横行头为肌腹，穿入眉上部与眉（即眼线相平行的皮肤），起自角膜巩膜内侧缘的垂线，向外延伸。
- 降眉肌：此肌肉紧邻皱眉肌，位于皱眉肌的下方浅层，是眼轮匝肌和皱眉动作肌肉群的一部分，皱眉动作会降低眉间和内侧眉毛。此肌肉起源于内侧眶缘，延伸至骨性眶缘内侧。

48.2.2 上面部整体评估

- 上面部整体评估包括手术、注射填充和神经毒素的应用多个方面。
- 颞区应是平整或有轻度凹陷，不能有明显的凹陷、缺损或空洞感（参见"53 注射填充技巧：额部"）。
- 理想的美学状态下，女性的眉毛应该位于上眶缘以上，且眉毛内侧应稍低于外侧。
- 由内向外，眉毛逐渐升高至眉峰，最高点位于过虹膜外缘的垂直线。
- 上睑应有一定饱满感，与眉毛和上睑缘的弧度保持一致，没有帘状下垂。
- 评估上面部的额颞部容量缺失时，还应考虑眉毛位置，以及是否存在上、下睑皮肤松弛。
- 静态下是否存在静态纹和做表情时的动态纹，评估时应考虑额部、眉间、外眦和眉毛。
  - 额肌可以抬高眉毛，且是上面部唯一的提肌。
  - 额肌收缩可形成水平方向的额纹，也会使发际线下移。
  - 皱眉纹形成的原因包括：老化、降眉间肌和皱眉肌及眼轮匝肌的反复收缩。
  - 降眉间肌收缩时使眉毛内侧下降，也是形成水平方向皱纹的主要原因。
  - 皱眉肌的收缩主要向下拉眉毛内侧，也会使内侧眉头向中间移动，是形成垂直方向皱纹的主要原因。
  - 大量面部肌肉的反复收缩（包括微笑、眯眼），特别是外侧眼轮匝肌的收缩易形成外眦处皱纹（即鱼尾纹）。这些皱纹初期为动态纹（静态无表情时没有），最终成为静态纹（静态无表情时也存在）。
  - 眼轮匝肌眶部可影响眉毛形态，其主要功能为主动闭眼。

48.3 上面部神经调节剂

（视频 48.1）

48.3.1 药品的储存和准备

- 神经毒素制剂一般为粉末状，用 0.9% 无菌盐水复溶。很多医师选择抑菌盐水来复溶，但并非推荐使用此方式（非标签使用）。
- 生产商建议复溶后保存在 2~8℃环境，并在 4 小时内使用完毕。实践经验表明，超过推荐的时间限制后毒素依然能够保持完整性和活性。
- 复溶剂量为 1~5 mL，且没有特别明显的疗效差异。但是最近这一说法受到挑战：不同毒素应用不同复溶方案，治疗不同靶组织也应使用不同复溶方案。医师对于神经毒素注射时注射器和针头的选择也有各自偏好，大多数为了精确注射会选择 1 mL 注射器配 30~32 G 锐针。

48.3.2 麻醉

- 冰或冷袋。
- 表面麻醉和局部麻醉结合使用。
- 分散注意力的技巧。

48.3.3 规划

- 治疗方案需要进行个性化订制，主要依据包括：患者需求和喜好，早前的治疗经验，以及肌肉力量、皮肤厚度、皱纹程度和毒素类型选择。

48.3.4 额肌注射（图 48.1）

- 保妥适（唯一有此适应证的毒素）可用于治疗额部水平皱纹，如图所示的五点注射法。虽然这是 FDA 批准的适应证，但应依据医师习惯、神经毒素种类及个性化患者分析来决定具体注射点位。
- 注射方式取决于毒素种类和预期效果，选择肌内注射还是皮内注射，也同样由毒素种类和预期效果来决定。
- 注射剂量和注射方式取决于美学目标和肌肉活跃程度，保妥适一般每个点位注射 4 U（图 48.1）。
- 无论哪种毒素，应用合适的剂量才可避免额头僵硬，保障眉毛对称性，以及避免内侧或外侧眉下垂。
- 注射点适当向两侧延伸可有效避免眉尾过度抬高（Mephisto 或 Spock 容貌）。

48.3.5 眉间复合体注射（图 48.2）

- 在治疗额纹时为了避免眉下垂，需要同时治疗眉间复合体的降肌和外眦处。
- 在眉间区域注射，主要为了祛除或改善并预防垂直走行的动态皱眉纹，对于静态纹部多次治疗也可以改善，并且重塑眉毛内侧的形态。
- 神经毒素的眉间纹治疗经典的为五点法（图 48.2），但依据药物种类和患者期望，注射点可以为 2~8 点。

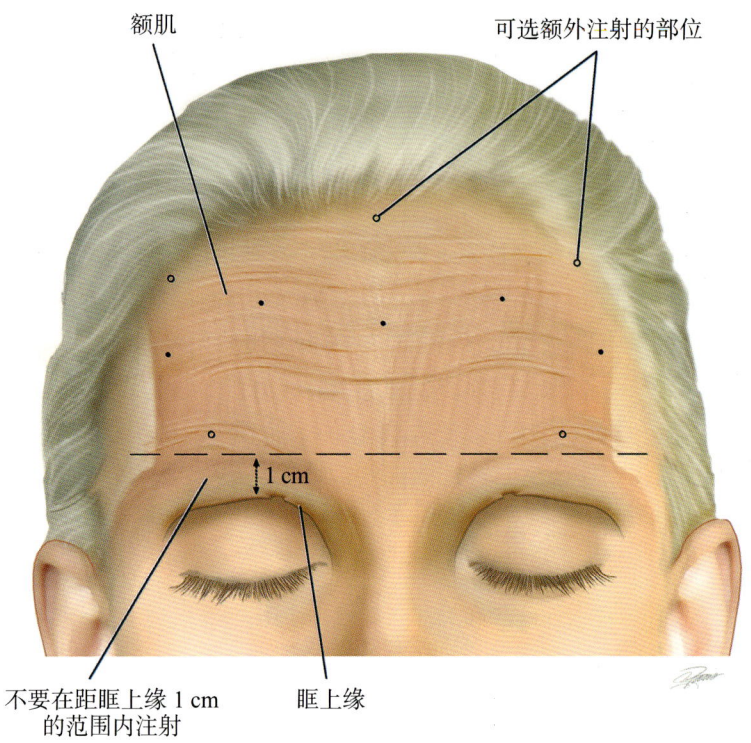

图 48.1 前额部肌肉神经调节剂注射（经允许引自 Kontis T，Kacombe V. Cosmetic Injection Techniques: A Text and Video Guide to Neurotoxin Fillers. 2nd ed. Thieme; 2019）。

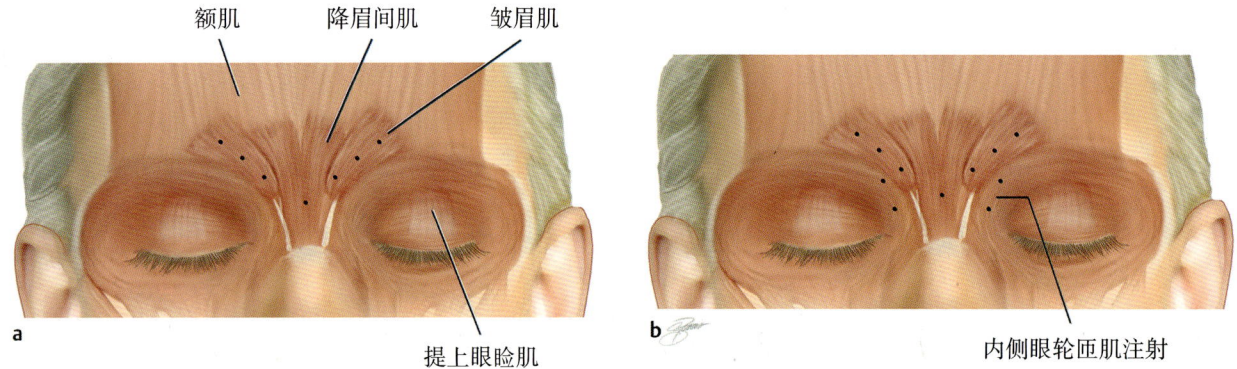

图 48.2 眉间复合肌神经调节剂注射示意图（经允许引自 Kontis T，Kacombe V. Cosmetic Injection Techniques: A Text and Video Guide to Neurotoxin Fillers. 2nd ed. Thieme; 2019）。

补充注射内侧眼轮匝肌和眉上降肌也有一定好处。
- 适应证内注射包括降眉间肌（1 个点）以及内侧和外侧皱眉肌（每侧各 2 个点），但也可能有变化。
- 注射降眉间肌时，捏起皮肤有助于准确定位注射点，以及确定注射在肌内还是皮内（减少出血和淤青）。
- 内侧皱眉肌注射时需要将针头轻轻进入，达针头的全长，进针角度需要向外上方。这是典型的深层注射，点位在眉头上方且位于最内侧皱纹的外侧，因为最内侧皱纹处恰是滑车上动脉的位置（需要避开）。
- 当注射皱眉肌外侧点时由于该处肌肉位置比较表浅，为了便于注射操作，可以捏起该处皮肤，进针深度为 1/3 针长度，方向同样是朝向外上方。但是如果进针过浅，该区域额肌也会被影响。

48.3.6 眼轮匝肌注射对鱼尾纹的影响

- 鱼尾纹可通过标准的每侧三点法或多点法完成治疗。
- 推荐使用两种不同的治疗方式，主要依据眉尾位置的高低和鱼尾纹的类型（内侧份下睑外区域是否有鱼尾纹）。
- 对于有眉尾提升需求的患者，可在眉尾紧邻眉毛下方追加 1 个注射点，用以增加提眉效果。
- 最有效的注射方式：进针要刚好到达皮下层，推注药液时要偏浅层且刚好在皮下，注射在眼轮匝肌外侧纤维。
- 嘱患者保持闭眼，用一个手指保护上睑，针尖和走针方向远离眼球。由于此区域血运丰富、容易出血，浅层注射（皮丘）有助于减少淤青。

- 对于轻到中度上睑下垂患者，可选择高阶的眼睑部眼轮匝肌注射（图 48.3），但是量不宜过大（每点 1 U），否则容易引起闭眼不全。
- 总剂量取决于皱纹严重程度。动态皱纹很容易用神经毒素治疗。静态皱纹一般无法完全抚平。
- 单点注射剂量为 1~4 U。

48.4 案例与分析

- 参见图 48.4 和图 48.5。

48.5 总结

- 神经调节剂的安全性和可重复性需要满足如下条件，从而达到最佳效果。①足够的经验和深入了解求美者需求；②熟悉局部肌肉解剖；③全面评估对称性、皱纹严重程度及肌肉运动特点；④了解每款神经毒素产品的药理特性；⑤了解每款神经毒素产品所需安全性、有效性注射技术，以避免或减少不适感或不良反应。

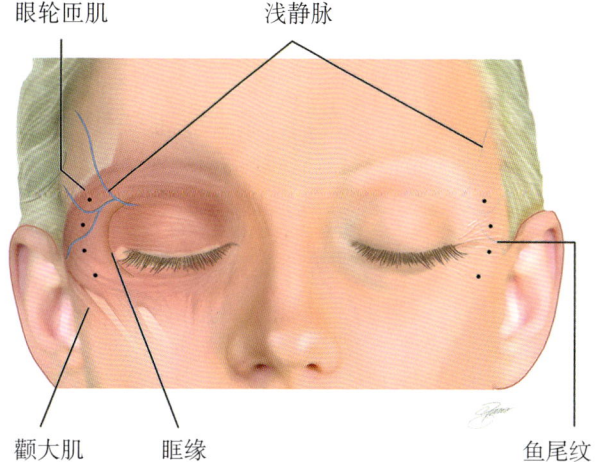

图 48.3 鱼尾纹神经调节剂注射（经允许引自 Kontis T, Kacombe V. Cosmetic Injection Techniques: A Text and Video Guide to Neurotoxin Fillers. 2nd ed. Thieme; 2019）。

图 48.4 案例 1，展示了神经毒素对额部神经调节的功效。系统性处理外侧眼轮匝肌，有助于消除动态鱼尾纹。经过系统性神经毒素上面部治疗，水平方向和垂直方向的动态皱纹都得到了明显改善，很多患者再结合了细纹填充和神经毒素后效果更佳。参照"53 注射填充技巧：额部"。

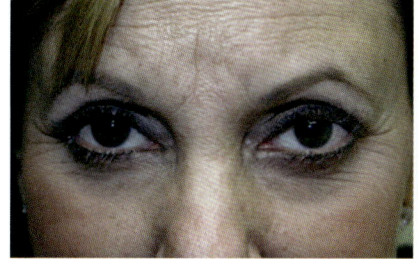 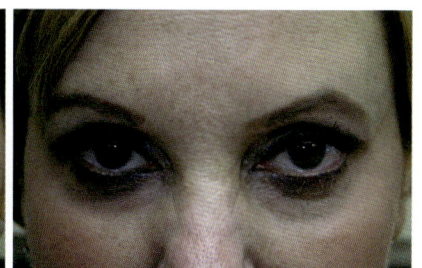

图 48.5 案例 2，展示了肉毒毒素对眶周神经调节的有效性。对外侧眼轮匝肌的系统性治疗，可有效祛除动态和静态鱼尾纹。

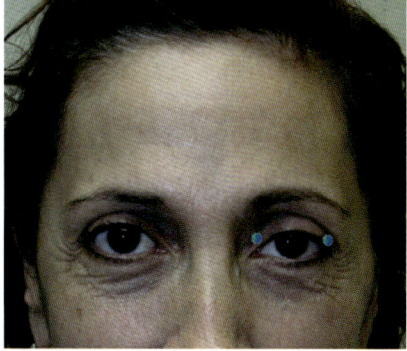 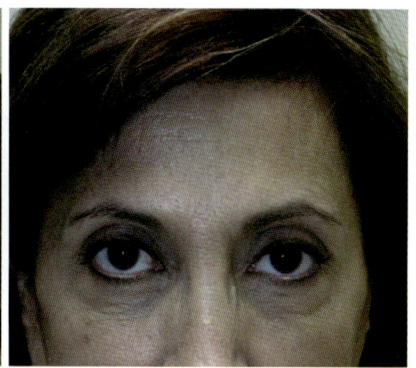

延伸阅读

[1] Carruthers J, Fagien S, Matarasso SL, Botox Consensus Group. Consensus recommendations on the use of botulinum toxin type a in facial aesthetics. Plast Reconstr Surg. 2004; 114(6)Suppl:1S-22S.
[2] de Maio M, Swift A, Signorini M, Fagien S, Aesthetic Leaders in Facial Aesthetics Consensus Committee. Facial assessment and injection guide for botulinum toxin and injectable hyaluronic acid fillers: focus on the upper face. Plast Reconstr Surg. 2017; 140(2):265e-276e.
[3] Fagien S. Botulinum toxin type A for facial aesthetic enhancement: role in facial shaping. Plast Reconstr Surg. 2003; 112(5)Suppl:6S-18S, discussion 19S-20S.
[4] Fagien S, Carruthers A, Carruthers J. Expanded uses of BTX-A for facial aesthetic enhancement. In: Fagien S, ed. Cosmetic Oculoplastic Surgery. 4th ed. London UK: Elsevier Publishers; 2007:303-336.
[5] Fagien S, Cox SE, Finn JC, Werschler WP, Kowalski JW. Patient-reported outcomes with botulinum toxin type A treatment of glabellar rhytids: a double-blind, randomized, placebo-controlled study. Dermatol Surg. 2007; 33(1 Spec No.):S2-S9.
[6] Fagien S. Temporary management of upper lid ptosis, lid malposition, and eyelid fissure asymmetry with botulinum toxin type A. Plast Reconstr Surg. 2004; 114(7):1892-1902.

49 肉毒毒素注射治疗鱼尾纹

Joshua M. Cohen and Sammy Sinno

摘　要

在做微笑或挤眼动作时反复多次收缩面部肌肉，尤其是眼轮匝肌，易导致外眼角形成皱纹。这类皱纹初为动态纹，随着时间推移伴随年龄性皮肤老化，皱纹变为静态纹。外眼角纹或鱼尾纹是 FDA 批准的肉毒毒素适应证。

关键词

肉毒毒素，外眼角皱纹，鱼尾纹，外眦。

关键要点

- 做表情时外侧眼轮匝肌收缩导致外眼角皱纹。肉毒毒素注射可减少眼轮匝肌收缩，从而减少外眼角区域的皱纹。
- 使用量及点位的选择依据眼轮匝肌收缩方式。
- 在外侧眉尾处注射可达到提眉效果。

49.1 术前步骤

- 鱼尾纹的起始治疗年龄不等，一般始于 20 多岁。
- 外眼角皱纹有两个病因：
  - 做表情时（如微笑或挤眼），收缩眼轮匝肌（图 49.1）。
  - 外眦处皮肤松弛后堆积在局部，此类患者在静息状态皱纹亦明显，并且肉毒毒素治疗效果不佳，是眼眉部手术提升的适应证。
- 术前需注意双侧之间的不对称情况。
- 外眦处纹路较多或眼裂较小的患者可能需要注射更大剂量的肉毒毒素，这种情况亦不少见。

49.2 操作步骤

（视频 49.1）

49.2.1 应用肉毒毒素治疗鱼尾纹

- 用酒精消毒局部皮肤。
- 标记粗大静脉，避免淤血（图 49.2）。
- 鱼尾纹严重者，单侧用量可达 12~15 U。
- 标准注射法是三点法。初始点位于外眦水平线上，其他两点分别位于此线上和线下（图 49.3）。
- "双排法"可用于眼轮匝肌过度活跃者的外周处皱纹的治疗。
- 外侧"提眉"可通过在眉尾处增加 3~4 U 注射来实现（图 49.4）。

49.3 术后护理

- 冰敷可减少淤血和肿胀。

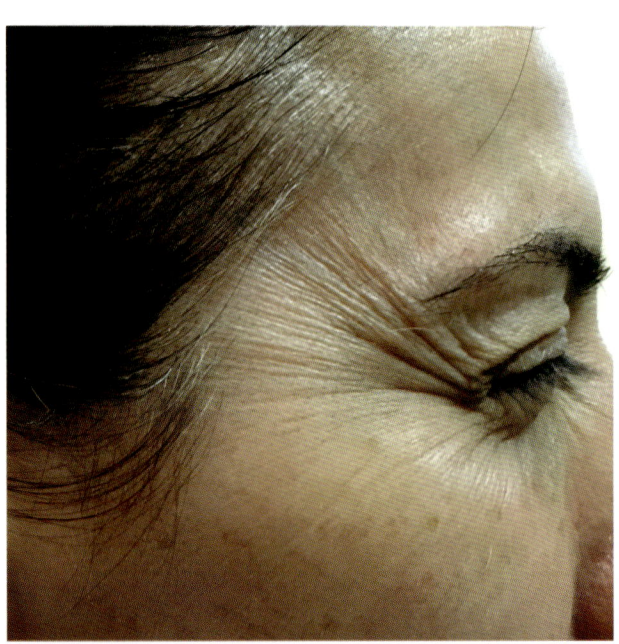

图 49.1　患者表情状态下表现的外眼角皱纹。

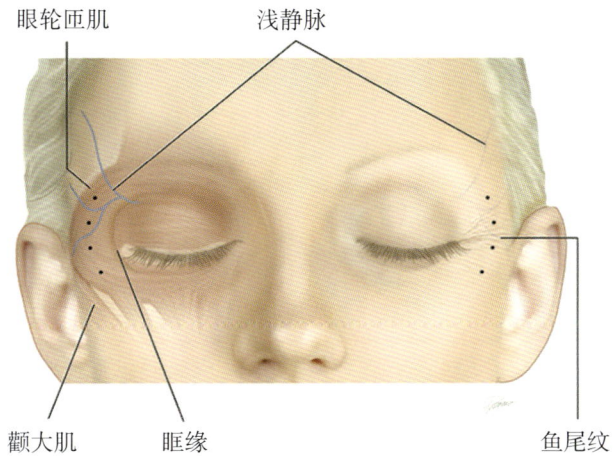

图 49.2 标准注射点位应遵循解剖轮廓并注意浅表静脉。

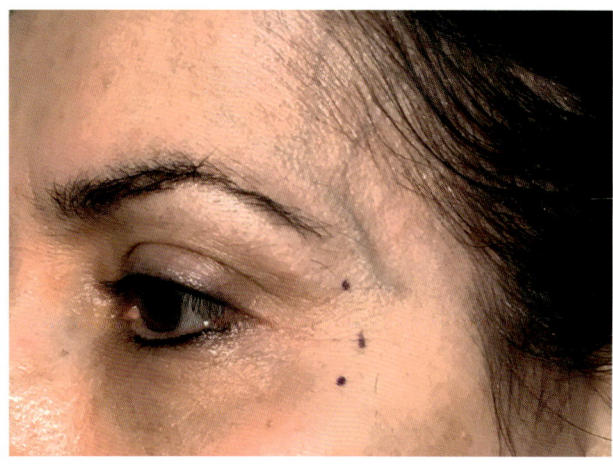

图 49.3 患者有明显的浅表静脉，3 个标准注射点。

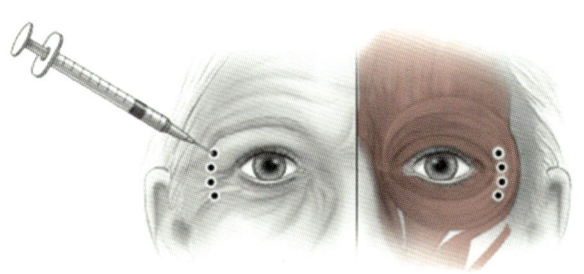

图 49.4 在眉尾部稍向下的位置进行额外注射，以实现"提眉"效果。

- 当晚禁忌健身或饮酒。
- 避免戴过紧的帽子或发箍。
- 1 周内起效。

49.4 案例与分析

- 参见图 49.5。

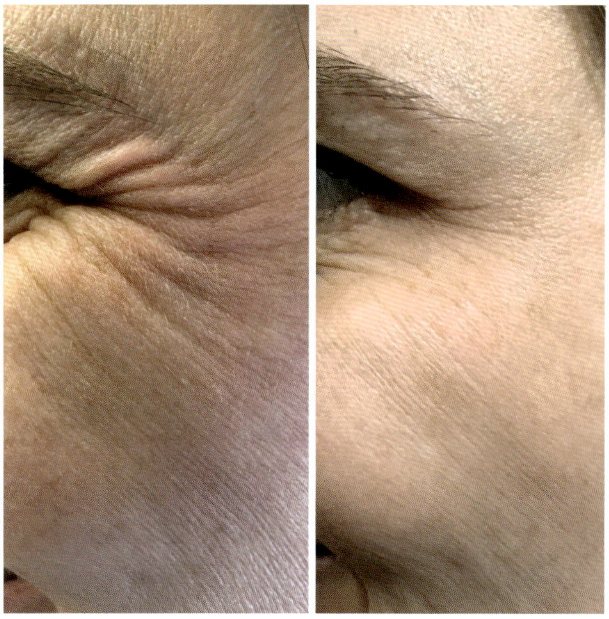

49.5 总结

- 肉毒毒素注射是针对眼角外皱纹的有效的治疗方式。

图 49.5 每侧注射 15 U 肉毒毒素后，患者治疗前和术后 1 个月对比照。

延伸阅读

[1] Carruthers J, Carruthers A. Botulinum toxin type A treatment of multiple upper facial sites:patient-reported outcomes. Dermatol Surg. 2007; 33(1 Spec No.):S10-S17.
[2] Carruthers J, Fagien S, Matarasso SL, Botox Consensus Group. Consensus recommendations on the use of botulinum toxin type a in facial aesthetics. Plast Reconstr Surg. 2004; 114(6) Suppl:1S-22S.
[3] de Maio M, Swift A, Signorini M, Fagien S, Aesthetic Leaders in Facial Aesthetics Consensus Committee. Facial assessment and injection guide for botulinum toxin and injectable hyaluronic acid fillers:focus on the upper face. Plast Reconstr Surg. 2017; 140(2):265e-276e.
[4] Monheit G. Neurotoxins:current concepts in cosmetic use on the face and neckupper face(glabella, forehead, and crow's feet). Plast Reconstr Surg. 2015; 136(5)Suppl:72S-75S.
[5] Sykes JM, Trevidic P, Suárez GA, Criollo-Lamilla G. Newer understanding of specific anatomic targets in the aging face as applied to injectables: facial muscles-identifying optimal targets for neuromodulators. Plast Reconstr Surg. 2015; 136 5:56S-61S.

50 保妥适微滴注射治疗面部、颈部和瘢痕

摘 要

保妥适微滴注射是指用极小的液滴状保妥适在面部和颈部皮肤/软组织的浅层地毯式注射,以达到减少细纹和皱纹、改善肤质、改善下面部和颈颈部轮廓,同时对肌肉功能和灵动性没有影响的治疗。在面颈部微滴注射时,主要决定因素是微滴的大小而不是剂量。

微滴的弥散度很有限,所以靶组织是真皮深层或表情肌纤维插入真皮深层的位置。较深的表情肌活动性依然可以保留,不会影响患者表情更不会僵硬。

保妥适推荐使用 3 种配方:20 U/mL,用于眶下区和 T 区皮肤质地和细纹的改善;24 U/mL(含利多卡因),用于皮肤较薄者(如女性)的上面部、下面部或颈部;28 U/mL,用于皮肤较厚者(如男性)的上面部、下面部或颈部。效果一般可维持 3~4 个月。

关 键 词

保妥适微滴注射,微滴,微滴大小,弥散,皮肤质地,颈颈轮廓。

关键要点

- 微量肉毒杆菌(Microbotox)是由本文作者于 2000 年开发的一种微滴技术,通过在面部和颈部注射微剂量的肉毒杆菌素,以减少皱纹和褶皱,改善皮肤质地、光泽和外观,并更好地塑造颈下颌线条,减少水平颈纹。与常规使用全强度肉毒杆菌素宏滴注射相比,在这些区域使用微量肉毒杆菌可避免并发症和出现僵硬外观。
- 这些微滴被注入真皮或真皮与面部和颈部肌肉上层纤维之间的界面处,每隔约 1 cm 创建一个小气泡。这些肌肉具有独特之处,因为它们的一些表浅纤维附着在真皮下表面,从而形成我们熟悉的面部和颈部活动及静止时产生的折痕线条。削弱这些表浅肌纤维可减少线条和皱纹,不损害较深层次未受影响且仍能主动收缩的深层肌群完整性和力量,使面容看起来更自然。
- 微量肉毒杆菌还通过减少汗腺和皮脂腺活动对皮肤产生作用,从而减少了面部毛孔可见度,改善其质地与光泽,并减轻了粉刺问题。
- 微量肉毒杆菌还可加速新鲜手术伤口愈合过程,通过作为"化学夹板"来降低伤口边缘处的张力,减少伤口愈合中期(即变色期),并预防瘢痕增生形成等。
- 笔者开发的微量 Botox 技术主要使用 Onabotulinum Toxin Type A,因此下文称其作 Botox 或微量 Botox。

50.1 保妥适微滴注射基本原则和概念

- 从 20 世纪 90 年代中期开始,随着保妥适的出现和逐渐流行,此药物在全球范围内的法定适应证包括五点法眉间纹注射(20 U)、六点法鱼尾纹注射(24 U)、五点法额部注射(20 U)。
- 每点的注射量都是 0.1 mL(即 4 U)。标准复溶方案是每瓶加入 2.5 mL 生理盐水(主要为了便于计算,0.5 mL 为 20 U,0.6 mL 为 24 U,0.7 mL 为 28 U),一支注射器(1 mL)抽满包含 40 U。
- 医师大多按照推荐方式操作,不良反应包括患者额头完全僵硬、眉毛完全没有活动度且下垂。在鱼尾纹区域注射时,注射区下方的眶下区和面颊皱纹反而增加而产生不自然的 Botoxed 面容。有些患者甚至会因为毒素弥散影响提上睑肌而产生上睑下垂。
- 笔者意识到单点用量可能太大,注射时最重要考量因素并非注射的总剂量,而是液滴的大小。较大的

液滴（0.05~0.1 mL）在三维空间的弥散半径更大，会影响全层的软组织。
- 保妥适微滴注射时每点注射量为 0.01 mL 或更少（图 50.1）。

50.2 应用于面部上 1/3

- 有些患者希望额部完全平整和完全没有痕迹的眉间及完全没有鱼尾纹，标准的保妥适注射就可以实现。
- 保妥适微滴注射特别适合想要达到自然而精致效果的求美者，所有肌肉可保留一定活动度（图 50.2）。
- 第三种类型是指两者联合：标准量注入特定肌肉，如中间部位眉间纹（皱眉造成）或紧邻外眦的内侧鱼尾纹，同时微滴法注射额纹。笔者常用两者联合。
- 都应按照每位患者的眉毛高度进行个性化评估，有些为"内侧提升"型：眉毛内高外低；有些为"外侧提升"型：眉毛内低外高；还有些为"均一提升"型：眉毛内外高度均衡。微滴保妥适的剂量，女性推荐 24 U/mL，而男性因为眉间肌肉更活跃，推荐 28 U/mL。
- 近年来医美意识在改变，更加强调自然的容貌，笔者推荐在面部上 1/3 使用保妥适微滴注射。这种治疗方式并发症发生率更低，客诉率也更低，疗效可持续 3~4 个月。

50.3 应用于面部中 1/3

- 面部中 1/3 包括下睑、兔子纹、鼻部和面颊皮肤质地不佳、毛孔粗大、出油、玫瑰痤疮或痤疮。
- 标准剂量的保妥适可用于治疗下睑细纹和卧蚕肥大，但并发症发生率较高，如微笑时下睑完全不动、眼轮匝肌眶部过度放松导致眼袋加重，容貌变化明显，患者投诉率也高。
- 面部中 1/3 的保妥适微滴注射可更有效地让皮肤平整和紧致（由于神经化学介质导致的大量汗腺、皮脂腺萎缩），同时还可减少表情肌纤维到皮肤的细微牵拉作用（图 50.3）。

50.4 应用于下面部和颈部

- 下面部和颈部应用保妥适微滴注射区域为：下颌缘上三指宽、降口角肌外界外侧一指宽、沿颏颈角下行直达锁骨、胸锁乳突肌前的整个区域。此区域界限和颈阔肌的解剖走行有关，起自锁骨向上跨过下颌缘，与面部 SMAS 融合（图 50.4）。
- 如果颈部横向纹路延伸到达很靠外侧的区域，或在外侧区域可见明显的颈阔肌条索，注射范围可在侧

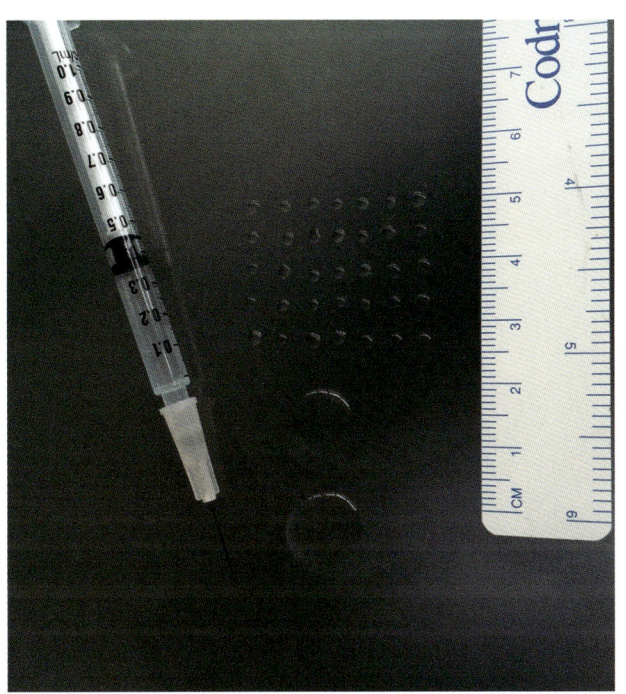

图 50.1 0.1 mL、0.05 mL 以及把 0.05 mL 分成一簇多点的微滴对比图。

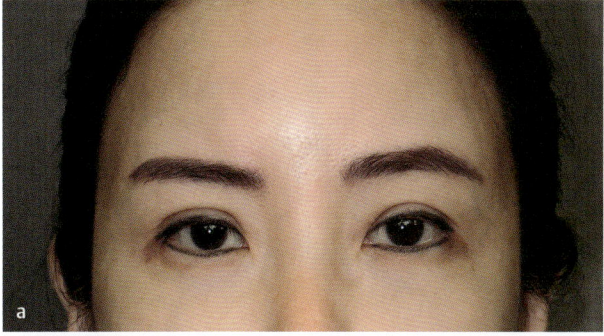
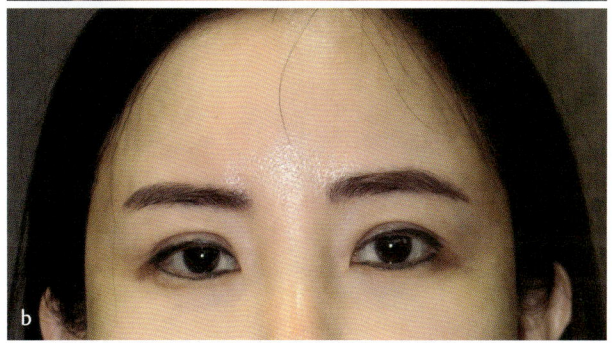

图 50.2 面部上 1/3（额部眉间鱼尾纹）保妥适微滴注射，可达到亮肤、提升眉毛、抚平细纹，从而改善皮肤外观和反光度的效果。

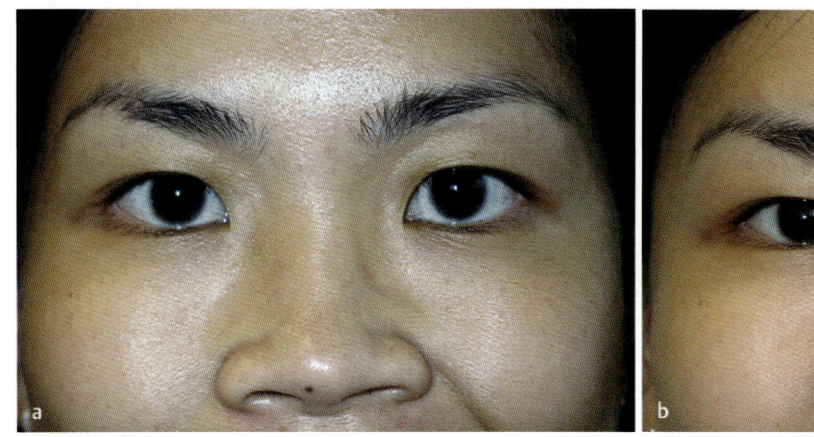

图 50.3　眶下区和中面颊区域保妥适微滴注射，减少细纹、改善肤质的前后对照图。

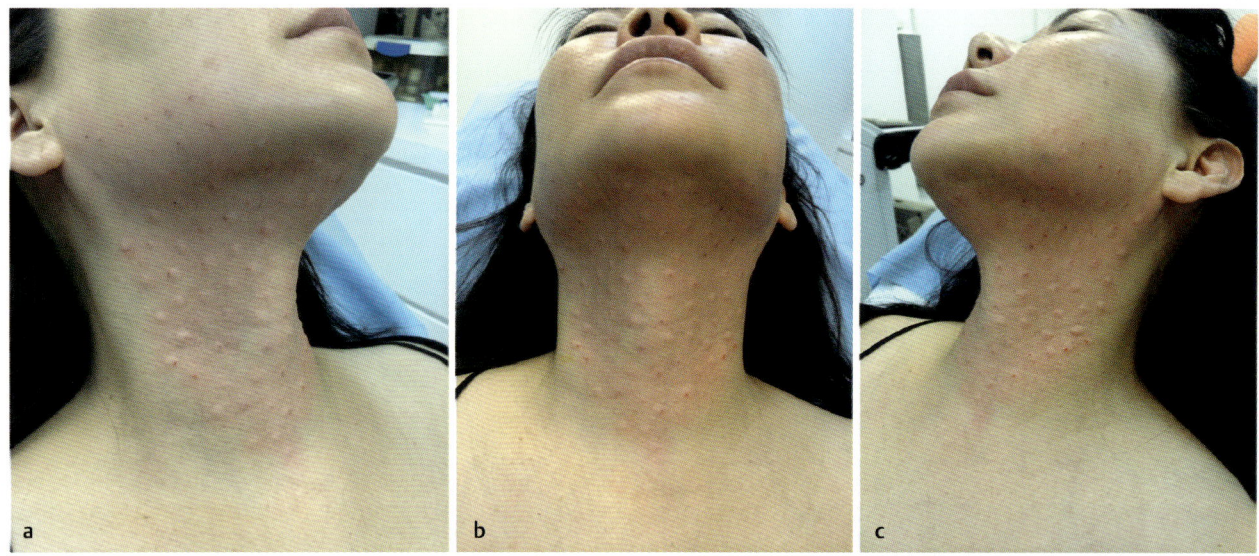

图 50.4　下面部和颈部有超过 200 个微滴注射点，包括下颌缘上三指宽、降口角肌外侧一指宽、沿颌颈角下行直达锁骨、胸锁乳突肌前的整个区域。

方到达或超过胸锁乳突肌。在此区域微滴注射，不仅改善皮肤质地、颜色和平整度（图 50.5），还可减少颈阔肌浅层纤维活动度，以达到下颌提升、让颌颈轮廓更清晰的目的。

50.5　颈阔肌的影响

- 肌肉收缩时，其长度缩短、直径和周长增加。轴向收缩产生向外的侧向力，或者堆积在肌肉两侧的效果。如果只有一侧肌肉力量减弱，之后的动作中正常力量一侧的肌肉会收缩，造成动作矢量远离减弱的那侧。
- 颈阔肌是一大片皮下肌肉，其浅表纤维插入浅面的皮肤。当颈阔肌收缩时，使颈部和锁骨间距离缩短、颌颈角变钝，这很容易观察到。
- 通过保妥适微滴注射减弱颈阔肌浅层纤维，可淡化颈横纹并减少颈阔肌条索，同时收缩深层颈阔肌纤维，保持颈部向后和向上的力量，使颈阔肌与颈部深层组织保持良好贴合，使颌颈角清晰，从而产生下颌提升的视觉效果（图 50.6）。这种作用机制被称为颈阔肌影响。
- 保妥适微滴注射用于颏部可减少颏部鹅卵石样外观，并且不会产生影响到降下唇肌或降口角肌而致的下唇歪斜等并发症（图 50.7）。
- 对于想要改善面颊和下颌缘松弛、颈部皮肤干皱粗糙、颈横纹明显、垂直颈阔肌条索的患者，如果不想接受手术，下面部颈部保妥适微滴注射是一种简

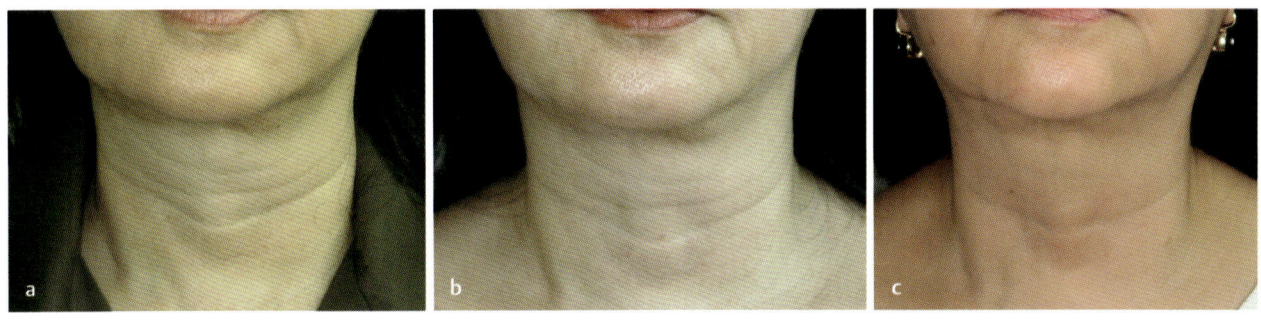

图 50.5 保妥适微滴注射改善颈横纹,术前(a)、术后 2 周(b)和术后 2 个月(c),可见颈部明显更加平整。

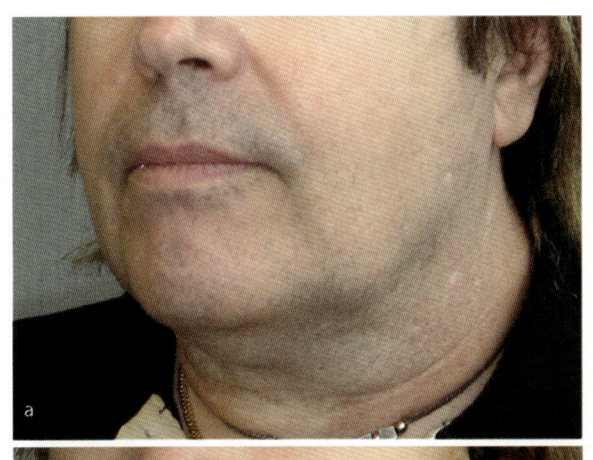

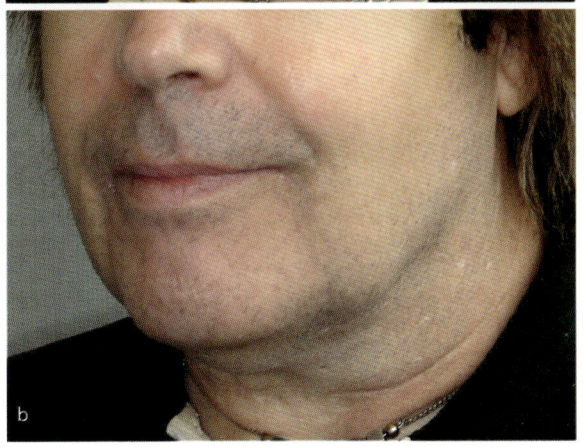

图 50.6 65 岁男性颈部厚重感和下颌下垂,用保妥适微滴注射(28 U/mL,3 mL,总量 84 U)。术前和术后 2 周对比照显示,治疗后下颌线更紧致,颏颈轮廓清晰可见。

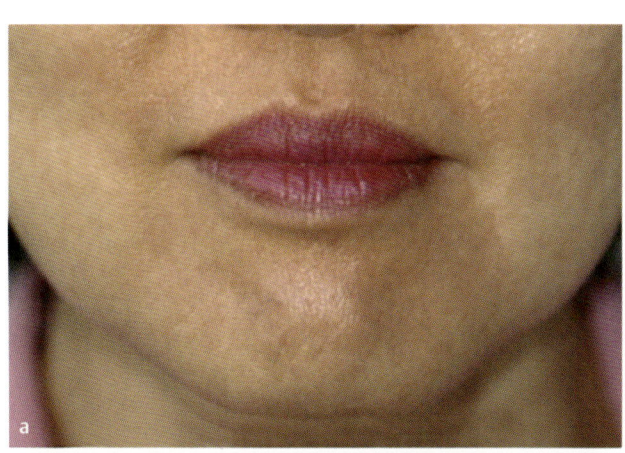

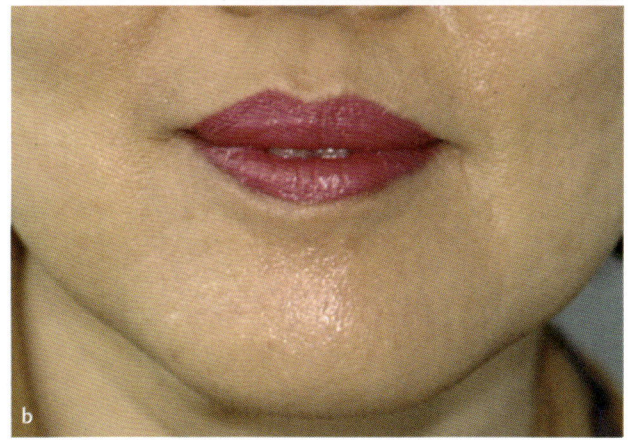

图 50.7 颏部保妥适微滴注射前后对比照显示,颏部鹅卵石样得以改善,且皮肤质地光泽也改变了。

单理想的非手术治疗方式。
- 此方式也可和其他皮肤紧致设备和治疗联合使用。效果可维持数月,需要定期重复治疗。若效果随着时间的消失,并非表示治疗失败。

50.6 应用于瘢痕和瘢痕疙瘩

(视频 50.1)

- 保妥适微滴注射可用于术后 7、8 天拆线前的新鲜伤口,可减少伤口处皮肤张力,从而降低增生性瘢痕和瘢痕疙瘩的发生率,还可更快消除瘢痕的红色。对于亚裔患者来说这无疑是个福音,因为其有更高的概率发生增生性瘢痕和瘢痕疙瘩。笔者把这种技术常规应用于面部或身体接受手术的患者,如隆乳术或巨乳缩小术、剖宫产术、腹壁成形术及冠脉搭桥术瘢痕均可应用(图 50.8)。
- 注射技术细节参照视频 50.1。

50.7 案例与分析

- 参见图 50.8。

50.8 总结

- 保妥适微滴注射被证实有效且需要多种注射技术，在如下应用中：
  - 保证肌肉自如运动，同时改善面颈部细纹和皱纹。
  - 改善皮肤质地、毛孔粗大、玫瑰痤疮和痤疮。
  - 下面部紧致和颌颈轮廓改善。
  - 加速手术后新鲜瘢痕的恢复。
  - 治疗增生性瘢痕和瘢痕疙瘩。

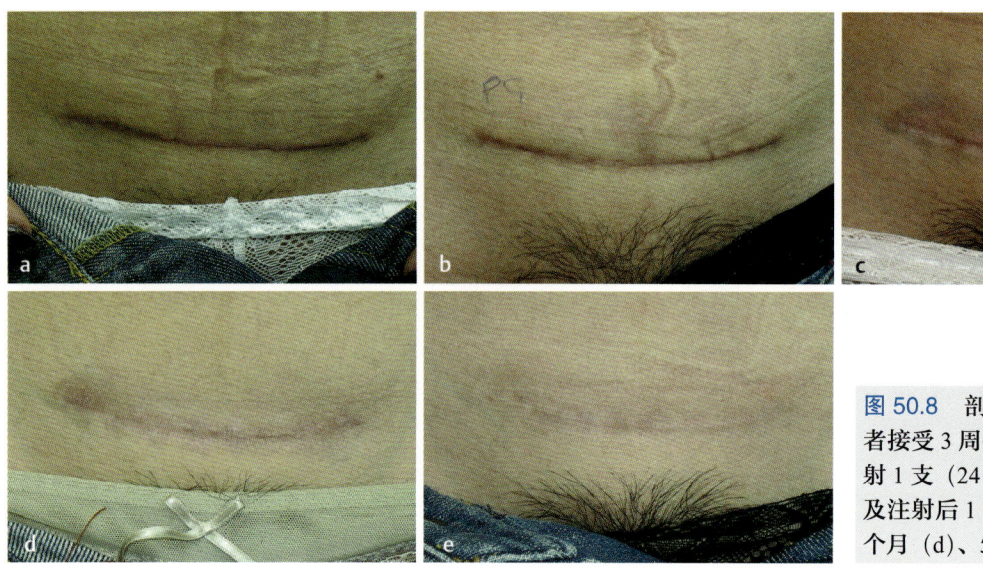

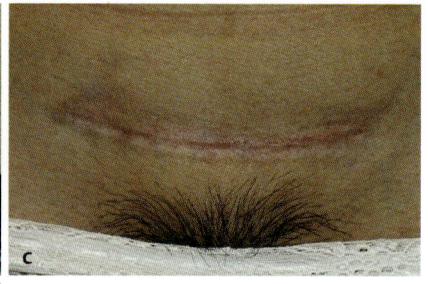

图 50.8 剖宫产术后增生性瘢痕患者接受 3 周保妥适微滴注射，每次注射 1 支（24 U/mL）。注射前（a），以及注射后 1 个月（b）、2 个月（c）、3 个月（d）、5 个月（e）对照图。

延伸阅读

[1] Wu WTL. Non surgical facial rejuvenation with the 4R principle:innovative uses of Botox and facelifting with the Woffles lift. In: Panfilov D, ed. Aesthetic Surgery of the Facial Mosaic. Berlin: Springer; 2006:636-649.
[2] Wu WTL. Skin resurfacing with Microbotox and the treatment of keloids. In:Benedetto Anthony V, ed. Botulinum Toxins in Clinical Aesthetic Practice. 2nd ed. NewYork: Informa Healthcare; 2011:190-205.
[3] Wu WTL. Botulinum toxin A injections for facial rejuvenation and reshaping. In:Lee P, Chen YR, Li QF, Park DH, Takanayagi S, Wu TL, Woffles, Wei FC, eds. Aesthetic Plastic Surgery in Asians: Principles and Techniques. Vol. Ⅰ and Ⅱ. 1st ed. CRC Press; 2015:149-169.
[4] Wu WTL. Microbotox of the lower face and neck: evolution of a personal technique and its clinical effects. Plast Reconstr Surg. 2015; 136(5) uppl:92S-100S.
[5] Wu WTL. The microbotox technique. In: Tonnard P, Verpaele A, Bensimon R, eds. Centrofacial Rejuvenation. Thieme; 2017:289-310.

51 颈部条索

Rod J. Rohrich and Ira L. Savetsky

摘　要

在进行面部神经调节剂年轻化治疗时，全面而系统的面部评估对于治疗效果及精准制订方案都很重要。颈阔肌浅层和深层的脂肪分布异常也应清晰评估。此外，是否有正面的颈阔肌横纹，以及横纹是局部的还是整个下颌缘都存在也应被评估。

关 键 词

颈部条索，颈阔肌，下颌轮廓，肉毒毒素，神经毒素。

关键要点

- 在进行面部神经调节剂年轻化治疗时，全面而系统的面部评估对于治疗效果和制订精准治疗方案很关键。
- 要使患者满意度高，需要制订合理的预期效果。

51.1 术前步骤

51.1.1 面部分析

- 面诊从全面部分析开始，包括面部比例，以及标记容量缺失、皱纹和组织松弛的区域。
- 需要评估颈阔肌浅层和深层的脂肪分布。
- 需要注意下颌与颈部连接让下颌缘变得不清晰的程度和范围。
- 是否有正面的颈阔肌条索，以及条索是局部的还是整个下颌缘都存在也应被评估。

51.1.2 年轻颈部标准（Ellenbogen 和 Karlin，图 51.1）

- 清晰的下颌缘。
- 舌骨下凹清晰可见。
- 甲状软骨凸起清晰可见。
- 胸锁乳突肌前缘清晰可见。
- 颏颈角 105°~120°。

51.1.3 颈部衰老表现

- 颏颈角不清晰（皮肤松弛、颈阔肌浅层脂肪、颈阔肌深层脂肪、舌骨位置低）。
- 颈阔肌条索。
- 下面部颈部老化。
- 下颌缘不清晰。

51.1.4 颈阔肌条索

- 年龄相关的颈部筋膜弱化，导致深层颈部组织膨出，从而形成条索。
- 条索评估包括静态或动态、偏内侧或外侧等。

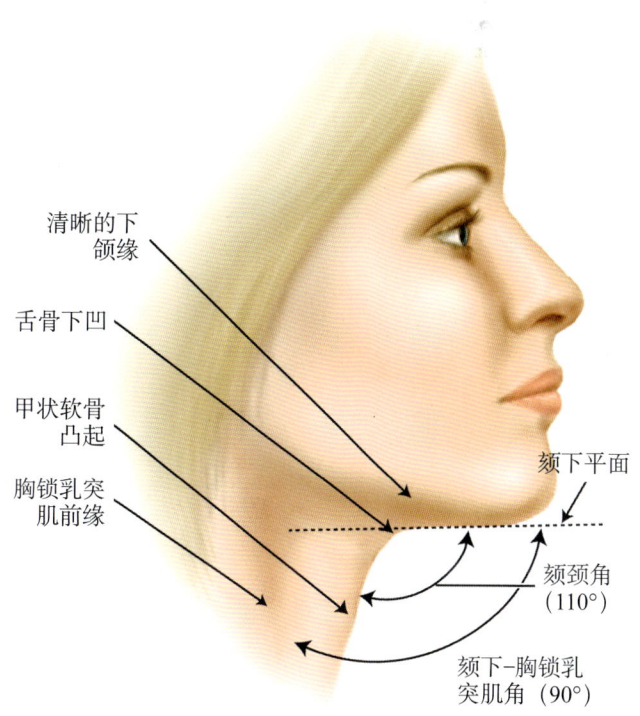

图 51.1　年轻颈部标准。

- 此外，还应注意条索的位置、走行和相互间距离等。

51.2 操作步骤

（视频51.1）

51.2.1 肉毒毒素

- 可有效治疗颈阔肌条索，尤其是动态条索。
- 可预防颈阔肌条索，也可作为手术后补充治疗，对于不愿接受手术的患者也是一个选择。
- 注射毒素时应较浅且靠近条索外侧（图51.2），也可直接捏起条索远离颈部，把神经毒素注射在条索上（图51.3），以避免吞咽困难等并发症。
- 初始剂量女性为10~30 U，男性为10~40 U，剂量由条索厚度决定。
- 另外沿下颌缘注射10 U，从而改善下颌缘轮廓（Nefertiti效应）。
- 每个条索2~12个注射点，每厘米1~2 U。
- 总量为40~100 U。

- 最佳效果是减少皮肤松弛和减少活动性条索。

51.3 术后护理

- 术前7~10天到术后5天内，避免服用阿司匹林、布洛芬、萘普生、维生素E（每天＞400 U）和鱼油。
- 第一次治疗后24小时内间断冰敷。
- 治疗后24小时避免剧烈运动，如跑步、瑜伽和举重。

51.4 案例与分析

- 参见图51.4。

51.5 总结

- 精确而系统的面部评估对于面部年轻化治疗非常关键。
- 医师的目标和患者的期望必须一致。
- 对于颈阔肌条索，神经毒素的治疗效果显著，尤其对有动态性条索和轻度皮肤松弛的患者。

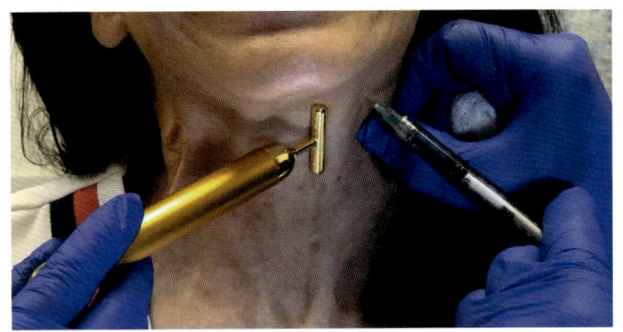

图51.2 神经毒素直接注射在条索和条索外侧。

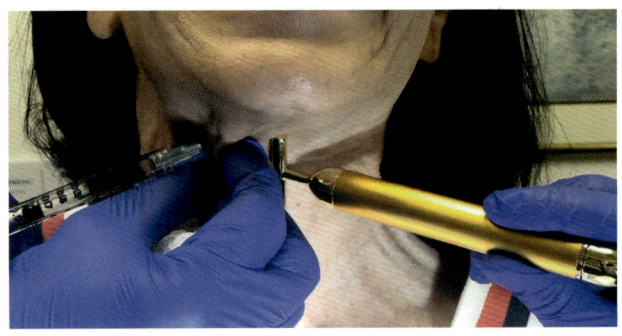

图51.3 抓起条索远离颈部，把神经毒素直接注射在条索上。

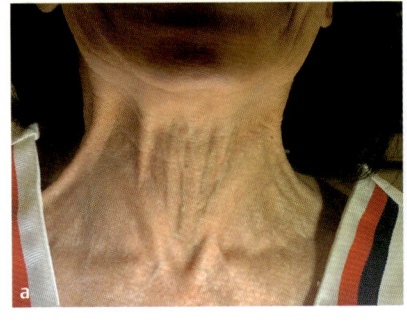
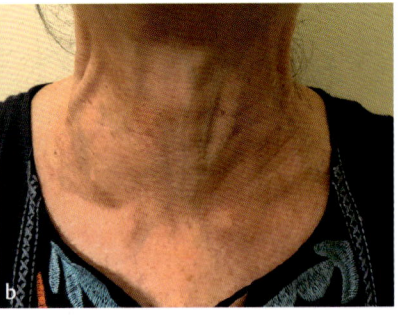

图51.4 63岁女性，颈阔肌条索注射肉毒毒素前（a）和注射后1周（b）的正面对比照。

延伸阅读

[1] Brandt FS, Bellman B. Cosmetic use of botulinum A exotoxin for the aging neck. Dermatol Surg. 1998; 24(11):1232-1234.
[2] de Castro CC. The anatomy of the platysma muscle. Plast Reconstr Surg. 1980; 66(5):680-683.
[3] Ellenbogen R, Karlin JV. Visual criteria for success in restoring the youthful neck. Plast Reconstr Surg. 1980; 66(6):826-837.
[4] Kane MA. Nonsurgical treatment of platysmal bands with injection of botulinum toxin A. Plast Reconstr Surg. 1999; 103(2):656–663, discussion 664-665.
[5] Matarasso A, Matarasso SL, Brandt FS, Bellman B. Botulinum A exotoxin for the management of platysma bands. Plast Reconstr Surg. 1999; 103(2):645-652, discussion 653-655.

52 神经毒素治疗咬肌肥大

Heather J. Furnas and Grace J. Graw

摘 要
神经毒素可成功治疗咬肌肥大，而无须手术。方形脸女性，会给人一种肌肉满满的视觉感。磨牙症和牙关紧咬会造成咬肌肥大。在咬肌最厚（中间部分、深层部分和后方部分）处注射，2周即可达到理想效果。在治疗前依据解剖学体表标志做好规划，可减少术后并发症。

关 键 词
咬肌肥大，磨牙症，牙关紧咬，方形脸，神经毒素，神经调节剂。

关键要点
- 咬肌肥大症可造成功能损害（如磨牙症和疼痛），也可造成美感不足（如下面部变宽、方形脸）。
- 相较于通过手术改善咬肌肥大症，神经毒素可改善功能和美学效果，并且效果稳定可调。
- 磨牙症易造成咬肌肥大，东亚人群中咬肌肥大比较普遍，多为良性咬肌肥大症（非磨牙症造成）。
- 咬肌肥大症可是单侧，也可是双侧。

52.1 术前步骤

52.1.1 分析
- 评估并检查下面部，是否为方形脸。
- 触诊咬肌，标记骨性轮廓，还要注意腮腺和脂肪组织厚度也会影响下面部宽度。
- 对于皮肤松弛的患者，咬肌肥大治疗可能在未来2个月内加重双下巴。
- 在咬肌收缩和静息状态下触诊，评估肌肉隆起程度。
- 术前和术后拍标准的正面照用来对比，此外还可用侧面对比照观察咬肌收缩情况的改变。

52.2 操作步骤
（视频52.1）

52.2.1 解剖学因素
- 咬肌是一组三层的咀嚼肌，起自颧弓，止于下颌骨侧缘和下颌角。
- 支配咬肌的神经一般位于咬肌中下1/3。
- 面部静脉一般走行于肌肉前方，而面部动脉走行于静脉前方。
- 腮腺导管的体表投影在耳垂口角连线上方。
- 笑肌部分覆盖咬肌前份。
- 安全区域（图52.1）。
  - 上界：口角耳垂连线。

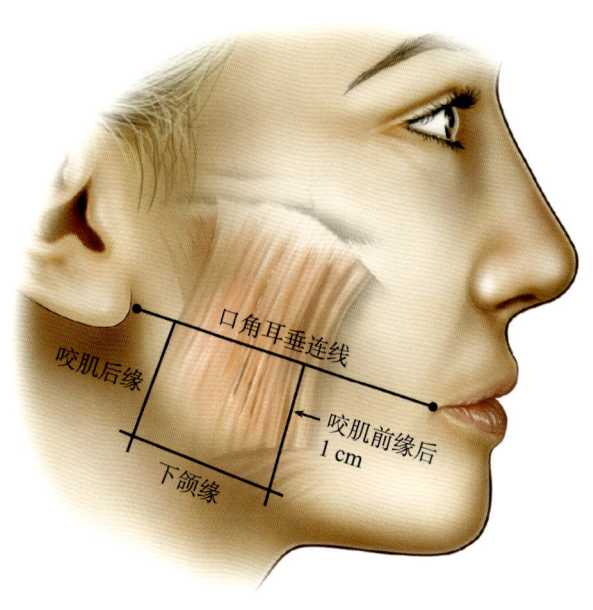

图52.1 安全区域。

- 下界：下颌缘。
- 前界：咬肌前缘后 1 cm。
- 后界：咬肌后缘。

52.2.2 注射技术

- 保妥适咬肌注射三点的剂量应该均分。
- 按照咬肌厚度确定每侧用量。
  - 轻度肥大：20~25 U。
  - 中度肥大：25~30 U。
  - 重度肥大：30~40 U。
- 用 1 mL 注射器和 30 G 针头。
- 注射点。
  - 一般每侧 3 个注射点（图 52.2）。
    - 第 1 点：最厚处，咬肌凸起的中点，一般在下颌角上方 1.5 cm。
    - 第 2、第 3 点：距离第 1 点等距离且沿着最凸出表面分布形成三角形，尽量保持点位靠后、靠下，以防药物影响到翼内外肌或弥散到表情肌造成相应的并发症。
  - 对于重度咬肌肥大者，可以把总剂量分成 4 点或更多，均匀分布，防止蛙腮。
- 技术关键要点。
  - 为了防止误伤翼内外肌，应保持注射点分布于下颌骨下颌切迹水平以下。
  - 保持注射点位靠后，防止药物向前弥散而影响笑肌、颧大小肌、提口角肌，造成微笑时不对称。

52.3 术后护理（附录 52.1）

- 咬肌发生肉眼可见的萎缩，一般在注射后 1~2 周。
- 效果不明显者可在注射后 1 个月，即效果到达终点后进行补充注射。
- 最终效果：触诊咬肌感觉不到咬肌收缩。
- 尽管效果可持续 12 个月或更长，但想要维持终点效果，可在 6 个月进行补充注射。
  - 咬肌快速萎缩可能造成颊部凹陷和双下巴。
  - 为了预防颊部凹陷和双下巴，可以减少剂量、延长间隔时间，而不是大剂量短时间间隔。
- 为了维持效果，患者需要每年进行 1~2 次注射。

52.4 案例与分析

- 参见图 52.3。

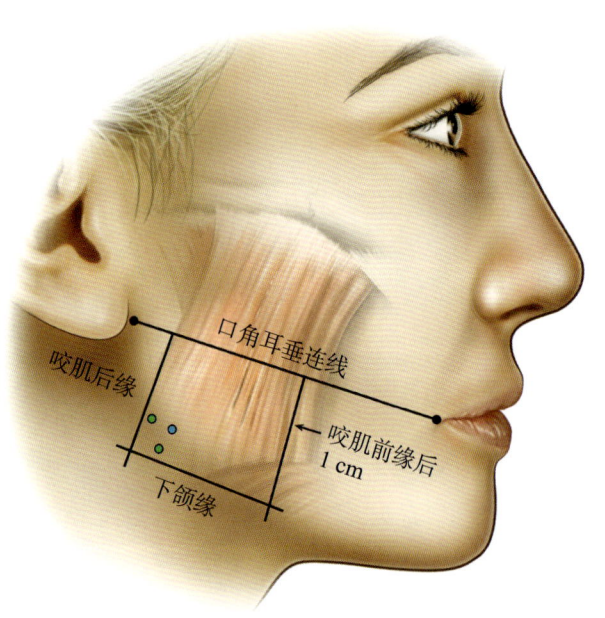

图 52.2 注射点：第 1 点（蓝色点），在咬肌最厚处，咬肌凸起的中点，一般在下颌角上方 1.5 cm。第 2 点和第 3 点（绿色点）距离第 1 点等距离，且沿着最凸出表面分布形成三角形，尽量保持点位靠后、靠下。

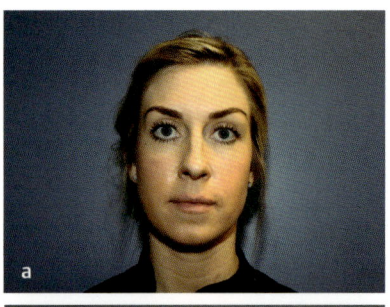
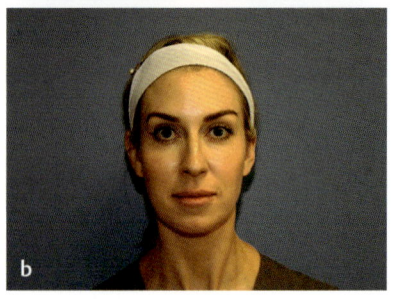

图 52.3 29 岁女性，要求瘦脸和改善颞颌关节痛。每侧咬肌注射 20 U 保妥适，均分三点注射，总量 40 U。治疗效果：无并发症，下颌疼痛完全缓解，头痛减轻，下颌轮廓更瘦。此效果持续了 14 个月，其间患者怀孕并生产。断奶后，她计划每 6 个月进行一次注射。咬肌注射保妥适前（a）和注射后 2 周（b）对比照。

52.5 总结

- 对于因咬肌肥厚造成宽脸或方脸者，保妥适咬肌注射是一种有效且非手术的美化下面部轮廓的方式。
- 想要达到理想效果同时减少功能和外形相关并发症，需要深入了解面部解剖结构。理想的效果是咀嚼时触诊咬肌，无法触及咬肌隆起。
- 维持瘦脸效果需要每6~12个月重复注射一次，间隔时间长短取决于患者对于药物反应是否良好。

延伸阅读

[1] Almukhtar RM, Fabi SG. The masseter muscle and its role in facial contouring, aging, and quality of life:a literature review. Plast Reconstr Surg. 2019; 143(1):39e-48e.
[2] Kim NH, Chung JH, Park RH, Park JB. The use of botulinum toxin type A in aesthetic mandibular contouring. Plast Reconstr Surg. 2005; 115(3): 919-930.
[3] Kim NH, Park RH, Park JB. Botulinum toxin type A for the treatment of hypertrophy of the masseter muscle. Plast Reconstr Surg. 2010; 125(6): 1693-1705.
[4] Liew S, Dart A. Nonsurgical reshaping of the lower face. Aesthet Surg J. 2008; 28(3):251-257.
[5] Wu WTL. Botox facial slimming/facial sculpting:the role of botulinum toxin-A in the treatment of hypertrophic masseteric muscle and parotid enlargement to narrow the lower facial width. Facial Plast Surg Clin North Am. 2010; 18(1):133-140.

达拉斯美容手术：大师视频图解

Masters of Cosmetic Surgery—The Video Atlas: The Dallas Cosmetic Model

VIII

注射填充技巧
Filler Finesse

53 注射填充技巧：额部 /200
54 注射填充技巧：颏部 /203
55A 注射填充技巧：颊部（上）/207
55B 注射填充技巧：颊部（下）/210
56 注射填充技巧：泪沟与上睑 /216

57A 注射填充技巧：鼻部（上）/219
57B 注射填充技巧：鼻部（下）/223
58 注射填充技巧：上眼睑沟 /226
59 注射填充技巧：手部 /229

53 注射填充技巧：额部

Steven Fagien, Rod J. Rohrich, and Yash J. Avashia

摘 要
肉毒毒素是目前除去抬头纹及皱眉纹的主要方法。光滑的额部轮廓是额部年轻化的其中一项特征。额部年轻化治疗包含额部和颞部在内的上面部轮廓，通过联合运用肉毒毒素及软组织填充剂改善或除去静态纹。需详细了解相关解剖知识，了解最佳注射区域以避免损伤血管及神经。精细、缓慢、平稳的注射技巧及合适的注射剂量相当重要。操作前详细评估软组织缺失范围也有助于计算组织填充所需的量。

关 键 词
透明质酸填充剂，血管内注射，填充，颞部容量，额部填充剂。

关键要点
- 此章所述组织填充剂为 Juvederm® Ultra，也可使用 Vycross 或 Hylacross 制程技术的玻尿酸，如 Restylane®、Belotero® 及 RHA（Revance）都可获得相似的结果。
- 注射前了解相关注射部位的解剖结构方能达到最佳疗效，并避免损伤注射区的血管及神经，预防不良反应。
- 缓慢、平稳、精细的注射技巧十分重要。
- 注射技巧不胜枚举，但在追求最佳注射效果的同时也需要避免注射所导致的并发症。
- 注射前回抽无血不能保证是在血管外注射，但仍建议注射前回抽以确保针头或钝针在正确的位置与层次。
- 恰当的注射剂量非常重要，在达到理想疗效的同时避免潜在并发症。

53.1 上面部评估

- 正常的颞部轮廓应是平顺、微凹或微凸，无明显容积缺失、凹陷，或与颧弓连接处形成明显断层。
- 老化所致的上面部组织容量缺失可表现为颞部凹陷。年轻化的颞部轮廓通常为平滑或有轻微凸出，如颞部明显凹陷即为颞部组织填充的指征。
- 就美学角度而言，女性眉毛应在眶上缘以上，眉头略低于眉尾。
- 眉毛位置和形状可能随着年龄改变，组织填充剂可调整眉形与眉骨体积，当使用肉毒毒素提眉效果不满意时，可用组织填充剂提升眉尾。
- 上面部评估应包括额部及颞部的容积缺失、眉毛的位置，以及上、下眼睑是否有多余的皮肤。
- 动态额纹经常使用肉毒毒素治疗，而透明质酸常用于填补较深的静态纹或改善注射肉毒毒素所造成的眉毛下垂，以打造流畅平滑的前额部轮廓。
- 大多数的透明质酸组织填充剂不是为了弭平皮肤的细纹所设计，Juvederm® Ultra 也是如此，如需注射细纹需将其配制成较低浓度，才适合浅表真皮层填充。

53.2 上面部组织填充

（视频 53.1）

53.2.1 术前准备

- 注射前应卸除化妆品及其他护肤品，注射当天应避免化妆或涂抹护肤品。
- 注意无菌原则，包含手部彻底清洁，以及戴手套、安装针头和复配药品等。
- 使用 Vycross® 系列产品时应使用氯己定或碘伏等消毒液清洁术区，而使用 Hylacross® 系列产品时用酒精消毒即可。
- 应评估术区是否有皮肤病（如粉刺、痤疮）、细菌感染、病毒感染或皮肤炎症等。
- 皮肤敏感或皮肤炎症期应避免注射。

53.2.2 注射技术

- 在填充细纹时，根据产品或复配方法，建议使用

30 G 或 32 G、13 mm（0.5 in）的针头。
- 应定期更换针头以减少感染风险，以及因为针尖变钝而增加注射的不适感。
- 使用小针头、缓慢的注射可最大限度避免意外血管内注射时的注射物扩散。
- 较细的针头也可减少淤血及过量注射，从而减少注射的局部不良反应。
- 在注射面部危险区或有高并发症风险的区域时，建议使用钝针而非锐针，不过即使钝针也有产生并发症的风险。

53.2.3 额纹填充（图53.1）
- 额部静态纹非肉毒毒素适应证，更推荐使用稀释复配的 Juvederm® Ultra 透明质酸进行注射填充。
- 可根据皮肤的厚度和皱纹深度调整透明质酸的复配比例，Steven Fagien 常通过混合或稀释产品，添加等量的麻药从 24 mg/mL 稀释 50% 至 12 mg/mL，（即 1 mL 利多卡因加少许肾上腺素加 1 mL Juvederm® Ultra，得到 2 mL 的复配稀释玻尿酸）。
- 使用 32 G 针头，以几乎平行于皮肤表面的角度连续线性或点状注射，达到减少或消除皱纹的治疗效果。
- 注射填充要完整覆盖纹路区域，但切记勿过度填充。
- 稀释玻尿酸中的肾上腺素会导致注射区域皮肤苍白，这种苍白跟意外注入动脉血管的表现完全不一样。

53.2.4 颞部填充（图53.2）
- 中度至重度颞部凹陷，通常首选 Juvederm® Ultra 透明质酸，用其注射在颞窝骨膜上（颞肌深面）；而轻度至中度的凹陷，可用复配的 Juvederm® Ultra Plus 在皮下注射（颞肌浅面）。两者各有优点：一般颞肌深面血管少，用 Dr. Arthur Swift 的注射方式（Swift Method）可安全有效地注射，但需要注射较多的组织填充剂量才能达到矫正颞部凹陷的治疗效果；反之，皮下浅层注射效率更高，较少的组织填充剂量即可达到填充凹陷的效果，但需要注意皮下层血管较多，较易造成意外血管内注射。
- 通过仔细视诊或触诊，识别颞浅动脉、静脉，以及颞脊、颞部与眶骨交界处。标记这两处及可见的皮下静脉，并确保注射远离这些部位。
- 确定颞部组织容积缺失最大的区域。
- 使用颞部深层次 / 骨膜上注射技术：进针位置应在颞线距眶外缘上 1 cm 及距颞脊 1 cm，并避开可见的血管。
- 垂直进针至骨膜，注射器回抽无回血后在骨膜上缓慢注射。注射量的影响因素很多，包括容量缺失的严重程度等。
- 非注射手按压发际线前侧，以避免注射填充物向后

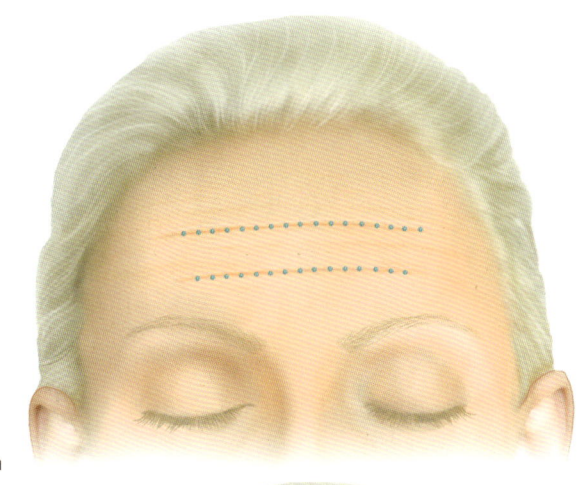

a

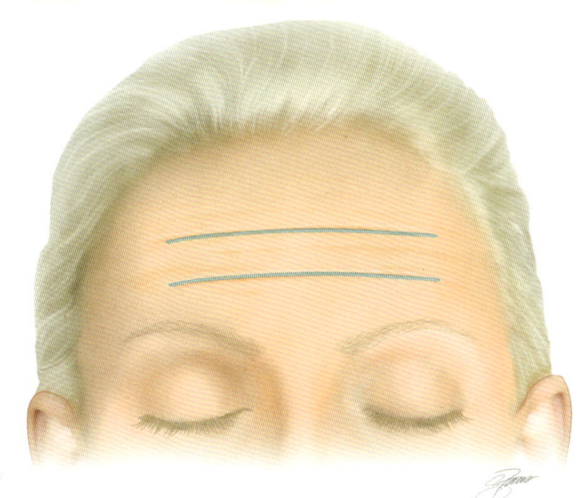

b

图 53.1 注射组织填充剂矫正额纹。

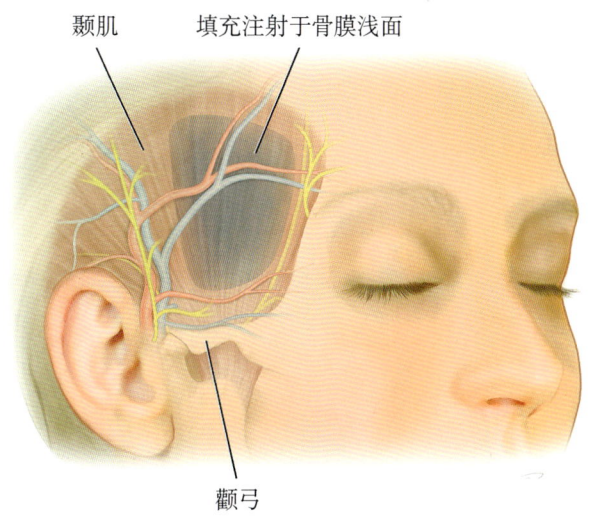

颞肌　填充注射于骨膜浅面

颧弓

图 53.2 使用组织填充剂安全的填充颞区。

上方扩散。
- 拔针后应按压数分钟止血，也能避免迟发性淤血。
- 大部分颞部组织凹陷注射 0.3~1.0 mL，就能达到适度的轮廓修饰。
- 严重的颞部凹陷可能需要单侧注射 2 mL 以达到轮廓修饰。
- 如果使用 Juvederm® Ultra Plus，第 1 个注射点位于颧弓的外侧缘，并靠内注射第 2 点。或根据注射者喜好的配比组织填充剂，用 1 mL Juvederm® Ultra 稀释至最多 5 mL（可混局部麻醉药及生理盐水），单侧皮下注射 1.5~2.5 mL。需特别关注是否伤及血管或颞部肿胀。如果表面即刻肿胀需立即停止注射（有可能进入血管），并将针移至恰当点位重新注射。

53.2.5 安全注意事项
- 视诊和触诊以避免损伤皮下的颞浅动脉和静脉。
- 在颞窝高处进行骨膜上注射可减少栓塞风险。
- 颞深动脉和颞中动脉通常位于该点后方，且该区域动脉较细小，但仍需回抽。
- 避免注射到颧弓上方的颞窝后侧及下侧，这可能会栓塞上颌动脉导致上颚坏死。

53.2.6 眉部填充
- Juvederm® Ultra Plus 可实现眉部塑形。
- 识别眶缘以避免注入眶内。
- 针头定位后需回抽再注射。
- 在眉尾外侧进针至骨膜上，沿眉毛方向缓慢推注，再向上按压塑形。在眉毛外侧注射可提供顶部支撑。
- 切忌触摸眶周并用手指保护，以避免填充剂转移至上睑。
- 避免过度填充，因这会导致眉骨过于突出或眼睑水肿。
- 注射第 1 针后，应用同一方式，沿着眉毛向内注射第 2 针。
- 注意避开眶上孔。

53.2.7 前额填充
- 在横纹末端至少距离眉毛 2 cm 进针。
- 完全进针至骨膜上，并且缓慢推注，深层注射以避免损伤额部和颞部的血管和神经。
- 针尖需深入帽状腱膜下方的颅骨，进入无血管层次。至少距离眉毛上方 2 cm，沿着前额向内移动，注射第 2、第 3 针。
- 在深层次采用骨膜上缓慢注射，以避免损伤眶上和滑车上血管。

53.2.8 安全注意事项
- 进针点应距离眉毛上方至少 2 cm，并避开滑车上及眶上血管。
- 深层次的注射可避免损伤皮下血管束。

53.3 并发症
- 常见的早期和自限性并发症包含红斑、水肿、疼痛和淤血。
- 填充剂注射太浅时有可能造成丁达尔效应，导致皮下呈现蓝灰色或出现肿块，可通过按摩、时间代谢或使用溶解酶来改善。
- 过敏反应通常在数小时内发生（透明质酸填充剂罕见），但可通过仔细的术前评估来避免。
- 如果怀疑透明质酸引起血管栓塞或压迫时，通常皮肤表现为大理石花纹、苍白和沿着动脉走向的疼痛，这与肾上腺素所导致的苍白不同。如果确诊为栓塞，必须积极地将溶解酶注射至该区域，可完全逆转皮肤并发症。
- 晚期并发症包含迟发性结节，这种情况很少见，可能在治疗后数月发生，可口服激素或其他消炎药治疗。
- 当出现并发症时，请参阅更全面的治疗方法。

53.4 案例与分析
- 参见图 53.3。

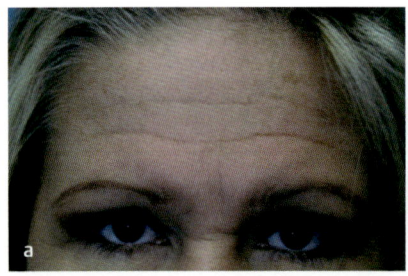 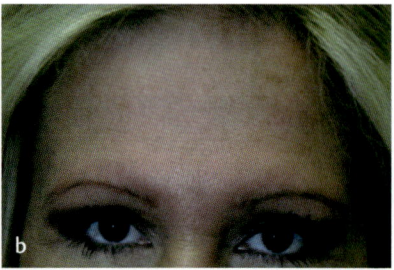

注射复配后（稀释至 16 mg/mL）Juvederm® Ultra (0.4 mL)

图 53.3 该案例为有较深额纹的中年女性，额纹已尝试肉毒毒素治疗但疗效欠佳，且造成眉下垂。使用前述技巧进行透明质酸皮下注射，术后照可看出水平皱纹已被去除。

53.5 总结

- 透明质酸填充剂有助于补充容积缺失、提供结构支撑及改善上面部皱纹。以往肉毒毒素常用于改善上面部，但现在认为联合运用肉毒毒素和填充剂能提供最佳且全面的治疗。
- 上面部填充时潜在的栓塞并发症风险，仍是一大挑战，所以注射前必须充分了解局部解剖及处理并发症的方式。

延伸阅读

[1] Carruthers J, Humphrey S, Beleznay K, Carruthers A. Suggested injection zone for soft tissue fillers in the temple? Dermatol Surg. 2017, 43(5). 756-757.
[2] Carruthers JD, Fagien S, Rohrich RJ, Weinkle S, Carruthers A. Blindness caused by cosmetic filler injection: a review of cause and therapy. Plast Reconstr Surg. 2014; 134(6):1197-1201.
[3] de Maio M, Swift A, Signorini M, Fagien S, Aesthetic Leaders in Facial Aesthetics Consensus Committee. Facial assessment and injection guide for botulinum toxin and injectable hyaluronic acid fillers: focus on the upper face. Plast Reconstr Surg. 2017; 140(2):265e-276e.
[4] Sclafani AP, Fagien S. Treatment of injectable soft tissue filler complications. Dermatol Surg. 2009; 35 Suppl 2:1672-1680.

Val Lambros

54 注射填充技巧：颞部

摘 要
不少患者颞部区域凹陷，从而导致视觉上的面部衰老现象，脸型显得更长、更窄，可通过颞部的注射填充改善。本章笔者介绍了可预览颞部注射填充效果的方法，以便求美者治疗前即能了解颞部凹陷治疗后的轮廓改善效果。

关键词
面部衰老，颞部凹陷，颞部填充，钝针注射，填充剂稀释，消瘦面容，窄脸。

关键要点
- 颞部凹陷是衰老的表现，治疗颞部凹陷可使面部轮廓在视觉上有显著改善。
- 颞部凹陷可通过注射填充来矫正。
- 在皮下及筋膜下注射透明质酸填充剂，治疗效果可维持数年。

54.1 术前步骤

- 术前详细分析是成功治疗的关键，术者应了解面部神经的走向（图 54.1）。
- 衰老的常见表现包括：颞部凹陷伴眼眶外侧突出，额角断层明显使面部看起来憔悴且狭窄，眉尾随着颞部半径萎缩而显得短且下垂。
- 填充颞部的主要效果是加长眉尾部并提升眉部。
- 理想的颞部轮廓应是滑顺的，既不凹陷也不突出。
- 术前透过视诊及触诊可辨识颞浅动脉的位置。如术前不能准确定位，可使用超声定位颞部的血管分支（图 54.2）。
- 颞部注射量取决于求美者对面部轮廓饱满度的追求。
- 对于大部分求美者而言，由于填充颞部的优点通常只能从视觉体现而无法用言语理解，笔者推荐向颞部注射少量稀释的麻药，向求美者展示预期效果，以及止血、止痛。就似购买衣服前先试穿一样，求美者在"预览"效果后注射填充剂，可充分理解治疗过程。通常，单侧颞部注射量为 1.5~2 mL。
- 笔者推荐使用 Juvederm® Ultra。
- 成功的填充治疗在于细心且合理的术前方案设计。

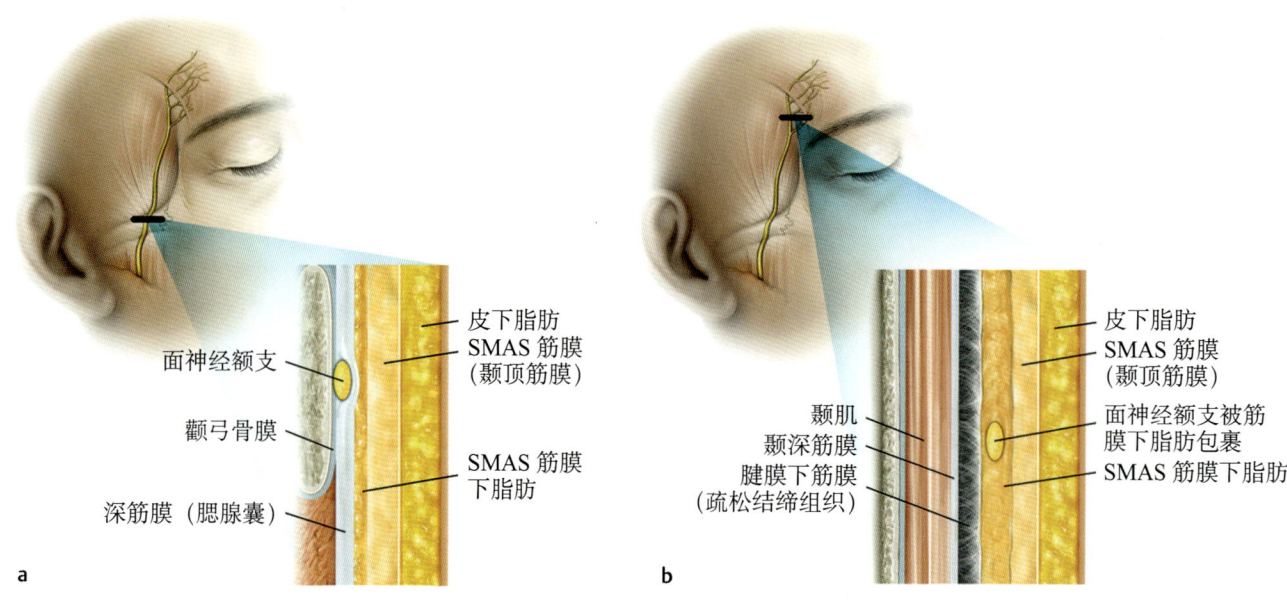

图 54.1 面神经走行。a. 向下。b. 向上。

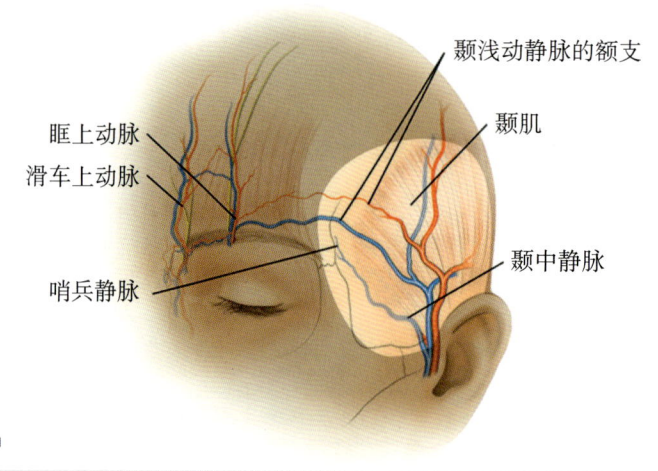

图 54.2 浅层的血管解剖结构 (a)。

- 颞部包括 3 个区域：颞部主要凹陷区、眉尾及眉尾下方的垂直凹陷。
- 在颞部注射主要有两种方法：①经肌肉抵达骨膜；②经皮下/帽状腱膜下（颞顶筋膜下）。笔者偏好第 2 种方式，操作更便利且效果更持久。
- 距外侧眶周向上 1 cm 与额颞交界线交点，再向后 1 cm 为注射点，经过肌肉抵达骨膜将填充剂团状注射在骨膜上。该方法虽简单、直观且方便，但仅针对颞部凹陷的上部及眉尾部。采用此种方式的透明质酸填充，效果可持续约 6 个月，相较于皮下/帽状腱膜下入路方法维持时间短。
- 皮下/帽状腱膜下入路维持时间可超过 2 年，有些甚至可达 3 年。由于填充剂分布在整个颞区和眉毛侧面，因此可覆盖更大的治疗区域，并且注射操作时非常顺手。

54.2 操作步骤

（视频 54.1）

- 将浓稠的填充剂均匀地分布在大面积上很困难，但通过重新复配产品可降低均匀注射的难度。
- 如同拿一小罐浓缩油漆去均匀地粉刷墙壁，将油漆稀释后再粉刷（稀释剂会蒸发）方能得心应手。
- 本产品与生理盐水以 1:2 复配，因此注射 1 mL 产品需注入 3 mL 注射液。使用三通管使复配液在两

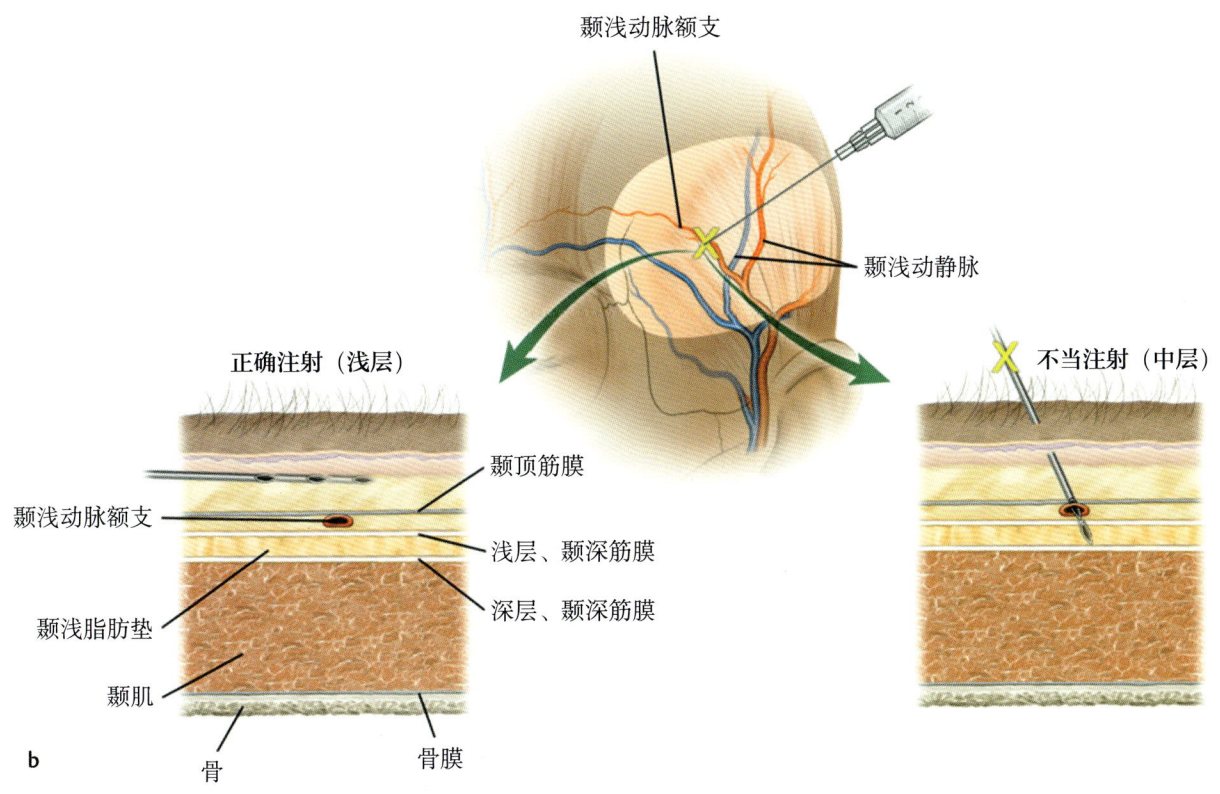
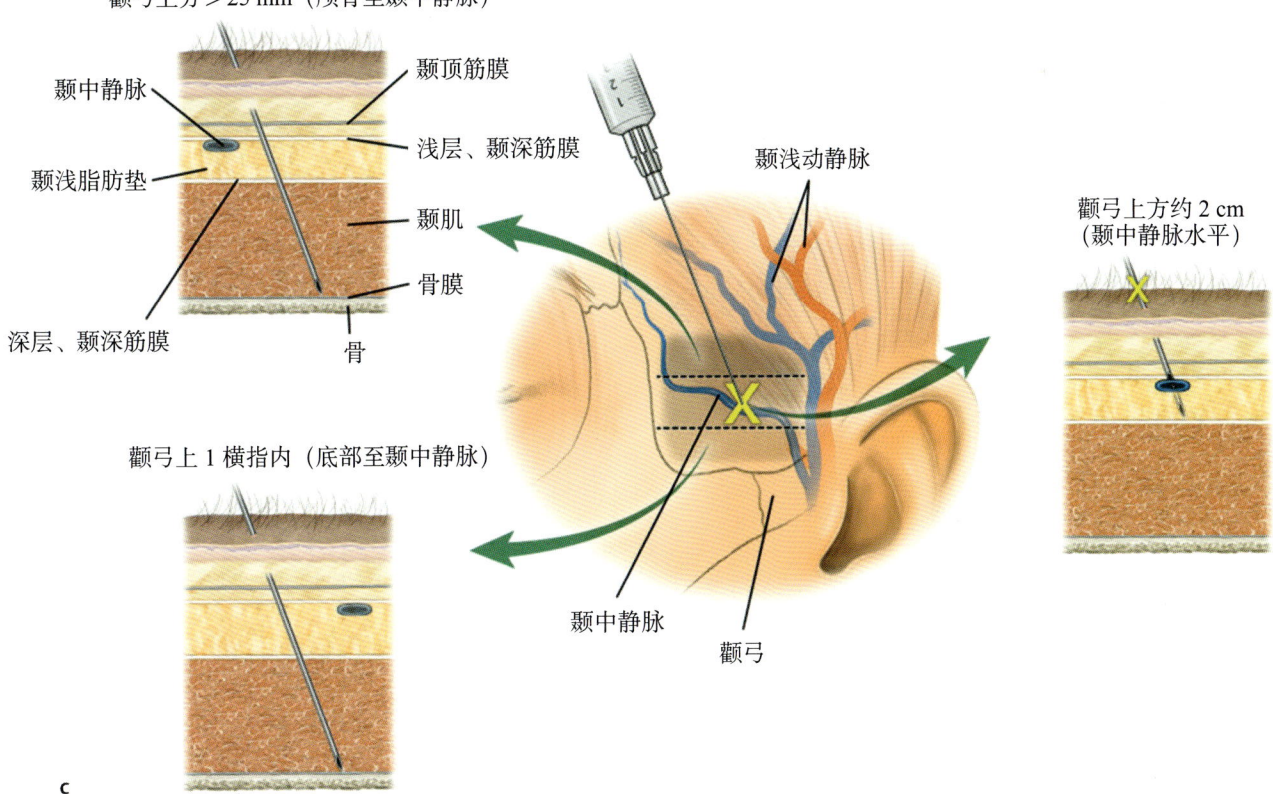

图 54.2 （续）恰当的注射深度（b）。深层次的注射深度（c）。

个注射器间充分混合，并使用 22 G 5 cm 钝针注射。由于复配后的注射剂性状仍黏稠，因此使用 25 G 钝针注射可能会有困难。
- 眉尾注射需在皮下层次进行，其余部分应在深筋膜和浅筋膜之间（即帽状腱膜下）。如果钝针以很浅的角度从颞区下方进入，钝针将在颞深筋膜上弯曲，且在颞动脉深部筋膜滑动。
- 通过钝针多隧道均匀注射，使填充剂分布均匀。填充剂常顺着钝针反方向逆行而出，而非从钝针尖端均匀扩散，且在注射部位形成团块。术者可在注射后于注射近端用手指施压，使填充剂向注射远端及周边移动。
- 应提前告知患者：注射后数周内，颞部的颞浅静脉可能曲张。
- 复配制剂会产生盐水导致的暂时性肿胀，通常在半小时内消散。使用均匀稀释的填充剂注射，可更容易形成滑顺的颞部轮廓。

54.3 术后护理

- 注射填充后几乎无须特殊护理。部分患者的生理盐水肿胀可能会持续约 1 天。
- 虽然钝针不容易导致淤血，注射后数小时可嘱患者冰敷，进一步降低淤血概率。术后淤血好发于下眼睑。
- 由于注射填充剂前患者通过注射局部麻醉药预览治疗效果，因此满意度较高。迄今为止，预览治疗效果的求美者无一例注射后要求溶解透明质酸。

54.4 案例与分析

- 参见图 54.3。

54.5 总结

- 注射填充颞部可有效改善面部轮廓，对于面部年轻化效果非常显著。

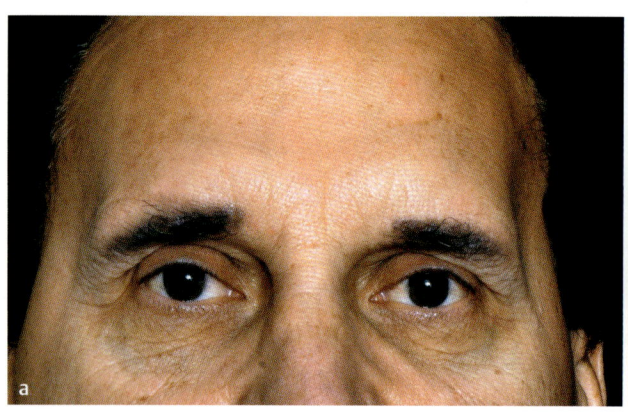 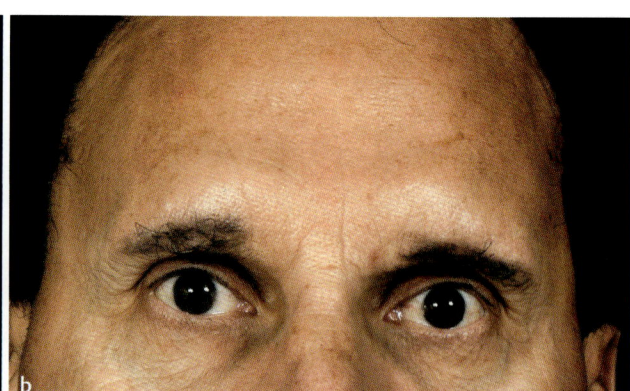

图 54.3 65 岁中年男性，每侧颞部填充 2 mL，术前及术后 2 年对照图。

延伸阅读

[1] Coleman S, Mazzola R, eds. Fat Injection from Filling to Rejuvenation. St. Louis, MO: Quality Medical Publishing; 2009.
[2] Fagien S. Variable reconstitution of injectable hyaluronic acid with local anesthetic for expanded applications in facial aesthetic enhancement. Dermatol Surg. 2010; 36 suppl 1:815-821.
[3] Lambros V. A technique for filling the temples with highly diluted hyaluronic acid: the "dilution solution." Aesthet Surg J. 2011; 31(1):89-94.
[4] Swift A. One Up, One Over Regional Approach in "Upper face:anatomy and regional approaches to injectables" found in supplement issue Soft Tissue Fillers and Neuromodulators: International and Multidisciplinary Perspectives. Plast Reconstr Surg 2015;136(5s):204S-218S.
[5] Swift A, DeLorenzi C, Kapoor K. Injection anatomy: avoiding the disastrous complication. In: Jones DH, Swift A, eds. Injectable Fillers: Facial Contouring and Shaping. 2nd ed. Wiley-Blackwell; 2019.

55A 注射填充技巧：颊部（上）

Rod J. Rohrich, Ira L. Savetsky, and Paul D. Durand

摘 要
中面部的老化可通过组织填充来改善。成熟女性在注射填充颧弓、颧突和颊内侧深层脂肪隔室时，可能导致相邻组织显得凹陷。笔者推荐在颧部注射填充的同时注射填充颧部的毗邻次级凹陷区的注射技巧，可达到更美观的术后效果。

关 键 词
颧突，脂肪隔室，颧部填充，面颊填充，颧高光点，毗邻次级凹陷区。

关键要点
- 在颧部填充治疗前进行全面部的系统性分析、制订相应方案对于填充效果至关重要。
- 渐层式的颧部注射填充技巧可解决颧部注射填充后填充区域相邻组织凹陷的问题，并可达到更好的面部美容效果。

55A.1 面部老化

- 面部老化的特点是胶原蛋白流失、皮肤变薄、骨质吸收、软组织的支撑力下降及组织容量减少。
- 面部皮下脂肪分为浅层和深层。
- 颧颊脂肪进一步被筋膜分隔为颊内侧、颊中侧、颊外侧–颞脂肪隔室（图 55A.1）。
- 脂肪容量减少会导致中面部萎缩和凹陷。
- 填充凹陷的脂肪隔室可改善面部外观。
- 面部组织、深层结构和脂肪隔室是各自独立的单元，矫正时需用使用不同方式进行处理。
- 注射颊内侧深层脂肪隔室可增加中面部的突度。
- 沿着女性中面部颧弓、颧突和深层脂肪隔室注射，可增强颧骨的突度，打造颧骨的立体外观（图 55A.2）。
- 当注射填充成熟女性的颧弓、颧骨高点及深层脂肪隔室后，可能会导致相邻组织毗邻次级凹陷区（secondary valleys）显得凹陷（图 55A.2）。
- 毗邻次级凹陷区位于中面部高点下方且与其平行，此断层区也应注射填充剂，以平顺中面部轮廓。

55A.2 术前计划

- 初次面诊时需要对求美者进行全面部分析，包括面部比例、诊断组织容积缺失的部位、皱纹及组织松弛的区域。
- 注射剂的配制、稀释及注射都应确保无菌操作。
- 注射前需考虑填充剂的特性，包含黏度、硬度（G'）、亲水性、交联程度及透明质酸浓度。
- 一般来说，选择较高硬度和黏度的填充剂，可在中面部注射填充时提升面部组织。
- 使用 30 G 注射针头。
- 使用氯己定进行皮肤消毒。
- 注射时使用冰敷棒滚动、轻柔地按压触碰术区周边，可分散患者的注意力。
- 注射时使用充足的灯光照明术区视野。

55A.3 注射毗邻次级凹陷区

（视频 55A.1）

- 触诊眶下缘、颧突及颧弓以定位。
- 辨别浅层颊内侧（鼻唇沟外侧）和颊中脂肪隔室

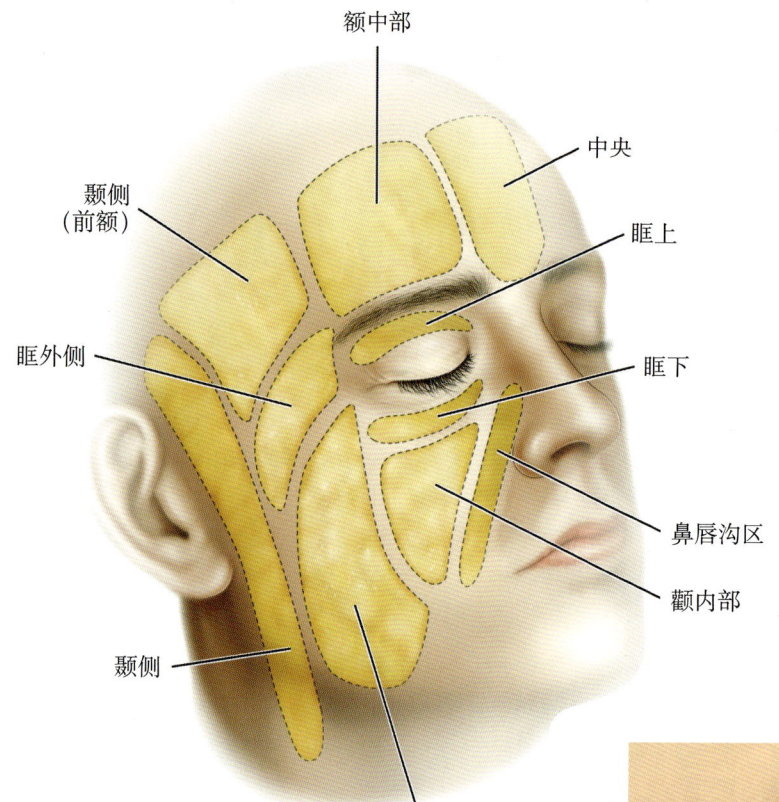

图 55A.1 颊部脂肪室。

(颧大肌内侧)。
- 注意中面部毗邻次级凹陷区的深度及范围。
- 缓慢且低压力地推注,使用顺行或逆行、小剂量的注射方式可提高注射的安全性。
- 在皮下层次沿着颊内侧及颊中脂肪隔室的交接处注射。
- 眶下孔与内侧角膜缘在垂直连线线上,眶下孔位于眶下缘约下一指宽处。
- 注射时以交叉及扇形方式逐步叠加注射。
- 沿着脂肪隔室注射填充可有效改善中面部凹陷。
- 注射填充不仅可有效改善面部组织容积流失的问题,同时也能让面部轮廓变得更加流畅。
- 注射后,轻轻按摩注射部位,可使填充剂分布更均匀。
- 术者注射和评估时需要有充足的光线,从多角度(前后位、斜位、侧位)观察患者注射后颧骨区的变化。
- 注射填充的目标为注射区组织得到有效的复位提升,并使凹陷部位的阴影部分得到改善。

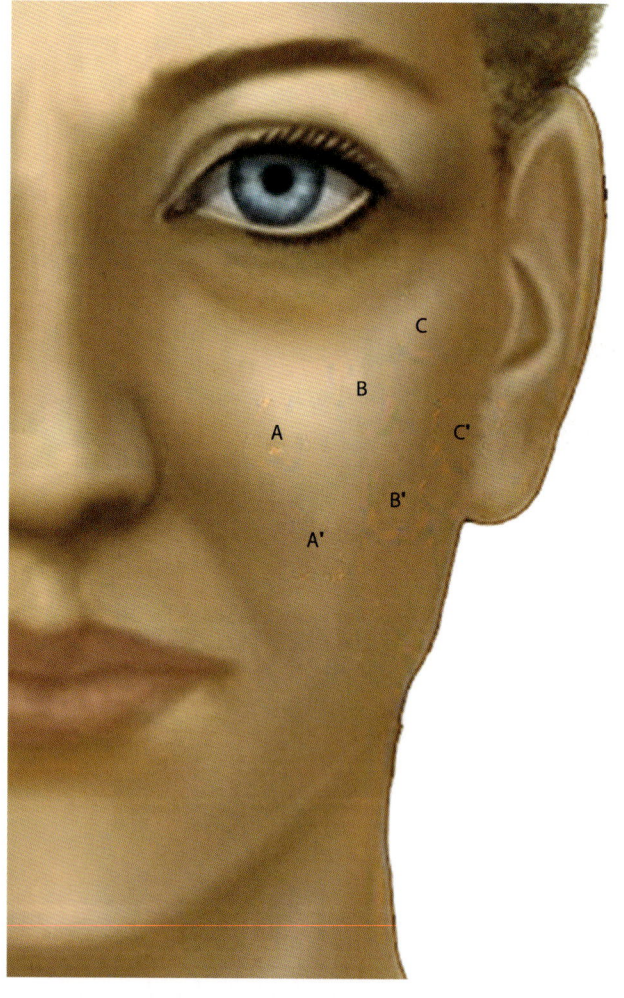

图 55A.2 女性颊部解剖标志。颊部高点:深层脂肪垫(A)、颧突(B)、颧弓(C)。中面部毗邻次级凹陷区(A'、B'、C')。

55A.4 术后护理

- 嘱咐患者术前 7~10 天停止服用鱼油、阿司匹林、布洛芬和萘普生，如维生素 E < 400 U/d，维持此医嘱直至注射完毕后 5 天。
- 如出现以下情况请立即复诊：
  - 发热或（和）发冷。
  - 痛苦面容及治疗区域红、热。
  - 治疗部位感到剧烈疼痛，抑或治疗部位疼痛加剧。
  - 注射部位或周围皮肤出现变色斑点或苍白的现象。
- 注射后治疗区域 24 小时内冰敷。
- 注射后 36 小时内避免跑步、瑜伽、重训等剧烈运动，并且心率应保持在 100 次 / 分以下。
- 求美者于注射术后 2 周及 3 个月进行例行复诊。

55A.5 并发症

- 轻微的术后并发症包含肿胀、淤血或不对称，通常在数日内消退。
- 持续性的水肿可能需要更长时间才能消退。
- 最严重的并发症包含组织坏死及填充剂栓塞。早期急性并发症包括疼痛、皮肤变白、花斑或失明。患者如出现并发症征兆，应立即到诊所进行评估，使用大量溶解酶，同时可辅助局部按摩、温敷、局部硝酸甘油，以及服用阿司匹林。

55A.6 案例与分析

- 参见图 55A.3。

55A.7 总结

- 渐层式的颧部注射填充技巧可有效解决颧部注射填充后填充区域相邻组织反而显得凹陷的问题，并恢复年轻态时的中面部解剖学特征，此注射填充方法可达到更好的面部美容效果。

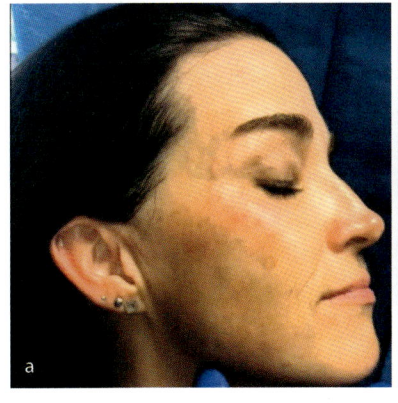 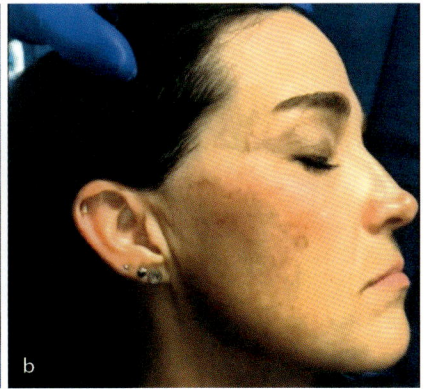

图 55A.3 患者颧部注射填充前（a）及注射后即刻（b）侧面照。

延伸阅读

[1] Cotofana S, Schenck TL, Trevidic P, et al. Midface: clinical anatomy and regional approaches with injectable fillers. Plast Reconstr Surg. 2015; 136(5) Suppl:219S-234S.
[2] Ramanadham SR, Rohrich RJ. Newer understanding of specific anatomic targets in the aging face as applied to injectables: superficial and deep facial fat compartments-an evolving target for site-specific facial augmentation. Plast Reconstr Surg. 2015; 136(5) Suppl:49S-55S.
[3] Rohrich RJ, Pessa JE, Ristow B. The youthful cheek and the deep medial fat compartment. Plast Reconstr Surg. 2008; 121(6):2107-2112.
[4] Scheuer JF, III, Sieber DA, Pezeshk RA, Campbell CF, Gassman AA, Rohrich RJ. Anatomy of the facial danger zones: maximizing safety during soft-tissue filler injections. Plast Reconstr Surg. 2017; 139(1):50e-58e.
[5] Wan D, Amirlak B, Rohrich RJ. The clinical importance of the fat compartments in midfacial aging. Plast Reconstr Surg Glob Open. 2014; 1(9):e92.

K. Kay Durairaj, Vivian N. Nguyen, Omer Baker, and Simranjit Sidhu

55B 注射填充技巧：颊部（下）

摘 要

面颊是面部最重要的结构之一，象征着年轻、生命力和美丽，其位于颧骨侧面，同时也包括整个面中部及眼眶下方组织。恢复面中部的容积是改善面部松垂及提升面中部的关键。对于面部组织容量缺失，透明质酸（HA）填充剂和自体脂肪移植填充都能有效增加面部脂肪垫体积。正确地使用面部填充剂，可安全、有效、微创、持久地填充面颊流失的容积。

在面部填充时，术者术前必须同时评估面部骨骼变化和脂肪组织的萎缩。如是为了改善深层骨骼萎缩所导致的面部松垂，应该在骨质吸收周边的支持韧带部位使用硬度最高的填充剂进行骨膜上注射；如需改善中层的脂肪垫萎缩，则适合使用中到高硬度的填充剂；而更浅表的组织流失，则可以使用较软的填充剂。

鼻唇沟、眶下缘、浅层中颊部、深层中颊部及内侧和外侧眼轮匝肌下脂肪室（SOOF），通常随年龄增长组织容量会萎缩、流失。注射填充面中部时，可顺着颧骨的自然轮廓沿着颧弓的上缘、内侧和下缘以团块方式注射，增加面颧骨的突度。另外，面中部填充时针对该部位的4个韧带（颧皮韧带、眶韧带、上颌韧带及咬肌皮韧带）部位注射可有效改善面颊组织的支撑。

关 键 词

面颊填充，面颊填充剂，组织填充剂，面部老年样改变，脂肪萎缩，骨吸收，韧带支撑，脂肪垫，颧弓，颊部。

关键要点

- 面部老化的外观主要是由于皮肤胶原蛋白和皮下脂肪逐渐流失，鼻唇沟、眶下缘、浅层中央面颊、深层中央面颊及内侧和外侧SOOF的组织减少，进而造成面部组织下垂和面颊凹陷。
- 注射HA填充剂和非HA填充剂（non-HA）都是治疗面部老化、保持颧脂肪垫线条流畅的方法。这两种类型的填充剂在硬度（G′，抗压缩的弹性能力）、填充剂持久性和可逆性方面有显著不同。HA填充剂具有不同的硬度，适合需要填充脂肪垫萎缩并希望效果可逆及偏好效果自然的患者；非HA填充剂的硬度更高、支撑性较好并会导致注射部位的胶原新生，可打造更具轮廓感的曲线，适合骨骼流失和深层脂肪垫萎缩的人群。

55B.1 术前步骤（附录55B.1）

55B.1.1 背景知识

- 颊部区域存在多个面部支持韧带，锚定并稳定着表层和深层筋膜，确保中面部的脂肪垫保持在其解剖位置上。中面部的支持韧带包括颧皮韧带、眶韧带、上颌韧带和咬肌皮韧带（图55B.1）。由于中面部脂肪萎缩吸收主要发生在这些韧带的交界范围内，术者在注射前触诊上述韧带区域的皮肤，可暴露容积减少、需要进行矫正的部位。
- 中面部存在表层和深层脂肪隔室，它们的形态改变导致中面部松垂的老年化面容形态（图55B.2）。三个表层面部脂肪隔室包括鼻唇沟、眶下和浅层中央颊脂肪垫。深层脂肪区域包括内侧和外侧SOOF、颊部和深层中央面颊脂肪垫（如Wan、Amirlak、Rohrich、Davis所著《中面部老化中脂肪隔室的临床重要性》所述）。

55B.2 治疗前分析

55B.2.1 填充剂选择

- 对于刚接触注射填充、犹豫不决或对注射填充剂的可逆性感到焦虑紧张的患者，推荐接受HA填充剂治疗，因为透明质酸填充效果可被逆转降解。无论是透明质酸还是非HA填充剂，效果可维持12~24个月。

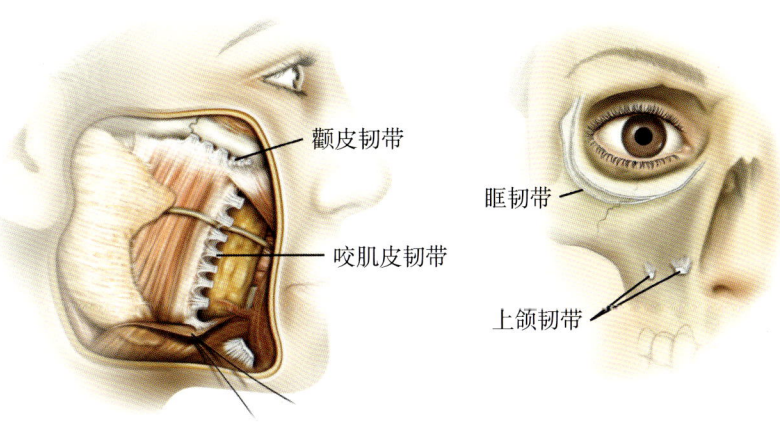

图 55B.1 面部支持韧带解剖结构。中面部的 4 个支持韧带：颧皮韧带、眶韧带、上颌韧带和咬肌皮韧带，形成了锚定表层脂肪垫的界限，是进行中面部注射填充前必须充分了解的解剖学标识。

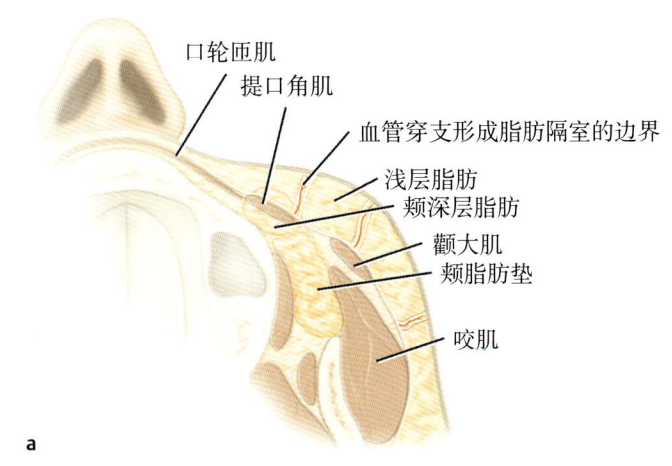

面部浅层脂肪垫

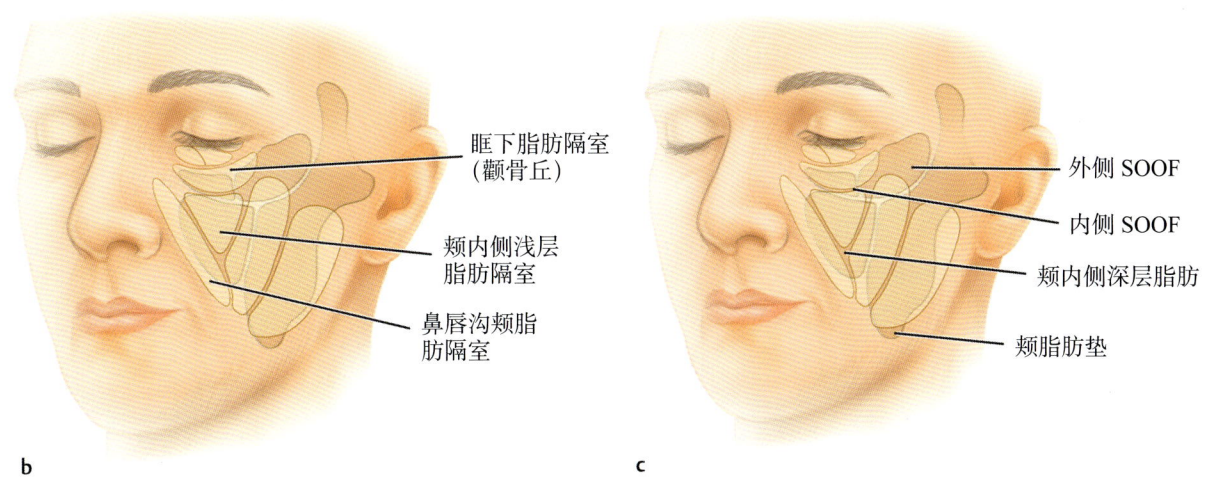

图 55B.2 中面部脂肪隔室。

- 对于皮肤及皮下组织变薄的患者，注射 HA 填充剂可有效改善肤质及凹陷。因为 HA 填充剂有多种硬度，包括低硬度、中等硬度再到高硬度，运用得当可更好地与组织融合，达到修饰面容轮廓的目的。例如，运用低硬度的 HA 填充剂淡化细纹；对于韧带薄弱松弛处、需软组织支撑的区域（如浅筋膜深面的空间、深层脂肪隔室），则使用中至高硬度的 HA 填充剂，进行填充支撑、提升组织。

- 年轻患者偏好面部轮廓雕塑，这类患者注射非 HA 填充剂（如羟基磷灰石），可达到最佳的雕塑轮廓美学效果。由于它的物理硬度高、黏弹性佳，能形成类似颧骨的骨性结构，确保三维立体效果。羟基磷灰石填充剂由羧甲基纤维素和羟基磷灰石钙组成，是一种生物刺激剂，可刺激诱导初级和次级新胶原生成，次级新胶原生成有助于填充的长期效果。对于体质敏感或有注射过敏史的患者，应考虑使用非 HA 填充剂（如羟基磷灰石），因为它无抗原性且与人体组织具有良好的生物相容性。

55B.2.2 解剖学评估

- 将面部划分为左右脸，并触诊患者双侧的颧骨结构，评估双侧的形态，评估不对称性、凹陷程度、脂肪垫的下垂及下颌线衰老情况。
- 触诊患者颧弓、眼眶、上颌和咬肌支持韧带，评估上述中面部支持韧带弱化松弛而造成组织松垂的部位。颧弓支持韧带起源于颧弓的下部，向前延伸至颧骨体和颧弓交界处。眶支持韧带沿着眶骨延伸至眶外侧壁、骨质厚实处。上颌支持韧带位于上颌骨的表面。咬肌支持韧带起源于咬肌筋膜，覆盖于咬肌浅面。
- 评估颧骨丘和中面部浅层脂肪隔室（图 55B.2）。眶下脂肪位于皮下层，在眶韧带和颧弓支持韧带之间，接邻泪沟。术者在此区进行注射填充时必须谨慎，此区注射不当会导致淋巴管损伤，增加术后水肿的风险。
- 鼻唇沟是面部老化最明显的表现之一，最好的治疗方法是通过支撑下移的颧脂肪垫，以承载鼻唇沟上脂肪垫的重力。正如 Lamb 和 Surek 所著《面部填充：基于解剖学方法》所述，面部老化的容积减少始于面部外侧的浅层脂肪隔室，然后逐渐向面部内侧发展。填充注射为这些脂肪隔室增加容积，可为皮肤结构提供支撑，并提升组织、促进胶原蛋白纤维增生及分布。注射填充时垂直于兰格线，可实现更自然的面颊轮廓。
- 对于年龄较大的患者，注射填充中面部前需要分析深梨状孔间隙，其位于上颌骨浅面（图 55B.3）。随着年龄的增长，上颌骨会逐渐后缩，导致深梨状孔间隙增大。在此位置可通过钝针安全地注射组织填充剂，增加中面部的容积，并有效提升中面部组织。另外，此处注射因角动脉位于其旁侧且其位于注射层次浅面，所以不会造成血管损伤。
- 注射前也需要评估患者的深层脂肪垫。老年患者在中面部深层脂肪垫通常会有容积减少萎缩的现象，中央颊深层脂肪垫和 Ristow 间隙对中面部填充也十分关键。中央颊深层脂肪由两部分组成：内侧部分位于上颌前间隙、鼻基底浅面，而外侧部分则邻近颊部空间和上颌骨性凹陷处（图 55B.4）。注射

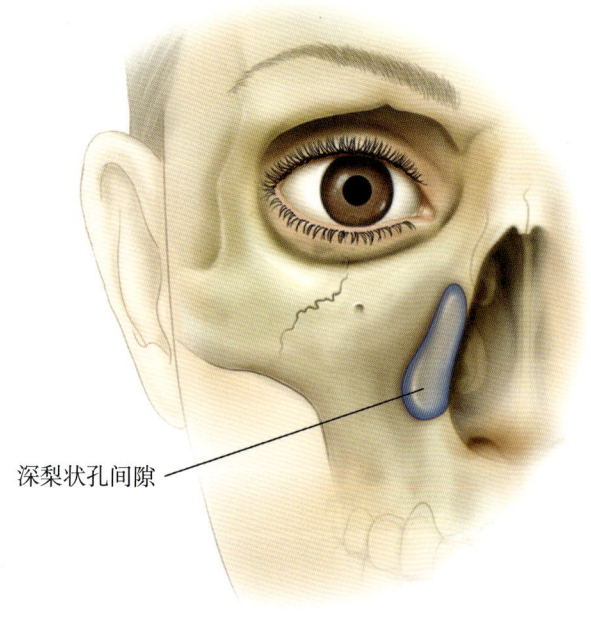

图 55B.3　深梨状孔间隙的解剖位置。

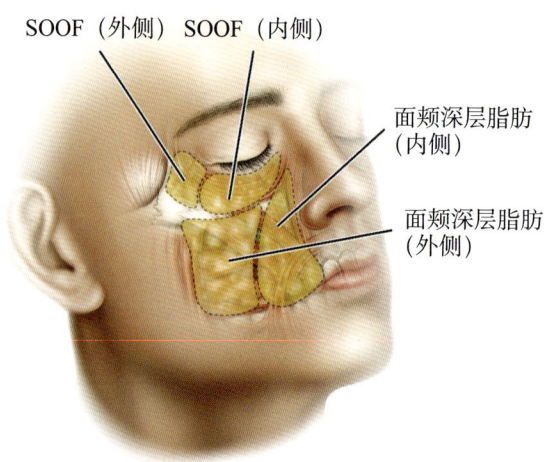

图 55B.4　面颊深层脂肪及 SOOF 的解剖位置。

填充面颊深层脂肪内侧部分和深梨状孔间隙，可有效改善中面部凹陷及松垂。中面部深层注射填充应向中面部深层脂肪垫内侧注射，不应注射外侧中面部深层脂肪垫，因为注射至外侧容易造成术后肿胀。
- 注射到颧前间隙（图 55B.5）也可增强中面部填充效果。正如 Lamb 和 Surek 所著《面部填充：基于解剖学方法》所述，其上缘为眶支持韧带，位于眼轮匝肌深面，在 SOOF 和颧深脂肪隔室之间。SOOF 为一层薄薄的脂肪层，位于眼轮匝肌与眶骨骨膜之间。注射时可通过捏起和向上拉动皮肤和眼轮匝肌，然后将钝针从侧方插入颧前间隙，进行安全注射。
- 注射前应分析和评估上颌前间隙是否存在凹陷，该空间位于眼轮匝肌深面。注射时必须非常小心，因为眶下神经血管丛位于这个空间的深面，靠近提上唇肌的浅面，并且角静脉则从此空间的侧缘穿行。

55B.2.3 面部危险区

- 眶下孔（图 55B.6）位于上颌颧突的表面，并在瞳孔中线眶缘下 1 cm 处，与眼眶缘平行。在此范围内进行注射必须非常小心，以避免损伤神经。
- 颧上颌静脉横越颧骨区域，定位时可通过外眦向下连线至颧骨的位置将其一分为二。尽管此区域通常有一些凹陷，注射填充时需注意避免伤及颧上颌静脉。
- 必须小心避免以下 5 条主要动脉：面动脉、面横动脉、上颌颊支动脉、眶下动脉和泪腺动脉的颧支（图 55B.7）。面动脉源于颈阔肌的深面，穿过二腹肌和茎舌骨肌的后腹部深面，并从面颊向口角方向穿行，另一分支则沿着鼻翼穿行至内眦处。面横动脉位于咬肌浅面，位于面神经颧支下方、腮腺上方。上颌动脉位于腮腺附近，从腮腺前向下颌颈穿行至外翼肌处。泪腺动脉的颧支通常位于外眦下方约 0.25 mm，向上穿行入眼眶，并沿着外直肌向上穿行。
- 面动脉的终末分支称为角动脉（图 55B.7），为重要的面部危险区，是经常注射的面部区域，并且其由鼻翼面沟向上走行，与眼动脉的鼻背分支吻合。此外，注射时也需要注意角静脉，它位于角动脉的外侧，并横向穿过前颌间隙。当角静脉距离内眦外侧 5 mm 时，其沿着眼轮匝肌外缘走行。
- 面神经分为 5 个主要分支（额支、颧支、颊支、下颌缘支和颈支），它们穿过中面部，操作时必须避免伤及。额支始于耳屏下方 0.5 cm，向眶上缘横向延伸 1.5 cm。额支位于 SMAS 深面，并沿着颧弓上方约 2 cm 的颞顶筋膜浅面穿行。颧支沿着腮腺走行，并且沿着咬肌和面横动脉走行。颊支位于上、下咬肌韧带的浅面，并且位于咬肌筋膜内。下颌缘支起源于颈阔肌-耳筋膜内，并沿着咬肌向前延伸

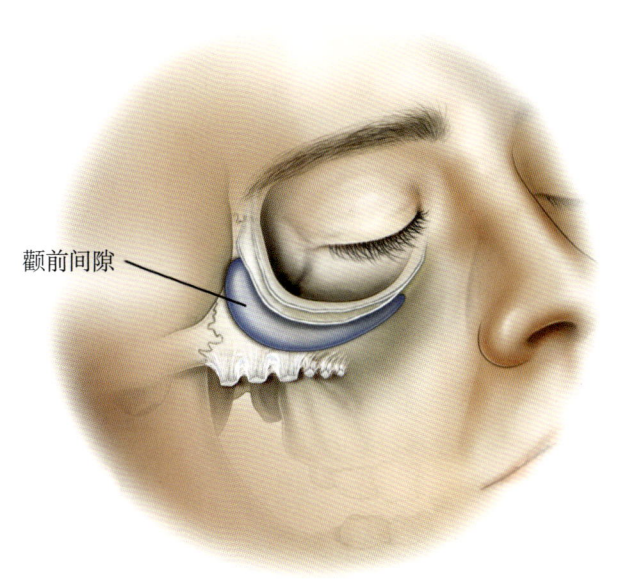

图 55B.5　颧前间隙位置。

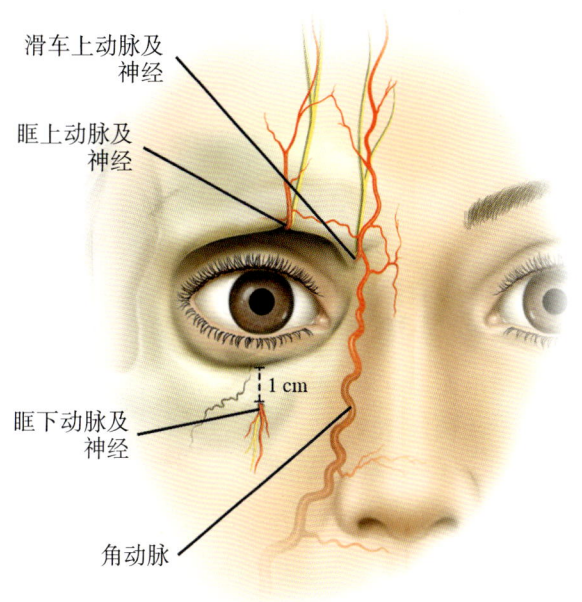

图 55B.6　中面部的动脉分支及神经的位置。

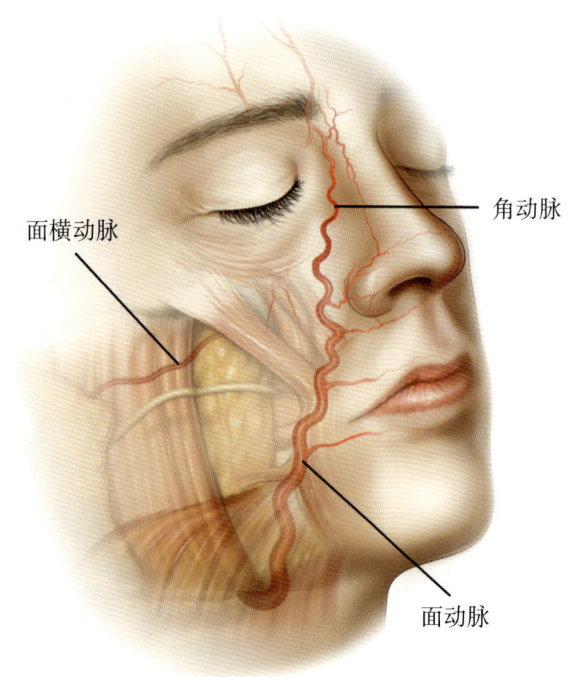

图 55B.7　面动脉及角动脉分支位置。

走行至下颌韧带水平。颈支分为几个小神经支，向下穿行至颈部区域。

55B.2.4 面部标记

- 画一条从眼外眦到口角的连线，再从面中部鼻翼外侧到耳屏画一连线。这两条线所形成的角度是评估双侧面部对称的可靠标志。
- 将上方连线所形成的夹角一分为二，可以提供注射时颧骨形态轨迹的参考，沿着其注射填充可获得最佳的立体度及提升效果。

55B.3 操作步骤

（视频 55B.1）

55B.3.1 Kay 推荐的羟基磷灰石复配配方

- 将 1.5 mL 羟基磷灰石填充剂与 0.2~0.5 mL 利多卡因和 1:10 万肾上腺素充分混匀。

55B.3.2 针头选择

- 推荐使用 27 G、20 mm（1 in）长的针头。

55B.3.3 无菌操作

- 应该卸妆，并使用 70% 酒精、氯己定或碘酒清洁面部，以确保无菌环境。

55B.3.4 注射技巧

颧部塑形

- 注射前要熟知颧部周边的面部危险区，注射时需沿着颧骨自然的形态边界进行注射。
- 为了保证安全的注射，应保持在骨膜上进行注射。钝针最适合用于面部的深层脂肪垫和眼周区域的填充，这是预防血管损伤的最佳且安全方式。
- 注射前触诊患者颧骨和颧骨颞突连线处，并用两只手指勾勒出颧骨的上下边界。
- 首先注射中面颊的高点，即颧弓的外侧和内侧的交叉点，这是中面部最重要的注射部位，因为如果此点塌陷，颧骨上的组织就会萎缩。在该部位团块注射 0.3 mL，有助于提升和抬升中面部脂肪垫。
- 中面部注射下边界的标志是上述术前标记中的面中部鼻翼外侧到耳屏画一条连线。注射时沿着颧骨下缘向下移动，分别团块注射 3 个部位，每个部位 0.1~0.2 mL，间隔约 1 cm，注射量向上渐层递减。至少一个注射点应该位于支撑咬肌皮肤韧带，如需要可在颧骨皮肤韧带处做注射。
- 接着沿着颧骨的上缘向上移动注射。在眼眶和面颊的交界处，颧前间隙的颧骨上有一小块平坦的区域。在此注射约 0.2 mL，可实现上颧骨的最佳立体突度。
- 继续沿着颧骨的上缘向上移动注射，同时要注意并触摸眶下孔。在颧皮肤韧带处注射 0.1~0.2 mL，间隔 1 cm。
- 注射最后应重点修饰颧弓的中部，沿着之前标记画出的参考连线形成的 1/2 角度轨迹线处，在骨膜上注射小剂量（0.1 mL）进行修饰。

解决鼻颧沟

- 在外眦下侧 1.5 cm 确定注射部位，同时捏住并拉紧皮肤以引导钝针穿过颧前间隙。一旦钝针穿进这个空间，可以听到一声"啵"的爆裂声。在颧骨前间隙内移动钝针，沿着上颌骨并仔细感受颧皮韧带和眶支持韧带。一旦钝针进入适当的位置，在这个间隙内注射填充（约 0.6 mL）鼻颧沟。

55B.4 可能的副作用和并发症

- 填充剂的不正确注射可能导致多种并发症，如血管阻塞、视力受损、卒中、坏死和血管阻塞，如出现需要立即干预。血管阻塞的常见征兆和症状包括：瘀斑、淤血、皮肤变白、疼痛、长期红斑、瘢痕和色素变化。
- 注射具有较高硬度值（G'）和黏弹性的填充剂会增

加血管阻塞的风险，因为非 HA 填充剂的化学成分不容易被溶解。另外必须留意，即使在填充剂注射完毕后，血管阻塞的情况也有可能发生。为了避免这种情况，术者需要充分了解面部重要的血管及面部危险区的解剖。

55B.5 术后护理

- 效果通常立即就能显现，但在治疗后 48 小时效果最佳。
- 避免直接对颊部注射处施加过大的压力。患者在治疗后 1~2 周内，应避免做面部护理或使用面膜。
- 在治疗后 3~4 天，可能会出现肿胀和瘀斑，并导致不对称。如果不对称状况在注射后 2 周内仍然存在，应及时安排回访。轻轻按摩该区域并冰敷可帮助缓解肿胀，但要温和地按摩和冰敷。可以按照医嘱服用泼尼松。
- 治疗后至少 24 小时内，并且如果可能的话，直到肿胀和红肿消失之前，尽量减少治疗区域暴露在阳光或热源下。请注意，盐、酒精和热源可能会使肿胀加重。

55B.6 案例与分析

- 参见图 55B.8。

55B.7 总结

- 术者在注射填充前需要个性化、有步骤地评估，以确定最适合每个患者解剖结构的组织填充剂，方能帮助求美者实现最佳美学效果。
- 一般来说，HA 填充剂有助于实现更自然的颊部填充效果，而非 HA 填充剂及采用 Vycross 技术的填充剂可通过其高硬度特性和诱导新胶原生成的能力，实现轮廓更加立体的效果。
- 针对中面部的面部支持韧带进行注射填充有助于复位、悬吊组织及改善骨吸收的凹陷形态，而术前对患者面部各脂肪垫的流失评估有助于注射填充恢复其自然的面部年轻形态。
- 总之，注射填充剂到颧弓的上部、下部、中部边界处，以及本章提及的相应面部支持韧带和脂肪垫可使组织得到有效的提升和支撑，帮助患者恢复中面部的年轻态轮廓。

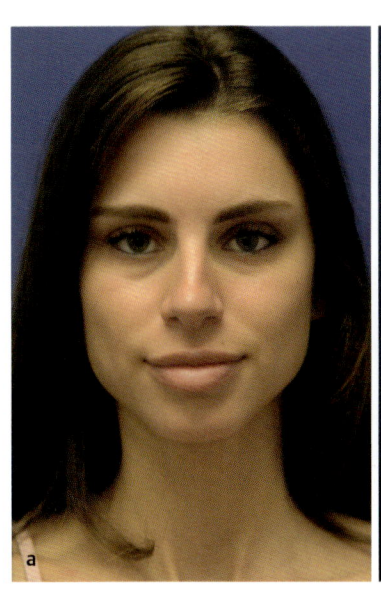
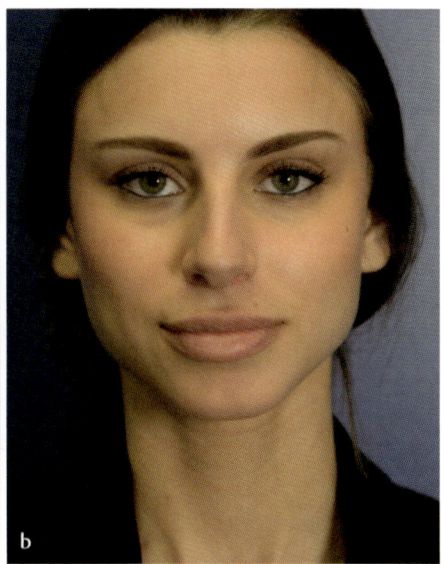

图 55B.8 a. 22 岁女性，治疗前照片。b. 颊部填充 1.5 mL 羟基磷灰石 1 个月后的照片。患者的术前和术后对比照说明按骨骼轮廓进行注射修饰，并通过提升面中部矢量可使颊脂肪垫有效的塑形，改善下半面部的松垂感。另外，注射 HA 后，患者没有圆形的颧脂肪垫外观。

延伸阅读

[1] Alghoul M, Bitik O, Mcbride J, Zins JE. Relationship of the zygomatic facial nerve to the retaining ligaments of the face. Plast Reconstr Surg. 2012; 130:42.
[2] Allen S. Anatomic danger zones for facial injection of soft tissue fillers. UpToDate. https://www.uptodate.com/contents/anatomic-danger-zones-for-facial-injection-ofsoft-tissue-fillers?source=history_widget. Published January 11, 2019. Accessed August 5, 2019.
[3] Carruthers A, Carruthers J, Humphrey S. Injectable soft tissue fillers: overview of clinical use. UpToDate. https://www.uptodate.com/contents/injectable-soft-tissue-fillers-overview-of-clinical-use?source=history_widget. Published May 17, 2019. Accessed August 1, 2019.
[4] Lamb J, Surek C. Facial columization. 1st ed. New York: Thieme Medical Publishers; 2018:3-23.
[5] Maio MD. The 5-point cheek reshape. https://www.mdmaio.com/2018/12/11/ the-5-point-cheek-reshape/. Accessed July 14, 2019.

Patrick Trevidic

56 注射填充技巧：泪沟与上睑

摘　要

眶周上睑衰老可通过注射透明质酸改善。为了达到最佳治疗结果，充分了解相应的解剖结构、进行全面的评估及选择正确的注射技术与产品尤为重要。本章将讨论如何评估患者眶周解剖结构及最佳的治疗方式，以解决泪沟、睑颊沟及上眼睑的容积缺失。在该区进行注射填充时切记需少量并确保注射于正确的层次。

关　键　词

透明质酸，泪沟，睑颊沟。

关键要点

- 眶下区及上眼睑区的衰老会导致面容憔悴，显得不愉悦，可通过注射填充剂来改善。
- 目前唯一有用且持久的组织填充剂是透明质酸（脂肪填充在本章不讨论）。
- 无论在什么位置的填充注射，都需遵循 ATP 守则。
  - A：了解解剖（anatomy）及评估（assess）患者。
  - T：选用正确的技术（technique）。
  - P：选用正确的产品（product）。
- 确保在正确的层次注射，不要过度填充，也不要对患者过度承诺注射可达到的效果。

56.1 评估与解剖

56.1.1 评估

- 对患者进行评估，可使用其过往照片，讨论患者的治疗期望值。
- 综合考虑患者的先前治疗或基础疾病，评估是否存在填充禁忌证（遵循填充剂说明书指示使用）。
- 进行临床检查以确定其他禁忌证，如上睑松弛（捏皮试验阳性）、颧部软组织隆起、眼睛的形态、皮肤过薄或皮肤存在感染。
- 如果患者有中面部凹陷及褶皱，则需在治疗泪沟及睑颊沟前解决这些问题。

56.1.2 解剖学

眶下缘

- 为何会有泪沟？泪沟凹陷是因为眼轮匝肌附着于骨骼处所致。此处的皮肤如比较暗沉会造成黑眼圈的形态，也可能有眼袋，进而导致疲惫的面容。
- 为何会有睑颊沟？这是由于眶下浅层脂肪的流失，导致眶下外侧组织过薄。
- 在面部衰老的过程中发生了什么？有几个因素会导致眼部衰老形态：浅层脂肪流失导致睑颊沟的形成、眶下缘骨质萎缩加深泪沟凹陷、眼睑脂肪的体积增加。
- 解剖学危险区在哪里？无靠近泪沟及睑颊沟（图56.1）。
  - 角动脉位于鼻颧沟的浅层，一路向上穿行至鼻侧面。
  - 眶下神经位于眶缘下方 3 mm。

上眼睑：眼窝凹陷

- 面部衰老为什么会造成上眼窝 A 字样凹陷（A frame deformity）、眼窝凹陷。
  - 可能是先天性眶内脂肪缺失或眼窝过大，通常发生在上睑成形术后，由于手术去除太多的脂肪所导致，也可能与上睑提肌无力有关。
  - 在面部衰老的过程中，眼窝凹陷的程度相对稳定，但皮肤的松弛度却日益增加。

- 解剖危险区有哪些（图 56.1）？
  - 由于眶上动脉和滑车动脉由眶缘发出后向上穿行，所以在注射上眼窝的部位没有危险的大血管。
  - 理论上，注射上眼窝唯一可能造成危险的是穿入眶隔深面层次，但这也可通过使用 25 G 钝针，从眶缘上的骨膜与眼轮匝肌之间的层次穿入注射来避免损伤血管。

56.2 注射步骤

（视频 56.1）

- 切记拍摄面部正面与侧面照片，签署同意书并向患者提供书面信息。

56.2.1 姿势、标记绘制、消毒

- 为患者卸妆。
- 进行标记和注射时，患者取坐位。
- 注射时医师肘部与患者注射区域保持在同一水平。
- 标记需要注射填充的区域。
- 对注射区域进行消毒。

56.2.2 器械

- 使用 25 G、长 38~55 mm 的钝针，此长度的钝针足以从进针点到达泪沟、睑颊沟及眼部凹陷的边缘区域。

- 为何注射时要使用 25 G 钝针？在眶下缘使用可有效避免肿胀及瘀血（该区没有解剖危险区）；在眶上缘要保持于眶隔浅面注射（而不是避开眶上及滑车上动脉）。
- 使用适合眶周的低黏度、低吸水性产品进行注射，以避免肿胀。

56.2.3 技术

- 首先用比钝针大一号孔径的尖针做皮肤穿刺开口，可为钝针提供进入的合适深度及方向。
- 该开口位于以下位置：
  - 眶下缘：泪沟与睑颊沟的交接处。
  - 上睑：眉尾下数毫米，眶外侧缘的内侧。
- 将钝针从开口穿入，使钝针穿行于骨膜上：
  - 在眶下缘注射时，将钝针插入眼轮匝肌下脂肪（SOOF），并沿眶外侧缘、眼轮匝肌深面层次推进（图 56.2、图 56.3）。
  - 在上睑注射时，钝针从开孔进入眼轮匝肌和骨膜之间的层次穿行。
  - 钝针由外侧向内侧轻柔地穿行注射。
  - 注射时保证钝针尖端沿着眼轮匝肌深面和眶隔浅面的层次穿行，绝对不能穿行于其他层次。
- 注射时钝针水平向前穿行注射可获得最佳效果（图

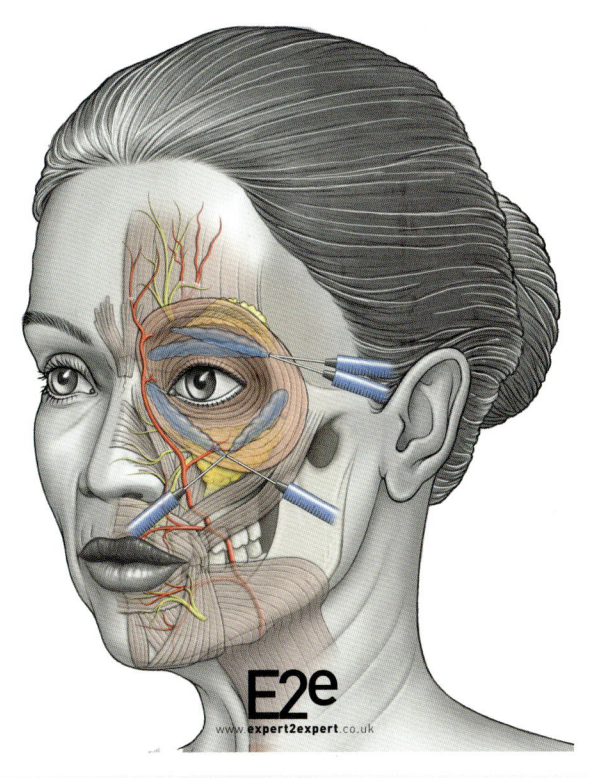

图 56.1 眶周注射及解剖危险区。

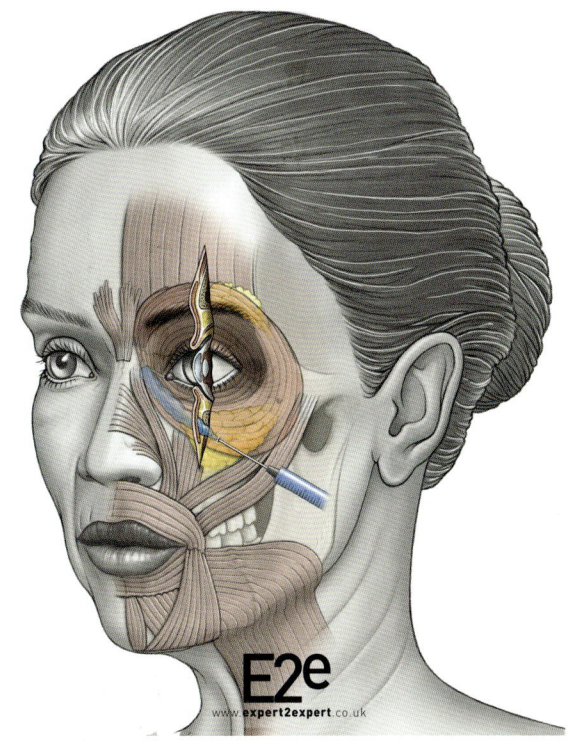

图 56.2 沿骨膜深层次注射泪沟。

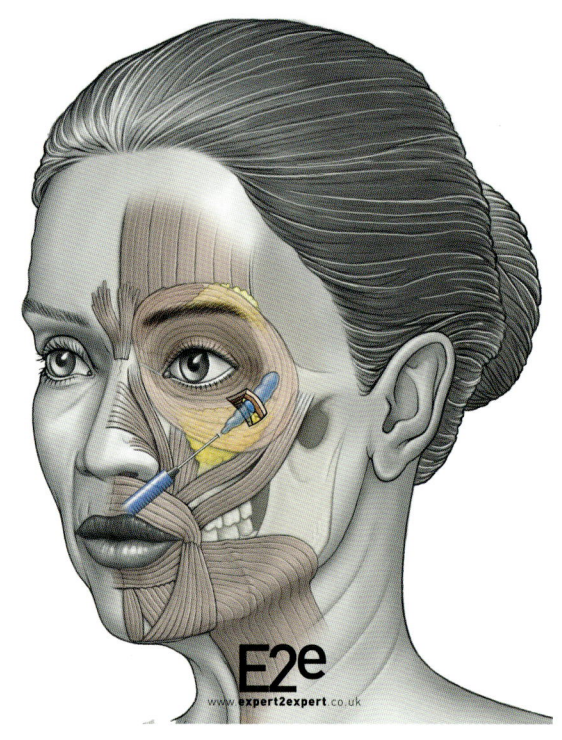

图 56.3 沿骨膜深层次注射睑颊沟。

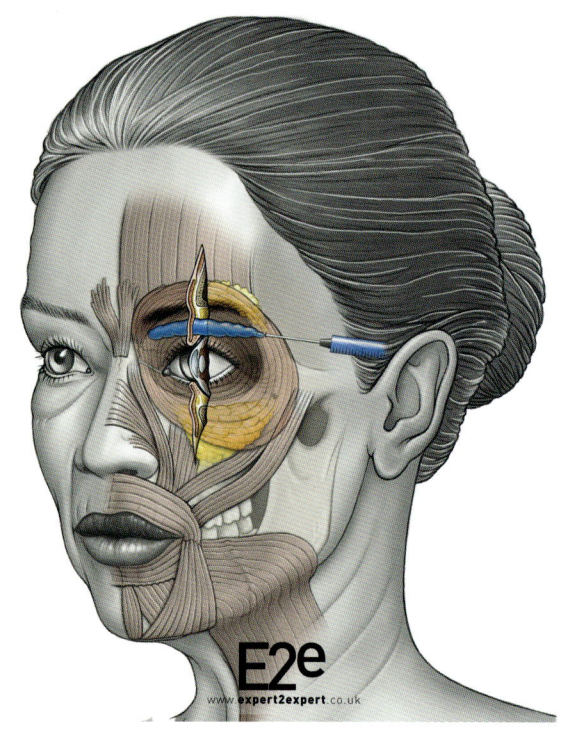

图 56.4 上眼睑注射于眼轮匝肌和眶隔之间的层次。

56.4)。

- 如果在正确的层次缓慢推注,通常不会感到阻力。
- 如果感受到阻力或患者感到疼痛,注射少量含利多卡因的产品可缓解疼痛。
- 顺行注射可减轻注射过程的疼痛。
- 填充物置于:眶下缘骨膜上(图 56.2、图 56.3);上眼睑的眶隔浅面(图 56.4)。
- 平均填充量:泪沟 0.3 mL,睑颊沟 0.2 mL,上睑 0.2 mL。
- 临床上很难评估完整的治疗需要多少填充剂,可询问患者偏好,但宁少勿多。
- 注射治疗眶下缘时:如果注射产生小肿块请勿大力按压,而应小心塑形,否则较低黏性的填充产品可能会被挤压出注射部位。
- 一般注射填充眼周的效果好,而且维持时间长。
- 如出现任何问题(填充错位或过度填充),请立即使用透明质酸溶解酶。

56.3 术后护理

- 患者在休息和睡觉时应抬高头部,并注意勿按压注射区域。
- 3 周后应进行术后回访。

56.4 案例与分析

- 参见图 56.5。

56.5 总结

- 透明质酸是眼周抗衰非常好的选择,可消除眼周的凹陷及阴影。
- 眼周注射时必须确保注射在正确层次,且不要过度填充。
- 选择合适的患者、正确的注射技术和填充材料可获得好的治疗效果,但单靠填充剂无法解决眼周所有的衰老问题,如肤色、眼袋或多余的皮肤。

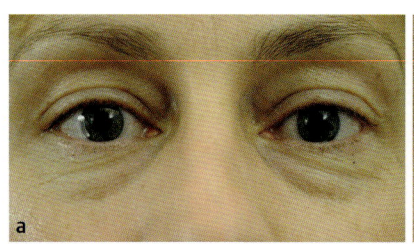
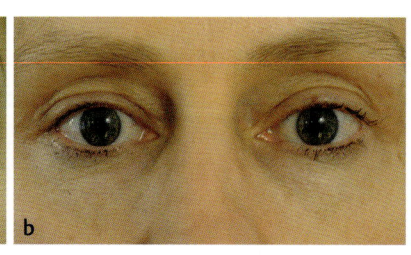

图 56.5 患者于泪沟、睑颊沟及上眼睑注射。a. 术前。b. 注射 4 个月后。

延伸阅读

[1] Azib N, Berros P, Braccini F, et al. Anatomy and volumizing injection. Paris: Expert2 Expert Medical Publishing (Oulu); 2013.
[2] Cotofana S, Schenck TL, Trevidic P, et al. Midface: clinical anatomy and regional approaches with injectable fillers. Plast Reconstr Surg. 2015; 136(5) Suppl:219S–234S.
[3] Criollo-Lamilla G, DeLorenzi C, Karpova E, et al. Anatomy and filler complications. Paris: Expert2Expert Medical Publishing (Oulu); 2017.
[4] Farhi D, Trevidic P, Kestemont P, et al. Emervel French Survey Group. The Emervel French survey: a prospective real-practice descriptive study of 1,822 patients treated for facial rejuvenation with a new hyaluronic acid filler. J Drugs Dermatol. 2013; 12(5):e88-e93.
[5] Sykes JM, Cotofana S, Trevidic P, et al. Upper face: clinical anatomy and regional approaches with injectable fillers. Plast Reconstr Surg. 2015; 136(5) Suppl:204S-218S.

Rod J. Rohrich and Ira L. Savetsky

57A 注射填充技巧：鼻部（上）

摘 要
软组织填充剂是重塑和改善鼻部形态不规则的绝佳方法。系统的鼻面部分析是确保注射填充鼻部成功的关键。注射填充剂拓宽了鼻整形外科医师治疗鼻部形态的手段。本章将详述鼻部注射填充的适应证、注射技术及优点。

关 键 词
鼻整形，玻尿酸，鼻面部分析，组织填充剂，液态鼻整形。

关键要点
- 软组织填充剂是重塑和改善鼻部形态不规则的绝佳方法。
- 系统且全面地分析鼻面部并制订精准的注射方案，是鼻整形的重要步骤。
- 术前与求美者设定实际的期望值，对于其术后满意度至关重要。

57A.1 注射方案

57A.1.1 定义目标
- 请患者列出最在意的 3 个鼻部问题并准确记录。

57A.1.2 鼻部重点病史
- 应询问患者是否有过敏或发炎病史，如花粉热、哮喘、鼻炎和鼻窦炎。
- 应询问患者用药及保健食品的情况，如阿司匹林、非甾体抗炎药和鱼油等，因为它们会增加淤血的概率。

57A.2 鼻面部比例及鼻分析（表 57A.1）

57A.2.1 "10-7-5" 鼻部分析
- 正面评估应包含 10 个关键区域：面部比例、皮肤类型/厚薄度、对称度/鼻偏曲、鼻骨根部宽度、鼻骨中段处对称度、鼻背线条、鼻尖形状/鼻尖点、鼻翼缘/鼻基部宽度、鼻珠下鼻尖点凸度及人中长度。
- 侧面评估应包含 7 个关键区域：鼻根高度及位置、鼻背凸度、鼻长、鼻尖凸度、鼻尖翘度、鼻翼-鼻小柱关系及下颌突度。
- 基底视角评估应包含 5 个关键区域：鼻凸度、鼻孔形状/对称度、鼻小柱对称度/宽度、鼻翼宽度和鼻翼外扩程度。

57A.3 标准化拍摄及数字影像
- 标准化拍摄应包含患者正面、侧面、斜视图及基底视角。
- 数字影像是与患者沟通及评估期望值的绝佳工具。

57A.4 期望值管理
- 与患者一起查看所有拍摄的照片。
- 术前与患者讨论注射软组织填充剂能达到的效果和

表 57A.1 鼻面部系统性分析

鼻视图	分析
正面	
1. 面部比例	高度（1/3），宽度（1/5），对称性
2. 皮肤类型/质量	Fitzpatrick 分型，厚薄度，出油量
3. 对称性/鼻偏曲	中线，背侧偏曲，C 型、反 C 型或 S 型偏曲
4. 鼻背线条	直，对称或不对称，轮廓清晰或模糊，窄或宽
5. 骨穹隆	窄或宽，对称性，短或长鼻骨
6. 中穹隆	窄或宽，塌陷，倒 V 形，鞍形驼峰
7. 鼻头	理想、球型、方型、塌陷、上鼻尖，鼻尖定义点，尖下小叶裂隙
8. 鼻翼缘	Gull 型，侧面，凹痕，内缩
9. 鼻翼底部	宽度
10. 上唇	长或短，动态降鼻中隔，上唇皱褶
侧面	
1. 鼻额角和鼻根	尖或圆，角度高或低，鼻根突出或低平
2. 鼻长、鼻背和鼻尖	长度：长或短 鼻背：光滑、驼峰、凹陷 鼻尖：表面裂迹、丰满、鹰钩
3. 鼻尖突出度	突出或回缩
4. 鼻尖旋转度	旋转过度或不足
5. 鼻翼-鼻小柱关系	鼻翼和鼻小柱下垂或后缩
6. 根尖发育不全	上颌或软组织陷
7. 唇-下颌关系	正常，下颌突出或后缩
鼻基底部	
1. 鼻尖突出度	鼻尖过度突出或回缩，明确或模糊的鼻尖定义点，小柱-小叶比
2. 鼻孔	对称性，长或窄，短或宽，鼻孔-鼻尖比，鼻翼凹或凸
3. 鼻小柱	鼻中隔偏曲，内侧角隆起
4. 鼻翼底部	宽度
5. 鼻翼扩张度	Ⅰ、Ⅱ、Ⅲ或Ⅳ型

不能达到的效果，至关重要。

- 尽管进行了广泛的讨论，但患者仍专注在微小或无法改善的问题或抱有不切实际的期望时，即便有美学上的改善，但患者仍会失望。

57A.5 软组织填充物适应证

- 想在决定手术前先"试戴鼻子"的患者。
- 不想接受修复手术来矫正畸形的鼻整形患者。
- 不适合手术的患者。
- 正在等待适当间隔时间进行二次鼻部手术的患者。

57A.6 注射技术关键要点

- 了解鼻部解剖对于注射填充剂的精确度至关重要。
- 鼻部皮肤厚度是选用填充剂时要考虑的重要因素。近端皮肤薄且弹性大，远端皮肤厚且活动度差（图 57A.1）。
- 在真皮深层或是皮下层注射可将效果最大化，还可避免丁达尔效应。
- 为了减少栓塞风险，必须考虑到皮下至肌层的鼻部血管位置，以及来自面部、眶上和滑车上动脉的丰富血供（图 57A.2）。

57A.7 特定部位注射技巧
（视频 57A.1）

57A.7.1 鼻背（图 57A.3）

- 尽量使用少量玻尿酸。
- 该区域首选瑞兰玻尿酸，因其交联度较高及亲水性较低。
- 注射后应轻轻按摩，使玻尿酸分布均匀，避免轮廓不规则。
- 注射后应留出 15 分钟，让软组织有时间适应和使产品充分扩散，以便在进一步注射前能更精准地评估效果。
- 应定期评估注射量和肤色，以避免影响鼻部皮肤的血管灌注。
- 将透明质酸从深层到浅表分层注射是恢复鼻背容积的首选方式。
- 沿鼻背长轴注射以保持良好的鼻部外形（图 57A.4）。

57A.7.2 鼻翼侧壁（图 57A.3）

- 注射少量玻尿酸，并于注射后按摩，等待约 15 分钟后再重复注射。
- 应持续评估鼻侧壁的皮肤是否有任何血管受损的迹象。
- 沿鼻侧壁交叉注射可使体积均匀增加。
- 鼻侧壁薄皮者首选 Restylane 玻尿酸。

57A.7.3 鼻尖及鼻翼

- 此处也需注射少量玻尿酸，并在注射后按摩，等待 15 分钟后再重复注射。
- 鼻尖需少量且保守的注射，并不断评估皮肤血运以避免皮肤损伤造成严重的并发症。

57A 注射填充技巧：鼻部（上） | 221

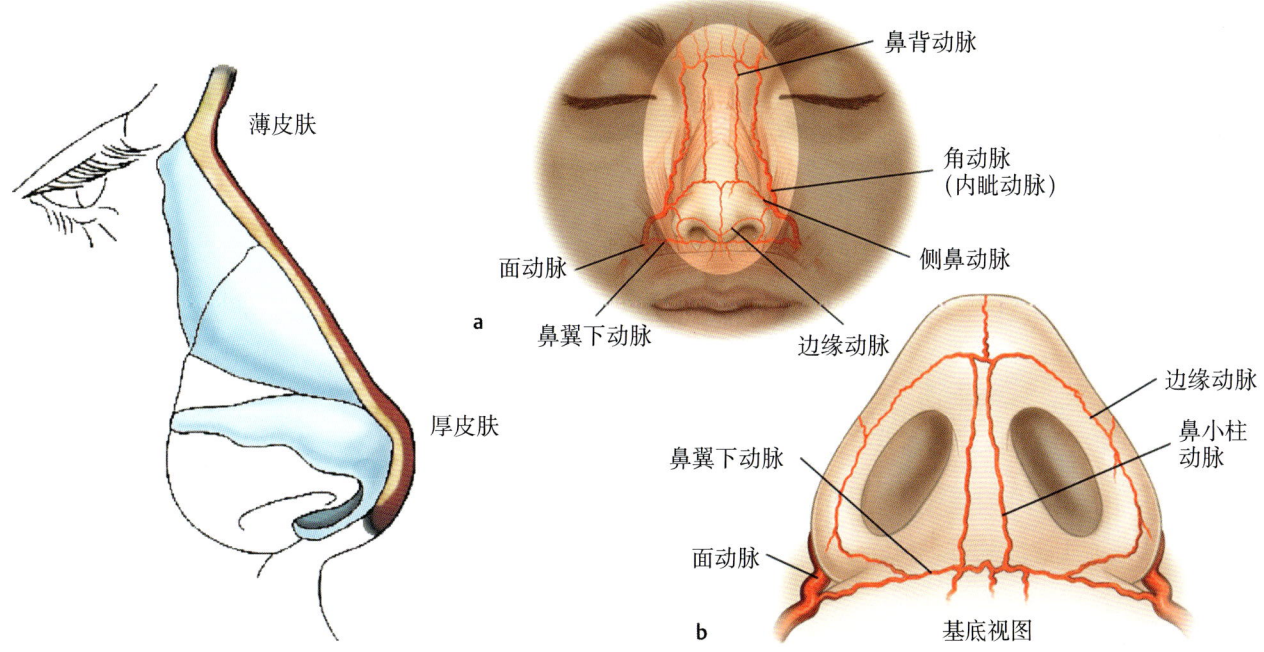

图 57A.1　注射技术：鼻背。Juvederm Voluma 是一种较新配方且黏稠的玻尿酸填充剂，适合沿着骨框架进行深层注射增加容积。由于术后容易肿胀，注射量应宁少勿多。对于皮肤较薄或鼻整形术后软组织弹性下降的患者，应避免使用黏稠度较高的填充剂（经允许引自 Rohrich R, Adams W, Ahmad J, et al, eds. Dallas Rhinoplasty: Nasal Surgery by the Masters. 3rd ed. Thieme; 2014）。

图 57A.2　鼻整形血管系统。a. 正视图。b. 基底视图。面动脉上行成为角动脉。面动脉重要分支包含侧鼻动脉和鼻翼下动脉。鼻背动脉成对地沿着鼻背中线两侧走行。注入颈外动脉分支都可能导致眼动脉及视网膜动脉栓塞或血供减少（经允许引自 Rohrich R, Stuzin J, Dayan E, et al, eds. Facial Danger Zones: Staying Safe with Surgery, Fillers and Non-invasive Devices. 1st ed. Thieme; 2019）。

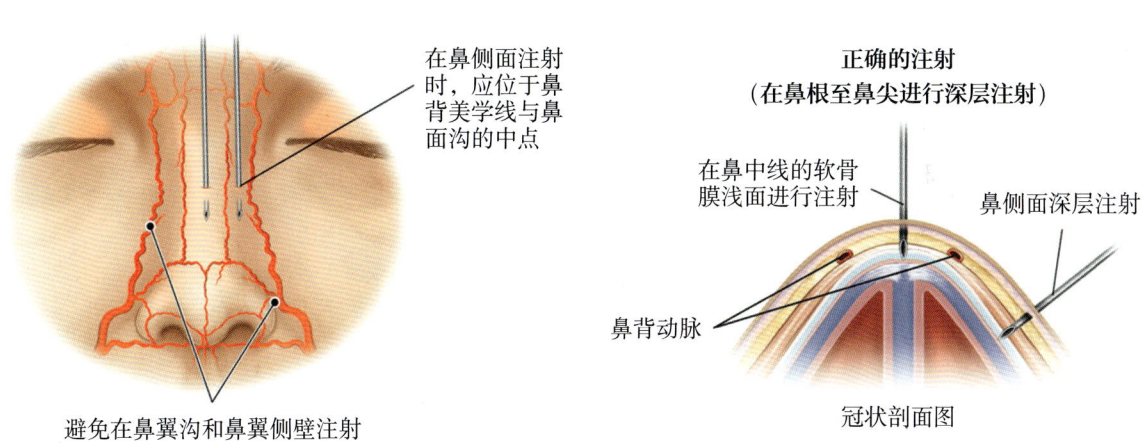

图 57A.3　正确的注射技巧示意图。可在鼻根至上鼻尖转折的鼻中线处进行深层注射，以避免血管内注射。在鼻侧面注射时应在鼻背美学线和鼻面沟的中点处进行深层注射（经允许引自 Rohrich R, Stuzin J, Dayan E, et al, eds. Facial Danger Zones: Staying Safe with Surgery, Fillers and Non-invasive Devices. 1st ed. Thieme; 2019）。

- 有些医师倾向于使用 Juvederm 治疗鼻尖和鼻翼，因其在注射后几天仍有延展性。
- 由于 Juvederm 在注射后方便塑形，在鼻尖和鼻翼这种轮廓精细度要求极高的部位深受医师及患者青睐。
- 通过连续点状注射技巧可提高该美学关键区的精准度。
- 小剂量玻尿酸（0.1~0.2 mL）可显著改善鼻尖轮廓。

57A.8　案例与分析

- 参见图 57A.5。

57A.9　总结

- 注射鼻整形术前对求美者进行系统性的鼻部分析及评估鼻气道至关重要。

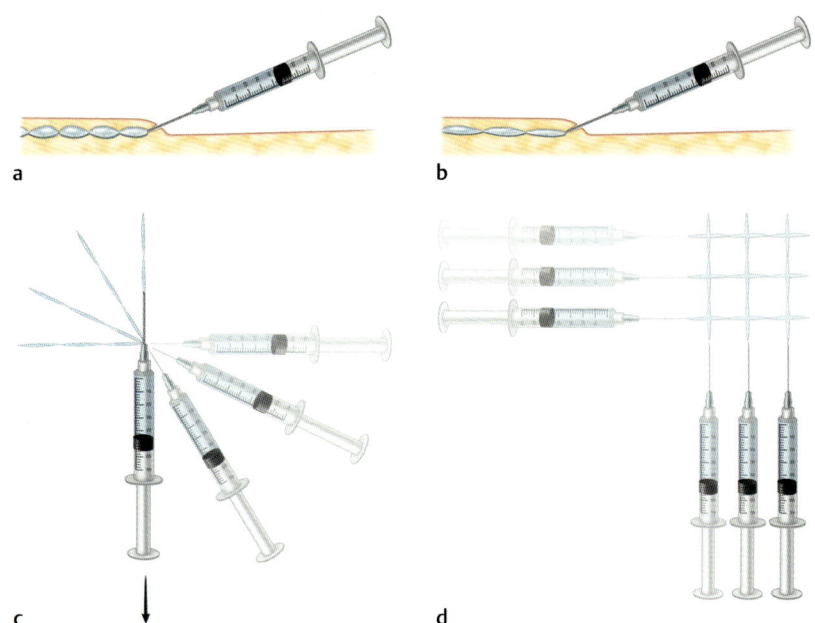

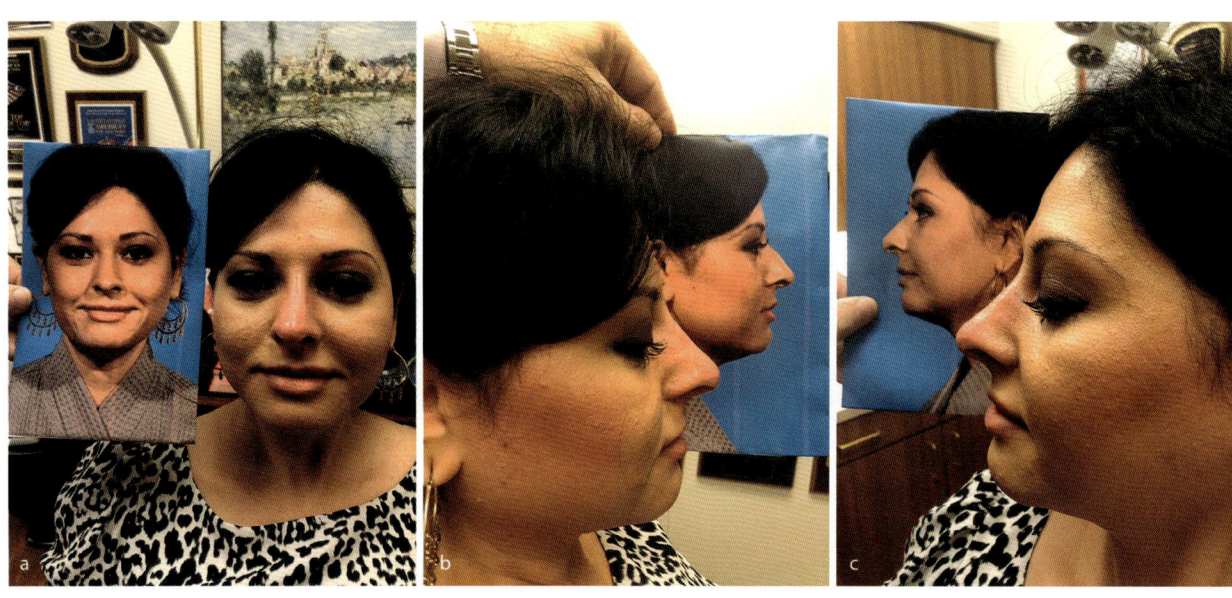

图 57A.4　注射技巧。a. 连续点状注射。b. 线状注射。c. 扇形注射。d. 交叉或网状注射（经允许引自 Rohrich R, Adams W, Ahmad J, et al, eds. Dallas Rhinoplasty: Nasal Surgery by the Masters. 3rd ed. Thieme；2014）。

图 57A.5　女性，39 岁，进行鼻部填充注射术。a. 术前正面照。b. 术后即刻正面照。c. 术后即刻侧面照。

- 医师术前评估的治疗效果和患者对期望效果必须在术前达成共识。
- 医师在术前充分了解鼻部解剖结构及各种注射产品特性，有助于选择适合的鼻部注射填充剂。

延伸阅读

[1] Humphrey CD, Arkins JP, Dayan SH. Soft tissue fillers in the nose. Aesthet Surg J. 2009; 29(6):477-484.
[2] Kurkjian TJ, Ahmad J, Rohrich RJ. Soft-tissue fillers in rhinoplasty. Plast Reconstr Surg. 2014; 133(2):121e-126e.
[3] Rohrich RJ, Ghavami A, Crosby MA. The role of hyaluronic acid fillers (Restylane) in facial cosmetic surgery: review and technical considerations. Plast Reconstr Surg. 2007; 120(6) Suppl:41S-54S.
[4] Rohrich RJ, Villanueva NL, Small KH, Pezeshk RA. Implications of facial asymmetry in rhinoplasty. Plast Reconstr Surg. 2017; 140(3):510-516.
[5] Villanueva NL, Afrooz PN, Carboy JA, Rohrich RJ. Nasal analysis: considerations for ethnic variation. Plast Reconstr Surg. 2019; 143(6):1179e-1188e.

Lara Devgan, Annette K. Kaminaka, and Elizabeth Klein

57B 注射填充技巧：鼻部（下）

摘 要
非手术性鼻整形可使鼻部保持持久的结构和美学改变。当采用精确的测量、标记和注射技术时，是手术性鼻整形的有效且可预测的替代方法。非手术性鼻整形不具还原性，依赖于改变鼻子上的光影，而不是减少或重塑骨骼或软骨。由于无法进行缩窄操作，所以该程序可能不适合宽阔、突出或非常大的鼻子。结果是暂时的，可持续1~2年。在无血供组织层面进行深部骨膜和软骨周围注射是最安全的方法，以避免罕见但严重的血管并发症，包括组织坏死和永久性失明。

关 键 词
非手术性鼻整形，透明质酸，鼻整形术，填充剂，注射剂，面部优化。

关键要点
- 非手术性鼻整形是一种有效且可预测的改善鼻部轮廓的非还原手段，可替代手术性鼻整形。
- 在中线上进行深部骨膜和软骨周围注射，是避免血管并发症的最安全方法。

57B.1 术前步骤

57B.1.1 分析
- 对鼻部解剖结构进行详细分析，包括根部高度、背部轮廓对齐、鼻额角、鼻唇角、理想的鼻尖位置、鼻中轴的倾斜、背部鼻美学线、定义鼻尖点、皮肤厚度，以及手术瘢痕情况。所有患者都进行正视图、侧视图、基底视图和鼻腔内检查分析。
- 考虑血管供应受损的风险因素，包括先前的手术性鼻整形、跨鼻小柱或鼻下瘢痕、既往病史，以及吸烟、电子烟或药物使用史。
- 对患者的目标和期望值进行全面了解很重要，因为非手术性鼻整形有显著的局限性：它是添加性的而不是减少性的，效果是暂时的，且无法进行缩窄操作，如鼻基底减少、尖端悬吊或软骨支架。
- 必须与患者进行详细的知情同意讨论，包括罕见但灾难性的并发症，如血管供应受损、组织坏死和永久性失明。

57B.2 操作步骤
(视频57B.1)

57B.2.1 准备工作
- 对鼻部进行局部麻醉和消毒。
- 准备高黏度、高密度、高 G′ 值的透明质酸（HA）填充剂。在注射任何 HA 填充剂之前，必须备足紧急用品，包括 20 000 U 玻尿酸酶、硝酸膏、阿司匹林、热敷布和一位随时待命的眼科医师，以进行眼球后注射。

57B.2.2 注射技术
- 当针头进入时，回抽注射器以评估预期填充位置的安全性。
- 使用微滴注射技术，在针头退出时注射填充剂，并持续移动，以减轻对血管内注射的担忧。
- 在覆盖骨膜或软骨周围的无血供组织层面上注射。
- 深入且在外鼻的中线上进行注射，以最大限度避免外鼻的变异和复杂的血管结构。

- 在进行非手术性鼻整形时，将可注射的填充剂视为手术性软骨移植，使用填充剂的提升矢量进行鼻尖上旋或抬高鼻唇角。

57B.2.3 鼻背矫正

- 为了塑造直鼻背的错觉，可能需要在根部及背部隆起下方注射。
- 提高鼻尖上方的断裂点会塑造外观更直的鼻子，也会延长鼻子的外观。通过注射者的审美判断来减轻直度与所感知的鼻尖角度之间的矛盾。
- 在矫正鼻背时，重要的是不要过度增加鼻子的体积，以免操作者造成鼻子看起来臃肿或狮子鼻般的外观。

57B.2.4 鼻尖细致化

- 为了营造出更优雅的鼻尖外观，在下侧软骨圆顶的侧面注射，直接注射在软骨圆顶上方的软骨周围。
- 将填充剂想象成液态移植物，以便将产品放置在最理想的位置。
- 在注射鼻尖时要谨慎，不仅为了避免血管供应受损和鼻尖坏死，还要避免使鼻尖看起来更圆润或臃肿。

57B.2.5 矫正不对称

- 在某些情况下，可以在非中线处注射填充剂，以塑造对称感，但需要根据个案进行手术判断以评估此操作的安全性。

57B.2.6 矫正手术后鼻部变形

- 使用这些指导原则可以处理翼状缩窄、鹅嘴鼻变形、鼻尖收紧、马鞍鼻及鼻子轮廓的不规则。
- 由于血供受损和瘢痕组织，有手术史的鼻子风险更大。

57B.3 术后护理

- 在任何注射操作前后几天，患者应避免饮酒和摄入其他稀释血液的物质。
- 建议在手术后 1 天内避免剧烈运动，并保持头部抬高。
- 建议避免直接压迫鼻子，如佩戴厚重的眼镜或面朝下睡觉。
- 可以使用冷敷，但可能会造成精心放置的填充剂变形，因此笔者不建议常规冷敷。
- 填充剂的保持时间为 6 个月至 2 年，取决于产品的数量和类型，以及患者的代谢率和解剖特征。建议患者在注意到填充剂吸收时进行随访，最好在产品完全吸收之前进行。据观察，后续的填充剂持续时间比最初的更久，且效果更明显，这可能由于疗程初期已形成的组织支撑架构。

57B.4 案例与分析

- 参见图 57B.1。

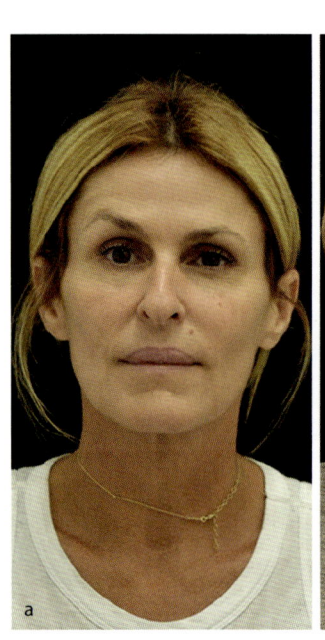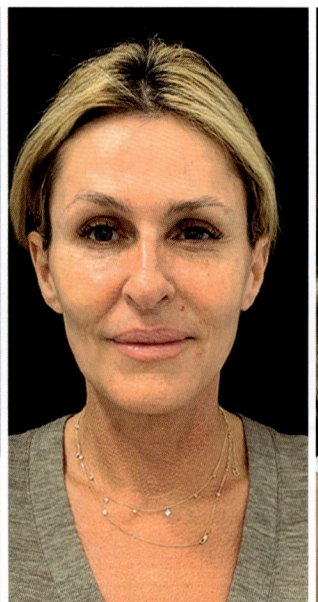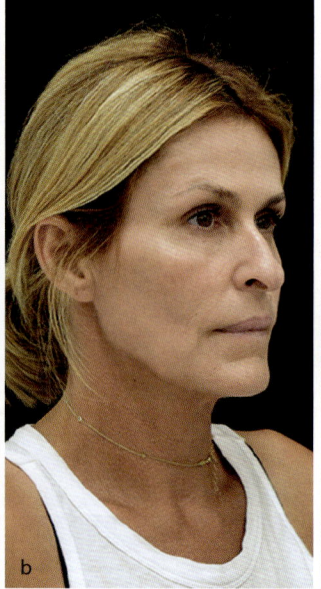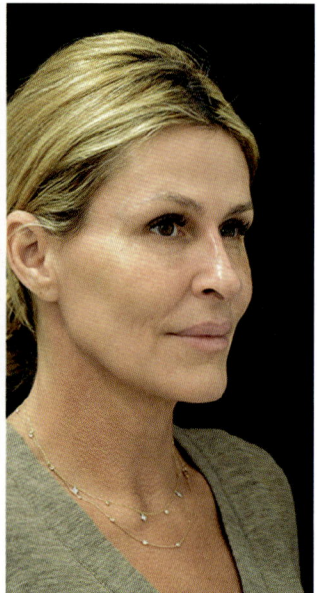

图 57B.1　女性，50 岁，希望通过非手术方式改善鼻子轮廓，特别关注鼻背隆起、圆润的鼻尖和鼻唇角的角度。通过咨询和分析后，决定使用 HA 填充剂进行非手术性鼻整形，软化鼻根部深层，使背部变直，提升鼻尖，并为鼻尖定义点添加轮廓。患者对结果非常满意。

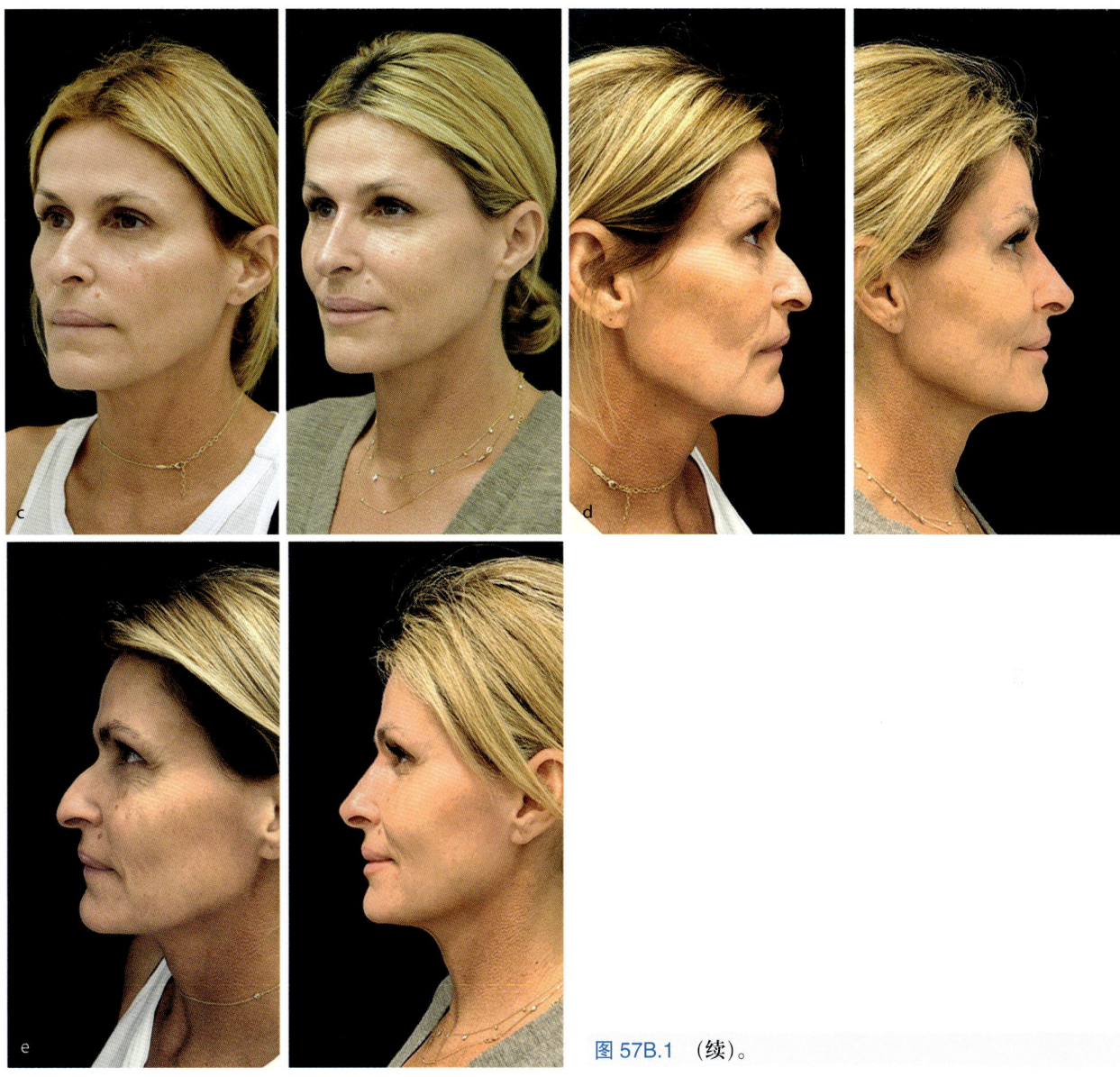

图 57B.1 （续）。

57B.5 总结

- 对于许多患者来说，非手术性鼻整形是一种可预测且有效的手术性鼻整形替代方法。
- 非手术性鼻整形依赖于改变鼻子上的光线和阴影，而不是减少或重塑骨骼或软骨，因此对于宽阔、突出或非常大的鼻子可能不太适合。
- 在鼻中线的无血管组织层面上进行深部软骨周围和骨膜表面注射，是避免血管供应受损的最安全方法。

延伸阅读

[1] Bray D, Hopkins C, Roberts DN. Injection rhinoplasty: non-surgical nasal augmentation and correction of post-rhinoplasty contour asymmetries with hyaluronic acid:how we do it. Clin Otolaryngol. 2010; 35(3):227-230.
[2] Humphrey CD, Arkins JP, Dayan SH. Soft tissue fillers in the nose. Aesthet Surg J. 2009; 29(6):477-484.
[3] Jasin ME. Nonsurgical rhinoplasty using dermal fillers. Facial Plast Surg Clin North Am. 2013; 21(2):241-252.
[4] Kim DW, Yoon ES, Ji YH, Park SH, Lee BI, Dhong ES. Vascular complications of hyaluronic acid fillers and the role of hyaluronidase in management. J Plast Reconstr Aesthet Surg. 2011; 64(12):1590-1595.

Val Lambros

58 注射填充技巧：上眼睑沟

摘　要
许多患者随着年龄增长，会出现上眶缘和眉弓区域的塌陷，为了实现眼部年轻化而进行填充是不错的解决办法。为了向患者演示填充处理后的效果，在注射填充剂前可使用局部麻醉来模拟填充效果。

关 键 词
眶上凹陷，透明质酸钠填充剂，眶部眉部注射，眼部老化，局麻药预填充模拟，面部柔化，眼部提升。

关键要点
- 眶上区域年轻的特征表现是足量的皮下组织和表面富有弹性的皮肤。年轻的上睑较长且饱满。随着时间的推移，眶区和眉部的软组织逐渐变薄和萎缩、眶缘逐渐显现、眼裂变短、变钝和憔悴。
- 上述的眼部外观也常见于上睑手术后的患者。尽管眶部的这些表现可以通过良好的化妆来遮掩和改善，但总体来说还是眼部和面部老化外观。
- 部分患者可以通过对眉部和眶上区域的充填改善上述老化表现。
- 这种视觉上的变化，对于很多患者而言，很难通过简单的语言描述治疗后的效果。
- 笔者推荐通过局部注射稀释的麻醉药来模拟填充效果，模拟直观的填充效果。
- 患者比较接受这个方法，就像买衣服之前的试穿，患者可以在治疗前看到并理解填充的效果，从而避免支付昂贵的治疗费用后，却发现治疗效果并不满意，使患者在充分理解的基础上决定手术方案。另外，注射医师也可通过预填充模拟来决定是否或者何处需要修饰来取得良好的治疗效果，通过预填充模拟注射局部麻醉，同时也可使患者注射区域局部得到麻醉并且收缩血管，做好了注射前的准备。
- 精确的局部麻醉预演要比实际注射填充材料更难，很容易形成皮肤的鼓包。
- 预填充模拟注射可以使医师的注射技术水平提高，精进手术技术。

58.1 操作步骤

(视频 58.1)

- 如图 58.1 所示，眉区包含很多较大的动脉血管，这些动脉在眉水平处走行于眶区和额区的深部。安全注射眉区的关键是，精确注射到眉下脂肪垫中，图中可见这个区域对应层次是乏血管区。
- 与面部其他区域的情况类似，如唇部、鼻部、眉间纹等，了解并避开知名的动脉。通过局部预填充模拟注射不仅可收缩局部血管，还可扩张眉部的体积，使注射医师更加安全地进针和注射更大的目标量。笔者相信（但无法证明），在预注盐水的区域注射透明质酸可使透明质酸更好的扩散和分布，这也可能是这种方法注射后的平整度更高的原因。

- 这个方法并不是只适用于初学者。注射医师要有能力将注射针头的深度控制在皮下层，也许这个方法不适用于团块注射然后按压平整的注射方式。笔者认为线性注射效果更好。注射物应该在按压均匀、分布平整之前，尽可能平顺。
- 出于经济方面的考量，在传统经典注射时，一般每侧注射 1 mL 或 2 mL。这个剂量可能会导致矫治不足，但可通过选择恰当的患者以达改善效果。笔者一般选择微颗粒的玻尿酸产品。
- 患者预填充模拟注射满意后可以开始填充材料注射治疗。
  - 借助预填充模拟注射，填充时可透过皮肤一边观察一边触摸地注入产品。一般选用 30 G 13 mm (1/2 in) 针头穿过眉毛。

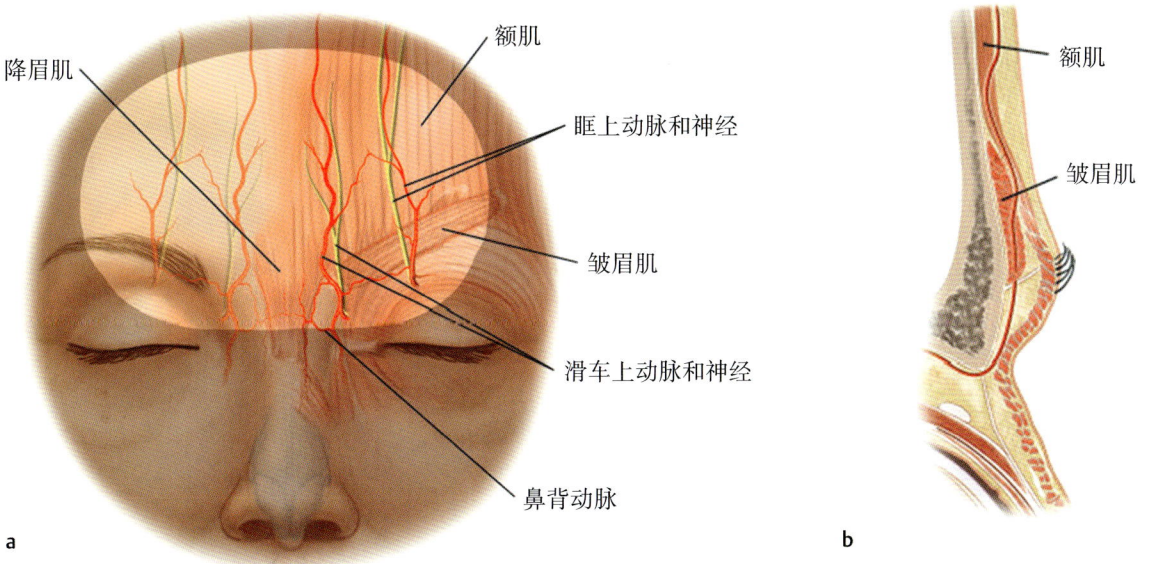

图 58.1　a.眉间和前额区域肌肉模拟示意图。皱眉肌收缩导致纵行和斜行的眉间皱纹。降眉间肌收缩导致鼻背上部的横行皱纹。额肌收缩导致横行的额部皱纹。b.纵切面显示上眶缘由深向浅走行的眶上动脉和滑车上动脉的路径。

- 有时也会用到钝针，但钝针比锐针更容易弯曲。在部分眼球紧靠上眶缘时可能造成损伤。钝针也较难顺应眉部的弯曲形态。
- 每次的推注量十分微小，每次推注约 1/300 mL。在注射过程中不断移动针头位置也十分重要。
  - 从侧面进针，每个进针点分别向上、向中、向下制备斜向的通道。皮下层前进穿过眉毛。除了在中间区域少量注射，注射物应位于上眶缘的下边缘或上方。
- 在眶区中央的软组织少量注射形成精致的弧度。锐针的准确率高于钝针。皮下层少量注射。
- 永远牢记血管内注射的风险，尽管并不多见。
- 锐针较钝针更容易产生淤血，应在注射前告知患者，但采用这种方式，笔者认为精准注射比淤血更为重要。
- 有些患者，轻度上睑皮肤松弛可以进行很少量的充填和扩张，使眉部真性或视觉上轻度提升。因为眉部填充的主要作用就是扩张皮肤，如果注射医师尝试上提眉毛或者大剂量注射在多余的上眼睑皮肤，这会导致眉部外观明显不自然。
- 很多患者因年龄或上睑手术皮肤切除后，上睑看起来非常空洞（即"养老院眼"）；还有一些不打算后续进一步外科治疗，还有部分上睑眶缘平坦不突出的患者。这些患者通过眉部的填充治疗可得到显著的改善，视觉上凹陷的上睑范围缩小。
- 进行眉部填充及小范围去除眼睑脂肪和皮肤的患者上睑效果更好。

58.2　术后护理

- 术后当天冰敷，大部分患者早期有一些淤血，1~2 周后可看到最终的治疗效果。
- 因为进行了预填充模拟注射，所以患者一般已了解注射后效果，不满意的情况十分少见。
- 有时部分患者需要小修整，或者小剂量的玻尿酸溶解酶来修正微小的不规则。这种注射方法注射量较小，眉部通常会轻微的欠矫，患者往往想要更多。
- 微颗粒玻尿酸在这个位置上可能保持 2~3 年。

58.3　案例与分析

- 参见图 58.3。

58.4　总结

- 对于正确选择和充分准备的患者，眉部（及颞部）的填充可显著改善患者的外观。
- 这种治疗对于上眶区老化扁平的患者及上眶区外科切除后的患者非常有效。结果可以保持 2~4 年。

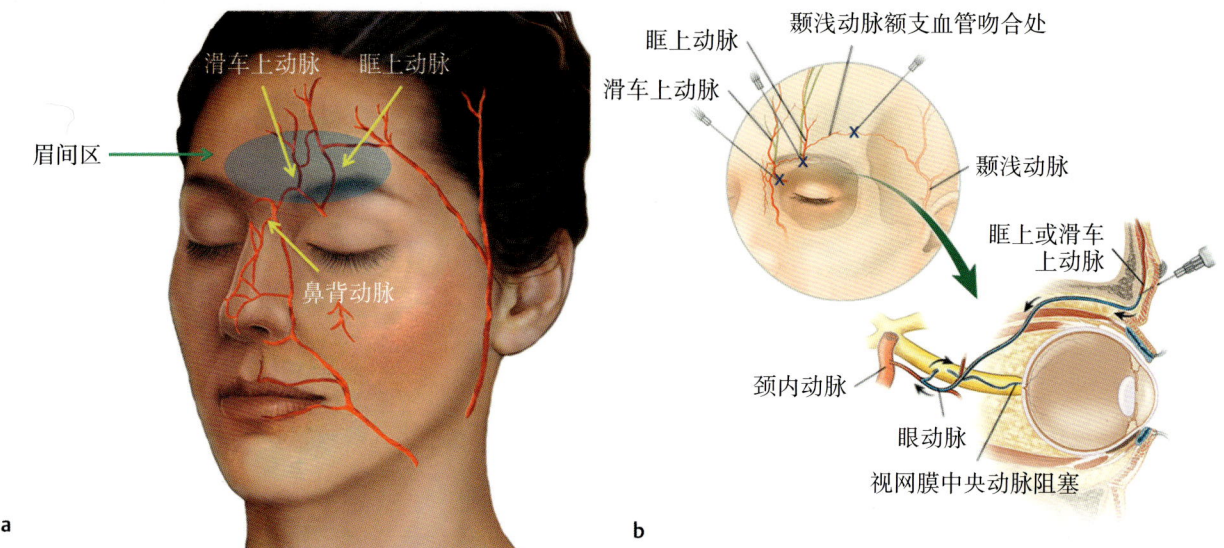

图 58.2　a. 眉间区域眶上动脉、滑车上动脉、鼻背动脉之间丰富的吻合支，可能造成眼动脉逆行栓塞。b. 误操作导致眶上动脉或滑车上动脉血管内注射，异物可以逆流扩展到眼动脉，引起末端视网膜中央动脉栓塞可导致失明（经允许引自 Rohrich R，Stuzin J，Dayan E，et al，eds. Facial Danger Zones：Staying Safe with Surgery，Fillers and Non-invasive Devices. 1st ed. Thieme；2019）。

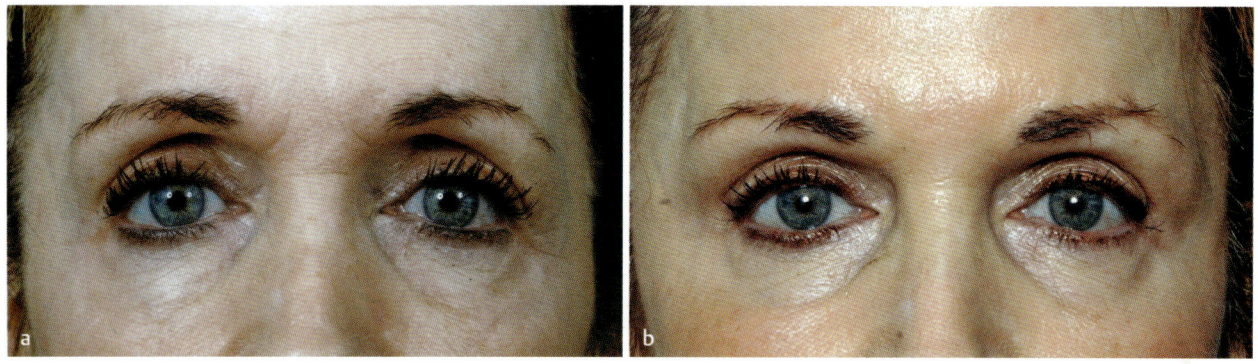

图 58.3　女性，60 岁，眉部填充术前和术后 2 年对比照。每侧注射 1.2 mL 玻尿酸。有趣的是，上眶缘内侧斜行向上的凹陷使患者显出焦虑的情绪，可能是因为内侧眉毛的提升，这种情绪面容得以改善。内侧眶缘平顺减轻了情绪的外显。

延伸阅读

[1] Coleman SR. Structural fat grafting. St. Louis, MO: Quality Medical Publishing; 2004.
[2] Costa CR, Kordestani R, Small KH, Rohrich RJ. Advances and refinement in hyaluronic acid facial fillers. Plast Reconstr Surg. 2016; 138(2): 233e-236e.
[3] Lambros V. Volumizing the brow with hyaluronic acid fillers. Aesthet Surg J. 2009; 29(3):174-179.
[4] Lambros VS. Fat injection for the aging midface. Oper Tech Plast Reconstr Surg. 1998; 5:129-137.
[5] Sykes JM, Cotofana S, Trevidic P, et al. Upper face: clinical anatomy and regional approaches with injectable fillers. Plast Reconstr Surg. 2015; 136 Suppl:204S-218S.

Heidi A. Waldorf, Anup Patel, and Rod J. Rohrich

59 注射填充技巧：手部

摘 要
随着面部微创年轻化逐渐流行，对其他解剖部位老化的治疗意识也逐渐兴起。与身体的其他部位不同，手一直暴露在外，年轻的面容和老化的手部外观之间的反差引起了关注。手部皮肤表层改善的技术，如化学剥脱和激光，可以改变皮肤的颜色和质地，但难以改善老化的手部形态。近年来，自体脂肪移植和成品化的真皮填充代用品成为补充容量缺失的标准方案。为得到安全有效的治疗结果，这章回顾了最佳的手部年轻化实践方案，包括指导学习复杂的手部解剖。

关 键 词
手，填充剂，透明质酸，脂肪，胶原，年轻化，羟基磷灰石，手部解剖。

关键要点
- 与面部类似，手部老化由内因和外因共同作用。对手部疏于护理和缺乏保护手段，以及年纪增长都会使手部老化。
- 导致老化的内因包括皮肤、肌肉、皮下脂肪的萎缩。老化的外因包括光老化及手部日常活动，如接触水、清洁剂、极端温度等，都会加速皮肤质地、密度、颜色的改变。因此，手部老化的特征包括松弛、皱纹、不同类型的色斑的皮肤，包裹着空虚的手背、显形的骨骼肌腱和静脉。另外，光老化引起的色素脱失，显影的静脉导致手部颜色发青。
- 恢复手部的光滑外表需要对皮肤的表层和轮廓进行治疗。改善质地和颜色会用到冷冻、化学剥脱、能量设备。恢复年轻化光滑的轮廓包括脂肪注射、填充剂、生物刺激，以及部分患者采用的硬化疗法来减少血管凸显。
- 2015 年，FDA 批准了第一个用于手部年轻化治疗的填充剂是微晶瓷（羟基磷灰石）。羟基磷灰石可以长期改善轮廓，并且通过遮盖作用掩饰静脉突起。2018 年，瑞蓝丽提是第一个获批 FDA 用于补充手部软组织容量不足的玻尿酸产品，其是可逆性的。

59.1 相关解剖（图 59.1）

- Bidic 等由浅到深对手部的层次进行了清晰的划分，包括皮肤、手背部浅层腱膜、手背浅筋膜、手背中间腱膜、手背中间筋膜、手背深层腱膜、手背深筋膜。
- 手背浅层腱膜是位于手部皮下的脂肪层，内部缺少感觉神经和主要静脉，是注射填充良好的平面。

59.2 操作步骤
（视频 59.1、视频 59.2）

59.2.1 术前消毒
- ChloraPrep™（70% 异丙基酒精与 3.15% 葡萄糖酸氯己定），或 70% 酒精、Lasercyn™ 皮肤喷剂（氯化钠、磷酸钠、磷酸钠、0.009% 次氯酸、水），擦拭手指、指底间隙、手背、手腕。

59.2.2 麻醉
- 可以采用利多卡因进行表面麻醉，但不是必需的。如果用钝针注射，进针点用 1% 利多卡因（不含肾上腺素）局部皮内麻醉即可。

59.2.3 注射技巧
- 采用一次性钝针注射时，入路选择近端或远端均可。最常用的是在手背指底间隙选择 2~3 个开口，或者在手和腕部交界处选择 1 个开口。采用 25 G 50 mm 钝针或 22 G 70 mm 长钝针，比较方便通过重要结构的表面。
- 采用锐针注射时，填充剂可以微量、多点手背注射，每点 0.05~0.1 mL，通过注射 0.2~0.5 mL，形成周围 4 个、中央 1 个形状的团块。或者线状排列。注射

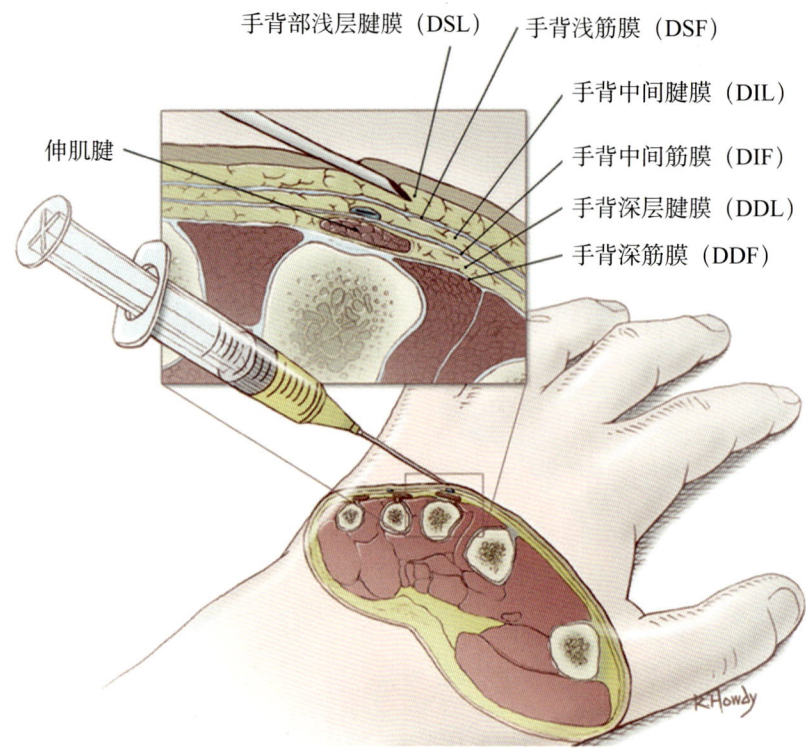

图 59.1 与手部年轻化安全相关的关键解剖图。

时形成皮肤支撑，垂直注射形成团块或者平行线性注射。

59.2.4 填充材料

- 玻尿酸无需特殊准备，可以直接用。若超出适应证范围使用，可将其与盐水混合，具更好的可塑性；或者与羟基磷灰石混合，可产生遮盖效果。
- 1.5 mL 羟基磷灰石与 0.3 mL 1% 利多卡因混合，但常用的为 1:1 混合液。
- 从大腿内侧吸取脂肪，离心 1 分钟，注射至手部的浅层（每只手 20~30 mL）。
- 不论用什么器械和填充材料，正确的填充层次是手背表浅和手背中间层，避开手背深层、静脉、肌腱。还有一个重点就是缓慢渐进填充，并且对两只手在治疗过程中不断对比评估。治疗过程中按压、按摩填充区域有助于正确评估填充效果。
- 双侧填充对称后，可用超声胶、甘油血清或其他润滑剂按摩整个手背，得到平滑的外观。检查双手的功能不受影响，治疗就可告一段落了。强调一点，对于手比较小或手腕纤细的患者可能会抱怨水肿、不舒适等，影响手部的活动。建议把治疗过程分成两次，间隔 2~4 周，可减轻水肿和不舒适程度，分次逐步改善。
- 术后佩戴无手指的乙烯手套（如弹力手套），冰敷。

59.3 注射后指南

- 注射羟基磷灰石后，在医师指导下每天轻柔按摩指端几分钟（持续 3 分钟，每天 3 次，连续 3 天）。
- 为了减轻淤血和肿胀，患者治疗前 7~10 天和治疗后 3~5 天不要服用抗凝药物，还有一些非处方药，如酒精、阿司匹林、非甾体抗炎药、维生素 E，以及含鱼油、金丝桃、银杏、人参、大蒜的营养品。其他没有医师明确的药物无需停药。
- 为了减轻肿胀，术后 48 小时内，每小时冰敷术区 10~20 分钟。佩戴不影响手部活动、带有冰袋的乙烯或弹力手套。
- 1 周内避免对手臂施加压力或加速血流的活动。
- 注射前和注射后 2 周，除非注射医师同意，禁止进行手部和手指的激光治疗。
- 注射后 2 周内不要美甲。
- 对于做过较大的淋巴结活检或肢端淋巴水肿的患者，不建议进行手部填充治疗。
- 填充治疗后 2 周内乘坐飞机可能会延长和加重肿胀，不推荐。
- 2~3 周随访，并完成后续治疗。4~6 个月再次随访。
- 出现以下情况，应及时联系医院。
  ○ 发热和（或）寒战。

- 注射区域出现红，触摸时感觉炎热，或看起来红肿热痛。
- 注射区域或周边出现水疱、结痂、脱色的斑点，外观苍白。
- 严重或进行性加重的疼痛，肢端肿胀。
- 手部或手指的活动功能受限。

59.4 案例与分析

- 参见图 59.2。

59.5 总结

- 面部微创年轻化越来越常见，但对手部老化的治疗关注度仍然不够。但是，近期 FDA 批准了两款可以用于手部容量补充的真皮填充材料，增加了对手部年轻化的认知，同时也增长了治疗需求。
- 为了避免对手部功能造成永久或临时性的损伤，注射医师必须熟悉和理解可以应用的填充材料、填充工具和手部解剖。
- 本章对 FDA 批准的标准填充策略进行了讲解，包括羟基磷灰石、玻尿酸及自体脂肪，单一和多口入

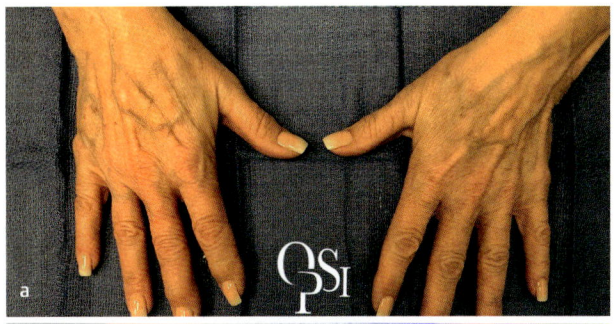
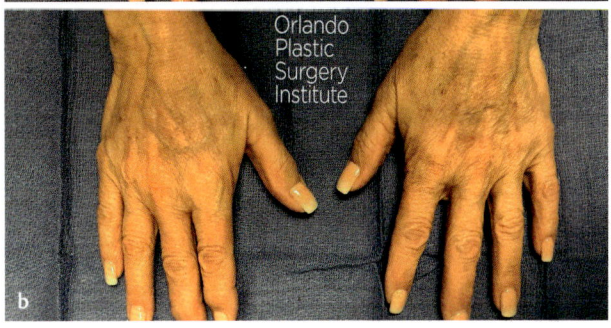

图 59.2　女性，60 岁，玻尿酸注射手部年轻化治疗。a. 治疗前。b. Restylane Lyft 治疗后 3 个月。

路，钝针和锐针注射技巧。
- 与面部相同，填充剂和自体脂肪可以重塑更加年轻化的轮廓，是手部年轻化治疗方案的重要补充。

延伸阅读

[1] Bidic SM, Hatef DA, Rohrich RJ. Dorsal hand anatomy relevant to volumetric rejuvenation. Plast Reconstr Surg. 2010; 126(1):163-168.
[2] Graivier MH, Lorenc ZP, Bass LM, Fitzgerald R, Goldberg DJ. Calcium hydroxyapatite (CaHA) indication for hand rejuvenation. Aesthet Surg J. 2018; 38(1) suppl_1:S24-S28.
[3] Hoang D, Orgel MI, Kulber DA. Hand rejuvenation: a comprehensive review of fat grafting. J Hand Surg Am. 2016; 41(5):639-644.
[4] Khosravani N, Weber L, Patel R, Patel A. The 5-step filler hand rejuvenation: filling with hyaluronic acid. Plast Reconstr Surg Glob Open. 2019; 7(1):e2073.
[5] Riyaz FR, Ozog D. Hand rejuvenation. Semin Cutan Med Surg. 2015; 34(3):147-152.

达拉斯美容手术：大师视频图解
Masters of Cosmetic Surgery—The Video Atlas: The Dallas Cosmetic Model

IX

面部换肤
Facial Resurfacing

60 三氯乙酸剥脱术 /234
61 面部磨削术 /236
62 激光换肤 /239
63 微针疗法 /244

60 三氯乙酸剥脱术

Rod J. Rohrich and Erez Dayan

摘　要
三氯乙酸（trichloroacetic acid，TCA）是一种多功能制剂，不同浓度的TCA可有效治疗面部皱纹、色素异常等皮肤问题。通常使用30%~35%浓度TCA，达到中等深度剥脱，剥脱至网状真皮上层。在进行TCA剥脱术之前预先涂抹Jessner换肤溶液可去除部分表皮，从而使TCA能够渗透得更深。组合使用Jessner换肤溶液与较低浓度TCA，可达到较深的换肤深度与效果，最大限度减少瘢痕等术后并发症。

关 键 词
化学剥脱，TCA，三氯乙酸、Jessner换肤溶液，皮肤换肤。

关键要点
- 预先涂抹Jessner换肤溶液，再使用35% TCA可提高换肤效果，并可使用较少的TCA达到设定的换肤深度与效果。
- 术前的皮肤准备对于避免并发症和优化术后结果至关重要。
- 务必使用纱布或棉签蘸TCA进行涂抹，以防止不良事件的发生。
- 涂抹次数和涂抹力度均与剥脱深度有关。
- 换肤术中医师需持续评估皮肤颜色变化，以确定剥脱的深度和效果。

60.1 术前步骤

- 术前医师应面诊患者，讨论治疗目标和效果，设定合理术后期望值，并告知患者重要的围手术期护理注意事项，以获得最佳的剥脱术治疗结果。另外，术前医师需仔细的问诊、收集病史及体格检查，以确定患者是否适合进行剥脱治疗（表60.1）。
- 术前笔者一般会对即将进行化学剥脱的患者进行4~6周的皮肤预处理，并根据患者的皮肤类型和耐受性，调整皮肤预处理方案（药物剂量和使用间隔）。预处理方案用药包括异维A酸（0.05%~0.1%）、氢醌（2%~4%）、防晒霜和α-羟基酸（4%~10%）。术前皮肤预处理的操作可提高皮肤耐受性、调节成纤维细胞和黑色素细胞功能、改善真皮循环，并使局部细胞分裂增加、胶原蛋白新生而使治疗后预处理过的皮肤愈合速度加快3~4天。皮肤预处理至剥脱术前1周，患者应遵照医嘱开始进行自我皮肤清洁和护肤的操作，并尽量保湿以使皮肤保持充足的

表60.1 化学剥脱术的适应证和禁忌证

适应证	禁忌证
浅表或深层皱纹/光老化	过去6个月内曾使用异维A酸治疗
癌前病灶或肿瘤病灶（如日光性角化症和晒斑）	面部无毛囊皮脂腺单位（译者注：毛囊皮脂腺单位由毛发、毛囊、油脂线和竖毛肌组成）
潜在皮肤病（如痤疮）	感染或开放性伤口（疱疹和开放性痤疮囊肿）
皮肤色素异常	3~12个月曾进行过中度或深度的换肤术
	近期曾做涉及剥离组织皮肤的面部手术
	放射治疗史
	Fitzpatrick Ⅳ、Ⅴ和Ⅵ型

水分。
- 对于既往有疱疹病灶史的患者，应嘱患者在化学换肤前2天开始服用阿昔洛韦，并持续服用至换肤术后5天。
- 每个药液瓶应贴清晰的制剂标签，并按照使用顺序

从左到右排列放置。在玻璃杯中加入 70% 乙醇、丙酮、Jessner 换肤溶液和 35% TCA 溶液。
- Jessner 换肤溶液由药剂师预先复配混合，内含 100 mg 95% 乙醇、14 g 间苯二酚、14 g 水杨酸和 14 mL 乳酸。此外，操作台上还需准备 2 in×2 in（5 cm×5 cm）纱布块和棉签。

60.2 操作步骤

（视频 60.1）

- 术前对患区皮肤进行局部麻醉（利多卡因/丙胺卡因乳膏）40~60 分钟。
- 治疗首先用 70% 乙醇浸泡过的 2 in×2 in（5 cm×5 cm）纱布清洁皮肤，随后用涂抹脱脂剂类似的方式涂抹丙酮。
- 待皮肤风干后，涂抹 Jessner 换肤溶液去除角质，剥落表皮的角质层，剥离深度由涂抹的次数来控制。在脸上抹 1~4 层 Jessner 换肤溶液，当看到术区均匀的红斑和轻微的冻霜样结晶时停止涂抹。
- 涂抹 Jessner 换肤溶液后，再涂抹 35% TCA，方法与涂抹 Jessner 换肤溶液类似：将 2 in×2 in（5 cm×5 cm）纱布浸透溶剂后拧干，避免滴落溶剂。术者使用三指法技术均匀涂抹、覆盖面部。拧干蘸有 TCA 溶液的棉签，涂抹眶周和口周区域，术者需牵拉这些部位皮肤再进行涂抹，以使溶剂能充分渗透到皱纹深层次。另外，棉签的木质端可用于涂抹更深的皱纹。最后，皮肤剥脱区域的边缘（通常是下颌边缘）要做轻微的羽化过度，以实现剥脱区自然过渡，术后才能不存在明显边界感。

60.3 术后护理

- 完成换肤治疗后，在治疗区域涂抹一层薄薄的抗生素软膏（如莫匹罗星）。
- 嘱患者不要在治疗区域涂抹保湿类产品，因为这样会妨碍剥脱蜕皮。
- 一般情况下，皮肤脱落并重新愈合表皮需要 7~10 天，真皮再生需要长达 6 周。患者在术后前 3 天可以洗脸，但切勿擦洗、搓洗术区，清洁完后用柔软的毛巾拍干清洗的术区。
- 术后可使用冷敷、服用抗焦虑药来尽量减少不适，必要时可口服止痛药。面部换肤术患者术后 24 小时接受预防性抗生素治疗。一旦患者术区的皮肤重新上皮化（7~10 天），参考术前皮肤预处理方案继续治疗。

60.4 案例与分析

- 参见图 60.1。

60.5 总结

- Jessner 换肤溶液与 35% TCA 溶液的组合，可安全有效地修复中度面部皱纹和色素异常问题。
- 系统性应用化学剥脱术，并注意术前的皮肤预处理和术后皮肤护理可最大化术后效果，同时最大限度地减少换肤术的潜在并发症。

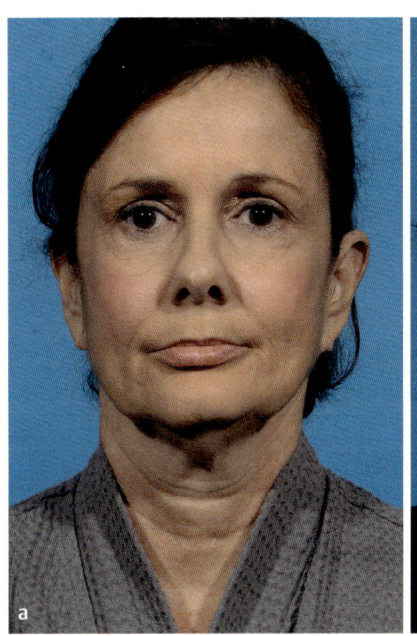
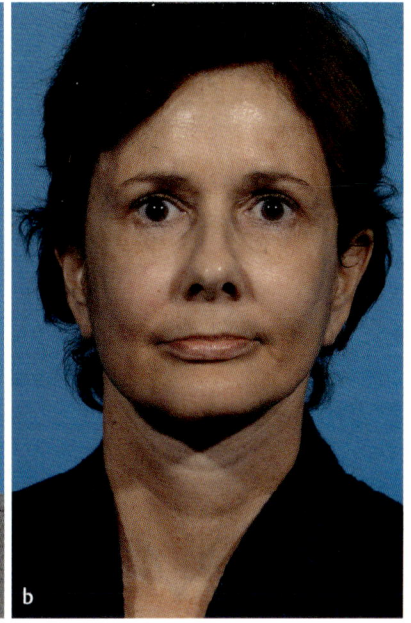

图 60.1　女性，56 岁，面部有明显细纹、皱纹和光老化，接受了面部除皱手术、面部填充与 TCA 化学剥脱术治疗。术后按照四步法进行面部化学换肤术：酒精、丙酮、Jessner 换肤溶液和 TCA。术后对比照显示患者的面部细纹、肤质和皮肤色素异常问题得到改善。

延伸阅读

[1] Glogau RG, Matarasso SL. Chemical peels. Trichloroacetic acid and phenol. Dermatol Clin. 1995; 13(2):263-276.
[2] Herbig K, Trussler AP, Khosla RK, Rohrich RJ. Combination Jessner's solution and trichloroacetic acid chemical peel: technique and outcomes. Plast Reconstr Surg. 2009; 124(3):955-964.
[3] Matarasso SL, Glogau RG. Chemical face peels. Dermatol Clin. 1991; 9(1):131-150.
[4] O'Connor AA, Lowe PM, Shumack S, Lim AC. Chemical peels: a review of current practice. Australas J Dermatol. 2018; 59(3):171-181.
[5] Weissler JM, Carney MJ, Carreras Tartak JA, Bensimon RH, Percec I. The evolution of chemical peeling and modern-day applications. Plast Reconstr Surg. 2017; 140(5):920-929.

Steven M. Levine and Daniel C. Baker

61 面部磨削术

摘 要
面部衰老是由于面部在多个层面发生了老年样改变。手术提升是治疗面部支持韧带老化松弛的金标准，而表面修复技术可以解决受环境损害、面部皮肤表面的老年样变化，如肤质、面部纹路等。面部磨削术是一种高效、可靠且低成本的面部换肤方法，对于口周的垂直纹路治疗效果较好。

关 键 词
磨削术，换肤，口周皱纹，衰老，日光性角化病。

关键要点
- 任何磨削治疗区域的边界都应该被"羽化"处理，以尽量减少皮肤磨削和非皮肤磨削组织之间的边界感。
- 磨削术的操作关键是使术区皮肤在始终保持张力下进行磨削。
- 磨削术的治疗终点是术区点状出血和肉眼可见的皱纹消失。磨削术理想的治疗目标是避免磨过深，在伤及黑色素细胞之前完全消除术区的皱纹。

61.1 术前步骤

- 磨削术的适应证很广泛，包括改善皮肤纹理、减少细纹及老年斑（如日光性角化病）等。
- 磨削术适用于整个面部和颈部，也可针对特定的面部美容单位进行，如眉间或口周区域（图61.1）。
- 磨削术可以作独立术式单独进行治疗，也可联合面部、颈部除皱手术。
- 患者的肤色是医师治疗前的主要考虑因素。患者术前皮肤色素越深，磨削术后的并发症概率就更高，如炎症后色素过度沉着或色素缺失。
- 部分专家建议在进行磨削术之前使用A酸或其他皮肤漂白剂对患者进行皮肤准备4~6周，但笔者没有使用上述方式进行磨削区皮肤准备。
- 若患者有口腔疱疹史，术前使用抗病毒药物进行预防治疗（图61.2）。

61.2 操作步骤

（视频61.1）

61.2.1 术前标记和体位
- 术前使用记号笔对需治疗的细纹进行标记（图61.3）。
- 患者仰卧在治疗床上，床头稍微抬高。
- 术者应坐着操作以保持最佳的手部稳定性。
- 磨削术有多种不同的手法，术者可选用自身可控、可重复的面部机械磨削换肤手法。

61.2.2 机械磨削术
- 术前使用酒精消毒清洁面部。
- 将少量混有肾上腺素的1%利多卡因注射到磨削区域的真皮中，整个上唇约注射0.1 mL。
- 注射肾上腺素需要8分钟后才能发挥其作用。

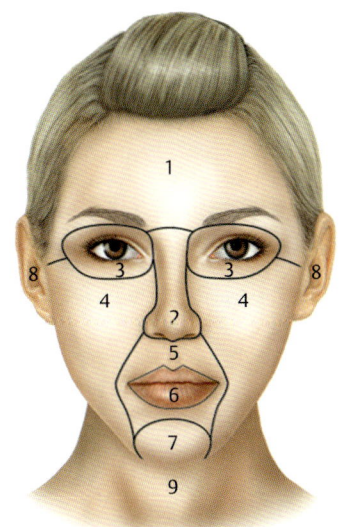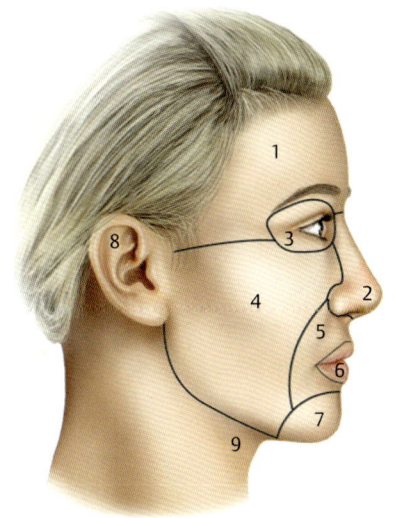

图61.1　面部的美学单位（经允许引自 Rohrich R，Stuzin J，Dayan E，et al，eds. Facial Danger Zones: Staying Safe with Surgery, Fillers and Non-invasive Devices. 1st ed. Thieme；2019）。

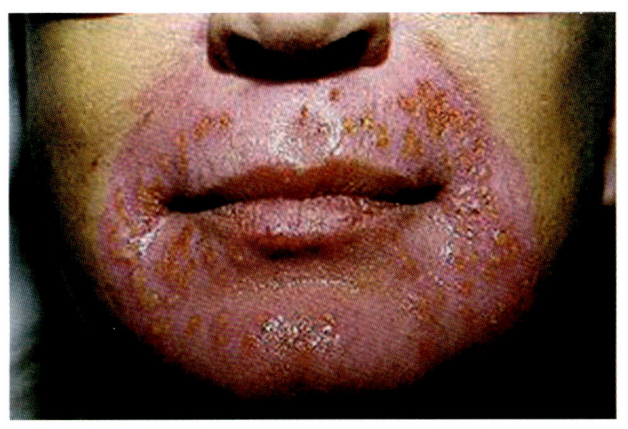

图61.2　由于术前未服用抗病毒药物进行预治疗，患者在口周磨削术后发生疱疹病毒感染（经允许引自 Cohen M，Thaller S，eds. The Unfavorable Result in Plastic Surgery: Avoidance and Treatment. 4th ed. Thieme；2018）。

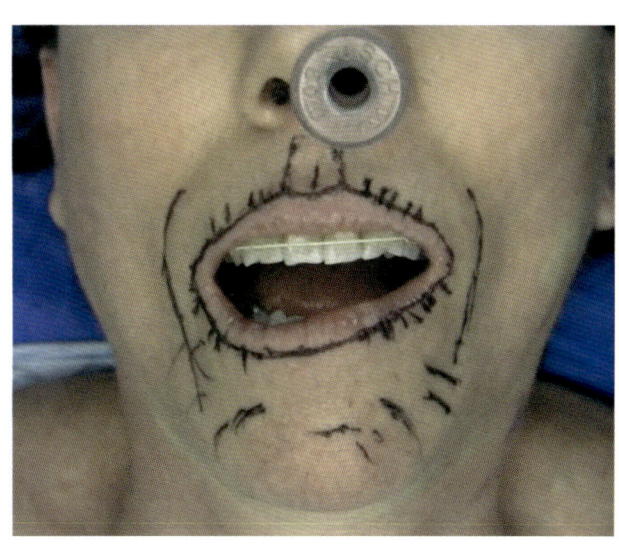

图61.3　术前对细纹进行标记。

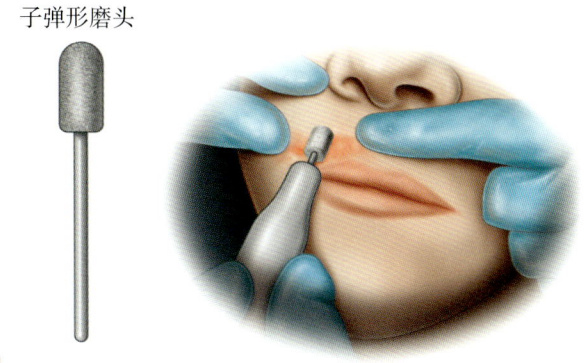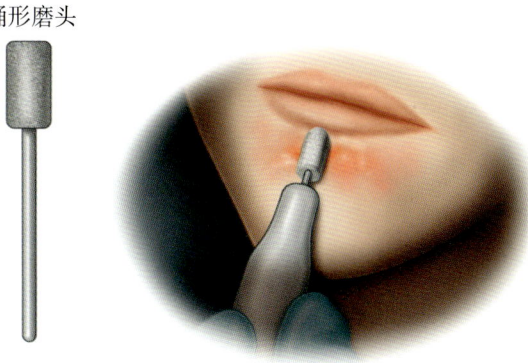

图61.4　各种磨削头。a. 用于上唇的子弹形磨头。b. 用于较大区域的桶形磨头。

- 医师在磨削术中可依不同部位选择最适合该部位、顺手的磨削头（笔者推荐，嘴唇上方区域使用子弹形磨头，而嘴唇下方等较大区域选择桶形磨头）（图61.4）。
- 磨削术操作中可使用多种转速，一般建议以缓慢的转速（5 000~10 000 转 / 分）开始，然后加速至

25 000 转/分。
- 磨削术的操作要点是操作中使用非惯用手绷紧磨削术区的皮肤，切记不要在没有绷紧皮肤下进行磨削。
- 磨削术的治疗终点为术区点状出血和肉眼可见的皱纹消失。磨削术理想的治疗目标是避免磨太深，在伤及黑色素细胞之前完全消除术区的皱纹。
- 术中需保持磨削头持续的移动，以避免局部区域磨削过深。
- 术区周边都应做"羽化"过渡处理，尽量减少磨削组织和非磨削组织之间出现明显的边界。
- 切记将术区治疗范围扩大，延伸到治疗目标区域之外（如进行全脸磨削治疗，术区范围延伸至下颌缘下）。
- 治疗过程中不时查看整个治疗中或治疗过的区域非常重要。通常操作中会在术区附近放一块纱布用来擦去术区渗出的血液，如操作不注意很容易卷入纱布、卡住皮肤磨削机，使得纱布甩动，甚至可能会造成纱布击中患者的面部或眼睛。
- 过度磨削会损伤黑色素细胞，并导致术区色素过度沉着。
- 术后避免阳光照射非常重要，术区可能会出现皮肤色素沉着，通常这个情况随时间会自行消退，如必要可使用 4% 对苯二酚等涂抹皮肤美白。

61.3 术后护理

- 面部磨削术通常联合面部除皱手术，面部磨削术应该在面部除皱手术之后进行。
- 术者在面部磨削术后应立即将浸有油膏的纱布敷在皮肤磨削部位。
- 嘱患者在术后 24 小时内冰敷术区，可减轻术后肿胀。
- 嘱患者在急性脱皮期（术后 7~10 天）避免阳光照射。
- 磨削术后几个月内最好避免阳光照射。
- 术后患者不要揭开术区的纱布辅料，当皮肤重新上皮化时，纱布敷料就会自行脱落。当纱布敷料脱落后，患者应在术区涂抹一层薄薄的油膏，每天 3 次，直至术区皮肤完成重新上皮化。

61.4 案例与分析

- 参见图 61.5。

61.5 总结

- 面部磨削术可有效改善细纹并减少皮肤浅表色素问题。
- 医师需要科学地善用此技术，了解其适应证并熟知其治疗上限。

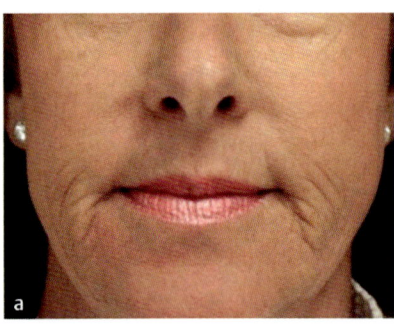 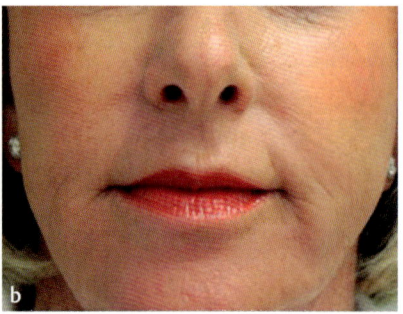

图 61.5 患者接受面部自体脂肪移植、面颈部除皱术、35% TCA 换肤术及口周磨削术。图为术前和术后 2 年随访的对比照。

延伸阅读

[1] Alkhawam L, Alam M. Dermabrasion and microdermabrasion. Facial Plast Surg. 2009; 25(5):301-310.
[2] Holmkvist KA, Rogers GS. Treatment of perioral rhytides:a comparison of dermabrasion and superpulsed carbon dioxide laser. Arch Dermatol. 2000; 136(6):725-731.
[3] Jared Christophel J, Elm C, Endrizzi BT, Hilger PA, Zelickson B. A randomized controlled trial of fractional laser therapy and dermabrasion for scar resurfacing. Dermatol Surg. 2012; 38(4):595-602.
[4] Perkins SW, Sklarew EC. Prevention of facial herpetic infections after chemical peel and dermabrasion:new treatment strategies in the prophylaxis of patients undergoing procedures of the perioral area. Plast Reconstr Surg. 1996; 98(3):427-433, discussion 434-435.
[5] Smith JE. Dermabrasion. Facial Plast Surg. 2014; 30(1):35-39.

62 激光换肤

摘　要

剥脱点阵激光换肤（AFR）和非剥脱点阵激光换肤（NAFR）可安全且有效地治疗皮肤皱纹、光老化、瘢痕和皮肤轻度松弛。通过激光产生的显微热区（MTZ）诱导表皮和真皮重塑，从而使皮肤达到换肤效果。医师在术前需评估患者的皮肤类型、术前使用异维A酸等药物、术区是否有感染、先前的伤口愈合情况及是否有黄褐斑等特征，这些因素皆会影响治疗效果，医师综合评估后再决定治疗方案。激光治疗时的参数设置涵盖激光治疗给予的能量、深度、显微热区的密度及次数。医师应对相应皮肤的肤色调节治疗参数，特别是治疗密度。激光操作术中应对皮肤进行适度冷却以防止皮肤过热、烫伤。术后向患者详细地指导术后护理及注意事项，提高患者依从性，方能提高换肤的治疗效果。

关键词

换肤，激光，剥脱，非剥脱，皱纹，瘢痕，光老化。

关键要点

- AFR和NAFR可治疗皮肤皱纹、光老化、瘢痕和皮肤轻度松弛。
- 非剥脱型激光的波长可不伤害角质层，在皮肤1 mm深度或更深的深度可造成真皮热凝固损伤；而剥脱型激光的波长会造成融合性的表皮真皮通道（最长4 mm）。点阵激光造成的不连续热损伤部位称为MTZ。一般点阵激光治疗密度（覆盖率）为5%~50%，深色皮肤患者应调整使用较低的点阵密度（图62.1、图62.2）。
- 激光的点阵模式技术能够治疗皮肤色素较深的皮肤类型和较高风险的解剖部位，但治疗上述类型和部位时仍需谨慎。

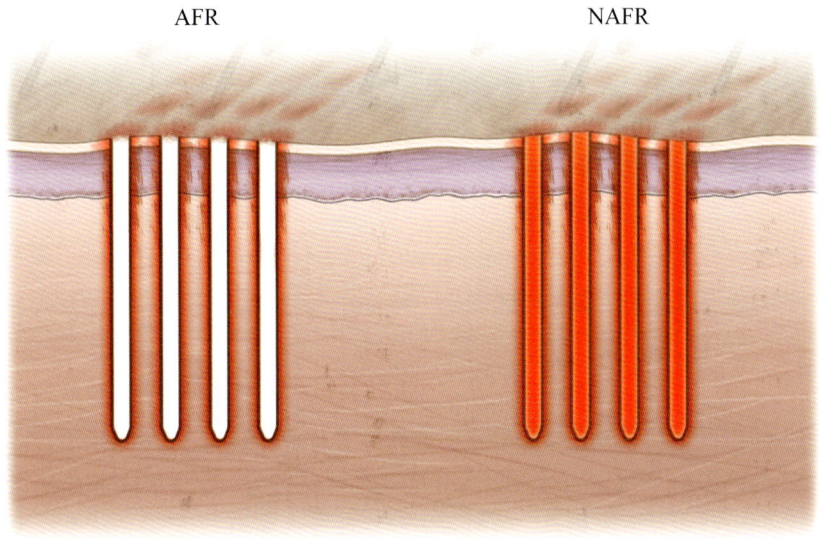

图62.1　AFR和NAFR的差异。

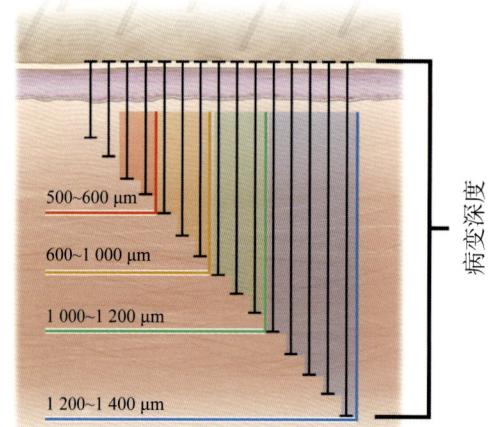

脉冲能量
- 6~12 MJ 色素、肤质/纹理 浅层
- 15~25 MJ 轻度皱纹 中层
- 30~40 MJ 中度皱纹，浅凹陷痤疮或手术瘢痕 中深层
- 45~70 MJ 痤疮瘢痕和手术瘢痕 深层

图 62.2　1 550 nm 非剥脱点阵激光各种脉冲能量的损伤深度。

62.1　适应证（表 62.1）

表 62.1　点阵激光治疗的适应证

NAFR	AFR
光老化、色素异常	皱纹、皮肤松弛
质地变化	光老化、色素异常
皱纹、皮肤松弛	瘢痕
瘢痕：萎缩性瘢痕、色素减退、肥厚性瘢痕、烧伤瘢痕、手术后瘢痕、轻度鼻赘	瘢痕：萎缩性瘢痕、烧伤瘢痕、挛缩性瘢痕、手术后瘢痕、外伤性瘢痕 鼻赘

62.2　设备选择

- 本章所述的临床经验使用的激光设备为 Solta Fraxel DUAL 双波长（1 550 nm/1 927 nm，铒/铥）和 Solta Fraxel Re：pair（10 600 nm，二氧化碳），这些设备利用智能光学跟踪系统，根据操作者的滑行速度将显微热区均匀地分布，从而降低了整体加热的风险。本章所述的概念可以谨慎地延伸运用于其他红外非剥脱点阵激光设备（1 550 nm、1 540 nm、1 440 nm）和剥脱点阵激光设备（2 790 nm/2 940 nm）。

62.3　术前步骤

- 医师在进行面部激光换肤手术前首先要对患者进行详尽的术前分析，评估患者皮肤晒斑的严重程度、皱纹的分布、色素异常、瘢痕、治疗目标及患者的期望。
- 表皮光老化、轻度皱纹和瘢痕（萎缩性、烧伤性或创伤性）患者，NAFR 为合适的选择。一般来说，刚形成的瘢痕对激光治疗的反应较好。皱纹较深、皮肤松弛较严重、创伤性瘢痕、挛缩烧伤瘢痕及痤疮瘢痕较深的患者，AFR 为合适的选择。患者应知晓 AFR 术后恢复期为 2 周。

- 激光术前评估绝对禁忌证，包括活动性感染、怀孕及牛皮癣和白癜风等科伯纳现象（译者注：科伯纳现象由 Heinrich Köbner 提出，描述皮肤线状损伤后出现的线状皮肤伤痕，又称同形反应、人工银屑病，就是有外伤的地方好发寻常性银屑病）。
- 激光术前评估相对禁忌证，包括患者近期皮肤助晒或皮肤阳光照射，以及 6 个月内曾使用异维 A 酸。
- 应评估患者是否存在潜在黄褐斑和炎症后色素沉着过度的病史，因为使用高能量密度、高覆盖率的激光换肤治疗后可能会导致色素沉着与返黑。如存在上述情况，应建议患者使用低能量密度和（或）低覆盖范围的非剥脱点阵激光，并告知可能需经多次治疗疗程。
- 为避免色素沉着等并发症，建议在激光换肤术前使用氢醌、视黄酸或局部氨甲环酸（如 SkinMedica© Lytera 2.0 或 SkinCeuticals© Discoloration Defense）2~4 周，进行皮肤术前预处理及光防护。
- 患者术前若有单纯疱疹病毒（HSV）感染病史，需在激光治疗术前 1 天开始给予预防性抗病毒药物。非剥脱激光治疗给予预防性抗病毒用药 3 天；剥脱激光治疗给予预防性抗病毒用药 7 天。
- 根据笔者的临床经验，建议提供所有接受 AFR 治疗的受术者口服抗生素（多西环素 100 mg，每日 2 次，治疗前一天开始用药，用药 7 天）。

- 接受 NAFR、有痤疮病史的患者可以同时使用低剂量抗生素治疗（激光换肤术当天开始使用多西环素 50 mg，每日 2 次，用药 5 天），以降低手术后复发痤疮的风险。
- 笔者建议在激光换肤术前 2~3 周使用 Alastin© 再生皮肤花蜜（Alastin© Regenerating Skin Nectar）进行术区皮肤预处理，激活真皮细胞重塑，术后恢复期间也继续使用。
- 激光治疗前 5 天应停用外用维 A 酸。
- NAFR 治疗建议患者在术前涂抹 60 分钟的局部表皮麻醉药膏（Fitzpatrick 1~3 型和较厚的皮肤，使用 23% 利多卡因 /7% 丁卡因；Fitzpatrick 4~6 型、亚裔人及易长痤疮的皮肤，使用 20% 苯佐卡因 /6% 利多卡因 /6% 丁卡因）；EMLA 恩纳乳膏（含利多卡因 /丙胺卡因）也可用于亚裔和敏感皮肤，AFR 治疗的患者进行"清醒镇静（译者注：清醒镇静旨在缓解疼痛，降低意识状态，又称中等镇静，往往用于小手术中。患者对于这种程度的镇静作用反应不同，有些患者仍可以讲话和做出反应；有些患者则进入浅睡眠状态；还有些患者会遗忘手术过程）"，以提高患者治疗过程的舒适度。
- 完成表皮麻醉后，使用氯己定清洁治疗部位，以确保治疗前完全去除局部表皮麻醉药膏。

62.4 操作步骤
（视频 62.1）

62.4.1 标记治疗区域
- 标记每个需治疗的解剖区域，如颞区、鼻唇沟区、木偶纹区、颧弓区、下颌角区、前额、面颊、眶周皮肤、鼻部、上唇和下颏等。
- 笔者建议在治疗面部、眼睑周围、下颌线周围和颈部时降低激光治疗能量密度和深度。

62.4.2 治疗参数选择和操作技巧
- 激光换肤治疗主要由设备中可调节的 4 个参数设置所决定：能量密度、治疗深度、显微热区密度及治疗次数。
- 对于表皮的适应证（如色素异常和雀斑），建议使用非剥脱性激光低能量密度在浅表深度进行治疗；对于深层病变（如痤疮瘢痕和皱纹），建议用高的能量密度在皮肤深层进行治疗。
- 治疗高张力瘢痕的时间不得早于瘢痕形成的前 3 个月，以免激光治疗破坏创面。
- 一般而言，治疗中使用点阵激光制造更密集的显微热区，因此对真皮造成更大的热损伤，深层病变的治疗效果越好，但需尽量避免应用于治疗深色皮肤。
- 单次点阵激光操作中的治疗次数决定了显微热区的形成速度。更多的点阵治疗次数可逐步递增能量，较好地把控热伤害并避免过度加热局部皮肤。点阵激光的施打顺序应垂直进行（从术区近端到远端，然后从术区内侧到外侧）。
- 建议在整个点阵激光治疗过程中使用抽风设备吸除激光所产生的烟雾，以最大限度地减少热损伤、提高患者舒适度并最大限度地减少术区大量的加热局部皮肤。
- 如果治疗中发现患者不适，操作医师应调整治疗的速率、延长点阵激光治疗之间的皮肤冷却时间、降低显微热区的能量和密度。

62.5 术后护理（附录 62.1）

- 良好的激光治疗术后护理是确保术后效果的关键。

62.5.1 NAFR（图 62.1~图 62.3）
- 激光术后通过冷敷和 Zimmer 冷风机让患者术区皮肤冷却几分钟。
- 对于 Fitzpatrick 1~3 型皮肤的患者，在术区涂抹含有神经酰胺和生长因子的保湿霜，然后再涂抹防晒霜。嘱患者术后继续使用上述保湿霜 1~2 周。
- 对于 Fitzpatrick 4~6 型皮肤的患者，术后在涂抹保湿霜和防晒霜之前，先在皮肤上涂抹亮白精华液。
- 应告知患者术后术区肿胀和红斑会持续 5~7 天。如果治疗表皮的病灶，术后第 3 天术区皮肤可能会出现青铜色外观，并持续 3~5 天。
- 非剥脱点阵激光治疗术后，患者可以正常化妆和正常活动。
- 非剥脱点阵激光治疗术后，嘱患者进行温和的皮肤护理，用温和的润肤产品，并做好防晒。
- 能量密度较大、较大范围治疗后若发生肿胀，术后前 3 天可口服类固醇，如抗炎药（如非甾体抗炎药，NSAD）和抗组胺药。
- 治疗后第 1 周应停用所有外用维 A 酸及 α 酸和 β 酸。
- 患者治疗后 4 周内务必做好防晒。

62.5.2 AFR（图 62.4）
- AFR 术后用氯己定清洁面部，并用 Zimmer 冷风机

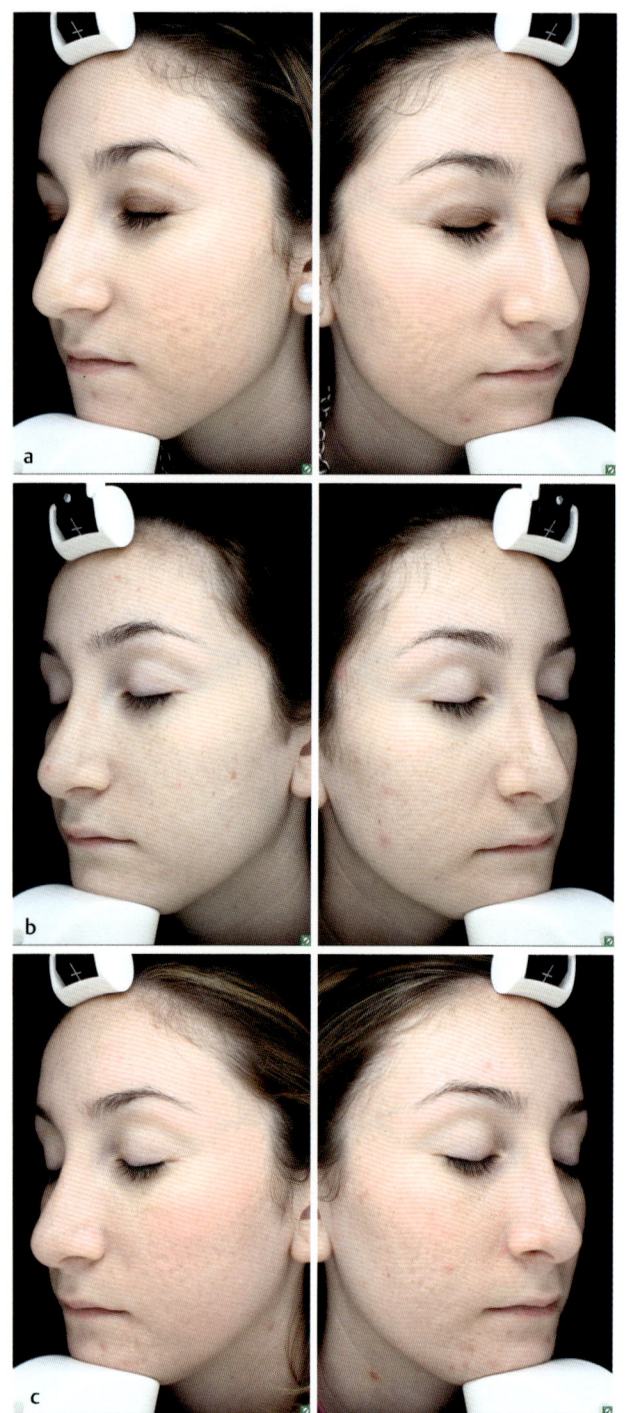

图62.3 患者共经7次NAFR治疗。a. NAFR治疗前照片。b. 治疗后4个月照片。c. 治疗后1年的照片。

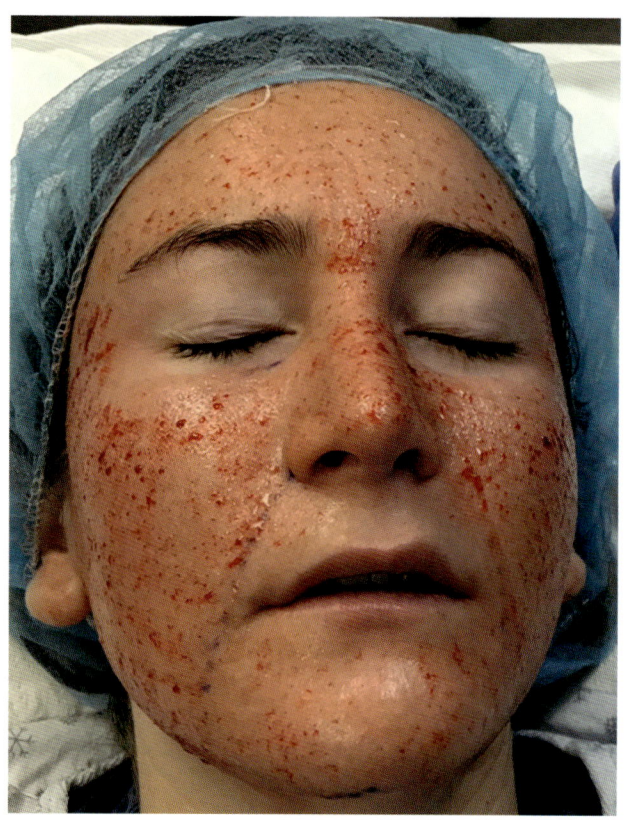

图62.4 AFR术后即刻照片。

冷却皮肤，由于此时皮肤有剥脱激光创造的开放通道，是给予皮肤药物的最佳时机，可透过皮肤注射或静脉给予药物：对于痤疮瘢痕和皱纹（皮肤萎缩性病变），给予聚左旋乳酸（Sculptra©）；对于色素减退的瘢痕或病灶，给予比马前列素（bimatoprost）；对于肥厚性瘢痕，给予5-氟尿嘧啶（可与曲安奈德复配）。

- 术后推荐使用亮白精华液（如SkinCeuticals© Discoloration Defense），然后使用Alastin© Regenerating Skin Nectar，然后再使用Alastin© Recovery Balm。
- 在术区给予TELFA医用敷料，然后使用弹性网套包裹。
- 笔者建议患者在激光术后第1天、第3天、第5天、第7天和第14天复诊，确保患者术后创面愈合良好，识别是否有早期肥厚性瘢痕发生的征象，并确认术区无感染的早期表现（如出现脓疱、水疱、疼痛加剧，以及术后第6天术区皮肤无法重新上皮化）。如果出现伤口愈合不良迹象，建议进行更频繁、更长时间的术后随访。
- 剥脱激光治疗术后，术区皮肤红肿很常见。虽然肿胀可能会在1~2周消退，但皮肤局域发红的现象可能会持续3个月。
- 术后皮肤出现水疱、出血和结痂很常见，建议患者术后保持术区清洁和湿润，以防止感染和瘢痕（参见局部护理方案说明）。
- 可以口服NSAD和抗组胺药物来缓解肿胀。
- 术后4~7天术区可能会出现皮肤瘙痒，此时使用6

类或 7 类外用类固醇药膏涂抹进行治疗。
- 术后使用局部封闭性敷料可能致粟丘疹，此时应使用伊维菌素（ivermectin）药膏局部涂抹治疗。
- 治疗后第 1 周应停用所有外用维 A 酸和 α/β 酸。
- 嘱患者激光治疗后至少 8 周内，必须勤涂防晒霜，做好防晒工作。
- 嘱患者避免吸烟，避免与宠物直接接触，有助于康复。通常在术后 7~10 天，术区上皮会重新生成，不再需要使用醋溶液浸泡术区。
- 如患者术后出现持续 3 周以上的严重红斑，应使用 4~6 类外用类固醇药膏涂抹治疗，然后搭配使用低能量密度脉冲染料激光治疗。
- 如果出现增生性瘢痕，可考虑使用低能量密度脉冲染料激光治疗，然后在病灶内注射 5-氟尿嘧啶和曲安奈德复配制剂（配比 9:1）。

62.6 案例与分析

- 参见图 62.5。

62.7 总结

- NAFR 和 AFR 是面部激光换肤的两大重要治疗手段。
- 打开激光治疗皮肤通道后，使用药物可以增加换肤术治疗的效果。
- 治疗前的皮肤准备和治疗后的护理对于获得最佳的换肤效果至关重要。
- 低能量密度 NAFR 更适合深色皮肤，通过术前皮肤准备（如局部采用预防性美白措施）及适当的激光参数设置，AFR 也可用于深色皮肤。

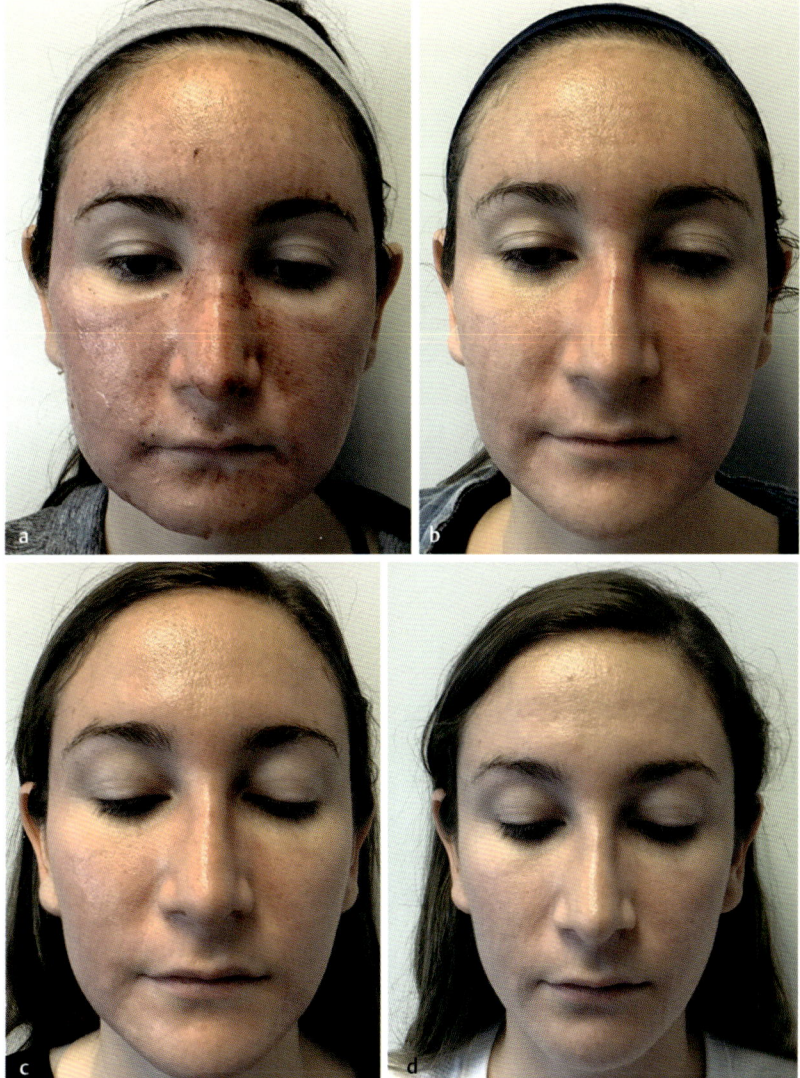

图 62.5 女性，17 岁，Fitzpatrick 2 型，萎缩性、盒状及滚动性痤疮瘢痕。患者在 22 个月内接受了 7 次 NAFR（先做）和 2 次 AFR（后做），治疗期间口服药物和局部皮肤护理治疗以控制残留的痤疮病灶。患者术前和术后对照图显示，其面部萎缩性病变得到显著改善（＞75%）。a. 术后第 1 天。b. 术后第 5 天。c. 术后第 7 天。d. 术后第 18 天。

延伸阅读

[1] Alajlan AM, Alsuwaidan SN. Acne scars in ethnic skin treated with both nonablative fractional 1,550 nm and ablative fractional CO_2 lasers: comparative retrospective analysis with recommended guidelines. Lasers Surg Med. 2011; 43(8):787-791.
[2] Geddes ER, Ravanfar P, Friedman PM. Nonablative fractional resurfacing. In: Laser and Light Source Treatments for the Skin. 1st ed. New Delhi, India: Jaypee Brothers Medical Publishers Ltd; 2014.
[3] Risner-Rumohr S, Ravanfar P, Friedman PM. Ablative fractional resurfacing. In: Laser and Light Source Treatments for the Skin. 1st ed. New Delhi, India: Jaypee Brothers Medical Publishers Ltd; 2014.
[4] Rkein A, Ozog D, Waibel JS. Treatment of atrophic scars with fractionated CO_2 laser facilitating delivery of topically applied poly-L-lactic acid. Dermatol Surg. 2014; 40(6):624-631.
[5] Waldman A, Bolotin D, Arndt KA, et al. ASDS Guidelines Task Force: consensus recommendations regarding the safety of lasers, dermabrasion, chemical peels, energy devices, and skin surgery during and after isotretinoin use. Dermatol Surg. 2017; 43(10):1249-1262.

Tina S. Alster

63 微针疗法

摘　要
近年来使用微针来治疗皮肤的各种病变（如瘢痕、妊娠纹、皱纹和光损伤）越来越受欢迎。皮肤微针疗法不仅可以单独作为一项治疗手段，也可以与其他皮肤治疗方式（如激光、化学剥脱）联合使用。皮肤微针治疗是一种极具价值的皮肤替代治疗方案，优点包括安全、成本效益高、临床疗效高及并发症发生率低等。

关 键 词
微针，瘢痕，妊娠纹，皱纹，光损伤，皮肤治疗。

关键要点
- 最初的皮肤微针治疗装置是由滚轮上带有均匀分布的微针组成。
- 当下微针设备已发展到包括带有电源线和电池供电的笔型治疗装置，其一次性尖端包含12~36根针。
- 飞针（电动微针）可调整不同的针刺深度（0.25~3.0 mm）。由于飞针足够精巧，可以触及传统微针滚轮难以触及的区域。
- 飞针除了增强的无菌性和可操作性之外，还可以更有效、更可靠地渗透到真皮深层，从而改善临床效果。
- 微针可以成功治疗多种皮肤疾病，包括瘢痕（萎缩性、手术性、创伤性）、妊娠纹、皱纹、毛孔粗大和光损伤皮肤（光化性角化病、色素异常）。

63.1 术前步骤

- 评估患者皮肤状况是否可进行治疗。
- 避开有炎症、感染或最近曝晒的皮肤区域。

63.1.1 微针设置

- 微针装置及其防护罩。
- 一次性无菌微针针尖。
- 滑动凝胶（透明质酸）。
- 治疗皿中盛有冰盐水。
- 10 cm×10 cm（4 in×4 in）纱布。
- 表面麻醉药剂。
- 一次性手套。

63.1.2 微针治疗关键要点

- 适应证。
  - 光损伤（光化性角化病、色素异常）。
  - 毛孔粗大。
  - 皱纹。
  - 瘢痕（萎缩性、手术性、外伤性）。
  - 妊娠纹。
- 禁忌证。
  - 患者皮肤处于活动性感染或炎症期（如痤疮、湿疹）。

○ 皮肤最近暴露于紫外线中，或皮肤有阳光曝晒迹象。
- 准备。
  ○ 温和（无刺激性）皮肤清洁剂。
  ○ 皮肤表面麻醉剂。
  ○ 抗菌溶液。
- 微针操作技巧。
  ○ 皮肤涂抹透明质酸凝胶（或富含血小板的血浆）以促进微针设备的滑行。
  ○ 医师术中牵引皮肤，保持术区皮肤张力，并使微针装置尖端垂直于皮肤。
  ○ 微针治疗交叉覆盖治疗区域。
  ○ 皮肤点状出血即为治疗终点。
  ○ 使用蘸有冰盐水纱布冰敷皮肤，加压止血。
- 术后护理。
  ○ 涂抹保湿凝胶或保湿霜（如透明质酸或氢化可的松）。
  ○ 涂抹矿物防晒霜（SPF 30+）。

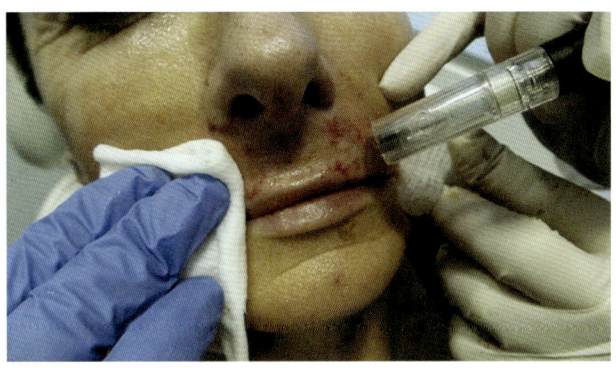

图 63.1　微针治疗对皮肤施加的牵引使术区皮肤保持张力（经允许引自 Hausauer AK，Jones DH. PRP and Mikroneedling in Aesthetic Medicine. Thieme；2019）。

63.2　操作步骤

（视频 63.1）

- 使用无刺激性的皮肤清洁剂清洁术区皮肤。
- 术区皮肤涂抹局部麻醉膏（30% 利多卡因）30~60 分钟。
- 用抗菌溶液（如次氯酸）去除皮肤表面麻醉膏。
- 术区皮肤涂上一层薄薄的透明质酸凝胶（或富含血小板的血浆），便于微针的滑动（注意避免涂抹过量的凝胶而影响微针的治疗）。
- 针对病变部位选择合适的进针深度（较深的皱纹和纤维化瘢痕需要 2.5~3.0 mm 微针，而浅层皱纹、浅瘢痕和薄皮肤区域可以使用 1.0~1.5 mm 微针）。
- 轻轻牵引皮肤，保持皮肤张力，将微针尖端垂直地刺入真皮（图 63.1）。
- 牵引皮肤时保持轻柔，以方便微针的滑动。
- 微针治疗时进行交叉覆盖，直到皮肤病变消失和（或）皮肤点状出血。
- 用无菌冰盐水或生理盐水浸湿的纱布除去术区渗出的血液，并压迫止血。

63.3　术后护理（附录 63.1）

- 术后术区使用舒缓膏或保湿凝胶（霜）(如透明质酸、氢化可的松）。
- 嘱患者术后使用矿物 [氧化锌和（或）二氧化钛] 防晒霜（SPF 30+）。
- 微针术中避免使用未经批准的皮内药剂，以减少形成皮炎或肉芽肿（微针治疗造成的皮肤通道需在治疗后数小时内保持通畅）。

63.4　附加治疗

- 微针可与光电治疗（如点阵激光、脉冲染料激光、射频或微聚焦超声设备）结合使用，以提高临床效果。
- 建议患者每月进行一次微针治疗，直至达到理想的临床效果。
- 建议患者每年或每半年进行一次维持治疗，以增强巩固美容疗效。

63.5　案例与分析

- 参见图 63.2~ 图 63.4。

63.6　总结

- 微针是一种简单有效的治疗多种皮肤疾病的方法，包括皮肤局部色素异常、光损伤、皱纹、瘢痕和妊娠纹。
- 微针治疗的优点包括能够治疗多种类型皮肤、治疗后愈合速度快、副作用风险小。
- 微针可以作为一种独立的治疗方法，也可以整合到多种治疗方式中，以进一步改善局部皮肤的质地和整体轮廓。
- 笔者建议每月进行一次微针治疗，但由于每个患者的客观条件不同，但尚未制订标准化方案（有和没有同时治疗）来优化临床效果。

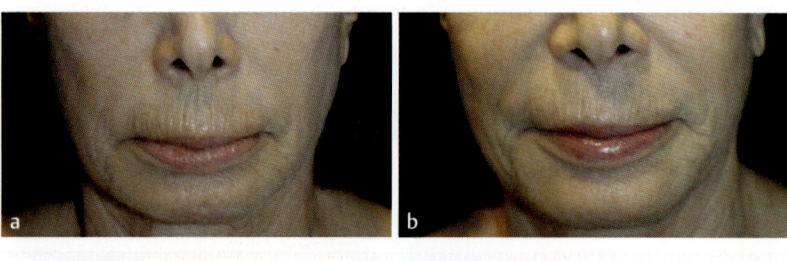

图 63.2　案例 1，患者口周皱纹术前和进行 3 次微针治疗术后对比照。

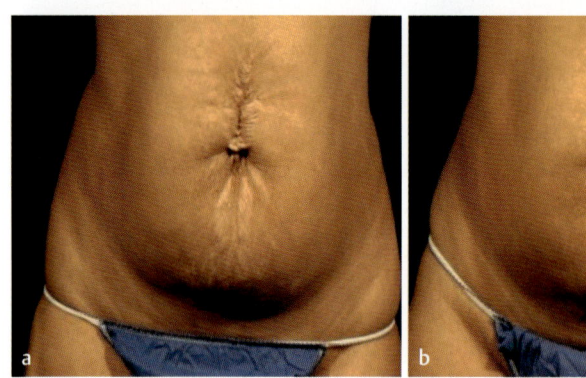

图 63.3　案例 2，腹壁存在手术瘢痕及妊娠纹患者术前和进行 3 次微针治疗术后对比照。

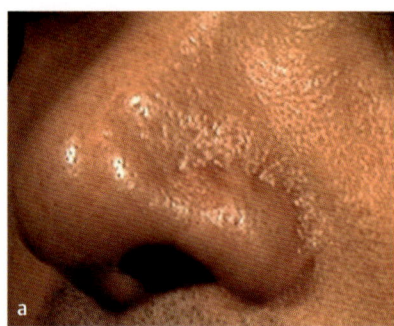 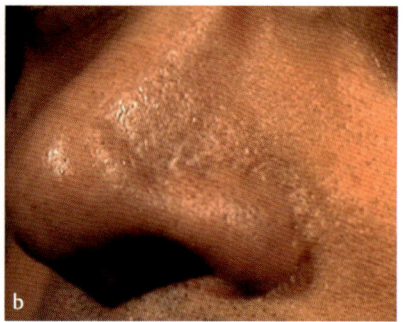

图 63.4　案例 3，鼻部萎缩性瘢痕、凹陷和毛孔粗大患者术前和进行 3 次微针治疗术后对比照。

延伸阅读

[1] Alster TS, Graham PM. Microneedling: a review and practical guide. Dermatol Surg. 2018; 44(3):397-404.
[2] Alster TS, Li MK. Microneedling of scars: a large prospective study with long-term follow-up. Plast Reconstr Surg. 2020; 145(2):358-364.
[3] Alster TS, Li MK. Microneedling treatment of striae distensae in light and dark skin with long-term follow-up. Dermatol Surg. 2020; 46(4):459-464.
[4] Pellicane B, Alster TS. Microneedling:clinical applications. In: Hausauer AK, Jones DH, eds. PRP and Microneedling in Aesthetic Medicine. New York: Thieme Medical Publishers Inc.; 2019:69-82.

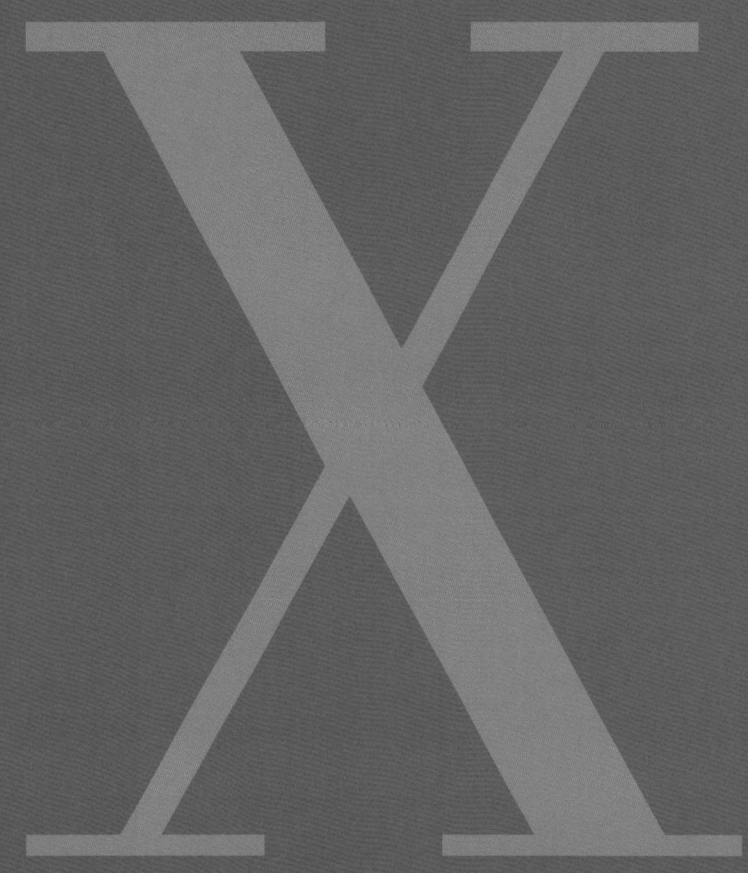

X

胸部整形
Breast

64 隆乳术 /248
65 筋膜下隆乳术 /253
66 垂直切口自体组织瓣填充乳房提升固定术 /256
67 倒 T 形乳房提升固定术 /260
68 常规隆乳提升固定术 /263
69 改良隆乳提升固定术 /266
70 联合 / 不联合脂肪移植的隆乳提升固定术 /270
71 垂直瘢痕乳房缩小术 /273
72 Wise 法乳房缩小术 /276
73 筒状和管状乳房畸形 /280

Rafael A. Couto, David Sieber, and William P. Adams Jr.

64 隆乳术

摘　要

隆乳不是孤立单一的外科手术,主要包括 4 个步骤:①患者教育和知情同意。②基于乳房组织的手术设计。③精细的手术技术和 24 小时快速恢复。④明确术后护理方案。遵循这 4 个步骤是隆乳术成功的关键,可优化手术效果,提升患者满意度。本章重点讨论隆乳的详细过程。

关　键　词

隆乳,双平面,High Five 流程,基于组织的手术设计,14 点计划。

关键要点

- 通过隆乳步骤优化隆乳效果,包括患者教育和知情同意、基于乳房组织的手术方案、精细的手术技术和快速 24 小时恢复、明确术后护理方案(图 64.1)。
- 推荐对所有患者进行双平面隆乳,健美运动员除外。
- 14 点计划有效减少了手术部位感染、包膜挛缩和乳房假体相关未分化间变性大细胞淋巴瘤(BIA-ALCL)。

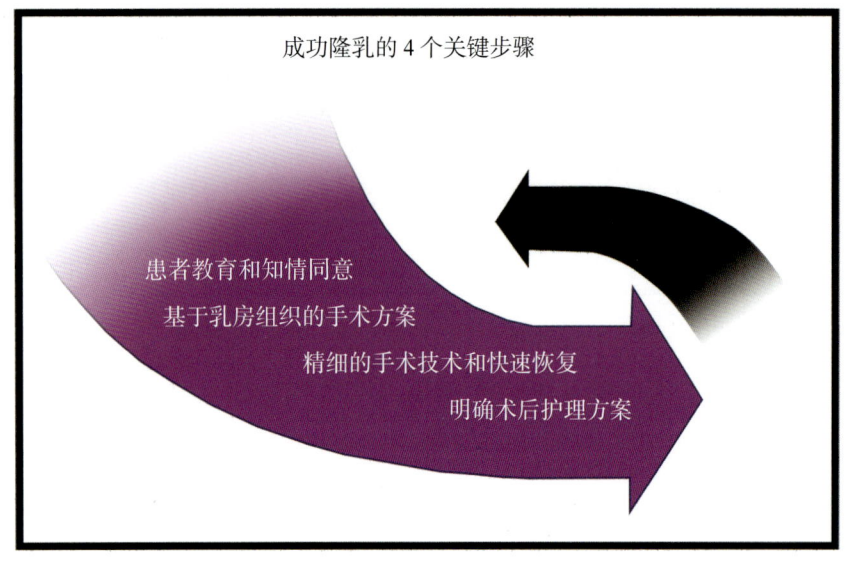

图 64.1　成功隆乳的 4 个关键步骤:①患者教育和知情同意。②基于乳房组织的手术方案。③精细的手术技术和快速恢复。④明确术后护理方案(经允许,引自 Adams WP Jr. ed. Breast Augmentation Video Atlas. 2nd ed. New York, NY: Thieme; 2019: 23-25)。

64.1　术前步骤

64.1.1　患者教育和知情同意

- 这一步对于获得最佳结果至关重要。外科团队需要告知患者有关手术的概念和目标。
- 其目的是让患者和手术团队之间建立友好合作关系,以便进行植入物选择和术后配合治疗。

64.1.2　基于乳房组织的手术方案

- High Five 流程用于术前评估:剥离平面、植入物大小和形状、乳房下皱襞(IMF)位置和切口(图 64.2)。
- 测量乳房上下极软组织的夹持厚度(图 64.3a)。
- 乳房宽度测量与植入的乳房假体相关,这是乳头水平上从乳房的内侧边界到外侧边界之间的距离(图

William P Adams, Jr., M.D. Augmentation Mammaplasty Clinical Evaluation for
Patient Preferences, Objectives, Preparation, History, Limitations, Exam, Implant Selection

Size: Pt. Desires: ✖ Natural appearing breast ○ Unnatural, bulging upper breast
✖ Proportionate to protect tissues ○ Very large
Approximate Desired Cup «Custom Text 8» Requests specific cc's
○ Pt. Chooses Size ○ Pt. Leaves Size Choice to Dr. Adams
Implant: ○ Round ○ Anatomic ○ Smooth ○ Textured
○ Saline ○ Silicone ○ Cohesive ○ Pt. Leaves Type Choice to Dr. Adams
Pocket Location: ✖ PRP ○ RM ○ Dr. Adams to decide
Incision Location: ✖ IM ○ PA ○ AX ○ Incision Choice to Dr. Adams
Pt's Initials

Capsular Contracture and Tissue Stretch Factors:
✖ Implant choice may affect risk
✖ Pt. accepts full responsibility for all costs (hospital and anesthesia) for any surgery necessary to treat capsule, tissue stretch deformities and aging implants. Revision surgery may exceed the costs of the original surgery. Pt. Initials _____

Patient Has Completed, Read and Signed:
✖ Pt. Educator Consult ✖ Choice Documents
✖ Dr Adams website Pt. Ed. Initials: _____

Discussed/Patient Accepts That:
✖ The larger the implant, the more risks of sensory loss, tissue damage, and increased risk for re-operations
Pt's Initials _____

Age: «Person_Age»
Height: «Custom Text 12»
Frame: □ Sm □ Med □ Lrg
Torso: ○ Nl □ Wide □ Nr
Gravida, Para «Custom Text 10»
Ages: «Custom Text 11»

Bra Band Size: 32, 34, 36
Manufacturer: _____
Breast Cup Size (Approx.)
Prior to pregnancy «Custom Text 6»
Largest with preg «Custom Text 9»
Current Cup Size «Custom Text 7»
Desired Cup Size «Custom Text 8»

Previous Breast Disease:
□ None
Biopsies: ○ No ○ Yes

Family Hx. Breast Cancer
□ No □ Yes
Mother Grandmother Aunt

Previous Mammograms:
□ No □ Yes
Date: «Person_Warning»
Interpretation: □ Normal
Other: _____

Pertinent Medical History:
«Custom List 6»

PSH: «Custom Memo 1»

Smoker: □ No □ Yes
Allergies: «Person_Allergy_List»

Current Meds, Herbs, Vits:
«Person_Current_Medication_List»

Companion: «Person_Spouse»
Relation: _____

Specific Limitations Discussed with Patient:
✖ Your breasts will never match
✖ You may lose some or all sensation
✖ You may see or feel edges of your implant due to thin tissues
✖ You may require reoperations and additional costs in the future due to implant size requested and tissue stretch characteristics.
✖ We give no guarantee of cup size
✖ Any reoperation may require an inframammary incision
✖ Patient vocalizes under-standing and acceptance of all items checked above. Pt. Initials _____

Breast Masses
□ None
□ Size and Location: _____

Larger Breast:
□ Left □ Right
Est. Vol. Diff. ____ cc TBD
Nipple Level
 Discrepancy ____ cm N/A
IMF Level
 Discrepancy ____ cm N/A
Envelope Compliance
□ Nl □ Inc □ Dec
□ Constricted Lower Env.
□ Short, fixed IMF
□ Other: _____

□ Note Dictated

Clinical Breast Measurements L/R	Estimating Desired Breast Implant Volume Based on Breast Measurements and Tissue Characteristics High 5 System								
Breast BW	Base Width Parenchyma (cm)	10.5	11.0	11.5	12.0	12.5	13.0	13.5	14.0	14.5	15.0
	Estimated Initial Implant Volume (cc's)	200	250	275	300	300	325	350	375	375	400
SS$_{MaxSt}$	If SS < 2.0, - 30cc										
	If SS > 3.0, + 30cc										
	If SS > 4.0, + 60cc										
N:IMF$_{MaxSt}$	If N:IMF > 9.5, + 30cc										
Breast Type											
Pt. request											
	Total Estimated Implant Volume										
	Estimating the Optimal Level of the Inframammary Fold Relative to the Nipple										
	For each volume indicated		200	250	275	300		325	350	375		400
New IMF	Set new IMF at N:IMF distance (cm.) (measured under maximal stretch)		7.0	7.0	7.5	8		8.25	8.5	9.0		9.5

SNN/N:IMF

R /
L /

R / L

BW /
SS /
AD /
SPP /
IPP /
PP /

Breast Type:
I/II/III/IV/V

Notes:

Implant Selected: _____ Volume: _____ cc BaseD ____ Ht: ____ cm.

1. ST Coverage
 SPP>2 SG, DP 1 2 3
 SPP< 2 RP, DP 1 2 3

4. IMF position _____ cm N:IMF
 Lower fold N:IMFpost ____
 Do not lower fold

5. Incision: □ IMF □ RT IMF
 □ PA □ IT IMF
 □ TA

Top concerns:

Patient Name: «Person_First_Name» «Person_Last_Name»　　MRN: «Person_ID»
EDU Date: _____ Consultation Date: «Person_Next_Appt_Date»

Ref: «Person_Referral_Source»

图 64.2　High Five 流程评估表。

64.3b)。
- 通过抓捏向前拉皮肤来测量乳头内侧（图 64.3c）。
- 乳头-乳房下皱襞距离（N-IMF）是从乳头最大拉伸的中点到 IMF 的距离（图 64.3d）。
- 三维成像是一种综合评估工具，可为患者提供乳房和胸壁不对称的有效视觉效果，并可模拟术后效果，准确可达 98%。

64.1.3　乳房标记（图 64.4）

- 标记中线和 IMF。
- 新的 IMF 位置根据已建立的 High Five 关系确定，

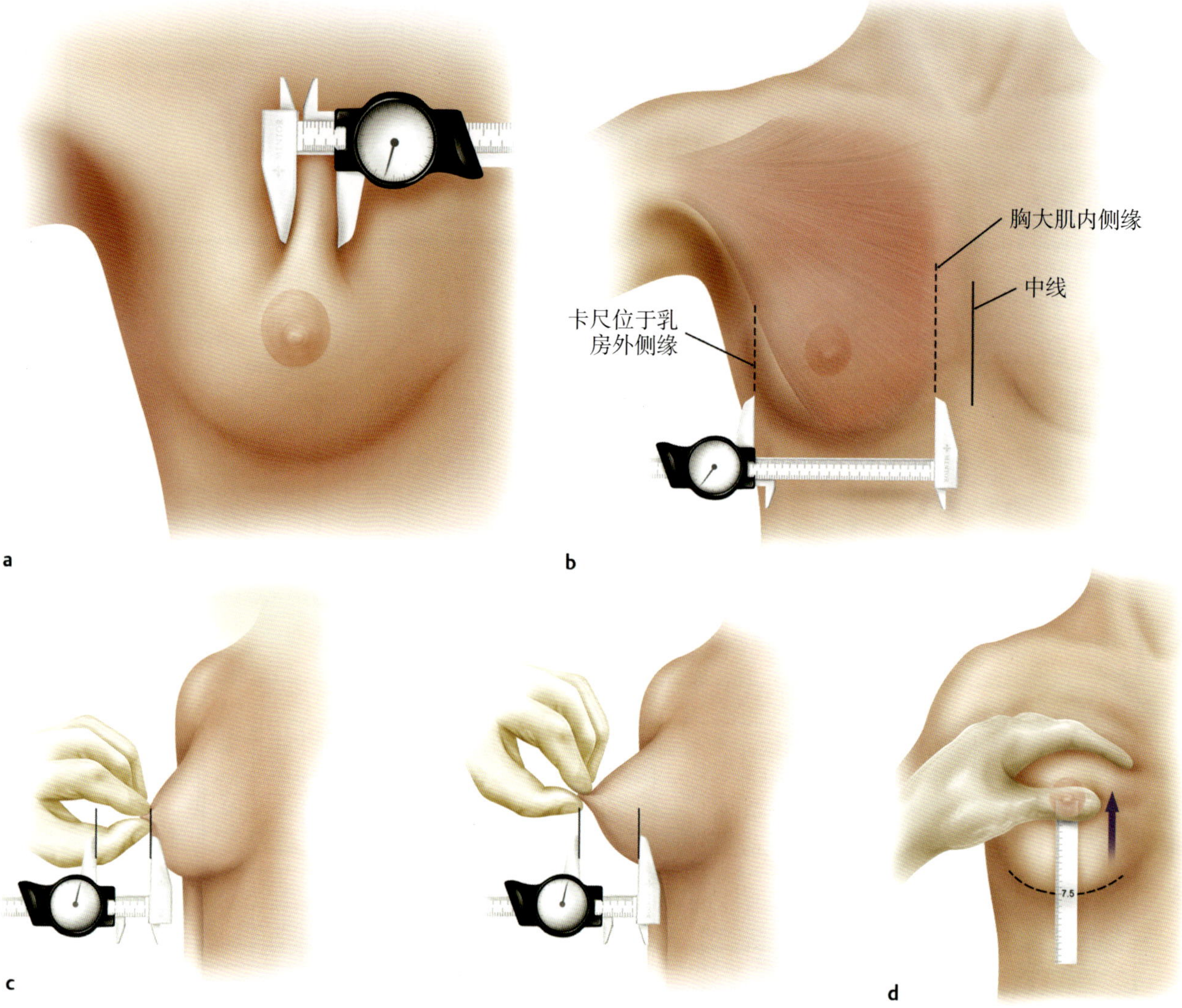

图 64.3 High Five 流程测量过程。a. 乳房上极皮肤厚度。b. 乳房宽度。c. 皮肤向前拉伸。d. N-IMF（经允许引自 Adams WP Jr. ed. Breast Augmentation Video Atlas. 2nd ed. New York，NY：Thieme；2019：23-25）。

用于确定乳房假体容积。可以使用以下方法确定新的 IMF 水平：300 mL 假体需要 8.0 cm 的 N-IMF；每增加或者减少 10 mL，N-IMF 应增加或减少 0.1 cm。测量时必须使乳头始终处于最大拉伸状态。
- 在新的 IMF 进行切口设计。切口的内侧标记点在乳头内侧 1 cm 的垂直向下延长线上，然后向外侧延长 4.5 cm。
- 假体大小取决于手术剥离的范围。

64.2 操作步骤

（视频 64.1）

- 胸部消毒，铺无菌单，放置乳头护罩。
- 切口用 1% 利多卡因和肾上腺素（1:10 万）或 0.25% 布比卡因和 1:20 万肾上腺素浸润麻醉。
- 按照经典的手术方法进行四部分双平面剥离（图 64.5）。

64.2.1 IMF 皮肤切开与剥离

- 用 15 号手术刀将皮肤切开到真皮，剩余的剥离用电刀在直视下进行，可使剥离腔隙创伤最小，几乎不出血。
- 以 45°穿过实质至胸大肌下间隙进行剥离。
- 使用双端牵开器进行有效且持续的牵拉将有助于剥离。当胸大肌伸展时，它位于胸壁前方。这个动作不仅很容易识别胸大肌，而且有助于识别下方的胸小肌。
- 在新的 IMF 切口上方 1 cm 分开胸大肌，由此进入胸大肌下间隙。保留肌肉的胸骨内侧缘至关重要。内侧剥离至内侧乳房宽度标记处。

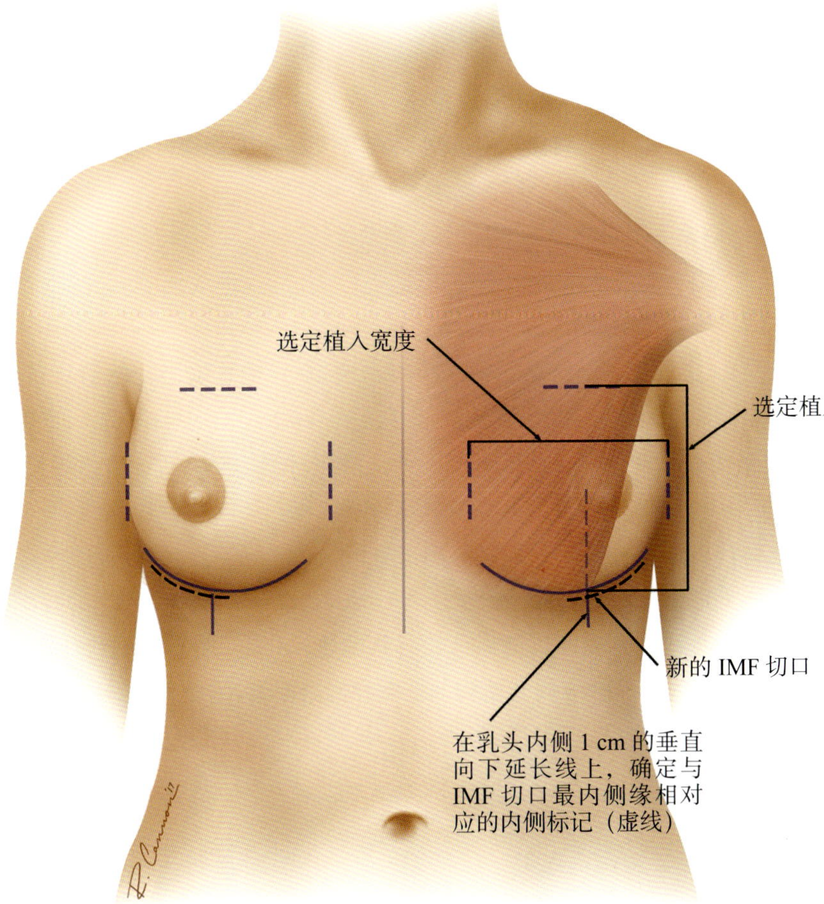

选定植入宽度

选定植入高度

新的 IMF 切口

在乳头内侧 1 cm 的垂直向下延长线上，确定与 IMF 切口最内侧缘相对应的内侧标记（虚线）

图 64.4　术前乳房标记。乳房宽度和高度标记与胸大肌下植入假体剥离腔隙相关。胸大肌下剥离的范围等于植入假体的大小。其他标记包括正中线、现有乳房 IMF 及新 IMF 切口的位置和长度（经允许引自 Adams WP Jr. ed. Breast Augmentation Video Atlas. 2nd ed. New York, NY: Thieme; 2019: 81）。

64.2.2　胸大肌下外侧缘的剥离
- 向外侧剥离，将胸大肌和胸小肌及前锯肌之间完全剥离至乳房基底宽度的外侧标记线处。

64.2.3　上方胸大肌下剥离
- 将电刀转换成长头带吸烟模式向上剥离，高度由假体高度来决定，即乳房假体上方划线标记处。

64.2.4　胸大肌下内侧缘的剥离
- 从胸大肌下向内侧缘尽可能地分离，避免超过乳房基底宽度的内侧标记处。

64.2.5　双平面评估和调整
- 将手指插入胸大肌下间隙，尽力提起牵拉胸大肌和乳房实质，用另一只手去评估相对于胸大肌表面的乳腺和皮肤的活动度。下垂较重的乳房需要进行较大的双平面调整。
- 使用电切逐渐将胸大肌与腺体组织剥离，其目标是以最少的剥离范围获得理想的假体植入界面。

64.2.6　腔隙的准备和假体植入
- 隆乳手术中，剥离腔隙冲洗提高了手术成功率。
- 用 150 mL 生理盐水冲洗后，再用 150 mL 聚维酮碘

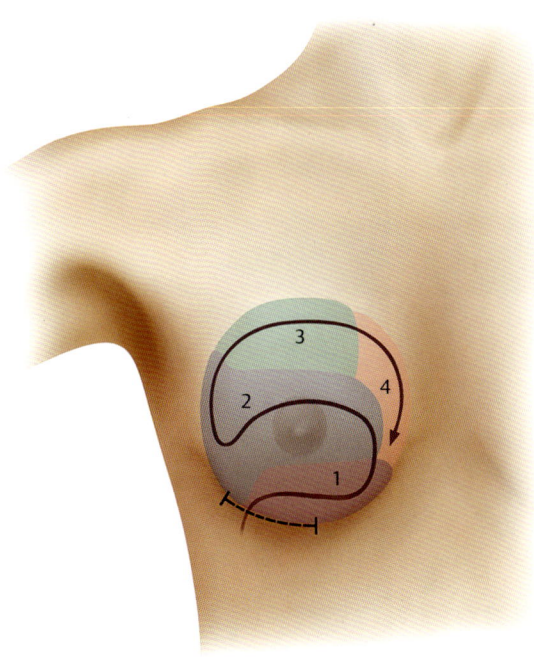

图 64.5　双平面隆乳术的系统剥离包括 4 个步骤：①胸大肌下段起点的剥离。②外侧缘的剥离。③上界的剥离。④胸大肌内侧缘的剥离（经允许引自 Adams WP Jr. ed. Breast Augmentation Video Atlas. 2nd ed. New York, NY: Thieme; 2019: 81）。

三重溶液冲洗（即 50 mL 10% 聚维酮碘 +500 mL 生理盐水 +1 g 头孢唑林 +80 mg 庆大霉素）。
- 用氯己定棉棒重新消毒切口，将组织牵开器用上述冲洗液清洗干净，并用其再次牵拉组织，术者更换手套后，将乳房假体植入剥离好的腔隙。
- 植入假体后，检查乳房的形态，并进行最终调整。

64.2.7 IMF 固定和皮肤闭合

- 是若有假体移位风险，需进行 IMF 固定：
  - 未产妇 / 收紧系带。
  - 收缩的下极乳房。
  - 基底宽≤11 cm，且皮肤张力大（皮肤伸展＜2 cm）。
  - 通过手术下移 IMF。
- IMF 固定技术包括三点缝合，将切口上、下方的浅筋膜用 3-0 PDS 可吸收缝线固定至 IMF 水平的深筋膜。IMF 固定在 1~3 个点。这种缝合会在软组织上产生暂时的轻微压痕。
- IMF 切口闭合包括用 3-0 PDS 可吸收缝线缝合浅筋膜层，然后用 3-0 Monocryl 可吸收缝线、表皮用 4-0 Monocryl 可吸收缝线缝合皮下。

64.3 术后护理

64.3.1 伤口护理
- 将凝胶条包扎切口 7 天，硅胶膜切口瘢痕治疗持续 3 个月，然后进行按摩治疗。

64.3.2 胸罩
- 6 周内不穿胸罩。

64.3.3 活动
- 到家后睡 2 小时，洗 20 分钟热水澡，然后进行轻微活动。
- 在接下来的 5 天，清醒时每小时进行 5 次指导性手臂抬高练习。
- 轻松购物，出去吃饭。

64.3.4 运动
- 术后 2 周开始有氧运动，4 周开始非胸部阻力运动，6 周开始胸部按摩和仰卧起坐。

64.4 案例与分析
- 参见图 64.6。

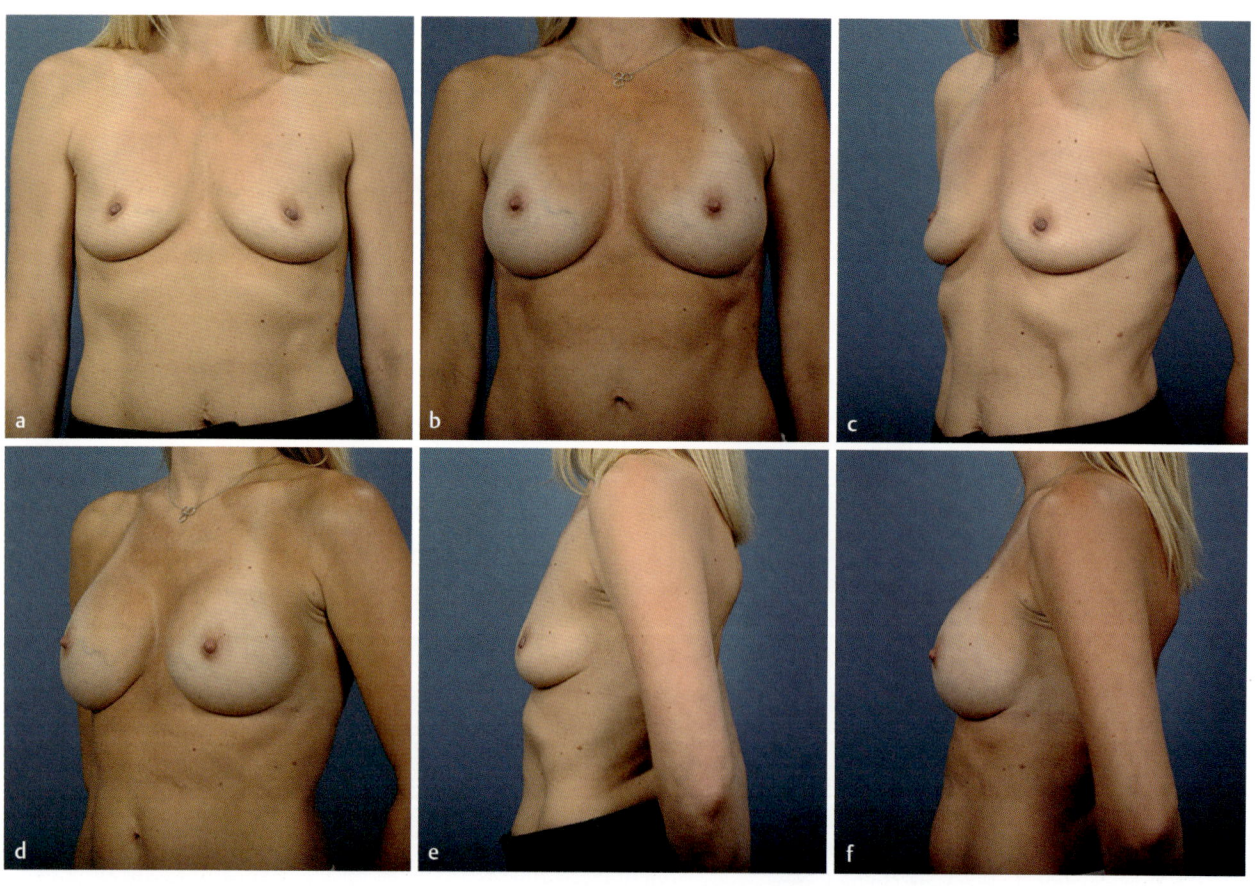

图 64.6　患者接受光面圆形假体的双平面隆乳术前和术后对比照。a、b. 正视图。c、d. 斜视图。e、f. 侧视图。

64.5 总结

- 隆乳不是一个孤立的手术过程，需对患者进行教育和围手术期管理，从而优化手术的满意度和结果。
- 乳房美学的关键是控制N-IMF，距离与乳房宽度比。详见视频64.1。

参考文献

[1] Adams WP Jr, ed. Breast augmentation video atlas. 2nd ed. New York, NY: Thieme; 2019:20-25.
[2] Adams WP, Jr. The process of breast augmentation: four sequential steps for optimizing outcomes for patients. Plast Reconstr Surg. 2008; 122(6):1892-1900.
[3] Adams WP, Jr, Culbertson EJ, Deva AK, et al. Macrotextured breast implants with defined steps to minimize bacterial contamination around the device: experience in 42,000 implants. Plast Reconstr Surg. 2017; 140(3):427-431.
[4] Adams WP, Jr, Rios JL, Smith SJ. Enhancing patient outcomes in aesthetic and reconstructive breast surgery using triple antibiotic breast irrigation: sixyear prospective clinical study. Plast Reconstr Surg. 2006; 118(7) Suppl:46S-52S.
[5] Tebbetts JB, Adams WP, Jr. Five critical decisions in breast augmentation using five measurements in 5 minutes: the high five decision support process. Plast Reconstr Surg. 2005; 116(7):2005-2016.

Ryan E. Austin, Frank Lista, and Jamil Ahmad

65 筋膜下隆乳术

摘 要

筋膜下隆乳术是一种多用途的隆乳手术，即将乳房假体放置在胸大肌筋膜下，在假体和乳房腺体之间提供了额外的屏障层。这种技术类似于腺体下隆乳术，可以改善各种乳房和胸壁形态，以及患者乳房的形状和大小。本章将详述安全进行筋膜下隆乳的手术技术，并获得可重复的结果。

关 键 词

隆乳，假体，筋膜下，腺体下。

关键要点

- 筋膜下隆乳术类似于腺体下隆乳术，不是将假体放置在乳房腺体后方，而是将假体放置在胸大肌（PMM）筋膜下。
  - 该技术在假体和乳腺之间提供了额外的屏障层，从而减少生物膜的形成。
- 光面假体可以安全地放置在筋膜或腺体下，而不会显著增加包膜挛缩等并发症风险。

65.1 术前步骤

65.1.1 患者选择

- 筋膜下隆乳术是一种通用技术，几乎适用于所有想要隆乳的患者。
- 筋膜下或腺体下隆乳对以下乳房和胸部形态患者特别有益：
  - 乳房覆盖面积较低的患者，PMM仅存在于乳房覆盖区上1/3：该技术可提供最小的额外加强覆盖，但增加了假体移位和活动的风险。
  - 乳房边界不清的患者：筋膜下假体放置改善了乳房的边缘，使得假体的可见度、触感或波纹不明显。
  - 胸骨较宽但希望改善乳沟的患者：腔隙内侧剥离不受PMM胸肋起源的限制。
- 测量乳房基底宽度，并通过将假体基底宽度保持在乳房基底宽度的5 mm以内，并根据假体投影来确定可供患者选择的假体容积范围。
- 采用光面、圆形、最佳充盈度、更具黏性的硅凝胶假体。

- 我们使用具有最佳充盈度和更具黏性的硅凝胶假体给上极捏皮厚度≤2 cm的患者进行了筋膜下隆乳，并取得了极佳的美容效果。

65.1.2 术前准备

- 术前3天，用葡萄糖酸氯己定（4%）清洗乳房和胸部，并在鼻子、耳朵和脐部涂抹莫匹罗星软膏（2%），每天2次。

65.1.3 手术标记

- 胸骨中线标记为胸骨切迹与剑突之间的垂直线。
- 根据乳房基底和假体的基底宽度标记假体腔隙预计的边界（图65.1）。
  - 上内侧：按一定的角度标记，以避免在剥离腔隙过程中损伤第二和第三肋间神经穿支。
  - 内侧：剥离的内侧范围不得超出内侧乳房边界，以避免假体边缘可见。
  - 上外侧：标记向PMM覆盖方向延伸，这有助于将皮肤回缩到假体上，并消除腋窝下方的臃肿赘肉。
- 按计划在乳房下皱襞（IMF）做一4~5 cm切口，用于剥离筋膜下腔隙，从乳头乳晕复合体（NAC）内侧缘的外侧开始。
  - 所有筋膜下隆乳术均通过IMF切口操作，以降低与乳晕周围假体植入相关的细菌污染风险。

65.2 操作步骤

（视频65.1）

- 在切开前，给患者静脉注射1剂抗生素预防感染。

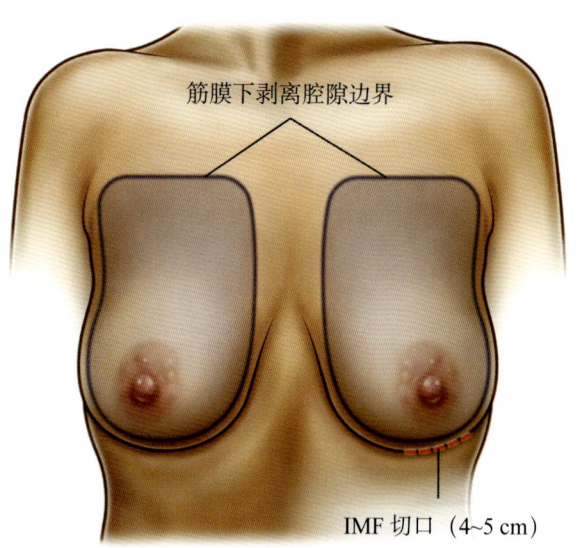

图65.1 根据乳房的基底和乳房假体的基底宽度绘制假体剥离腔隙预计的边界。

- 体重<80 kg，使用头孢唑啉1 g；体重≥80 kg，使用头孢唑啉2 g。
- 如果患者有青霉素过敏史，可使用克林霉素600 mg。
- 葡萄糖酸氯己定溶液（4%）用于术中准备。
- 在切开前将透明黏性薄膜敷料（Tegaderm™透明薄膜敷料）贴在NAC上。
  - 有助于防止乳腺导管菌群污染术野。
- IMF切口和预计的腔隙边缘用20 mL 1%利多卡因和1:10万肾上腺在皮下浸润注射以利止血。
- 使用15号手术刀从切口直接向下进入乳腺。
  - 使用Miller-Senn牵开器轻柔向上辅助牵开，切开角度略微向上，朝向PMM的下方起源。
  - 在到达PMM筋膜之前，可以清楚地识别和分开两层致密的浅筋膜。
    - 这些筋膜层为切口闭合提供强度支撑。
- 在带灯的乳房牵开器的辅助下，使用手动开关单极电刀剥离假体腔隙，剥离过程中要注意同时确切止血。
- 假体腔隙位于PMM筋膜下方（图65.2）。
- 腔隙剥离至术前标记的乳房边界处。
  - 上方的腔隙可以略微过度剥离，以利于软组织覆盖在假体上。
  - 避免在内侧过度剥离，以防止假体边缘显露。
  - 我们更倾向于外侧少许剥离腔隙，以最大限度地形成乳沟并降低外侧假体错位的风险。
- 在腔隙剥离的过程中，在切口的内侧和外侧末端辐射状切开乳房纤维包膜。
  - 这有利于乳房下极的伸展和扩张。
  - 进行此扩张操作还有助于牵开和直视腔隙。
- 在植入假体之前，确保两侧腔隙的对称，并确切止血。
- 每侧假体腔隙用3支60 mL抗生素溶液冲洗注射器；用同样的溶液清洁切口周围的皮肤。
  - 抗生素溶液：将头孢唑啉1 g、庆大霉素80 mg和50 mg 10%聚维酮碘溶液溶于500 mL生理盐水。
    - 从此刻开始，任何进入腔隙的器械在使用前都用抗生素溶液清洗。
- 假体植入的"最小接触"技术。
  - 假体仅由手术医师处理。
  - 在将假体放到无菌区之前，手术医师需换上新的无菌手套。

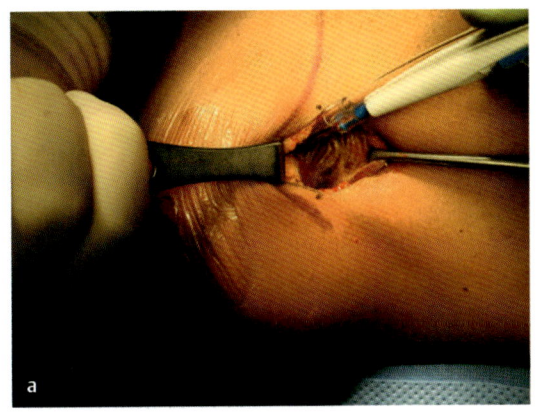
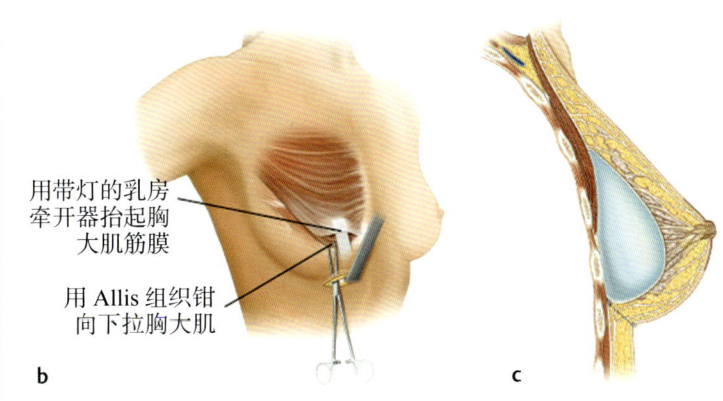

图 65.2　形成筋膜下腔隙（经允许引自 Jones GE. Bostwick's Plastic and Reconstructive Breast Surgery. 4th ed. Thieme; 2020）。

- 假体密封在无菌包装中，直到做好植入准备。
  - 用 18 号钝针穿过无菌纸包装，每个假体用 30 mL 抗生素溶液冲洗，以减少假体表面的静电荷。
  - 将假体从包装中转移到已用抗生素溶液冲洗过的假体植入套（Keller Funnel® 2）。
  - Deaver 牵开器插入腔隙中以协助植入假体。
  - 在取出假体之前，假体植入套的尖端完全插入腔隙中，以防止假体与皮肤接触。
    - 确保以正确的方向植入假体。
  - 避免对假体和腔隙过度操作。
    - 如果需要手动调整，手术医师应在操作前用抗生素溶液清洁手套和器械。
- 在直视下将 18 号引流管插入腔隙的下外侧。
- 切口多层闭合，确保"水密"闭合。
  - 用三点式 2-0 强生可吸收缝合线将乳房包膜的浅层与深筋膜缝合，从而重建 IMF。
    - 通常需要 2~3 根缝合线。
  - 用 2-0 可吸收缝合线间断内翻缝合，加强浅表乳房筋膜。
  - 用 3-0 可吸收缝合线连续内翻深层真皮缝合，使皮肤对合。
  - 用 4-0 可吸收缝合线连续皮内缝合皮肤。
- 通过导管，将 10 mL 含有局部麻醉剂（0.25% 布比卡因与 1:10 万肾上腺素）和抗炎剂（15 mg 酮咯酸）的溶液注入每个乳房腔隙。
  - 这有助于最大限度地减少术后不适，减少术后阿片类止痛药物的需求，并加速恢复。
- 撤出导管并取下乳头护罩。
- 将防水敷料贴在切口上（Dermabond® Prineo® 皮肤闭合系统）。

65.3　术后步骤

- 所有患者在手术当天（POD #0）出院回家。
- 患者在 POD#1 返回医院并要求每天淋浴，佩戴专用文胸，并用不粘纱布敷料覆盖切口。
- 术后 2 周复诊时去除防水敷料。
  - 患者按照指导开始乳房按摩，每天 5~10 次，每次 5 分钟。
- 术后 4 周内始终佩戴专用文胸。
- 术后 4 周内避免剧烈运动。
- 术后 1 个月开始，患者在指导下每天俯卧压胸 1~2 次，每次 10 分钟。
- 所有创面完全愈合后，用硅酮胶带包扎切口 4~6 个月。

65.4　案例与分析

- 参见图 65.3。

65.5　总结

- 筋膜下隆乳术是一种常用技术，几乎适用于所有需要隆乳的患者，对于乳房覆盖面积小、乳房边界不明确及希望改善内侧乳沟并胸骨宽的患者特别有益。
- 光面假体可以安全地放置在筋膜下或腺体下平面，并且不会显著增加并发症（包括包膜挛缩）的风险。
- 坚持遵循最大限度地减少乳房假体细菌污染的手术技术，包括"最小接触"技术，对于降低筋膜下隆乳并发症的风险非常重要。

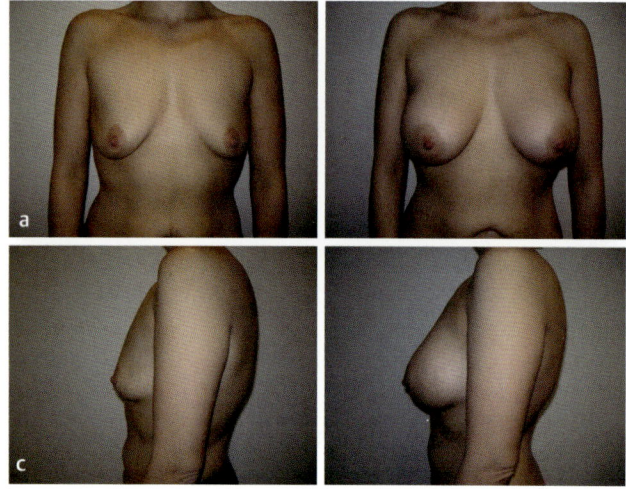

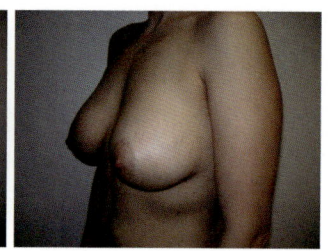

图 65.3 女性，36 岁，曾做减肥手术，减重 70 lb（32 kg）。采用了 385 mL 光面圆形硅凝胶假体进行隆乳，患者行筋膜下隆乳术前和术后 6 个月对照图。a. 正视图。b. 斜视图。c. 侧视图。

延伸阅读

[1] Adams WP, Jr, Culbertson EJ, Deva AK, et al. Macrotextured breast implants with defined steps to minimize bacterial contamination around the device: experience in 42,000 implants. Plast Reconstr Surg. 2017; 140(3):427-431.

[2] Lista F, Ahmad J. Evidence-based medicine: augmentation mammaplasty. Plast Reconstr Surg. 2013; 132(6):1684-1696.

[3] Lista F, Austin RE, Saheb-Al-Zamani M, Ahmad J. Does implant surface texture affect the risk of capsular contracture in subglandular breast augmentation and breast augmentation-mastopexy? Aesthet Surg J. 2020; 40(5):499-512.

[4] Lista F, Tutino R, Khan A, Ahmad J. Subglandular breast augmentation with textured, anatomic, cohesive silicone implants: a review of 440 consecutive patients. Plast Reconstr Surg. 2013; 132(2):295-303.

[5] Tebbetts JB, Adams WP. Five critical decisions in breast augmentation using five measurements in 5 minutes: the high five decision support process. Plast Reconstr Surg. 2005; 116(7):2005-2016.

Ryan E. Austin, Jamil Ahmad, and Frank Lista

66 垂直切口自体组织瓣填充乳房提升固定术

摘 要

垂直切口乳房提升固定术是一种可靠的短瘢痕乳房下垂矫正术，类似于垂直切口乳房缩小术。但是，我们没有切除下极多余的组织，而是使用这种组织来创建基于中心的自体填充组织瓣，无需乳房假体即可增加上极的体积和凸度。本章将详述以安全的方式填充自体组织瓣，并通过垂直切口上提乳房，获得可重复的满意结果。

关 键 词

自体隆乳，乳房提升，乳房提升固定术，垂直切口。

关键要点

- 该技术类似于垂直切口乳房缩小术，但不是切除下极的组织，而是用作基于中心的自体填充组织瓣，以增加上极的体积和凸度。
- 非常适合希望改善乳房外观但又不想增加乳房尺寸和（或）拒绝乳房假体的 2~3 级乳房下垂患者。

66.1 术前步骤

- 垂直切口乳房提升固定术是一种通用技术，适用于大多数要求矫正乳房下垂的患者。
  - 乳房显著萎缩和下极组织不足的患者不适用于该手术。
- BMI ≥ 35.0 或主动吸烟者谨慎实施此手术，因其并发症风险明显升高。
- 垂直切口乳房提升固定术前，不需要做乳房 X 线检查。请遵循相关指南。
- 注意：此技术不适用于做过隆乳术的患者，因为植入隆乳假体时，自体填充组织瓣的血液供应已被破坏。

66.1.1 手术标记（图 66.1）

- 标记胸部中线和乳房下皱襞（IMF）。
- 通过从锁骨中点（中线外侧 7~8 cm）与乳头乳晕复合体（NAC）画一条直线，标记乳房的中轴。
- IMF 转至乳房并标记，用来表示新的 NAC 上缘（A 点）。
  - 标记 A 点的高度要和对侧乳房一样，以避免由于 IMF 不对称而导致 NAC 不对称。
  - 乳房缩小术后 NAC 通常比术前标记的位置更高，乳房提升固定术不切除乳房组织，因此 NAC 通常与标记的位置一致。
- 在 A 点上方 5~10 cm 处标记一个点，作为自体组织瓣填充插入的参照。
- 在 IMF 上方 2~4 cm 处标记预计切除的皮肤下缘（B 点），以防止垂直瘢痕延长到胸壁。
- NAC 的新上缘从 A 点延伸至 C 点和 D 点，绘制成一个类似清真寺圆顶图案。
  - 当 C 点和 D 点交汇时，"清真寺圆顶"图案会形成一个圆。
- 垂直臂绘制为从 B 点延伸到 C 点和 D 点的曲线。
  - 乳房向内侧和外侧移位有助于标记这些线条。
  - 乳房缩小术需要切除更多的乳房组织，因此在垂直切口之间需要切除更多的皮肤；而乳房提升固定术通常会从自体填充组织瓣上切除 0~100 g 乳房组织，因此垂直切口之间可以切除的皮肤更少。
  - 切开垂直切口后，将乳房形成锥形可测试预计的切除量，应该以最小的张力对合为度。
  - 垂直切口的下部应呈 V 形，以尽量减少"猫耳"的形成。
  - 在 C 点和 D 点处三角形切除，可预防 NAC 的"泪

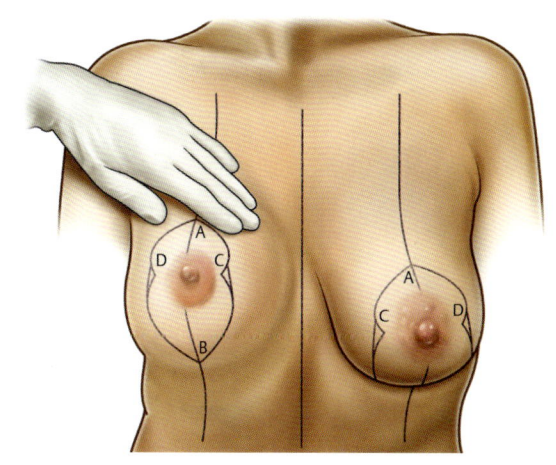

图 66.1　垂直切口自体组织瓣填充乳房提升固定术的皮肤标记图示。A 点，代表 NAC 上缘的新位置。B 点，是垂直切口的下端，位于 IMF 上方 2~4 cm。C 点和 D 点，三角形组织块，交汇应该形成"清真寺圆顶"图案。标记的垂直臂内的下极组织将成为自体填充组织瓣的中心。

滴畸形"。
- 注意：标记的垂直臂内的下极组织将成为自体填充组织瓣的中心。

66.2 操作步骤

（视频 66.1）

66.2.1 浸润

- 配制浸润肿胀溶液（1 L 乳酸林格液 +1 mL 1:1 000 肾上腺素），在计划的垂直切口下和整个浅表乳房组织浸润注射肿胀溶液，侧胸和腋窝区域如果需要吸脂，亦需注射肿胀麻醉液。
  - 避免在将要产生自体填充组织填充瓣的下方浸润注射。因肿胀液会扭曲组织，使切开更加困难，并且可能会水压分离胸大肌（PMM）筋膜上的自体填充组织瓣。
  - 使用分离肿胀液术（SST）、4 mm 锐头吸脂管和动力辅助吸脂术（PAL）浸润。
    - 避免在中央和深层乳房组织中使用 SST，因为这会破坏自体填充组织瓣。
  - 每个乳房注入 100~200 mL 肿胀液。如果需要吸脂，可能需要更多肿胀液浸润到侧胸和腋窝。

66.2.2 蒂的选择

- 使用乳房止血带以保持皮肤的张力。
- 使用圆形金属垫圈（直径约 44 mm）在乳头上方居中标绘出新 NAC 轮廓。
- 如果新乳晕位于三角形组织块（C 点和 D 点）假想

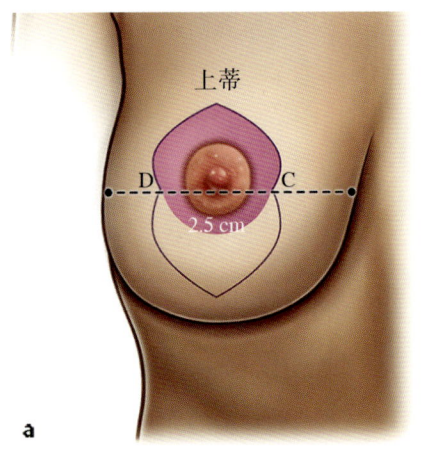
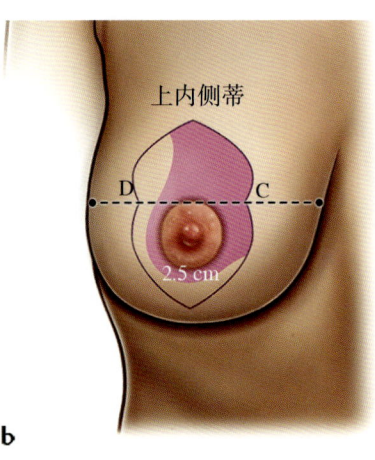

图 66.2 皮肤腺体蒂选择示意图。a. 如果新乳晕位于三角形组织块（C 点和 D 点）之间绘制的假想线上方，则使用上蒂。b. 如果新乳晕低于这条线，则使用上内侧蒂。选定蒂后，在新乳晕周围 2.5 cm 标记乳晕边缘。

线上方，则使用上蒂。如果新乳晕位于这条线下方，则使用上内侧蒂（图 66.2）。

- 如果 NAC 位于内侧，可能需要设计一个上外侧蒂以利于旋转和插入。
- 根据蒂的设计，在新乳晕边缘标记 2.5 cm 的边界。
  - 对于上内侧蒂，应保持蒂宽长比为 1:2，以保证新 NAC 的血液供应。

66.2.3 自体填充组织瓣

- 捆扎乳房止血带后，在设计的蒂和自体填充组织瓣下极去除表皮。
  - 保持真皮深层完整非常重要。
    - 蒂：有助于保证皮下血供。
    - 自体填充组织瓣：真皮作为强韧的组织层，用于将组织瓣悬吊在 PMM 筋膜的上极。
- 真皮腺体蒂深度约 2.5 cm，以保护延伸至真皮下 1~1.5 cm 的神经血管供应。
  - 超过这个深度后，向上倾斜分离并继续向下直到 PMM 筋膜。
    - 此操作将保护神经血管供应，并在自体填充组织瓣上保留足够的组织，以最大限度增加上极体积。
- 按内侧标记线纵行切开乳房组织，深度约 2.5 cm。
  - 在这个深度，向内侧成斜角切开很重要，可避免破坏自体填充组织瓣的基底部。
  - 向下分离直到 PMM 筋膜。
- 按外侧标记线纵行切开，深度约 2.5 cm。
  - 与内侧类似，在这个深度，向外侧倾斜切开，以避免自体填充组织瓣的基底部过窄。继续向下分离直到 PMM 筋膜。
- 注意：留意手术助手的动作，过度牵拉会使自体填充组织瓣变形，并导致皮瓣基底部变窄。
- 在垂直切口的下极，去表皮形成自体填充组织瓣。
  - 在 IMF 下方分离，最大限度减少对自体填充组织瓣中央血供造成损伤的风险。
- 一旦皮瓣形成，沿着乳房的中心轴到锁骨的水平形成一个腺体下腔隙，以便插入组织瓣。
  - 在剥离的过程中保持 PMM 筋膜完整很重要，因为该筋膜将用于固定自体填充组织瓣。
- 自体填充组织瓣经过测试，确保其可轻松地以最小的张力移动到上极。
  - 如果张力仍然存在，则需要进一步松解内侧、外侧和下方的组织瓣基底部。
- 注意：如果存在乳房大小不对称，可以从较大一侧的自体填充组织瓣的浅表上、中和外表面切除组织，在不破坏组织瓣基部的情况下减小乳房体积。
- 使用 #0 PDS 可吸收缝线在第三肋间水平插入自体填充组织瓣并固定于上极。
  - 通常需要使用 2 根缝线在自体填充组织瓣的上内侧和上外侧角真皮穿出并固定于胸壁。
- 对于较大的自体填充组织瓣或明显组织松弛的患者，皮瓣可能在上极插入后向外侧突出。
  - 在这种情况下，可以将组织瓣的外侧真皮缝合到 PMM 筋膜，以保持中央和内侧的凸度。
- 确保自体填充组织瓣在同一高度插入对乳房的对称性很重要。

66.2.4 腺体重塑

- 使用 #1 Vicryl 缝合线穿过乳房筋膜，将内侧和外侧内翻缝合在自体填充组织瓣上，通常需要 2 根缝合线。
  - 下极缝合点距离切口下端 ≥4 cm，以防止形成猫耳样的立锥畸形。
  - 上极缝合点距离 NAC ≥2 cm，以避免变形。
- NAC 在垂直切口闭合之前旋转到位并插入。
  - 在 3 点、6 点、9 点和 12 点位置，用 3-0 Monocryl

Plus 间断内翻缝合深层真皮。
- 使用 3-0 Monocryl Plus 可吸收缝合线连续皮内缝合。
- 四点内翻真皮缝合用于拉紧垂直切口的皮肤，并将垂直切口的长度缩短至 8~10 cm。
  - 从垂直切口的下端开始向 NAC 连续缝合，缝合的每一针应紧邻前一针，从而最大限度地拉拢对合。
  - 连续缝合时常造成沿垂直切口的水平褶皱，这些必须用深层真皮内翻缝合法进行矫正，以防止在垂直切口内形成永久性的水平褶皱。
  - 乳晕 2 cm 以内的皮肤避免过度收紧，以防止乳晕变形。
- 伤口的其余部分用 3-0 可吸收缝合线在真皮深层间断内翻缝合。
- 垂直切口使用皮钉进行最终闭合。
- 切口内侧和外侧的乳房皮肤注射 0.5% 布比卡因和 10 mL 1:20 万肾上腺素，用于术后镇痛。
- 切口用消毒凡士林纱布、干纱布和棉垫包扎。给患者穿上术后专用胸罩。

66.3 术后步骤

- 所有患者在手术当天（POD #0）出院回家。
- POD #1，在指导下每天用肥皂和水清洗切口。
- POD #5/6，移除皮钉，并替换为 3M 免缝胶带。
- 如果进行了吸脂手术，术后 1 周开始按摩侧胸部，术后 2 周开始按摩乳房。
  - 提醒患者轻柔按摩乳房上极的自体填充组织瓣区。
- 患者按要求在术后 4 周持续佩戴术后专用胸罩。
- 术后 4 周内避免剧烈活动（包括锻炼）。
- 待所有创面完全愈合后，用硅酮胶带包扎切口 4~6 个月。

66.4 案例与分析

- 参见图 66.3。

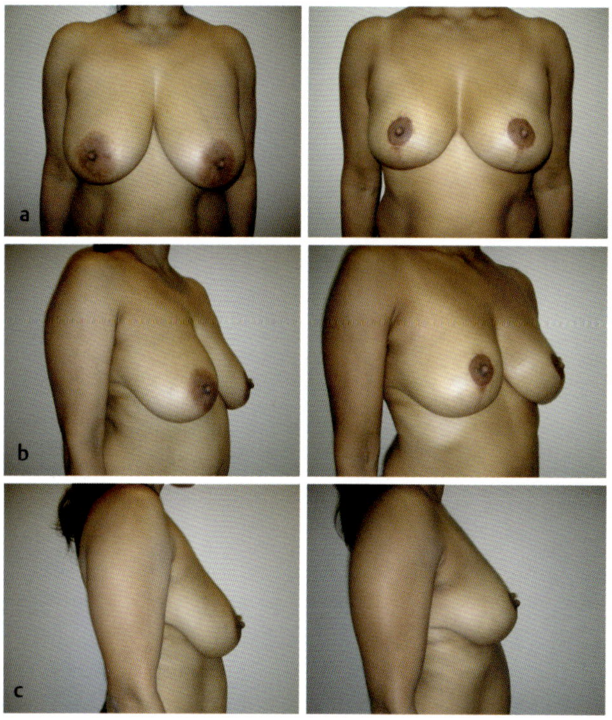

图 66.3 女性，44 岁。使用双侧真皮腺体蒂进行乳房提升固定术，从右侧取出 49 g 组织，从左侧取出 59 g 组织。行垂直切口自体组织瓣填充乳房提升固定术前和术后 6 个月对比照。a. 正视图。b. 斜视图。c. 侧视图。

66.5 总结

- 垂直切口自体组织瓣填充乳房提升固定术是一种可靠的乳房提升技术，适用于希望在不使用乳房假体的情况下改善乳房形态（包括更好的上极体积和突出度）的患者。
- 尽管必须小心避免破坏中部的自体填充组织瓣，但同样重要的是在内侧和外侧乳房实质上保留足够的组织，以防止乳房下极的轮廓畸形。
- 采用这种技术可以纠正乳房大小不对称，可从较大一侧的自体填充组织瓣的浅面切除薄层组织，以减少乳房体积而不破坏中央组织瓣基底部。

延伸阅读

[1] Biggs TM, Graf R, Taneja A. Maintaining shape in mastopexy. Aesthet Surg J. 2003; 23(5):391-392.
[2] Graf R, Reis de Araujo LR, Rippel R, Neto LG, Pace DT, Biggs T. Reduction mammaplasty and mastopexy using the vertical scar and thoracic wall flap technique. Aesthetic Plast Surg. 2003; 27(1):6-12.
[3] Hammond DC, O'Connor EA. The lower island flap transposition (LIFT) technique for control of the upper pole in circumvertical mastopexy. Plast Reconstr Surg. 2014; 134(4):655-660.
[4] Lista F, Austin RE, Singh Y, Ahmad J. Vertical scar reduction mammaplasty. Plast Reconstr Surg. 2015; 136(1):23-25.
[5] Rohrich RJ, Thornton JF, Jakubietz RG, Jakubietz MG, Grünert JG. The limited scar mastopexy: current concepts and approaches to correct breast ptosis. Plast Reconstr Surg. 2004; 114(6):1622-1630.

Jacob G. Unger and G. Patrick Maxwell

67 倒 T 形乳房提升固定术

摘 要
倒 T 形乳房提升固定术是一种有效的手术方法，可获得持久和优雅的乳房形态。本章阐述了乳房提升固定术中确实可靠地建立可预测美观的乳房轮廓的每个步骤，以及术前指导和术后护理。同时结合视频，可帮助阐明该手术的特殊关键步骤。

关 键 词
乳房提升固定术，乳房提升，自体隆乳术，脂肪移植术，倒 T 形乳房提升固定术，上蒂，乳房下垂矫正。

关键要点
- 乳房提升固定术可以塑造更好的整体乳房形状和更年轻的乳房外观。
- 乳房提升固定术会改善乳房比例，但无法维持长期的上极饱满度。

67.1 术前步骤

67.1.1 病史
- 详细的家族史和既往史，特别是关于乳腺癌的病史。
- 详细的既往乳房手术史，这可能会影响对蒂部的选择。

67.1.2 分析
- 评估乳房整体形状、下垂程度、皮肤质地、乳房体积、患者身高、胸骨长度、乳房不对称度。
- 测量胸骨上凹至乳头、乳头-乳房下皱襞距离（N-IMF），并确定最佳宽度的组织蒂。

67.2 操作步骤
（视频 67.1）

67.2.1 自上而下的方法设定乳头高度
- 在每侧标记 IMF，即乳房外侧的皱襞、胸骨凹和中线。
- 术前患者取坐位标记新的乳头位置。
- 根据 Pitanguy 点，可依据胸廓高度、患者身高和乳房体积来确定理想的乳头位置，通常在胸骨上凹到乳头的连线 20~23 cm（SN-N）。
- 垂直理想乳头上方 2 cm 作为乳晕上缘。
- 确定组织蒂部。一般情况，乳房的高度<5 cm，上组织蒂高度为 5~10 cm，上内侧组织蒂＞10 cm，考虑利用下蒂，除非有丰富的上内侧蒂应用经验。
- 每侧画一条 13 cm 弧线，对应 38 mm 直径的乳头乳晕复合体（NAC）轮廓；或画 14 cm 弧线，对应 42 mm 直径的 NAC 轮廓。
- 环绕弧线的下端开口宽度是设计的垂直蒂宽度，通常为 4~6 cm（图 67.1）。
- 用 15 号刀片切开乳头周边内弧的表皮层，即 NAC 周围。
- 用三针皮钉将乳头垂直钉入垂直柱的顶部，首先是 12 点，然后是 10 点和 2 点（图 67.2）。

67.2.2 设置垂直柱
- 取弧线区下半部分垂直区皮肤，从内侧到外侧形成胸部的锥形聚拢区。
- 从 6 点方向，沿乳头向下（自上而下），开始皮肤上叠成一条直线，来定制皮肤量。
- 保持垂直柱内侧和外侧的拉伸张力基本相似。在皮肤钉上应该是生理上的张力，而不要张力过大。
- 继续形成这个钉线，直到 N-IMF 距离为理想长度。最好通过钉线来测量，它代表乳晕下至 IMF 的距离（即 N-IMF 2 cm，NAC 直径为 38 mm）（图 67.3）。

67.2.3 去除垂直多余部分
- 通过 N-IMF 钉线的叠瓦覆盖，固定横向多余部分，

67 倒T形乳房提升固定术 | 261

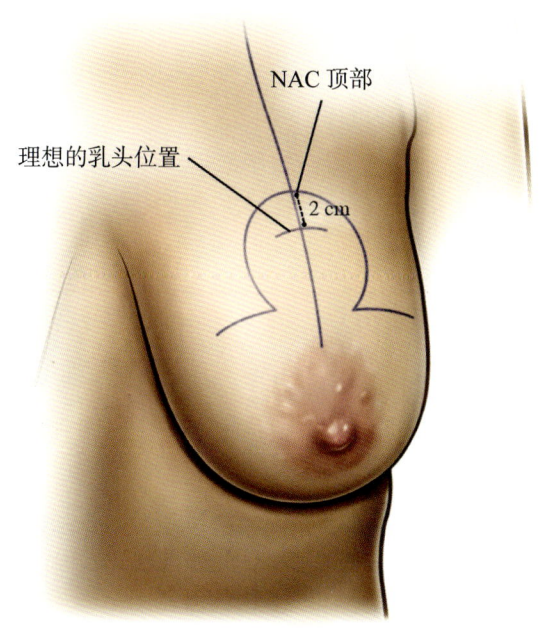

图 67.1 沿垂直方向下端开口的宽度，是垂直支柱的宽度，通常相距 4~6 cm。

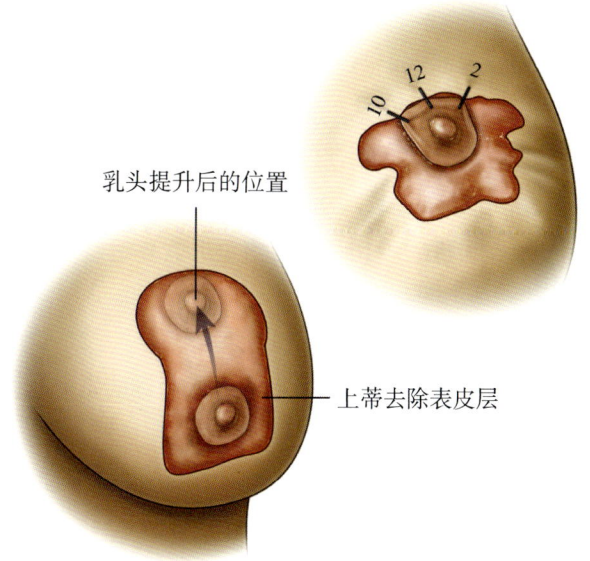

图 67.2 用三针皮钉将乳头垂直钉入垂直柱的顶部。首先钉在 12 点，然后是 10 点和 2 点。

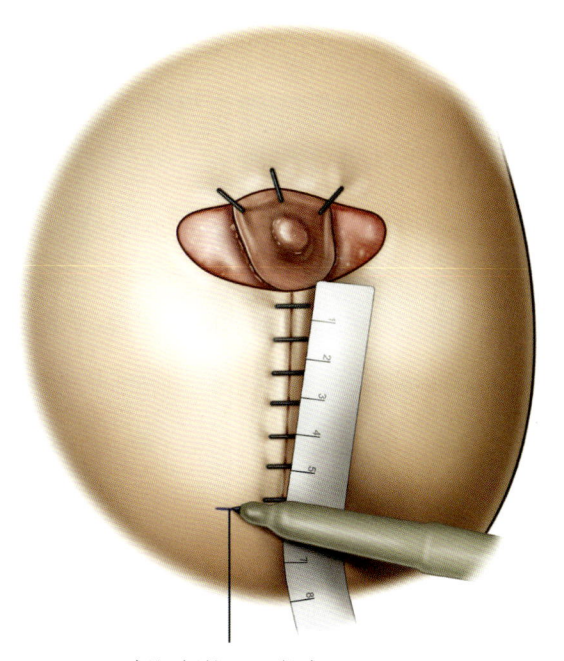

标记新的 IMF 长度

图 67.3 建立一条乳头至 IMF 钉线，是理想 IMF 的长度。最好通过测量乳头到缝合的折叠处长度，表示乳晕下至折叠距离（即乳头至 IMF 2 cm，NAC 直径为 38 mm）。

就可以切除垂直方向上的多余部分。
- 首先用 2 个皮钉将垂直折叠的低点钉住，每侧分别与 IMF 钉在一起。
- 这将决定横向切除的高度。

- 从中线内侧和外侧向两边将新 IMF 和原 IMF 钉在一起。
- 如果切除需要向腋前线延伸，则应沿乳房外侧边界移动，以避免造成方形乳房。

67.2.4 检查对称性
- 完成两侧缝合后，患者取坐位，检查对称性。
- 如果对整体形状和轮廓感到满意，躺下后用标记笔标记所有定制的区域。确切标记好内外侧柱与 IMF 的交点。
- 取出所有的皮钉，用 10 号刀片划出垂直方向和横向的切口痕迹。

67.2.5 组织切除
- 组织的垂直上蒂去除表皮层，形成真皮下血管网蒂。
- 将垂直上蒂的下方整块组织切除，以确保有足够的空间将切除下垂的乳房组织后的腺体在最低处重建。这个步骤会使较大一侧自动去除更多的组织，这是因为该侧多余的组织会全部垂至下极。
- 逐步释放上蒂部组织和真皮下帽周围软组织，可使 NAC 在无张力下提升到新位置。
- 缝合前确切止血。

67.2.6 缝合
- 用 CT-1 针带 2-0 PDS 可吸收缝线缝第一针，将垂直蒂底部的浅筋膜与 IMF 的筋膜缝合固定。
- 用 2-0 PDS 可吸收缝线间断缝合垂直柱的筋膜层。
- 先将中间和横向皮瓣 SFS 与 IMF 缝合固定。
- 用 3-0 单丝线间断缝合真皮深层。
- 用 3-0 单丝线于皮下层固定乳晕周边 8~10 针。
- 用 4-0 单丝线将皮肤切口真皮层行连续的荷包缝合，缩小至乳晕周围。
- 将 NAC 与皮肤罩切口用八角星形真皮层收紧缝合固定。

67.2.7 附加术式

- 对于希望稍微丰满一点或改善上极轮廓的患者，可以考虑脂肪移植。
- 对于体积较小的空乳房，通过下端组织向头侧提升，这样可以帮助增加乳房的凸度和体积。
- 采用科尔曼技术的 16 号和 17 号针开口及 1.5 mm 口径的钝性套管注射器。
- 对于软组织支撑和真皮质量非常差的患者，考虑可降解的网片行内部支撑（如 GalaFLEX），以防止下极拉伸。

67.3 术后护理

- 术后 6 周，持续应用固定支撑塑形胸罩。
- 术后 2 天，可以洗澡。
- 允许第 2 天正常活动，鼓励散步。
- 2~4 周内不做剧烈的有氧运动。
- 6 周后可以正常进行所有运动。

67.4 案例与分析

- 参见图 67.4。

67.5 总结（附录67.1）

- 乳房提升固定术可获得很高的成功率和对称性。利用"倒 T 形"方法可以直接切除垂直和横向的多余组织。
- 脂肪移植是有效的辅助手段，可以改善乳房上极的饱满度和整体乳房体积。
- 目前还没有可靠的方法能够塑造出与植入物相同效果的持久上极饱满度。

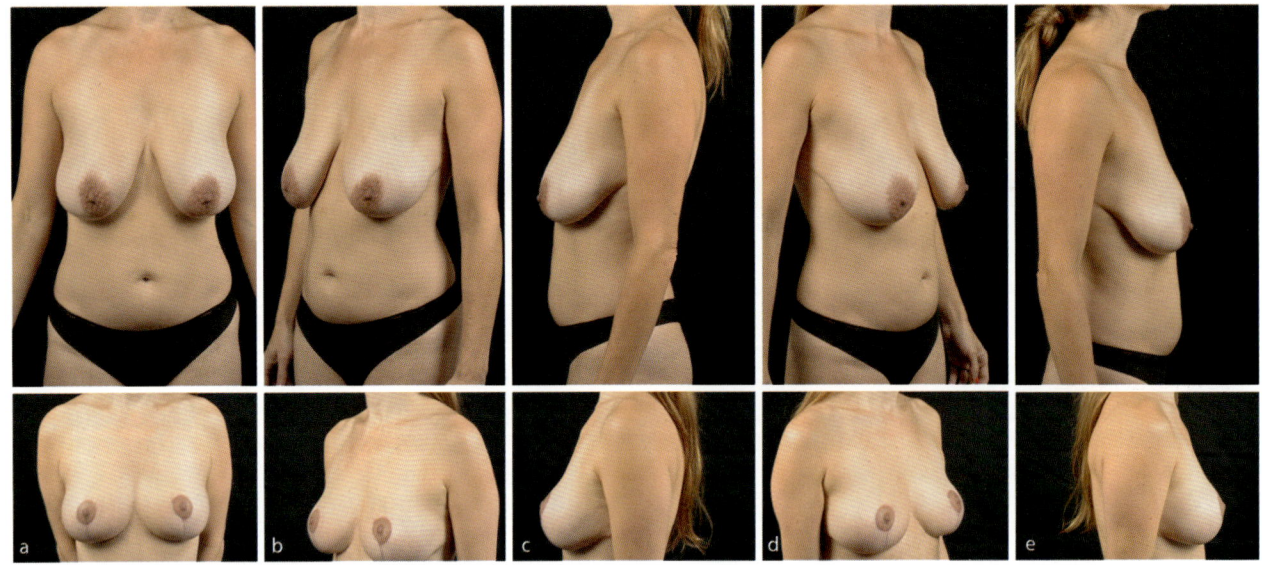

图 67.4 女性，42 岁，G2P2，不吸烟，要求提升乳房和改善整体乳房形状。胸骨凹至乳头距离 28 cm，身高约 162 cm。采用上蒂手术方案，倒 T 形皮肤切除术，两个乳房上极行自体脂肪移植隆乳，胸骨凹至乳头距离设定为 21 cm。这些是术后 1 年的各个体位的照片。患者在做乳房提升固定术的同时也接受了腹壁成形术，未行其他手术。

延伸阅读

[1] Lee MR, Unger JG, Adams WP, Jr. The tissue-based triad: a process approach to augmentation mastopexy. Plast Reconstr Surg. 2014; 134(2):215-225.
[2] Lee MR, Unger JG, Adams WP, Jr. The tissue-based triad: a process approach to augSarosiek K, Maxwell GP, Unger JG. Getting the most out of augmentation-mastopexy. Plast Reconstr Surg. 2018; 142(5):742e-759e.
[3] Wong C, Vucovich M, Rohrich R. Mastopexy and reduction mammoplasty pedicles and skin resection patterns. Plast Reconstr Surg Glob Open. 2014; 2(8):e202.

Kyle Sanniec and William P. Adams Jr.

68 常规隆乳提升固定术

摘 要

隆乳提升固定术既具普遍和常规性，又具有挑战性。对于有经验的医师，其仍然是一个充满并发症的复杂过程。组织复位（乳房提升固定术）和组织扩张（隆乳术）的两难境地导致翻修率较高，伤口并发症多，患者满意度低，所以许多学者选择分阶段多次进行手术。然而，遵循标准化处理方式可获得可靠的可重复性结果，以及高度可预测的美学结果和非常低的翻修率。

本章介绍了该技术对应的患者选择、术前计划和术中操作要点，从而获得安全、可靠和可预测的结果。

关 键 词

隆乳提升固定术，一期隆乳提升固定术，基于组织的三元组合，隆乳提升固定术过程，隆乳提升固定术的分期标准，假体隆乳术。

关键要点

- 隆乳提升固定术是基于组织的三元组合安全可靠的一期手术，可预测性高，翻修率低。
- 确定乳头至乳房下皱襞（IMF）的距离，可以很好地控制乳房形状。
- 遵循基于过程的方法行该术式，可减少并发症并获得良好的一致性结果。

68.1 术前步骤

68.1.1 基于组织的三元组合（图 68.1~图 68.3）

- 患者乳房基底宽度（BBW）、乳头-乳房下皱襞距离（N-IMF）、皮肤拉伸度（SS）和垂直余量（VE）。
- 用于评估适合接受一期隆乳提升固定术和二期隆乳提升固定术的适用人群。
  - SS＜4 和 N-IMF＜10 cm，可单独采取双平面隆乳术。
  - SS＞4 或 N-IMF＞10 cm 伴皮肤松弛，除了植入假体外，还要进行皮肤切除。
  - VE 是决定分期的关键指标，VE＞6 cm，需要行二期隆乳提升固定术。

68.1.2 植入物的选择

- 选择的假体高度要足够填充上极，通常为患者的乳房宽度减少 1 cm，相当于 200~300 mL 假体。
- 乳腺实质的量决定了植入假体的最终轮廓。
  - 若乳腺组织少，选择中等凸度的假体，以弥补乳房组织缺失的体积。

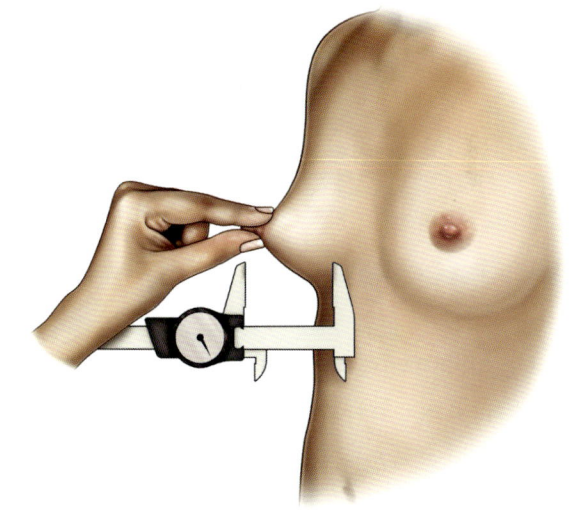

图 68.1 测量 SS 示意图。

  - 充足的乳腺组织＝低或低加剖面假体，保障上极丰满度。

68.2 操作步骤
（视频 68.1）

68.2.1 标记（图 68.4）

- 患者取站立位，标记乳房中线、正中线、IMF。

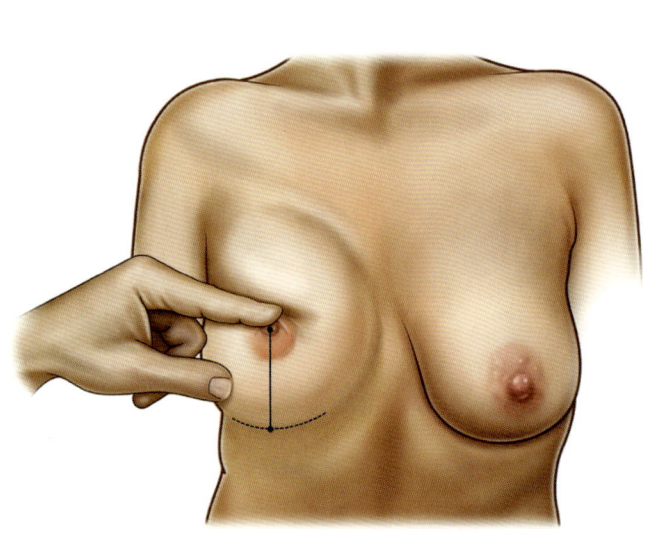

图 68.2 最大拉伸量时测量 N-IMF 示意图。

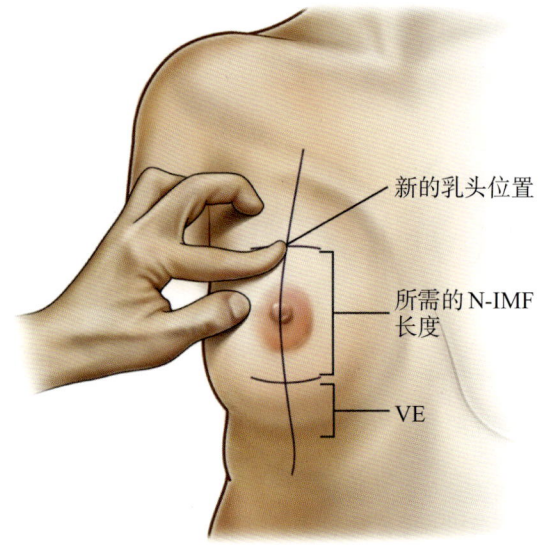

图 68.3 测量 VE 示意图。

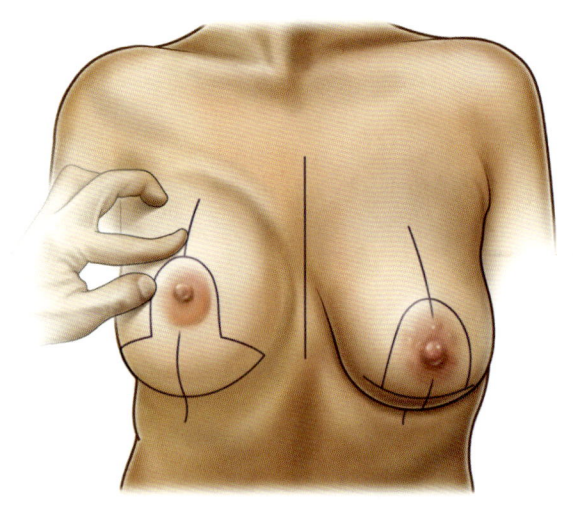

图 68.4 术前标记示意图。

- 乳头采用 Pitanguy 法标记，即将乳头抬高至乳房上美观的位置，然后标记这个位置。
  - 确保胸骨上窝到两侧乳头的距离相等，以保障乳头的对称性。
- 理想的 N-IMF 是从理想的乳头位置弧行拉伸乳房，形成一条弧线，这条弧线将是新的 IMF。
- 这条弧线所有的点与新乳头的距离均相等。
- 所有低于这个标记点的都是 VE，即新的 IMF 与原 IMF 之间的部分。
- 该技术被称为自下而上的方法，通过将 VE 距离从乳房中线向内外叠加，确定 IMF 切口的长度和垂直体的分散角度。
- 在新的皱襞和现有皱襞在 VE 长度连接两个水平标记点处标记。
- 在乳晕外侧标记理想的乳头位置到水平切口处外侧和内侧蒂的宽度。
- 同时标记植入物的宽度高度，以确保皮肤罩不被过度剥离。

68.2.2 隆乳术

- 术中采取 IMF 切口，该切口可以直视下分离腔隙，并进行预止血，制备一个正好容纳假体大小的腔隙。
- 然后准备好假体传送袋，以减少植入物上细菌的量。
- 置入假体后，将浅筋膜分两层连续缝合，第二层采用外翻瓦合式缝合，以确保假体的密闭。

68.2.3 乳房提升固定术

- 自下而上法是"中央堆叠"，以确保倒 T 形皮肤罩松紧度适宜，同时垂直切缘和 T 点能够相互结合。
- 切开纵、横组织后，在中央丘蒂表面形成真皮帽。
- 除了保留中央丘蒂部真皮帽外，全层楔形切除下极皮肤和腺体组织。然后闭合皮瓣覆盖于下方的假体腔隙表面，在 T 点交汇处将皮瓣松解减张。
- 在浅筋膜层从侧方向内侧聚拢提升皮瓣，只有提升的量足够，才能无张力汇合于 T 的交点处。
- 然后缝合 T 点，从上方拉中央丘蒂两侧的皮瓣到 T 点下，并进行三点缝合，将外侧、内侧垂直皮瓣的皮下层于 T 点三点缝合固定，以减小 T 点处皮瓣张力。
- 在水平方向将垂直方向的内侧和外侧皮瓣从深筋膜到浅筋膜上，并在 IMF 处缝合固定，用于将皮肤切口向下拉至 IMF。

- 缝合垂直切口，确定乳头的理想位置。
  - 将皮钉固定的垂直部分皮肤充分伸展。
  - 理想的位置是基于最终的乳房基底宽度和 N-IMF，约为 BW × 0.7+1 cm，以获得乳头与乳房隆起之间的理想比例。
  - 术后标记乳头，可以更好地控制乳头在乳房上的最佳位置。

68.3 术后护理

- 使用无菌贴 7 天，使乳晕均匀受力。
- 去除无菌贴后，开始瘢痕治疗。

68.4 案例与分析

- 参见图 68.5。

68.5 总结

- 以组织为基础的三元组合提供了客观的衡量标准，以此来区分哪些患者需要进行隆乳术或隆乳提升固定术，以及在一期和二期手术中进行隆乳是否安全。
- 采用以过程为基础的方法可以减少并发症，提高疗效。
- 系统的乳房固定术可为外科医师提供有效的手术方案和简化执行流程。

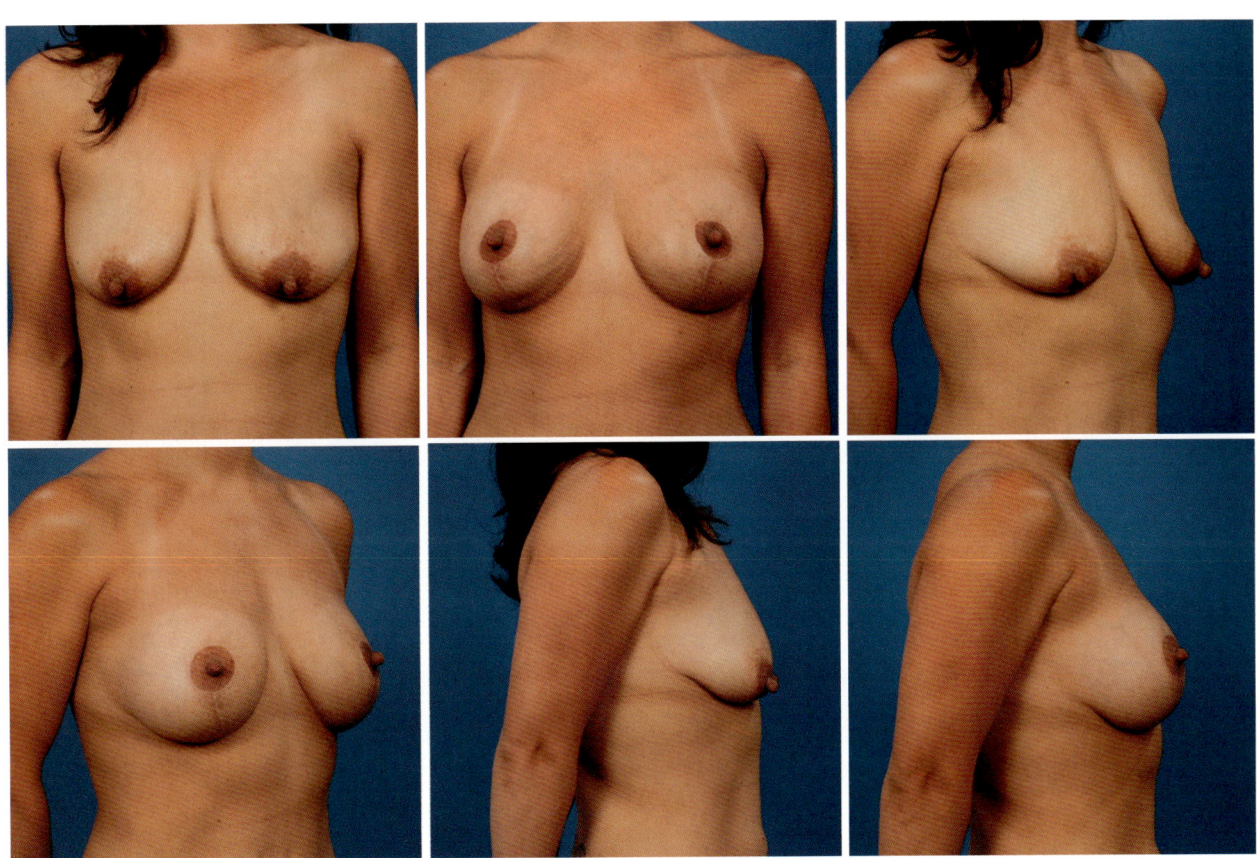

图 68.5 患者行双平面隆乳术，放置 270 mL 假体，然后行倒 T 形中央堆叠乳房提升固定术。图示为术前和一期隆乳术后 12 个月对照图。

延伸阅读

[1] Adams WP, Jr, Small KH. The process of breast augmentation with special focus on patient education, patient selection and implant selection. Clin Plast Surg. 2015; 42(4):413-426.
[2] Beale EW, Ramanadham S, Harrison B, Rasko Y, Armijo B, Rohrich RJ. Achieving predictability in augmentation mastopexy. Plast Reconstr Surg. 2014; 133(3):284e-292e.
[3] Lee MR, Unger JG, Adams WP, Jr. The tissue-based triad:a process approach to augmentation mastopexy. Plast Reconstr Surg. 2014; 134(2):215-225.
[4] Sanniec K, Adams WP, Jr. The tissue-based triad in augmentation mastopexy: singlestage technical refinements. Aesthet Surg J. 2019; 39(12):1331-1341.
[5] Tebbetts JB. A process for quantifying aesthetic and functional breast surgery: I. Quantifying optimal nipple position and vertical and horizontal skin excess for mastopexy and breast reduction. Plast Reconstr Surg. 2013; 132(1):65-73.

Daniel J. Gould, Nathaniel L. Villanueva, and W. Grant Stevens

69 改良隆乳提升固定术

摘 要
乳房提升固定术是一项复杂的手术，既要通过去除乳房的皮肤罩提升乳房，又要通过植入物来增加乳房体积，以获得更好的丰满度。整形手术的目标是增加体积和矫正乳房下垂，很多研究已证明乳房提升固定术具有良好的效果和安全性。鉴于手术难度，二次乳房提升固定术很常见（16.9%），其中 5% 想要改变植入物的大小，5% 是由于瘢痕问题。随着时间的推移，该手术方法并不能阻止乳房衰老，患者往往需要进行修正和改进。本章主要讨论二次隆乳提升固定术的手术原则和手术技巧。

关 键 词
乳房提升，隆乳提升固定术，二期隆乳提升固定术。

关键要点
- 隆乳提升固定术的改进较困难，这是二次手术的常见原因。
- 术前与患者讨论手术方案并取得患者的认可。
- 二次手术应在保证乳头血运的前提下，尽可能提升乳房皮肤罩，以避免并发症。
- 植入物是乳房体积增大或缩小的关键因素。
- 改良后的手术技术和材料可以获得持久的效果。
- 了解并发症处理措施。

69.1 术前步骤

- 与患者讨论手术方案，并取得患者的认可。
- 了解乳房和乳头的血供情况（图 69.1），以及以前的切口是否损害了乳头血液供应。
- 确定胸骨凹到乳头的距离，并根据 Pitanguy 点和乳房下皱襞（IMF）确定乳头需要移动的程度。
- 标记乳房中线和乳房投影，并将乳头向上移向中线。
- 在隆乳的过程中，将假体置于正确高度，避免将假体植入得过高或乳头位置过低。不要接受那些声称"会随时间下沉"或需要束带来调整的假体。
- 根据计划中的乳头与 IMF（N-IMF）距离（6~8 cm），设计皮肤切除范围。
- 在垂直和水平方向上根据捏取试验，确定皮肤切除的安全量。
- 笔者倾向于采用猫头鹰形的皮肤切口，以矫正垂直和水平方向的多余组织，有多种选择（图 69.2）。

- 假体放置在肌肉层下是最安全的，因为它们保留了乳房肌皮血管穿支的完整。应避免在腺体下或筋膜下隆乳。
- 在行修复手术时，不要将原来的腺体下假体植入胸大肌下腔隙。
- 乳房皮瓣厚度 ≥ 1 cm，限制皮下剥离。
- 基于预期目标、乳房基底形状选择植入物，如毛面或光面，多选光面。
- 内部皮肤罩可通过激光去上皮，也可使用 GalaFLEX、GalaFORM 或其他方式。

69.2 操作步骤

（视频 69.1）

- 正常压力下注射局部麻醉。
- 设计皮肤切口，并在乳头周围做切口。
- 垂直切开乳腺实质，直到乳房植入物腔隙，如果可以要在尾端保留一条连续组织（在底部），闭合时

69 改良隆乳提升固定术 | 267

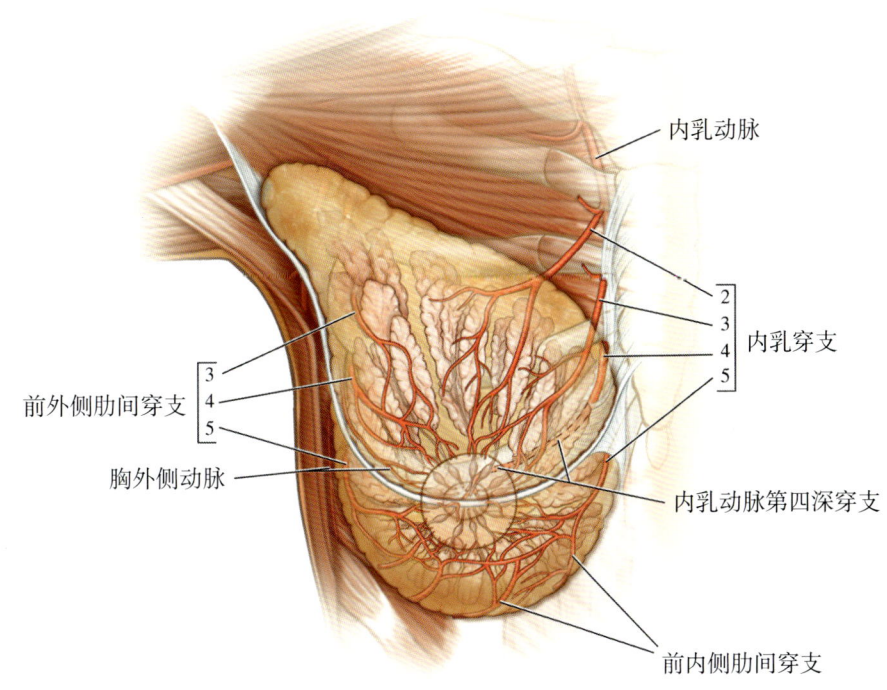

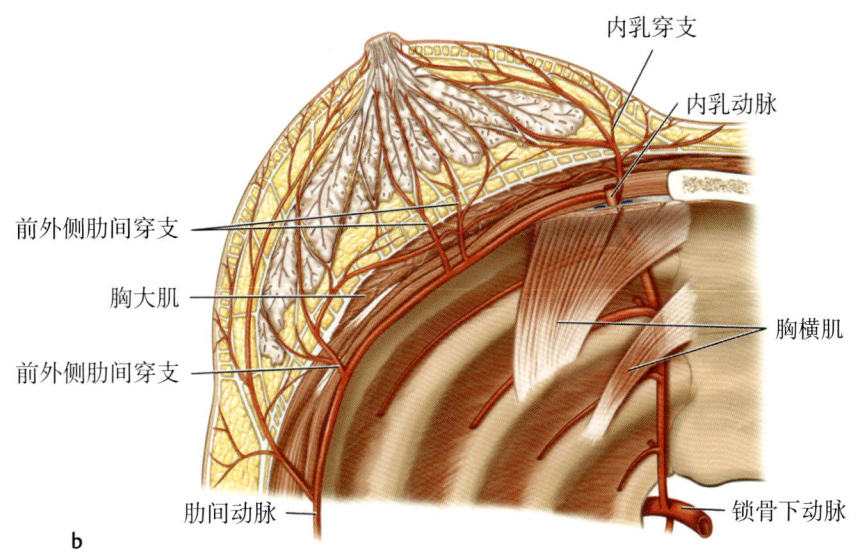

图 69.1　乳腺血管供应。

避免 T 形连接。
- 保护乳头的血供至关重要，所以在最初的皮肤切口后，会采取措施保护血管（Hitch Stitch and Goalpost）。
- 如果有必要可切除假体包膜，或者创建一个新的假体植入腔隙，以解决胸肌束缚力和引起假体移位的问题（图 69.3）。
- 选择新的假体，并使用假体器确认理想的大小和位置。
- 放置假体，关闭深筋膜，然后再缝合。
- 如果为了改善外观效果或减少复发性包膜挛缩，可用脱细胞真皮基质进行包裹。
- 将下端皮肤切开，重新定位新的乳头位置。
- 松解新乳头位置及垂直方向周围的组织，并尽量减少损伤。

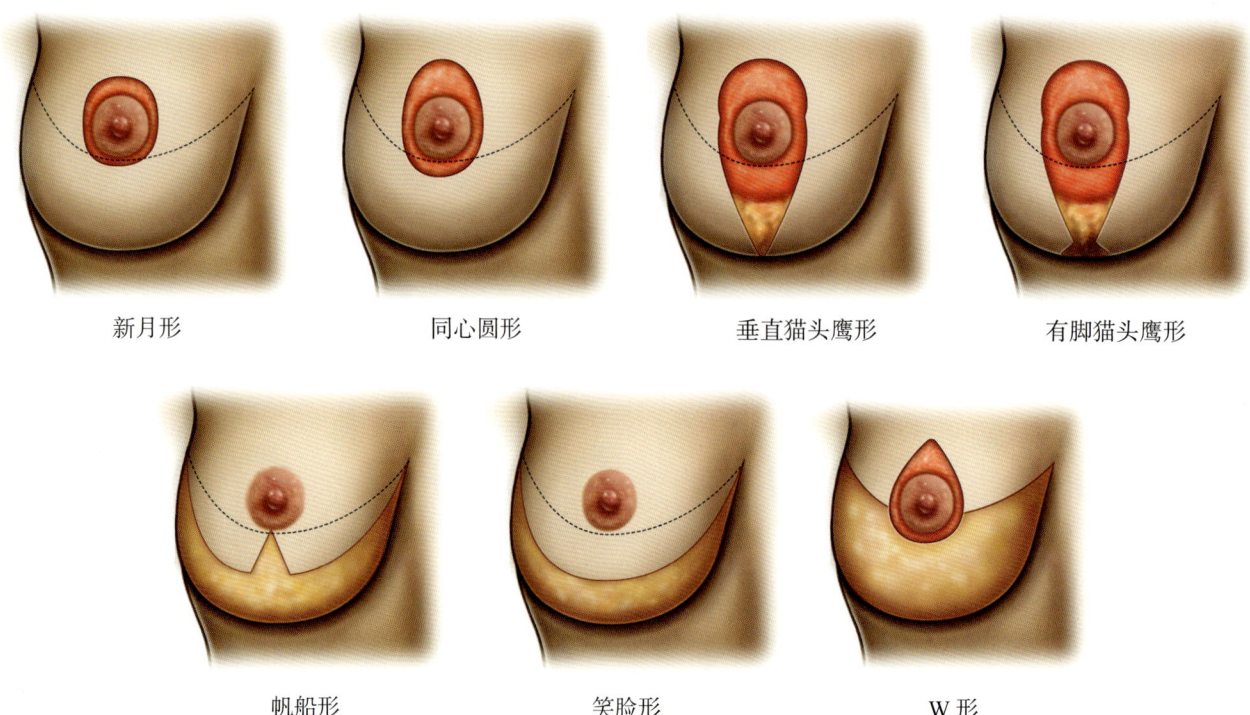

图 69.2 可有很多种切口的选择，选择一个合适的皮肤罩，但要选择保留大部分血运的切口。

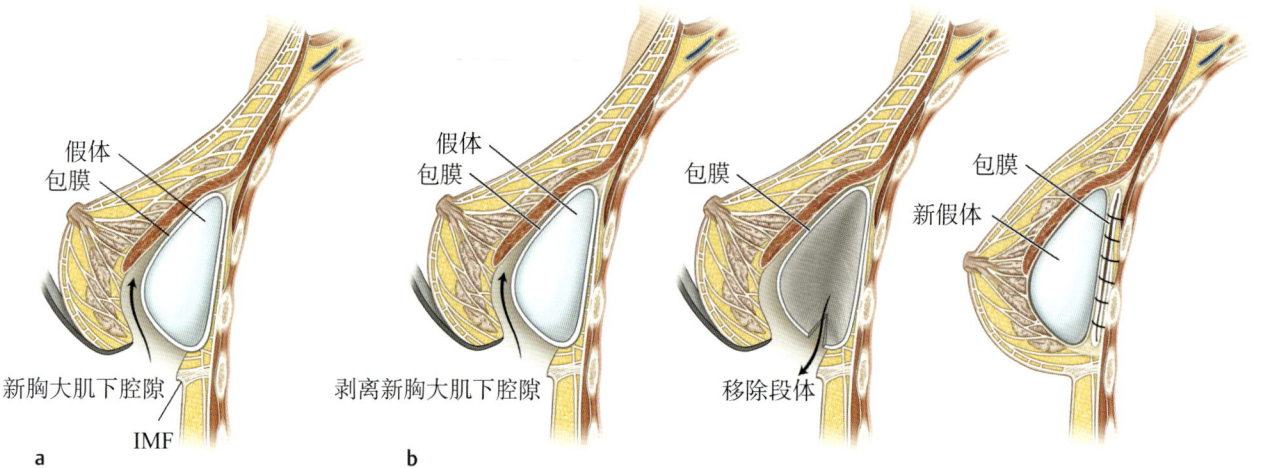

图 69.3 a. 将植入物留在原位，创建新胸大肌下腔隙，便于剥离。b. 在新胸大肌下腔隙剥离旧的假体，并松解前方包膜，下方包膜加强 IMF。

- 在近似于垂直方向的深面形成双平面覆盖乳房植入物，以减小乳房的水平宽度，并为乳房提供支撑。
- 如果有必要可以穿束胸衣，要选择合适或定制的形状。
- 分别缝合皮下层和真皮层，关闭所有切口。通常不需要放置引流，也不需要拆除皮肤缝合线，但取决于术者的判断。

69.3 术后护理

- 术后监测乳头血运情况，如果需要可以使用硝酸甘油贴。术后第 1 天检查并更换无菌敷料。术后第 3 天复诊，1 周后再次复诊。
- 无需弹力绷带加压包扎。
- 标准瘢痕处理。
- 术后 2 周开始进行假体按摩。

69.4 案例与分析

- 参见图 69.4。

69.5 总结

- 通过保留乳头的血液供应，隆乳提升固定术可作为初次或再次的安全手术。
- 精细操作，植入物会对结果产生较大影响。

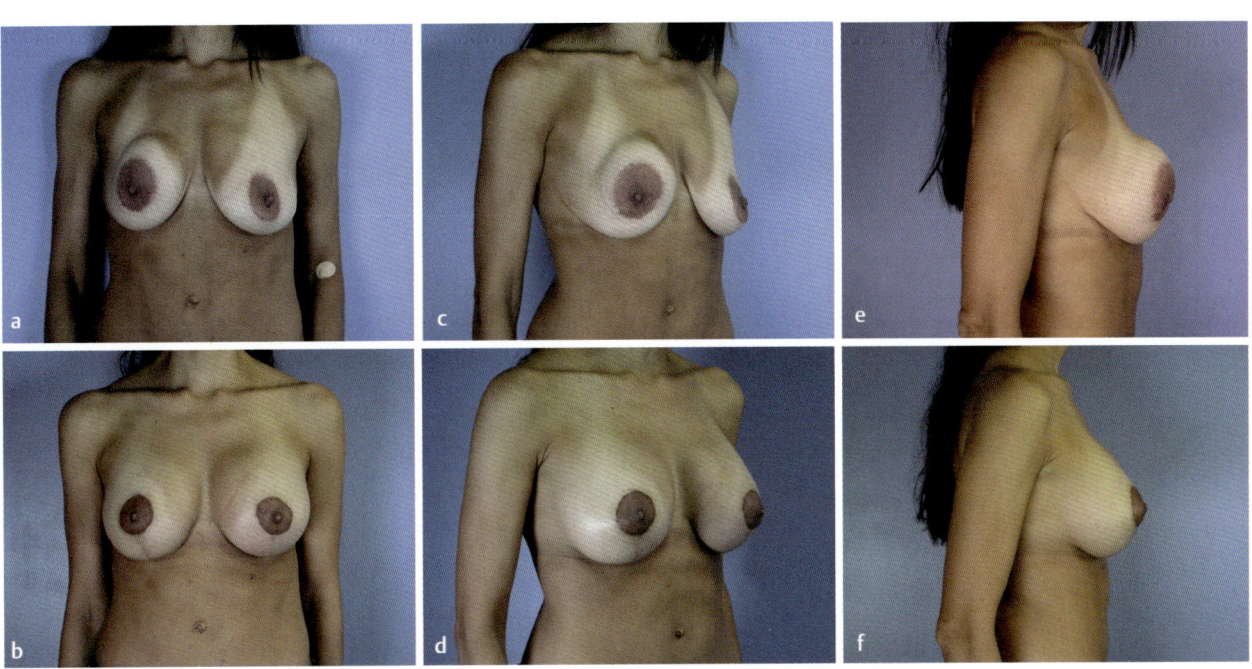

图 69.4 女性，43 岁，主诉乳房不对称及右乳包膜挛缩。25 年前曾接受了右乳乳腺不对称手术、右包膜切除术和破裂凝胶植入物取出术。2 个月后，她接受了一期双侧隆乳，在胸大肌腔隙植入 275 mL 凝胶假体（Moderate Plus Profile Mentor）。a、c、e. 双侧乳房提升固定术伴 T 形瘢痕。b、d、f. 二次隆乳术后 6 个月。

延伸阅读

[1] Georgiade NG, Georgiade GS. Aesthetic surgery of the breast. W.B. Saunders Company; 1990.
[2] Messa CA, Messa CA. One-stage augmentation mastopexy: a retrospective ten-year review of 2183 consecutive procedures. Aesthet Surg J. 2019; 39(12):1352-1367.
[3] Sanniec K, Adams WP. The tissue-based triad in augmentation mastopexy: singlestage technical refinements. Aesthet Surg J. 2019; 39(12):1331-1341.
[4] Spear SL, Pelletiere CV, Menon N. One-stage augmentation combined with mastopexy: aesthetic results and patient satisfaction. Aesthetic Plast Surg. 2004; 28(5):259-267.
[5] Tebbetts JB. Augmentation mastopexy. In: Augmentation Mammaplasty. Amsterdam: Mosby Elsevier; 2010:501-551.

70 联合 / 不联合脂肪移植的隆乳提升固定术

Rod J. Rohrich and Dinah Wan

摘　要

Wise 法同期隆乳提升固定术是一种安全可靠的术式，是一种下位蒂 / 中央丘技术。通过精确的术前标记，外科医师可根据需要做乳房固定术切口，而不需要定制标记。假体体积被限制在 < 300 mL，以促使无张力闭合和优化长期效果。可同时进行自体脂肪移植，以进一步增强乳房轮廓。

关 键 词

隆乳术，乳房提升固定术，隆乳提升固定术，乳房假体，脂肪移植，脂肪转移。

关键要点

- 同期隆乳提升固定术可使用 Wise 法、下极蒂 / 中央丘技术进行。
- 假体被用来恢复上极的丰满度，而不是扩大体积。
- 自体脂肪移植可以用作代替物，也可用其他假体进一步增强乳房轮廓和乳沟。

70.1 术前步骤

70.1.1 分析

- 轻度至中度乳房下垂（1~2 级）且需要乳头抬高 4 cm 或更少的患者，是同期隆乳提升固定术的首选。
- 严重乳房下垂（3 级）或需要乳头抬高大于 4~6 cm 的患者，应进行二期隆乳提升固定术。
- 肥胖或大量体重减轻的患者及既往吸烟者，应评估行二期隆乳提升固定术。
- 不要为大量吸烟的患者施行手术。
- 应选择不大于 300 mL 的低或中凸的假体。

70.2 操作步骤

（视频 70.1）

70.2.1 标记

- 当患者站立时，标记乳房子午线。
- 通过将乳房下皱襞（IMF）转移到乳房子午线上确定 Pitanguy 点。确认胸骨凹到 Pitanguy 点的距离，约为 21 cm。
- 从 Pitanguy 点标记 8~9 cm 的垂直延伸线。保持倾斜角狭窄，正好跨越乳晕的宽度。
- 标记 IMF，横向弯曲 30°，向外侧延伸至腋前线水平。
- 当轻轻抬起乳房时，从垂直的延伸线到 IMF，在内侧和外侧画一条直线。

70.2.2 分离下蒂 / 中央丘

- 用 42 mm Cookie 切割刀沿乳晕切开。
- 所用切口均采用 Wise 法。
- 下极蒂去上皮化，保持宽阔的基部。
- 保留乳晕上方的去上皮的桥状组织。

70.2.3 提升皮瓣

- 对称和楔形切除乳腺的内侧和外侧组织。
- 厚的乳房内侧和外侧皮瓣提升 2 cm（图 70.1）。限制乳晕以上水平的剥离。
- 切除 4~5 cm 皮瓣，或刚好获得关闭切口的松解度。

70.2.4 创建胸肌下腔隙

- 向侧方剥离下蒂软组织，确定胸大肌下缘。
- 沿肌纤维方向在外侧 2/3 处分离胸大肌（图 70.2）。

70 联合/不联合脂肪移植的隆乳提升固定术 | 271

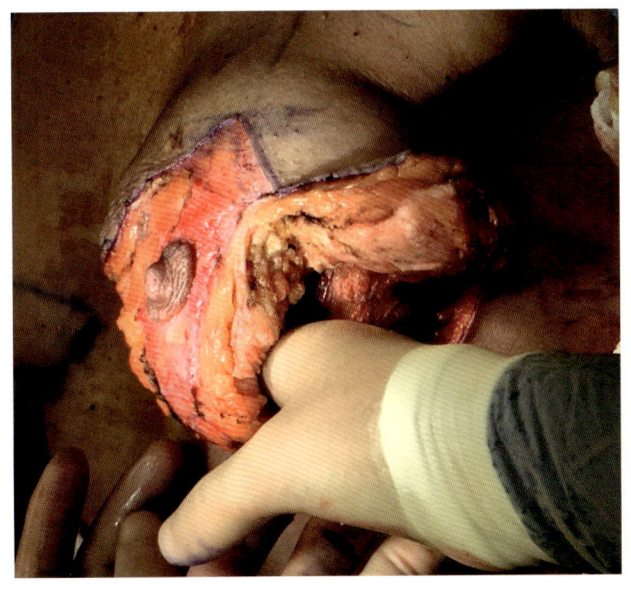

图 70.1 去除厚的乳房外侧皮瓣，保留下蒂/中央丘，以及去上皮的桥状组织。

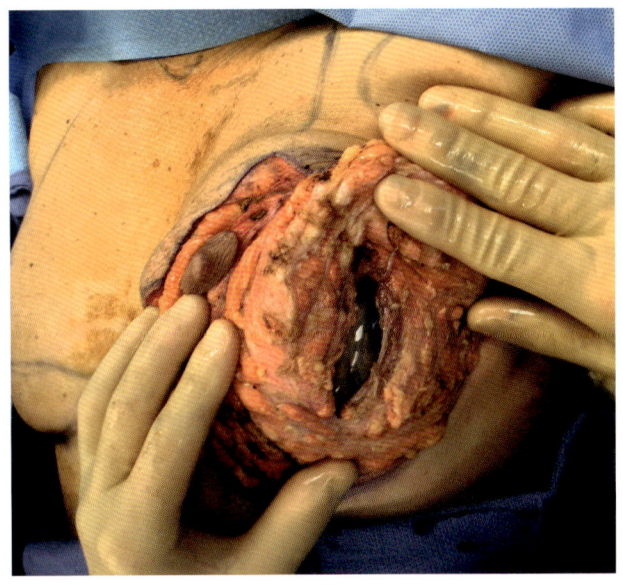

图 70.2 通过胸大肌外侧 2/3 处的分离切口将假体置入胸大肌下腔隙。外侧胸大肌作为植入物腔隙的外侧支撑条带。

- 从外侧到内侧扩大胸大肌下腔隙。
- 松解胸大肌下附着点，形成一个双平面腔隙。

70.2.5 放置定位器/植入物

- 止血。
- 用生理盐水冲洗胸肌下腔隙，然后用三联抗生素溶液冲洗。
- 置入定位器/假体，粗略缝闭乳房以评估闭合情况。如果需要，减小假体体积（<300 mL）或进一步减张皮瓣，以获得无张力闭合切口。
- 在假体植入腔隙中放置一个 15 F 引流管，引流口置于 IMF 外侧。

70.2.6 缝合和乳晕复合体

- 粗略闭合乳房。
- 距 IMF 4~5 cm 处标记乳晕边缘，随着时间的推移下极有一定的拉伸（图 70.3）。

- 用一 38~40 mm Cookie 切割刀插入乳晕。
- 分层缝合水平和垂直切口。

70.2.7 脂肪移植（如有必要）

- 用 200~300 mL 含肾上腺素的 0.25% 利多卡因浸润大腿内侧或腹部。
- 用 3~3.5 mm 吸脂套管收集脂肪置于"密闭"的集脂罐内，去除不需要的晶体溶液。
- 将脂肪装入连接在 14 号科尔曼套管上的 60 mL 注射器中以供注射。
- 从 IMF 的多个进入点扇形注入，并保持注脂管始终移动。
- 直接将大部分脂肪注射在上内侧极以改善乳沟，避免在乳晕周围或中央丘/下蒂注射。
- 总共有 100~200 mL 脂肪被注射到每个部位的乳腺皮下空间，而不是直接注射到乳腺组织中。

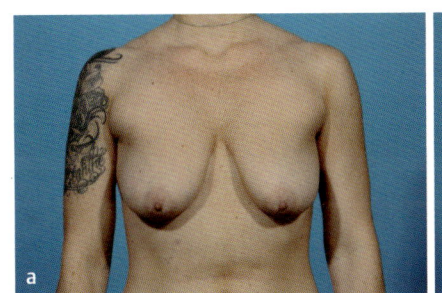 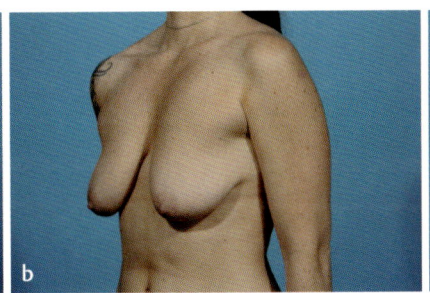 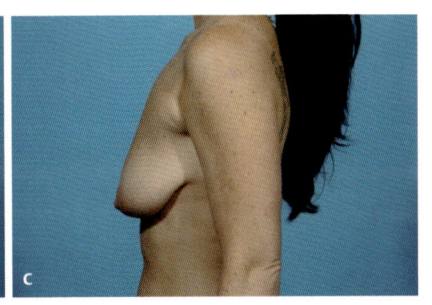

图 70.3 乳晕复合体下缘位于乳房下切口上方 4~5 cm。

70.3 术后护理

- 若 24 小时引流量 < 30 mL，拔除引流管（通常需 2~5 天）。
- 术后佩戴支持性胸罩，6 周后可过渡到钢圈胸罩。
- 2~3 周开始瘢痕治疗。
- 术后 3 周内避免进行剧烈的活动和运动。
- 必须继续戒烟。

70.4 案例与分析

- 参见图 70.4 和图 70.5。

70.5 总结

- 术前使用 8~9 cm 的垂直臂和宽阔的蒂部基底进行精确标记，使术者在同期隆乳提升固定术中可进行乳房提升固定术的精准切除，而不需要术中裁剪。
- 使用小的假体（< 300 mL）是实现无张力缝合和持续的长期效果的关键。
- 通过有限皮瓣的去除及环乳晕切开剥离，使需要上提的皮肤乳罩的皮量恰到好处，皮瓣和乳头的血液

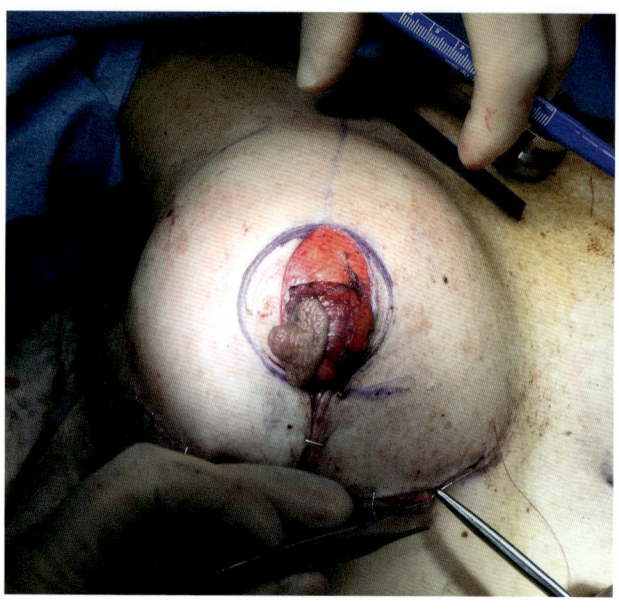

图 70.4 女性，36 岁。使用 175 mL 中凸硅胶植入物进行同期隆乳提升术的术前照片。a. 正视图。b. 斜视图。c. 侧视图。

供应也能最大化。
- 自体脂肪移植可与乳房提升固定术同时进行，以增强乳房的轮廓和乳沟。

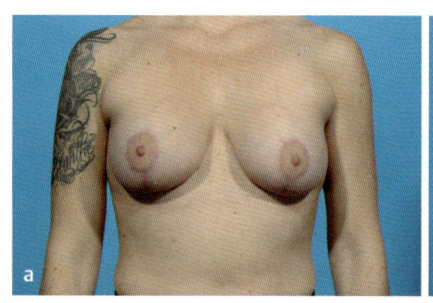 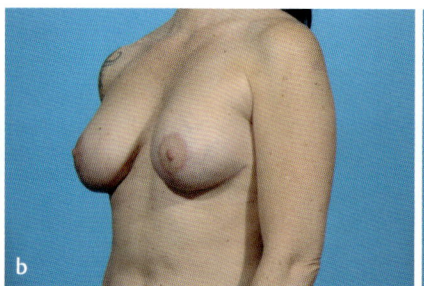 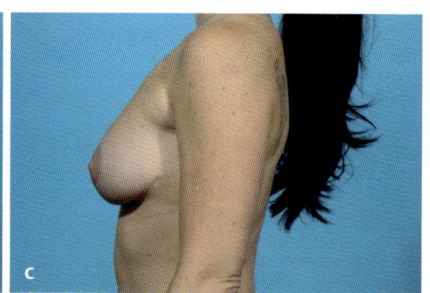

图 70.5 3 个月后照片。a. 正视图。b. 斜视图。c. 侧视图。

延伸阅读

[1] Beale EW, Ramanadham S, Harrison B, Rasko Y, Armijo B, Rohrich RJ. Achieving predictability in augmentation mastopexy. Plast Reconstr Surg. 2014; 33(3):284e-292e.
[2] Del Vecchio D, Rohrich RJ. A classification of clinical fat grafting: different problems, different solutions. Plast Reconstr Surg. 2012; 130(3):511-522.
[3] Kerfant N, Henry AS, Hu W, Marchac A, Auclair E. Subfascial primary breast augmentation with fat grafting: a review of 156 cases. Plast Reconstr Surg. 2017; 139(5):1080e-1085e.
[4] Khavanin N, Jordan SW, Rambachan A, Kim JY. A systematic review of single-stage augmentation-mastopexy. Plast Reconstr Surg. 2014; 134(5):922-931.
[5] Rohrich RJ, Parker TH, III. Aesthetic management of the breast after explantation: evaluation and mastopexy options. Plast Reconstr Surg. 2007; 120(1):312-315.

Ryan E. Austin, Jamil Ahmad, and Frank Lista

71 垂直瘢痕乳房缩小术

摘　要
垂直瘢痕乳房缩小术是一种可靠的短瘢痕乳房缩小成形技术，旨在改善有症状的乳腺肥大，增强乳房的长期形态，同时减少乳房可见瘢痕。本章阐述安全实施垂直瘢痕乳房缩小术并具有可重复结果的手术技术。

关键词
隆乳，吸脂术，乳房缩小成形术，短瘢痕，垂直瘢痕。

关键要点
- 垂直瘢痕乳房缩小术旨在改善症状性乳腺肥厚，同时增强乳房的长期形态，使瘢痕最小。
- 通过使用垂直瘢痕技术，术后的乳房可能仍然较大。有显著乳房肥大的患者希望术后乳房体积较小，可能不是该技术的理想选择。
- 通常结合侧胸壁和腋窝赘肉吸脂，以改善胸部轮廓和缩乳后乳房美容效果。

71.1　术前步骤

71.1.1　患者选择

- 垂直瘢痕乳房缩小术是常用术式，适用于大多数寻求缩小乳房的患者。
  - 若严重乳腺肥大患者希望获得非常小的乳房，则不适合该术式。
- 有症状的乳腺肥厚可显著影响患者的生活质量，有以下两种或两种以上症状的患者，可通过缩乳术改善。
  - 上背部疼痛。
  - 颈部疼痛。
  - 肩痛。
  - 手臂疼痛。
  - 上肢麻木。
  - 皮肤皮疹。
  - 文胸带沟。
- BMI≥35.0 或长期吸烟者不适用，因为发生并发症的风险明显增高。
- 术前通常不需要做乳房 X 线检查。请遵循相关指南。

71.1.2　手术标记（图 71.1）

- 标记胸部中线和乳房下皱襞（IMF）。

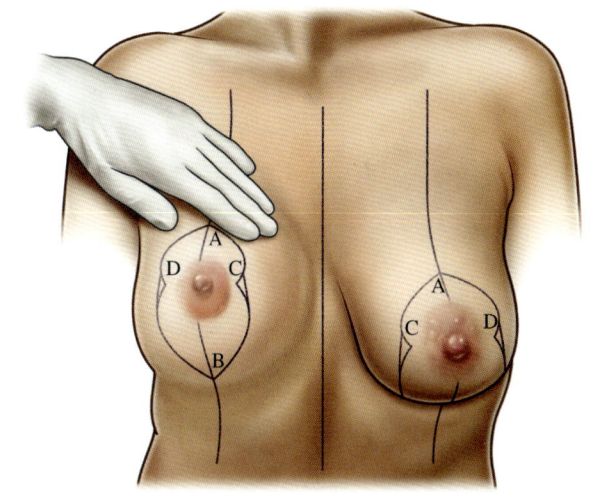

图 71.1　垂直瘢痕乳房提升固定术自体皮瓣示意图。A 点为新 NAC 的上缘。B 点为垂直瘢痕的下界，位于 IMF 上方 2~4 cm。C 点和 D 点为阻断三角形，连接两点可形成清真寺样圆顶的环形。

- 乳房的中轴从锁骨中点（中线外侧 7~8 cm）通过乳头乳晕复合体（NAC）画一条直线来标记。
- IMF 的水平被移到乳房的前面并被标记，代表新 NAC 位置（点 A）。
  - 点 A 标记的高度要对称，以避免由于 IMF 不对称而导致 NAC 的不对称性。

- 如果存在乳房大小不对称（≥100 g），点 A 在较大的一侧应该比较小的一侧低 1~2 cm，以预估乳房的重量差。
- 计划切除的下部范围为 IMF 上方 2~4 cm（B 点）。
  - 这有助于防止垂直瘢痕迁移到胸部。
  - 缩小的幅度越大，IMF 的高度就越高，IMF 与 B 点之间的距离也越大。
- 新 NAC 的位置被绘制成一个清真寺样圆顶，从 A 点开始，一直延伸到 C 点和 D 点。
  - 当 C 点和 D 点相交时，清真寺样的圆顶就会形成一个圆圈。
- 垂直的臂被绘制为从 B 点延伸到 C 点和 D 点的曲线。
  - 乳房的内侧和外侧移位有助于接近这些线条。
  - 垂直瘢痕的下方范围应设计为 V 形，以尽量减少猫耳的形成。
  - 在 C 点和 D 点设计阻断三角形，可防止 NAC 的 "泪滴畸形"。
- 标记胸部侧位和腋窝的吸脂区域。

71.2 操作步骤

（视频 71.1）

71.2.1 浸润麻醉

- 在计划的切除边缘内，自切口 B 点穿刺；垂直切口用肿胀溶液（1 L 林格液 +1 mL 1:1 000 肾上腺素）浸润，并浸润整个乳腺软组织、侧胸和腋窝部。
  - 同时采用分离膨胀术（SST）及 4 mm 爆炸尖端插管和动力辅助吸脂术（PAL）。
  - 每个乳房通常注入约 500 mL 的肿胀溶液浸润。

71.2.2 蒂的选择

- 使用乳房止血带可使皮肤保持张力。
- 新 NAC 用以乳头为中心的圆形金属垫圈（直径约 44 mm）来标记。
- 如果新 NAC 的任何部分位于阻断三角形（C 点和 D 点）之间的虚线上，则使用上蒂；如果都低于这条线，则使用内上侧蒂（图 71.2）。
  - 如果 NAC 位于内侧，可能需要一个上外侧蒂以便旋转和插入。
- 选定的蒂离新 NAC 的边缘 2.5 cm。
  - 对于上内侧蒂，宽长比为 1:2，以确保 NAC 的血液供应。

71.2.3 腺体切除

- 计划中的蒂用乳房止血带去上皮化。
  - 重要的是要保持真皮深层的完整，以尽量减少损伤皮下血管。
- 按术前皮肤标记，使用 #20 刀切除。
- 形成的真皮腺体组织蒂，瓣厚度至少为 2.5 cm。

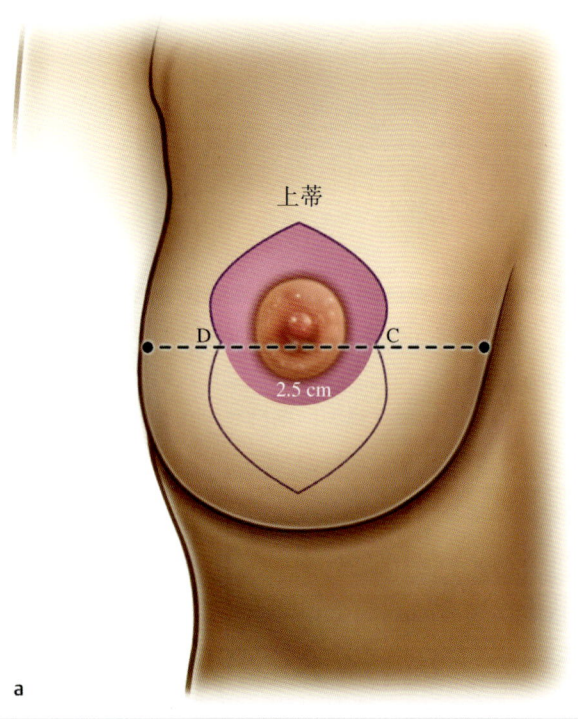
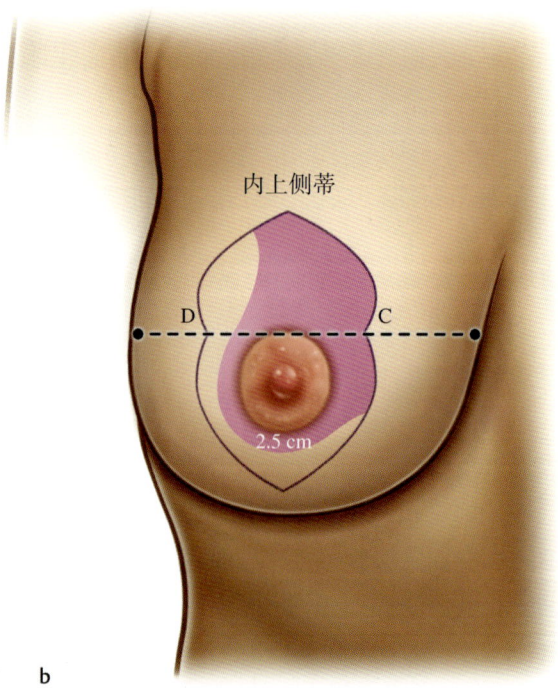

图 71.2 真皮腺体组织蒂选择示意图。a. 如果新 NAC 任何部分位于阻断三角形（C 点和 D 点）之间的虚线上，则应用上蒂。b. 如果位于这条线下方，则使用内上侧蒂。选定的蒂边缘距新 NAC 边缘 2.5 cm。

- 延伸到上侧和内上侧蒂的穿支血管距真皮层深 1~1.5 cm；形成的蒂（厚约 2.5 cm）可保证神经血管的营养供应，同时最大限度切除腺体组织。
- 内侧实体组织柱通过沿着内侧臂垂直向下切开，直至胸大肌筋膜表面。
  - 这保持了内侧乳房的丰满度和更好的乳房外观。
- 外侧臂以垂直方式切开（深约 2.5 cm），外侧实质柱通过保持这一皮瓣厚度，剥离至乳房外侧边缘而形成。
  - 缩小体积可以通过保留外侧柱更大的厚度来调整；外侧柱的厚度不得小于 2.5 cm，以防止轮廓和形状异常。
- 在胸肌筋膜表面从下向上抬高要切除的组织。
  - 一旦从胸肌筋膜表面游离出来，切除标本的向下定向退缩可以从上、上外侧两极进行更广泛的切除。
    - 当需要最大化缩小体积时，这是一个非常有用的技术。
- 是通过连接内侧、外侧和上方腺体切口完成切除。
- 削薄垂直切口下部与 IMF 之间的组织，以减少折角的形成。
  - 应在胸肌筋膜上留下一层脂肪，以防止皮肤牵拉。
- 一旦完成切除，内侧、上方和外侧皮瓣应保持轮廓顺畅、组织厚度均匀。

71.2.4 吸脂

- 根据分离、抽吸和脂肪均衡（SAFE）吸脂术，使用 4 mm、3 孔钝管进行吸脂。
- 腺体切除术后通过垂直切口吸脂侧胸壁和腋窝区。
  - 避免直接进行内侧和外侧实质柱体的吸脂术，这些都是以后腺体重塑所必需的。
  - 避免乳房外侧和前外侧胸壁之间的过度吸脂。
    - 外侧胸壁皮肤移行至乳房外侧，过度吸脂可能导致乳房外侧的轮廓畸形。

71.2.5 腺体塑形

- 内侧和外侧实质柱体使用倒置 #1 Vicryl 缝合线通过乳房囊重新近接；两个实质柱体通常需要缝合。
  - 下柱缝合距切口下端不应超过 4 cm，以防止形成折角的立锥样畸形。
  - 上柱缝合距 NAC 不应超过 2 cm，以避免变形。
- 在垂直切口关闭前，将 NAC 旋转到位并插入。
  - 在 3、6、9 和 12 点位置用 3-0 Monocryl Plus 可吸收缝线在真皮深层反向间断缝合固定 NAC。
  - 用 3-0 Monocryl Plus 可吸收缝线皮内连续缝合关闭 NAC。
- 用 3-0 Monocryl Plus 可吸收缝线在 4 个点真皮深层特定区域反向缝合，收紧皮肤并缩短垂直切口的长度，使瘢痕长度为 8~10 cm。
  - 从垂直切口下端开始向 NAC 方向缝合；每个缝合线都应该紧挨着之前的缝合线，以最大限度地收紧。
  - 若垂直切口产生水平褶皱，用反向的真皮深层缝线进行纠正，以防止在垂直瘢痕内形成永久性的水平线。
  - 不收紧乳晕 2 cm 内的皮肤，以防止乳晕变形。
- 其余部分用 3-0 Monocryl Plus 可吸收缝线间断反向真皮深层缝合。
- 皮钉沿着垂直切口进行最终闭合。
- 切口内侧和外侧乳房皮肤注射 10 mL 0.5% 布比卡因和 1:20 万肾上腺素以缓解术后疼痛。
- 切口用石蜡浸渍的无菌纱布、干纱布和腹部护垫包扎。患者穿戴术后专用胸罩。

71.3 术后护理

- 所有患者均在手术当天（POD #0）出院。
- POD #1 返回，每天用肥皂和水清洗切口。
- POD #5/6 取下皮钉，用胶带（3 m）固定。
- 术后 1 周，按摩吸脂部位和乳房。
- 术后 4 周内佩戴术后专用胸罩。
- 术后 4 周避免剧烈的体力活动（包括运动）。
- 伤口完全愈合后应用硅胶绷带 4~6 个月。

71.4 案例与分析

- 参见图 71.3。

71.5 总结

- 垂直瘢痕乳房缩小术是一种可靠的技术，可适用于大多数希望乳房缩小的患者。
- NAC 的最终位置比术前标记预测的要高（约 1.0 cm），因为乳房下极重量的减轻会减少真皮腺体蒂的牵拉力，这在大小不对称和切除体积不相同的情况下尤其重要。重要的是要保持计划的垂直瘢痕在 IMF 上 2~4 cm，以防止垂直瘢痕延伸到胸壁皮肤上。
- 胸侧壁和腋窝吸脂是重要的辅助手术，以改善胸部轮廓和垂直瘢痕缩乳术的美学效果。

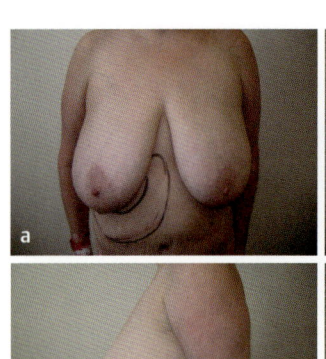
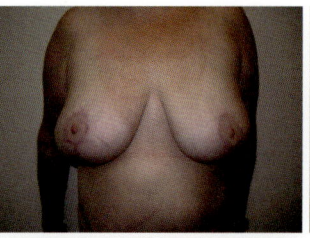
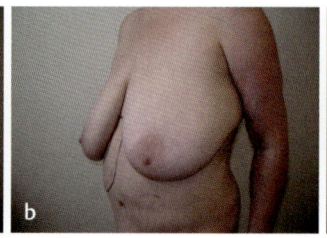
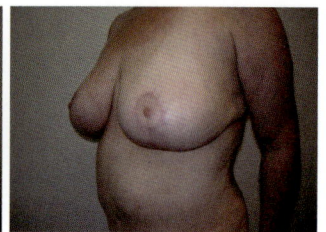
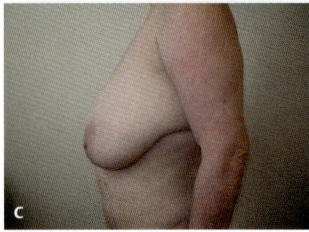
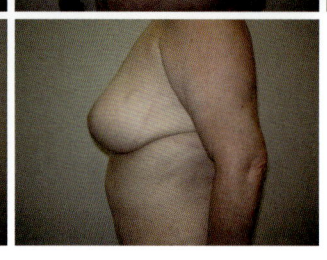
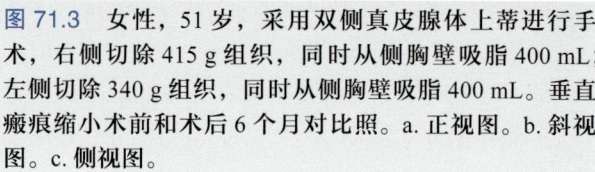

图 71.3 女性，51 岁，采用双侧真皮腺体上蒂进行手术，右侧切除 415 g 组织，同时从侧胸壁吸脂 400 mL；左侧切除 340 g 组织，同时从侧胸壁吸脂 400 mL。垂直瘢痕缩小术前和术后 6 个月对比照。a. 正视图。b. 斜视图。c. 侧视图。

延伸阅读

[1] Ahmad J, Lista F. Vertical scar reduction mammaplasty: the fate of nipple-areola complex position and inferior pole length. Plast Reconstr Surg. 2008; 121(4):1084-1091.

[2] Ahmad J, McIsaac SM, Lista F. Does knowledge of the initial technique affect outcomes after repeated breast reduction? Plast Reconstr Surg. 2012; 129(1):11-18.

[3] Austin RE, Lista F, Ahmad J. Management of recurrent or persistent macromastia. Clin Plast Surg. 2016; 43(2):383-393.

[4] Lista F, Austin RE, Singh Y, Ahmad J. Vertical scar reduction mammaplasty. Plast Reconstr Surg. 2015; 136(1):23-25.

[5] Lista F, Ahmad J. Vertical scar reduction mammaplasty: a 15-year experience including a review of 250 consecutive cases. Plast Reconstr Surg. 2006; 117(7):2152-2165, discussion 2166-2169.

Francesco M. Egro and Kenneth C. Shestak

72 Wise 法乳房缩小术

摘 要

Wise 法乳房缩小术是改善中度至重度巨乳畸形引起的功能和美学缺陷的最佳技术，该技术允许重新定位乳头乳晕复合体（NAC），去除多余的实质，并且重塑皮肤，以适应新的乳房形状和大小。本章阐述应用 Wise 法进行乳房缩小术前、术中和术后的步骤，以获得最佳的乳房缩小术的美容结果。

关 键 词

乳房缩小术，乳房缩小成形术，缩乳成形术，Wise 法，倒 T 形，下蒂，乳房轮廓，乳房美学，巨乳。

关键要点

- Wise 法乳房缩小术是改善中度至重度巨乳畸形引起的功能和美学缺陷的最佳技术。
- 这种技术允许重新定位 NAC，去除多余的实质，并重塑皮肤，以适应新的乳房形状和大小。
- 乳房缩小术需要仔细的选择患者、设计和手术操作，以获得最佳的美容效果。

72.1 术前步骤

72.1.1 分析

- 第一步是了解患者的期望，评估是否可以满足她们的愿望。
- 了解完整的病史，包括个人或家族乳腺癌病史、既往的乳房手术史，以及当前和期望的乳房大小。
- 进行详细的检查，包括评估乳房对称性、"足迹"、大小、形状、下垂程度、皮肤质量和弹性、腋窝组织的存在与否、乳房下皱襞（IMF）水平及 NAC 的大小和形状。

72.1.2 标记

- 患者取站立位标记乳房，包括中线、乳房子午线、IMF、Pitanguy 点和新的乳头位置。
- 从乳头位置画一倒 V 形，臂长约 9 cm，发散度根据计划的切除量决定。
- 绘制新乳晕的轮廓（直径 4 cm），上缘位于 Pitanguy 点上方 2 cm。
- 将乳房子午线转移到胸部下部，标记乳房下部切口的中部（在 IMF 上方 2 cm）。
- 内侧和外侧臂伸展以连接乳房下切口标记。Wise 法的标记如图 72.1 所示。
- 标记一个 7 cm 的锥形蒂。

72.2 操作步骤

（视频 72.1）

72.2.1 NAC 和蒂的描绘

- 将 1:1 的 0.5% 布比卡因和 1.0% 利多卡因与 1:10 万肾上腺素混合，注入每个乳房的真皮深层和浅表皮下脂肪层（不进入实质），收缩浅表血管和维持术后镇痛。每侧约注射 10 mL。
- 新 NAC 用一 42 mm Cookie 刀进行标记。
- 切口是沿着标记线来勾画 NAC 和蒂部。
- 蒂和 NAC 使用 #10 手术刀去除表皮。

72.2.2 内侧剥离

- 向蒂内侧进行斜面剥离，以保留乳腺内部系统的穿支（图 72.2）。
- 然后在深层皮下组织与乳房筋膜前连接层面开始剥离，形成一约 1 cm 厚的皮瓣，并通过距离蒂内侧边缘 2 cm 的乳房囊腔加深。
- 内侧三角形的下部剥离是由向头侧的斜面剥离做出的，通过切口上方 2 cm 的浅表筋膜系统加深剥离以保存 IMF。
- 然后切除内侧三角形。

72.2.3 外侧剥离

- 外侧剥离与内侧剥离相似。
- 向外侧蒂部进行斜面剥离，创建一个锥形蒂部，以保护胸外侧动脉系统的穿支。
- 当剥离从去表皮的蒂外侧边缘进入乳房腋窝中部区域时，切除与去表皮区域一致，剥离深至前锯肌筋膜。

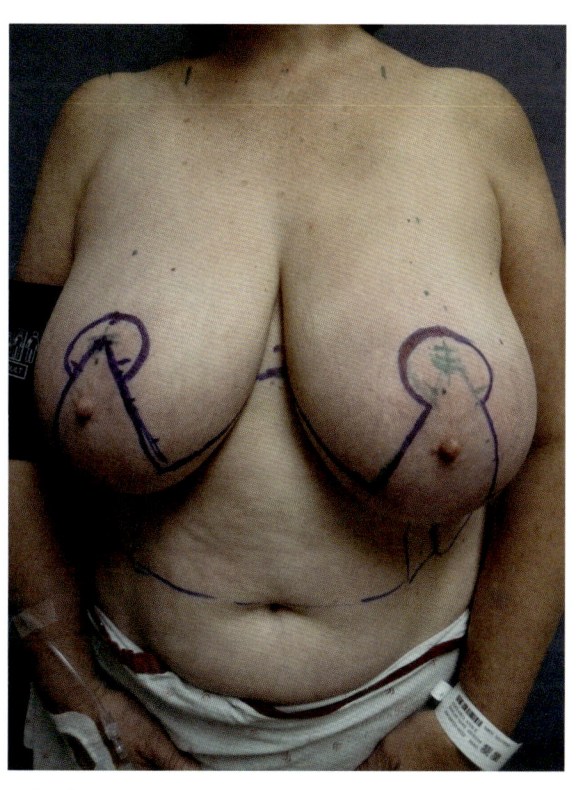

图 72.1 Wise 法缩乳术术前标记。

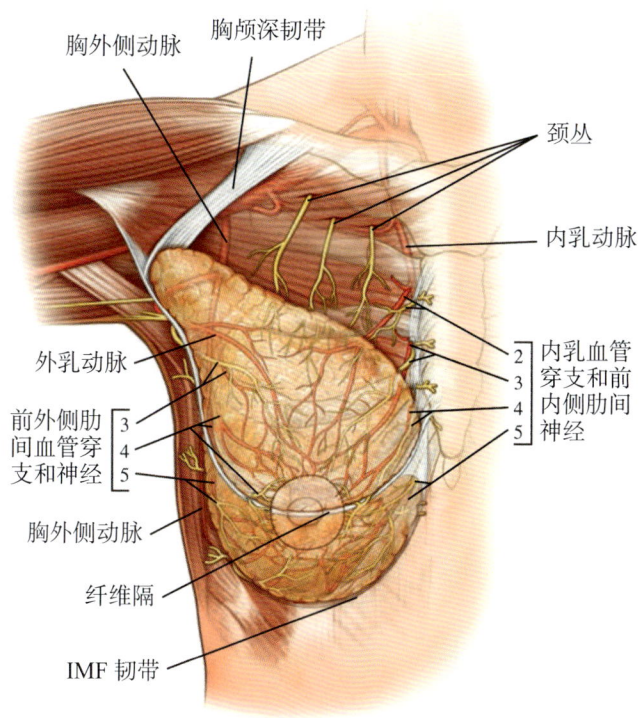

图 72.2 乳腺血管解剖结构，突出乳腺内部穿支（经允许引自 Nahai F. The Art of Aesthetic Surgery. 2nd ed. Thieme; 2011）。

- 然后向外侧剥离，抬高 Wise 法的外侧臂，形成至少 2 cm 厚的覆盖皮瓣。注意不要过度切除皮瓣，靠近胸壁应更厚。
- 然后通过从上到下向乳房下切口进行剥离来切除外侧三角形。
- 外侧三角形的下方剥离也是向头侧斜面剥离，通过切口上方 2 cm 的浅筋膜系统以保存 IMF。
- 外侧胸壁的额外组织可以升高和切除，以增强外侧轮廓。
- 外侧组织部分在肌筋膜水平切除。注意不要穿透覆盖在前锯肌筋膜上的筋膜，以保护从外侧进入乳房的神经。
- 下部蒂和切除的乳腺组织如图 72.3 所示。

72.2.4 上方剥离

- 然后，优先考虑蒂部，在 NAC 上方切开，头向斜面剥离深至胸大肌前筋膜，上至第二肋间隙。
- 将被切除的组织在优先考虑增加皮瓣 1.5 cm 的厚度情况下进行松解。向第二肋间隙方向靠近胸壁，在深层剥离，连接胸大肌筋膜上的剥离。
- 通过三个点用聚丙烯线缝合暂时关闭伤口，随后用临时皮钉关闭切口。

72.2.5 对侧乳房缩小

- 按 72.2.1~72.2.4 重复操作。

72.2.6 细化

- 评估乳房对称性、凸度、丰满度、外侧乳房轮廓和 NAC 的大小和形状。
- 可根据情况进行调整。
- 修剪蒂部额外的侧向部分，可在直视下完成，远离蒂部斜切，以保留胸外侧血供。
- 内侧皮瓣可用 Bovie 烧灼或剪刀修薄。
- 当用皮钉闭合内侧段时，注意内侧保持丰满。
- 如果蒂明显长，即乳晕 6 点钟位置到 IMF 组织的距离为 12 cm 或更长，术者可通过横向叠加真皮组织缩短蒂部，在 IMF 上方 3~4 cm 处瓦合组织 3~4 cm 高，以 3-0 聚乙醇酸缝线连续缝合。通过后续的"推"乳房实质来增加蒂的凸度。
- 对于皮肤和乳房组织弹性明显受损的患者，蒂上缘额外皮肤可去除表皮，在第三肋骨水平缝合到胸大肌筋膜上，使用 2 或 3 根 2-0 聚乙醇酸悬吊线进行缝合，有助于在愈合后 6~8 周使乳房保持形态。

72.2.7 闭合和包扎

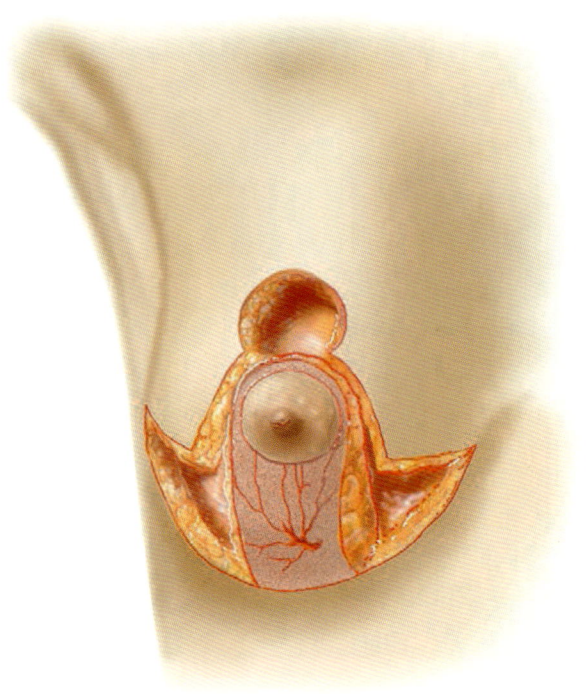

图 72.3　Wise 法切除显示下蒂部和切除的乳房组织。

- 一旦对结果满意，就用 3-0 缝线间断缝合深层真皮，并用 4-0 缝合线表皮下缝合。
- 切口贴用 0.25 in（0.6 cm）的纸胶带。
- 用松软纱布敷在乳房上，用外科胸罩固定。

72.2.8 要点

- 通过头向斜面剥离来保留 IMF。
- 保留 IMF 可改善乳房形态。
- 不要破坏蒂部。
- 蒂部形态呈金字塔形。

72.3　术后护理（附录 72.1）

- 鼓励患者在前 4 周佩戴手术或运动胸罩，避免戴有钢圈的胸罩。
- 48 小时后可洗澡，但应擦干切口。
- 避免创伤或乳房压力。
- 术后 1 周应避免锻炼，然后在接下来的 3 周内循序渐进地运动。
- 根据需要进行镇痛。
- 如果在 T 点放置了丙烯缝合线，则在 7~10 天内取出。
- 术后 3 天、1 周、2 周、5 周、3 个月回访。

72.4　案例与分析

- 参见图 72.4。

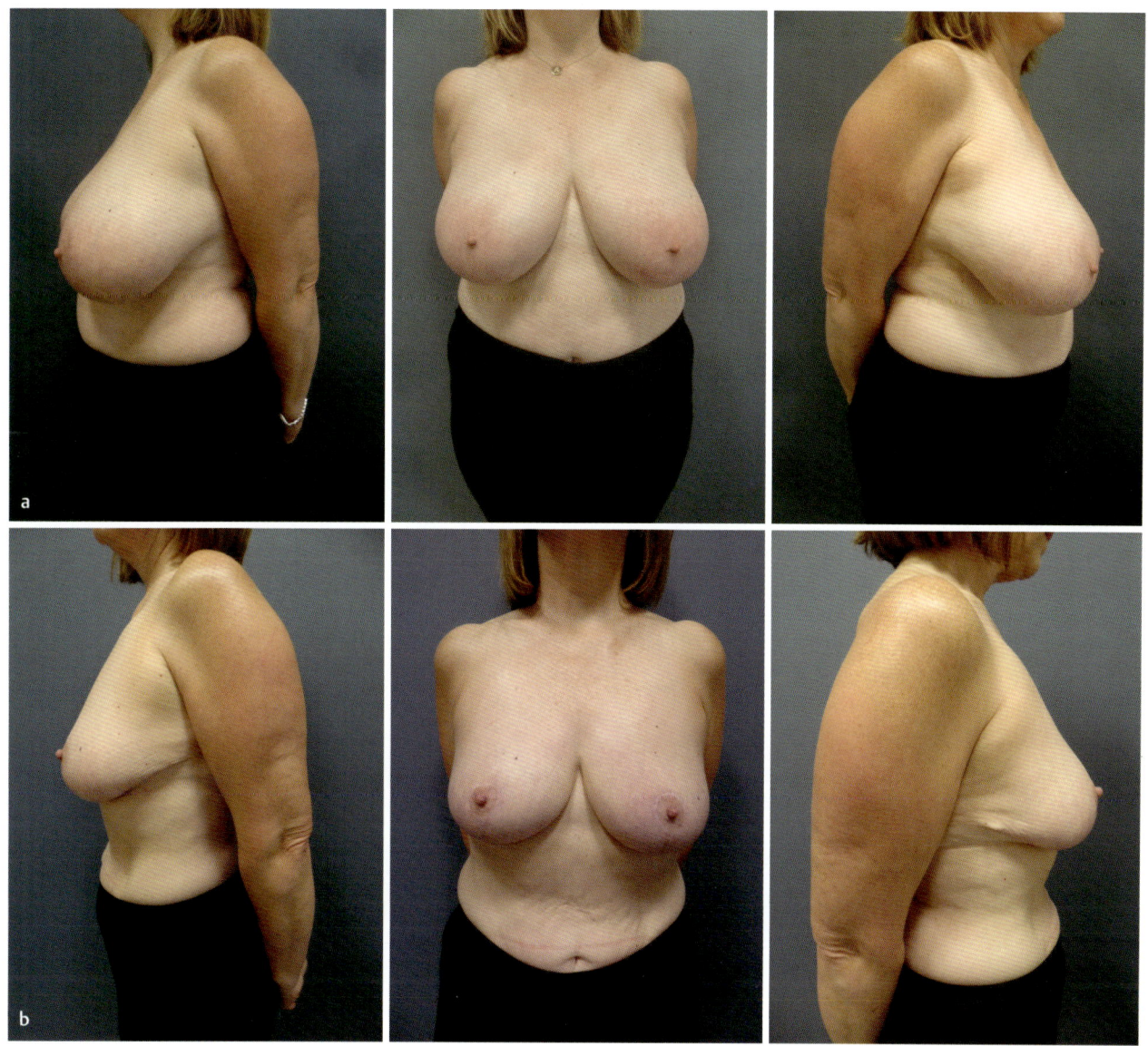

图 72.4　女性，48 岁，巨乳畸形行下蒂 Wise 法乳房缩小术。术前（a）及术后（b）对比照。

72.5 总结

- Wise 法乳房缩小术是改善中度至重度乳房畸形引起的功能和美学损害的最佳技术，该技术在 NAC 的重新定位、实质切除和皮肤切除量方面具有很大的灵活性。
- 术前需要仔细的患者选择、手术方案和手术操作，以获得最佳的美容效果。

延伸阅读

[1] Hall-Findlay EJ, Shestak KC. Breast reduction. Plast Reconstr Surg. 2015; 136(4):531e-544e.
[2] Nahai F. The art of aesthetic surgery. 2nd ed. Thieme; 2011.
[3] Shestak KC, Davidson EH. Assessing risk and avoiding complications in breast reduction. Clin Plast Surg. 2016; 43(2):323-331.
[4] van Deventer PV, Graewe FR. The blood supply of the breast revisited. Plast Reconstr Surg. 2016; 137(5):1388-1397.
[5] Wise RJ. A preliminary report on a method of planning the mammaplasty. Plast Reconstr Surg (1946). 1956; 17(5):367-375.

73 筒状和管状乳房畸形

Rafael A. Couto and William P. Adams Jr.

摘 要

与传统患者相似，筒状和管状乳房隆乳过程遵循四部分：①患者教育和知情同意。②基于乳房组织的手术方案。③精细的手术技术和24小时快速恢复。④明确术后护理方案；然而，筒状和管状乳房独特的解剖异常，需要通过隆乳恢复。因此，应重点关注临床决策和矫正这些畸形的特定技术。

关 键 词

隆乳，双平面，收缩，High Five 流程，基于组织的手术方案，结节性，14点计划。

关键要点

- 隆乳过程需遵循以下4个步骤：①患者教育和知情同意。②基于乳房组织的手术方案。③精细的手术技术，和快速恢复。④明确术后护理方案。参照这4个步骤可使患者得到最佳术后效果。
- 管状乳房畸形需要特定的方法来纠正：
  - 使用比乳房宽度更宽的假体。
  - 降低乳腺下皱襞（IMF）。
  - 松解乳房下极水平收缩的筋膜和条索。
  - 使用高强度凝胶和较低填充分布的乳房假体。
  - 矫正乳晕假性疝。
- 轻度至中度下极收缩的患者适用于一期手术，而严重IMF收缩的患者可能需要二期手术。

73.1 术前步骤

73.1.1 患者教育和知情同意

- 患者对手术了解得越多，结果和满意度就越好。在教育和知情同意阶段，对患者进行医学知识教育并讨论欲达到的目标。
- 参见"64 隆乳术"。

73.1.2 基于乳房组织的手术方案

- High Five 流程及其测量被用于乳房组织的手术方案。由于狭窄的乳房宽度更窄，术者需根据乳房宽度来计算最佳填充量。参见"64 隆乳术"。
- 筒状和管状乳房的一种独特的规划技术是IMF的预牵张。该操作用于确定下极乳房收缩的程度。具有一定牵张度的IMF（轻度收缩）的患者是一期手术的候选者；然而，有僵硬的IMF（中重度收缩）的患者需要二期的方法，组织扩张，然后再行假体植入（图73.1）。
- 为了最大限度地增加乳房下极饱满度，推荐使用高黏度解剖形或圆形假体需选择低凸度的假体，以使乳房下极分布更多填充物。
- 三维成像可用于准确模拟术后乳房外形，以及对乳房或胸壁进行评估。

73.1.3 标记乳房

- 筒状和管状乳房的标记与传统隆乳术相同（参见"64 隆乳术"）。
- 如果患者NAC需要缩小和（或）重新定位，则设计行环乳晕周围切口乳房固定术。首先通过Pitanguy点确定乳头位置，然后用乳头滴技术确认。换句话说，乳头被提升到一个具有美学标准的水平，然后乳头被释放并标记出其相应的位置。标记的顶界作为乳头，而不是乳晕的上边界。两个乳头的对称性以胸骨凹陷到乳头的距离确定。通常乳头水平是足够的，但环乳晕技术是被用来改善乳晕的丰满度。因此，如果为轻微假性疝，患者可能不需要环乳晕技术。
- 在确定新的乳头位置后,预估皮肤余量,在 NAC 周围标记一个环乳晕周围的椭圆形。重要的是要保持环乳晕周围手术的相对保守。乳晕周围手术后发生扁平,通常是狭窄性乳房畸形独特的塑形益处。
- 按如下方法设计新 IMF 位置:
  - 假体体积和新 IMF 位置通过 High Five 流程预估新乳房宽度。
  - 由于这些患者都存在水平向和垂直向皮肤包被的缺陷,所以必须增加乳房宽度和 N-IMF 的距离。
  - 重要的是要注意筒状和管状乳房不可完全基于乳房组织来设计,假体要比现有乳房宽度更宽。
  - 为了维持适当的 N-IMF 距离与乳房宽度的比例,需要降低 IMF。新 IMF 位置通过假体体积和 High Five 流程而确定。

73.2 操作步骤

(视频 73.1)

- 笔者推荐在筒状和管状乳房中使用 IMF 方法。

73.2.1 胸大肌下腔隙剥离

- 遵循经典隆乳的四部分双平面解剖,直视,精确,前瞻性止血(参见"64 隆乳术",视频 73.1)。
- 当使用解剖形假体时,胸大肌下剥离腔隙的高度将控制假体的旋转。因此,制作一个精确的腔隙至关重要,并可限制上极剥离到假体的高度。

73.2.2 双平面评估及调整

- 一旦完成胸大肌下腔隙剥离,就要对双平面进行评估和调整。将手指插入胸肌下腔隙,将胸大肌和腺体抬高到预期隆起的高度(图 73.2)。用另一只手评估乳腺和皮肤组织相较于胸大肌的移动度。
- 用电灼法逐渐将胸大肌与乳腺组织分离。对于收缩的乳房下极,推荐使用双平面 II 或 III,因为这可最大限度增加假体-实质界面,从而扩大乳房下极(图 73.3)。避免释放乳晕上缘的肌肉,因为其头向移位可导致种假体覆盖率差和乳房动画畸形。

73.2.3 乳腺实质评分

- 在达到所需的双平面后,水平收缩带被径向"分数"划分,以最大限度地增大并消除以前的 IMF。

73.2.4 腔隙准备和假体植入

- 常规遵循 14 点计划。先用 150 mL 生理盐水冲洗腔隙,然后是 150 mL 碘伏三联抗生素溶液(50 mL 10% 碘伏 +500 mL 生理盐水 +1 g 头孢唑林 +80 mg 庆大霉素)。
- 用氯己定消毒棒重新准备切口,将牵开器用三联抗

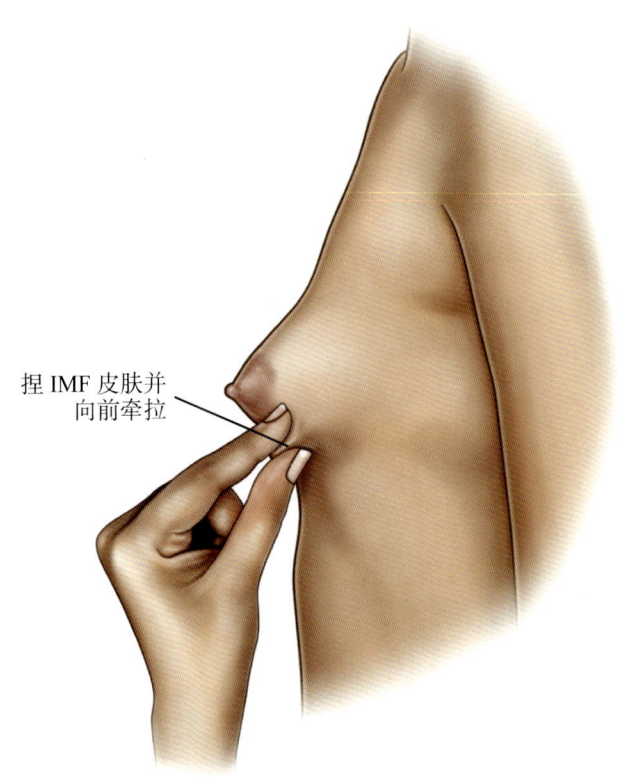

图 73.1 IMF 检测胸下极收缩程度。拉捏 IMF 皮肤并向前牵拉。IMF 轻度收缩(有移动)者可行一期手术,而 IMF 中重度收缩(较僵硬)者需行二期手术。组织扩张,然后植入假体。

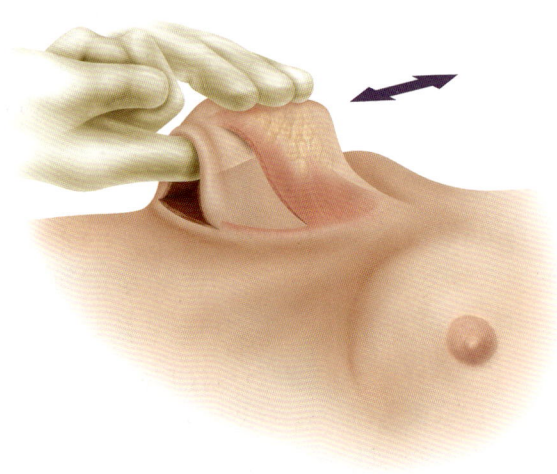

图 73.2 双平面评估。用非惯用手对覆盖的乳房实质进行双手触诊,评估乳房实质的扩张度和垂直方向的松弛度(经允许引自 Adams WP Jr, ed. Breast Augmentation Video Atlas. 2nd ed. New York, NY: Thieme; 2019: 74)。

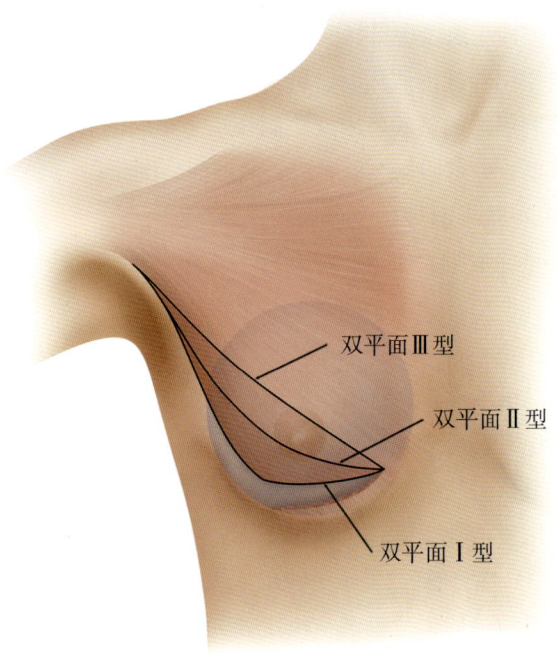

图73.3 双平面类型。在所有双平面类型中胸大肌都是顺着IMF分离，差异在于腺体下剥离的范围。Ⅰ型：无腺体下剥离；Ⅱ型：腺体下剥离至乳晕下缘；Ⅲ型：腺体下剥离至乳晕上缘（经允许引自 Adams WP Jr, ed. Breast Augmentation Video Atlas. 2nd ed. New York, NY: Thieme; 2019: 71)。

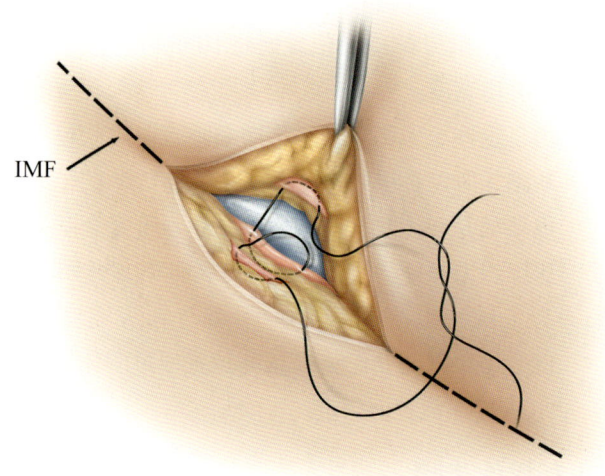

图73.4 IMF 采用 3-0 PDS 可吸收缝线将切口上下的表浅筋膜固定到深筋膜上（经允许引自 Adams WP Jr, ed. Breast Augmentation Video Atlas. 2nd ed. New York, NY: Thieme; 2019: 104)。

生素溶液浸蘸和清洁，并置于乳房腔隙内。
- 更换手套后，使用无菌技术置入假体乳房腔隙。如果使用解剖形假体，确保其方向正确。
- 评估乳房的美学形状，并做出最终的调整。

73.2.5 IMF 固定和皮肤闭合
- 筒状和管状乳房假体错位风险较高，因此需进行 IMF 固定。
- IMF 固定技术包括三点缝合，将切口上方的浅表筋膜固定到 IMF 切口下方的深筋膜上。使用 3-0 PDS 可吸收缝线，IMF 固定在 1~3 个点。这种缝合可能会对软组织产生暂时的轻微压痕（图73.4）。
- IMF 切口闭合包括用 3-0 PDS 可吸收缝线缝合筋膜，然后用 3-0 或 4-0 Monocryl 可吸收缝线皮下缝合。

73.2.6 NAC 的处理
- 当需要矫正 NAC 时，需要进行环乳晕乳房固定术。如果进行二期手术，在第二阶段处理 NAC 畸形和乳房下垂。
- NAC 用一 38 mm Cookie 成型刀标记。切开环乳晕的内圈和外圈，然后两个切口内多余的皮肤去表皮。
- 为了有利乳头的重新定位和皮肤的近似，可以分割缺损周围的真皮，并谨慎地削薄周围的软组织。
- NAC 闭合包括用 3-0 缝合线真皮深层缝合，然后用 4-0 缝线皮下缝合。

73.3 术后护理
- 详细的术后护理方案对于 24 小时内快速恢复和最佳结果都至关重要。
- 参见 "64 隆乳术" 术后护理。

73.4 案例与分析
- 参见图 73.5。

73.5 总结
- 告知患者隆乳不是一个孤立的程序，有助于患者的教育和围手术期的管理，从而优化满意度和结果。

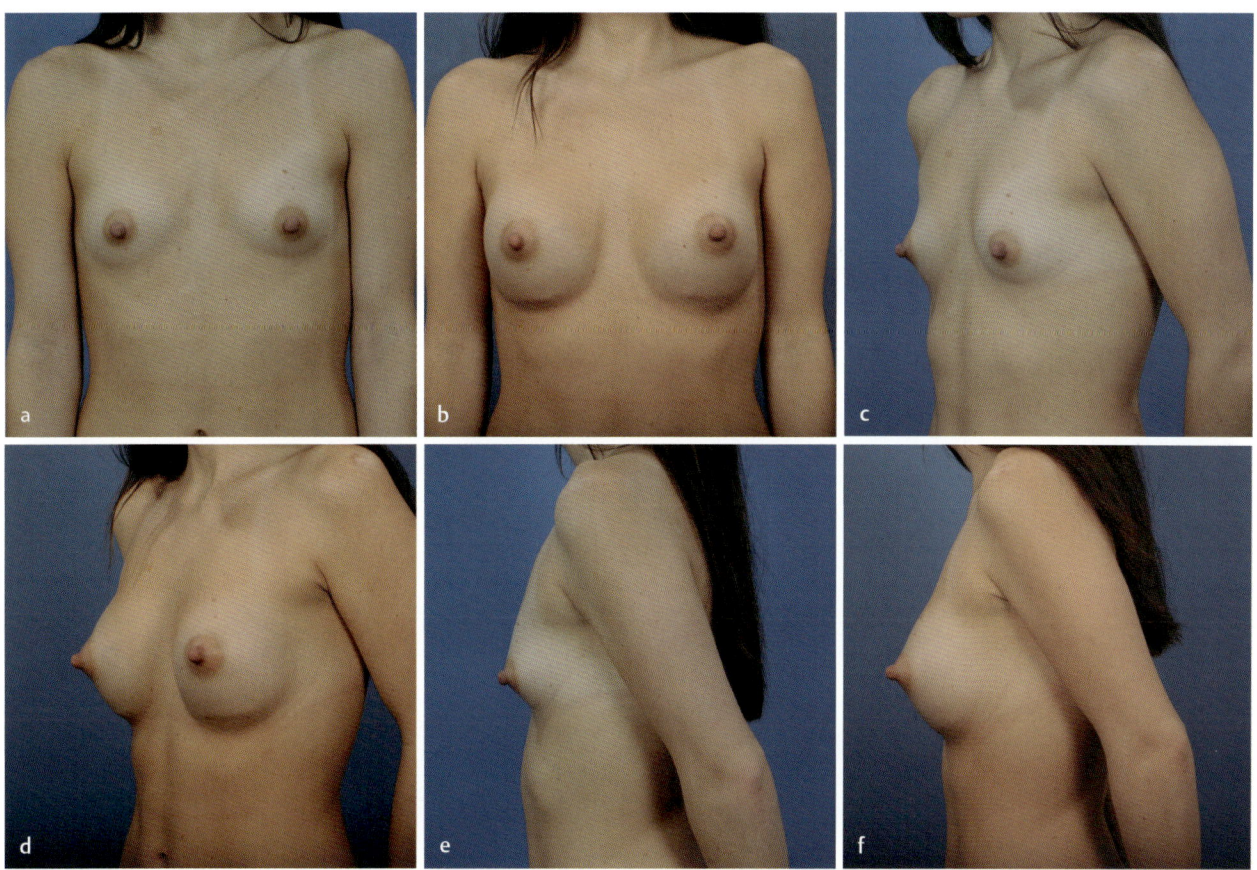

图 73.5　管状乳房畸形，患者接受了解剖形假体的双平面Ⅲ隆乳术。术前和术后正位（a、b）、斜位（c、d）和侧位（e、f）对比照。

- 乳房美学的关键是控制 N-IMF 距离与乳房宽度的比例。
- 手术成功的关键在于术前计划和最大限度地提高胸下极的扩张，后者可通过选择有效假体、双平面腔隙剥离和腺体评分实现。

延伸阅读

[1] Adams WP Jr, ed. Breast augmentation video atlas. 2nd ed. New York, NY: Thieme; 2019:20-25.
[2] Adams WP, Jr. The process of breast augmentation: four sequential steps for optimizing outcomes for patients. Plast Reconstr Surg. 2008; 122(6):1892-1900.
[3] Adams WP, Jr, Afrooz PN, Stuzin JM. Tissue-based planning and technique for breast augmentation with anatomical implants. Plast Reconstr Surg. 2019; 143(6):1634-1636.
[4] Hammond D. Tuberous breast deformity. In: Hammond D, ed. Atlas of Aesthetic Breast Surgery. London, UK: Elsevier; 2009:183-194.
[5] Kolker AR, Collins MS. Tuberous breast deformity: classification and treatment strategy for improving consistency in aesthetic correction. Plast Reconstr Surg. 2015; 135(1):73-86.

达拉斯美容手术：大师视频图解
Masters of Cosmetic Surgery—The Video Atlas: The Dallas Cosmetic Model

XI 身体塑形
Body Contouring

74 SAFELipo 复合吸脂术 /286
75 腹壁精细脂肪雕塑术联合 BodyBanking 脂肪移植术 /292
76 精细脂肪雕塑术 /295
77 男性精细脂肪雕塑术 /301
78 男性乳房腺体切除术联合 BodyBanking 脂肪移植术 /307
79 宝妈重塑策略 /309
80 上臂提升术 /313
81 大腿内侧提升术 /316
82 减重后塑形：上臂提升术 /318
83 减重后塑形：臀部提升术 /321
84 减重后塑形：大腿垂直提升术 /324
85 减重后塑形：文胸后线提升术 /326
86 丰臀术：S 曲线成形术 /329
87 安全的皮下丰臀术 /333

Jeffrey R. Claiborne, Kristy L. Hamilton, and Simeon Wall Jr.

74 SAFELipo 复合吸脂术

摘 要
SAFELipo 复合吸脂术克服了传统吸脂术的缺点，传统吸脂术仅减少脂肪；而 SAFELipo 复合吸脂术是一种全面塑身技术，可同时解决脂肪、皮肤和筋膜纤维隔网络的问题。由于 SAFELipo 复合吸脂术可释放不同组织平面之间的张力差异，具有以下优势：①不仅可以去除更多脂肪、松解瘢痕粘连、重新分配残留脂肪，还可利用扩张振动脂肪填充术（EVL）向填充移植区植入更多脂肪。②不仅能吸脂，且不会增加术后轮廓畸形或皮肤和血液供应受损的风险。③不仅吸脂和填充脂肪，还可根据需求同时做到去除脂肪、重新分配脂肪、脂肪分布均匀化和填充脂肪。④不仅可达到组织张力松解、均匀化组织交界部位，同时还能提供比传统吸脂治疗区域更广泛的皮肤回缩收紧范围。⑤可以在不破坏血管和基质网络的情况下同时处理深层和浅层组织。

关 键 词
SAFELipo，吸脂，身体轮廓，振动扩张脂肪填充法，剥离，抽吸，均匀化。

关键要点
- 射频辅助吸脂、超声波辅助吸脂和激光辅助吸脂所产生的热量会导致组织缺血、细胞死亡和术区炎症，不利于术后效果，无法达到平滑、自然的效果。
- SAFELipo 复合吸脂术包括剥离、抽吸和脂肪均匀化 3 个步骤，可达到更好的吸脂精确度并提升安全性。
- SAFELipo 复合吸脂术的剥离过程可释放不同组织平面之间的张力差，使医师在进行脂肪操作时能更好地控制并提升操作精确度。
- 脂肪均匀化操作中乳糜化了部分残余的脂肪，消除了厚薄不均的脂肪区域，并利用这种液化的脂肪作为脂肪移植术区的缓冲过渡区，借此防止术后粘连，并填补可能的凹陷区域。
- SAFELipo 复合吸脂术和 EVL 是矫治身体轮廓畸形的理想方式，主要包括剥离、均匀化和松解组织以避免术后组织不平整。

74.1 术前步骤

- 皮肤质量差（皮纹、萎缩型脂肪团/凹陷、松弛）会影响术后结果，术前必须记录下来并告知患者。
- 帮助患者了解脂肪的堆积形式，如内脏脂肪与皮下脂肪、苹果形身材与梨形身材。
- 评估患者主观期望和客观身形肌肉线条，制订手术目标（瘦一点或丰腴一点）。
- 术前仔细检查患者是否有疝气，如未能识别筋膜缺陷，可能导致术中灾难性的内脏损伤。
- 如存在骨骼不对称，如脊柱侧弯、腿长差异、骨盆倾斜和胸壁畸形，术前需要记录下来并告知患者。
- BMI >30 者通常内脏脂肪较多，手术较难达到令人满意的术后效果，且围手术期并发症发生率较高。
- 手术区域内的筋膜交界区域不需要刻意避开，应在术前明确标记，因为剥离和均匀化这些区域需耗费额外的时间。
- 术前仔细规划术中患者的体位，并提前与手术团队成员讨论。如是仅操作躯干的 SAFELipo 复合吸脂术，笔者推荐对患者做 360° 的术前准备，并在术中采用仰卧-侧卧-侧卧顺序；如 SAFELipo 复合吸脂术同时进行自体脂肪丰臀术（SSBA），采用仰卧-侧卧-俯卧顺序。

74.2 操作步骤
(视频 74.1)

74.2.1 手术体位
- 术前仔细规划术中患者体位，并提前与手术团队讨论。
- 笔者推荐做全身手术的术前准备，这样患者可以在术中频繁变换体位，不会受到因术前准备不足而受限。
- 在操作整个躯干的SAFELipo复合吸脂术，笔者推荐仰卧–侧卧–侧卧的体位顺序。
- 虽然上腹部–胸部过渡区可以从仰卧位进行操作，但由于脂肪组织在侧卧时会随重力从筋膜上移开，在侧卧位进行操作更为安全、简单。
- 借由多个隐蔽的吸脂入口和变换不同体位能增加抽吸交叉覆盖的范围，并降低术后凹凸不平的可能性。

74.2.2 麻醉浸润
- 良好的麻醉浸润能同时实现组织剥离和分离肿胀（SST），达到麻醉范围扩散、血管收缩及脂肪剥离的效果，这样不仅减少术中血管损伤、增加术区可操作空间，还能提高术者对脂肪抽吸时的控制感，减少术中操作失误。
- 对于初次吸脂病例，笔者建议灌注肿胀麻醉量与抽吸量的比例为1:1或1.5:1。
- 对于非初次吸脂病例（或存在组织高度纤维化的病例），由于治疗区域的体积扩张放大能使横跨组织平面，操作更加精准可控，灌注肿胀麻醉量与抽吸量的比例为2:1，甚至可达3:1。
- 若患者没有心脏、肺或肾脏病史，计划抽吸3~7 L脂肪，肿胀麻醉灌注量可为6~10 L。

74.2.3 剥离
- 对于初次吸脂病例，剥离（同时达到组织剥离和分离肿胀）占SAFELipo复合吸脂术总手术时长的40%（图74.1和图74.2）。
- 剥离是通过使用4~5 mm串状曲角抽吸管，快速振荡脂肪组织，从而释放目标脂肪抽吸区及其周围结构之间的张力差异的过程，将固体脂肪结构机械振荡乳糜化到近似液态。
- 笔者建议使用动力辅助吸脂术（PAL）进行分离，以最大限度地提高串状抽吸管的振动和功效，并最大限度地减少医师吸脂术过程中的劳动量。
- 对于非初次吸脂病例，术中剥离步骤更为关键，因为脂肪层中存在瘢痕组织，这些瘢痕组织改变了治疗区域中脂肪和非脂肪组织的阻力差异，使术者更难以精准在治疗术区。
- 剥离的目标是抽吸管通过时的阻力消失，这也说明术区脂肪已充分乳化。

74.2.4 抽吸
- 用4 mm长曲角双Mercedes抽吸管吸出乳糜化的脂肪（图74.3和图74.4）。
- 抽吸步骤约占治疗时长的40%。
- 液化后的脂肪层在操作时有非常明显的低阻力感，这使术者在术中够更好控制和精确操作。

74.2.5 脂肪均匀化
- SAFELipo复合吸脂术的最后一步是脂肪均匀化，占治疗时长的20%。
- 此步骤使用无负压的串状吸脂管平扫过脂肪隆起处和凹陷处，使术区脂肪厚度更均匀平整（图74.5和图74.6）。

步骤1：剥离

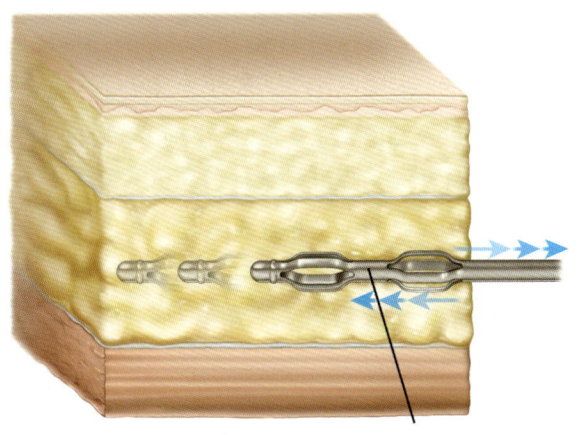

不抽吸脂肪

步骤1：剥离

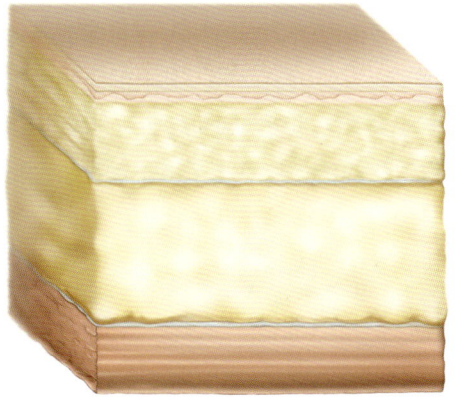

图74.1 剥离前脂肪组织的横截面（经允许引自Steinbrech DS. Male Aesthetic Plastic Surgery. Thieme; 2020）。

图74.2 剥离后脂肪组织的横截面（经允许引自Steinbrech DS. Male Aesthetic Plastic Surgery. Thieme; 2020）。

步骤2：抽吸

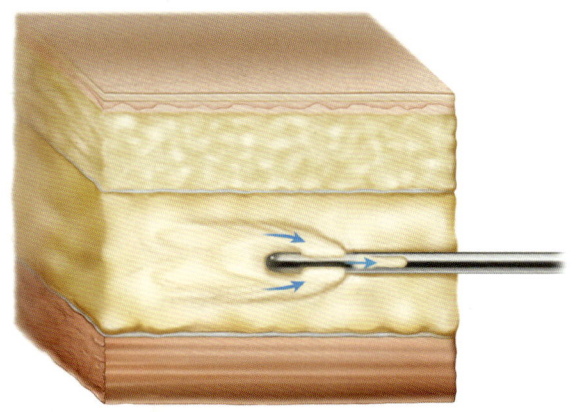

图74.3 抽吸前脂肪组织的横截面（经允许引自 Steinbrech DS. Male Aesthetic Plastic Surgery. Thieme；2020）。

步骤2：抽吸

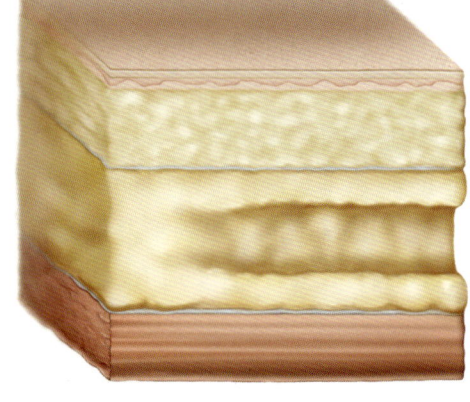

图74.4 抽吸后脂肪组织的横截面（经允许引自 Steinbrech DS. Male Aesthetic Plastic Surgery. Thieme；2020）。

步骤3：脂肪均匀化

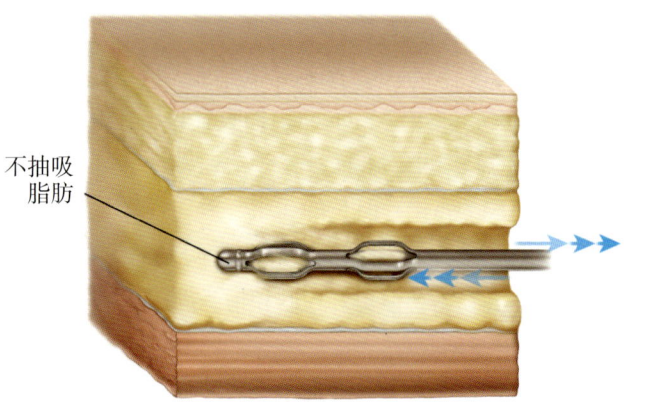

不抽吸脂肪

图74.5 脂肪均匀化前脂肪组织的横截面（经允许引自 Steinbrech DS. Male Aesthetic Plastic Surgery. Thieme；2020）。

步骤3：脂肪均匀化

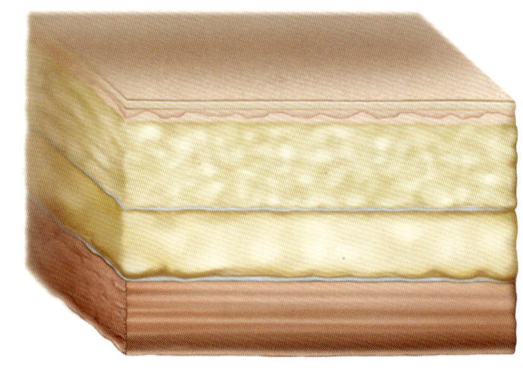

图74.6 脂肪均匀化后脂肪组织的横截面（经允许引自 Steinbrech DS. Male Aesthetic Plastic Surgery. Thieme；2020）。

- 脂肪均匀化步骤将部分剩余脂肪乳糜化，这些液化脂肪可作为衬垫填充任何凹槽部位，并有助于防止皮肤粘连。
- 即使是较瘦的患者，脂肪均匀化步骤能确保术区术后平整、均匀的组织厚度。其他的吸脂术造成的术后不平整与术区部分区域的脂肪层过薄相关。
- 脂肪均匀化的治疗终点是平滑滚动捏皮测试：在手指之间轻轻捏和滚动皮肤，比较整个治疗区域的平整度和厚度。

74.3 术后护理（附录74.1）

- 对于去除超过 2 L 脂肪的治疗区域和皮肤弹性差的区域，切口开放式引流以排出多余的液体，或者可以放置封闭的抽吸引流管。
- 患者术区加压包扎，搭配使用 0.5~1 in（1~2 cm）的 Reston 泡棉以防止肿胀和帮助皮肤缩紧。
- 术后 2 周开始对所有治疗区域进行按摩。
- 在术后前 2 周全天穿束身衣裤，第 3~4 周开始则只需白天穿。
- 4 周后停用泡棉，在之后的 2~8 周换上 Spanx 弹性服装，以控制白天尤其是活动期间的肿胀。
- 术后 3~4 周，可以开始增加活动量，但需要留意身体肿胀情况，并调整衣着和活动量。
- 患者需要留意其皮肤是否勒出褶皱，这种褶皱最常见于穿着紧身衣物，发现褶皱时应及时改用泡棉包扎处理该区域。

74.4 案例与分析

- 参见图 74.7。

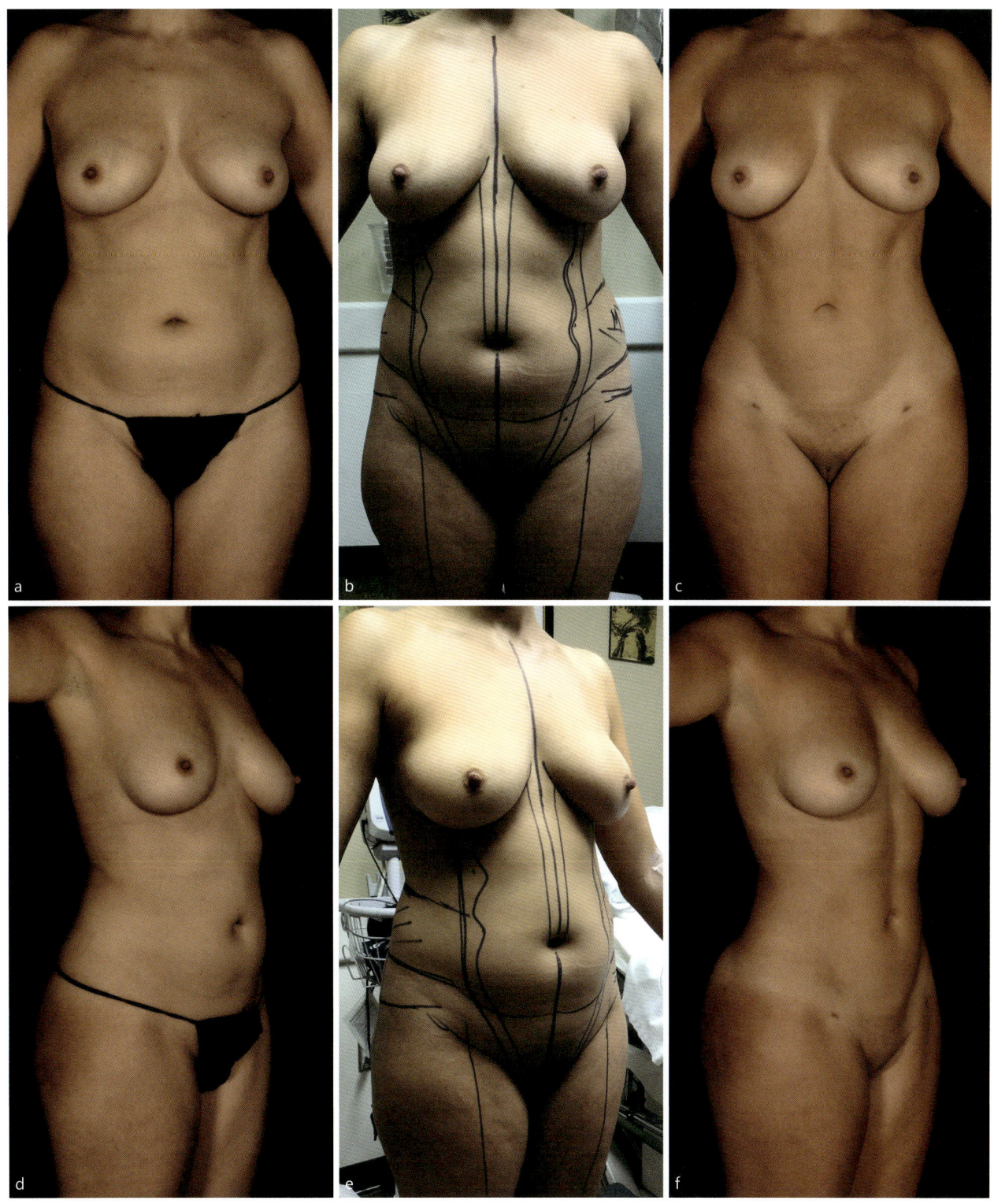

图 74.7　a. 术前正位照。b. 术前标记（正位）。c. 术后正位照。d. 术前斜位照。e. 术前标记（斜位）。f. 术后斜位照。

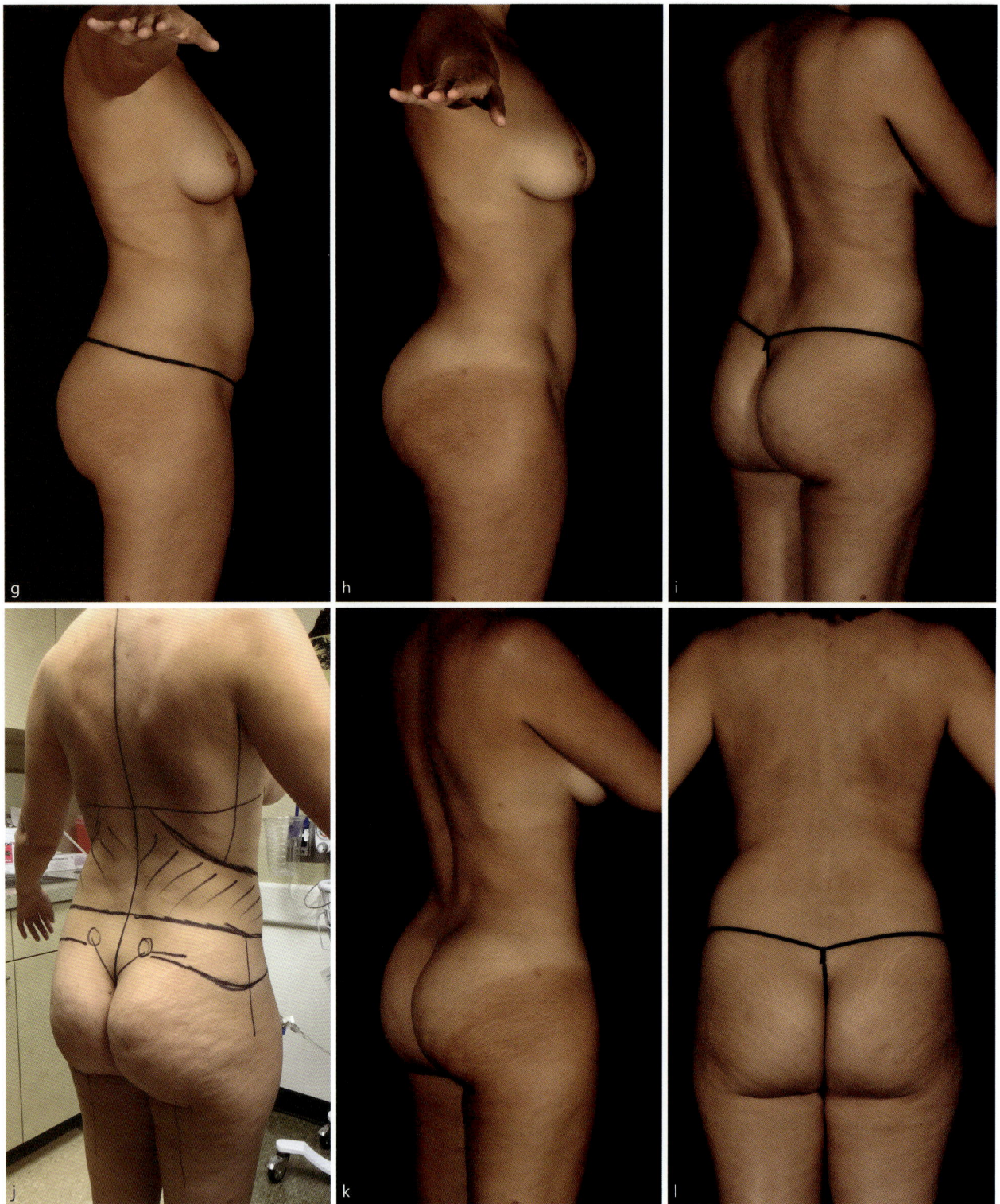

图 74.7 （续）g. 术前侧位照。h. 术后侧位照。i. 术前斜后位照。j. 术前标记（斜后位）。k. 术后 1 年斜后位照。l. 术前后位照。

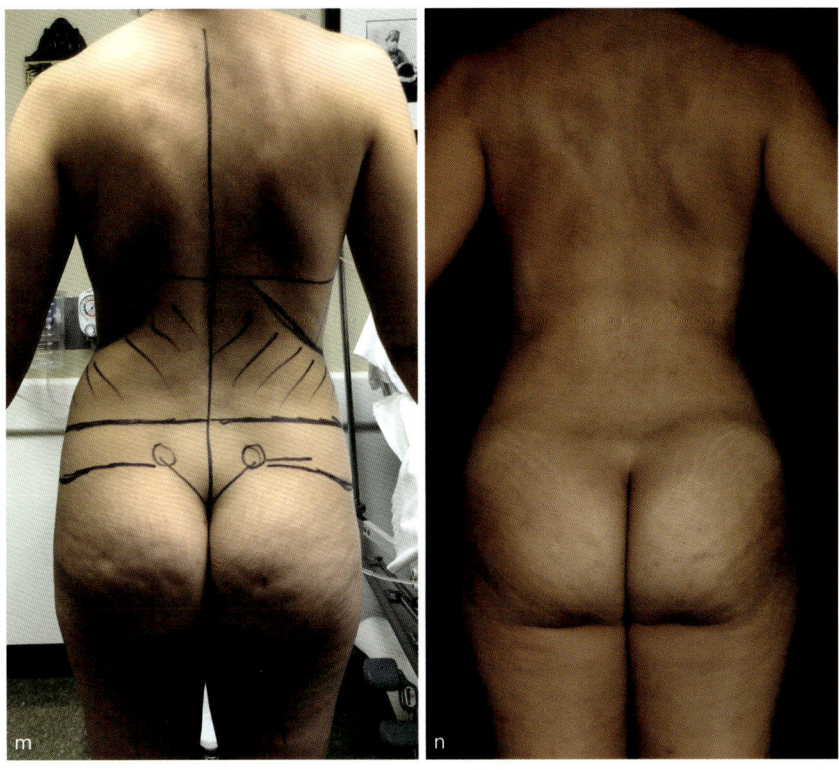

图 74.7 （续）m. 术前标记（后位）。n. 术后 1 年后位照。

74.5 总结

- SAFELipo 复合吸脂术可显著去除脂肪，即使是较瘦的患者，也不会造成术后轮廓畸形的相关风险。
- SAFElipo 复合吸脂术不仅仅是一个祛脂手术，可根据需要去除、重新分配、混合和添加脂肪，以确保术后术区平整光滑、自然。
- 术后护理不当和患者依从性低可能会使完美的手术功亏一篑。

延伸阅读

[1] Wall S, Jr. SAFE circumferential liposuction with abdominoplasty. Clin Plast Surg. 2010; 37(3):485-501.
[2] Wall SH, Jr, Lee MR. Separation, aspiration, and fat equalization: SAFE liposuction concepts for comprehensive body contouring. Plast Reconstr Surg. 2016; 138(6):1192-1201.
[3] Farkas JP, Stephan PJ, Kenkel JM. Liposuction: basic technique and safety considerations. The Art of Aesthetic Surgery. 2nd ed. St. Louis: Quality Medical Publishing; 2011.
[4] Del Vecchio D, Wall S, Jr. Expansion vibration lipofilling: a new technique in large-volume fat transplantation. Plast Reconstr Surg. 2018; 141(5):639e-649e.
[5] Wall SH, Jr, Claiborne JR. Discussion: a report of 736 high-definition lipoabdominoplasties performed in conjunction with circumferential VASER liposuction. Plast Reconstr Surg. 2018; 142(3):676-678.

Ira L. Savetsky and Douglas S. Steinbrech

75 腹壁精细脂肪雕塑术联合 BodyBanking 脂肪移植术

摘 要

以往在腹直肌肌肉不发达的患者中,无法借由传统吸脂技术或合并使用硅胶假体来实现术后腹壁肌肉健美的外观。本章介绍腹壁精细脂肪雕塑术联合 BodyBanking 脂肪移植术手术技巧,以及脂肪塑形术联合脂肪移植术在腹壁塑形中的效果。

关 键 词

精细,脂肪雕塑,腹壁雕刻,脂肪移植,腹肌。

关键要点

- 满足患者术后达到更清晰的肌肉线条、更匀称的外观追求。
- 结合选择性脂肪雕塑与结构性脂肪移植,可使术后效果达到最优。

75.1 术前计划

75.1.1 分析

- 从完善的术前分析开始,确定脂肪雕塑区域及术中要增强的肌肉线条和阴影部分。
- 术区必须在麻醉前、患者站立位仔细标记(图 75.1)。

75.2 操作步骤

(视频 75.1)

75.2.1 手术切口和脂肪采集

- 从内裤上缘边界水平做 3 个针刺切口,用于抽吸腹中部及侧腹,下腹壁成 V 形。
- 在脐部做 4 个"隐藏"切口,用于雕刻上、下腹的中线轮廓。
- 在双侧乳头下方做 2 个切口,用于上腹壁雕塑。
- 在腹直肌第 2、3 横纹外侧各开 1 个切口,臀上线各开 1 个切口用于抽吸后腰部及后下背部。
- 配制膨胀液(0.9% 生理盐水 +0.1% 利多卡因 +1:10 万肾上腺素,注射后 10 分钟起效。

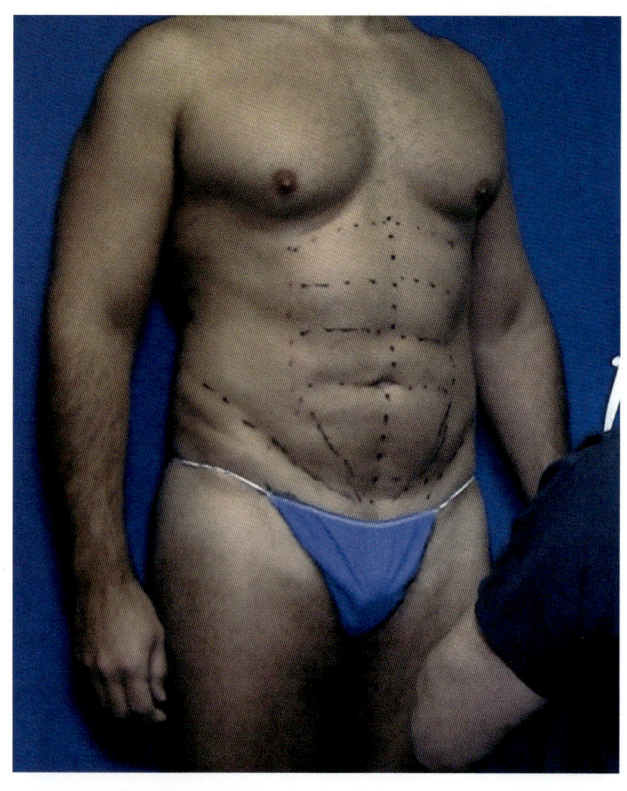

图 75.1 术前标记。

- 完成肿胀麻醉后，开始使用动力辅助吸脂术（PAL）或传统标准吸脂术，从腹壁、白线、腹肌侧缘、前锯肌和腹外斜肌进行脂肪雕刻术，使腹直肌鞘、腹肌和腹外斜肌的下部清晰可见（图75.2）。
- 前侧治疗完毕后将患者旋转至俯卧位，并在肿胀麻醉浸润后对侧腰吸脂。

75.2.2 脂肪准备和移植

- 为使腹壁肌肉轮廓清晰，从各部位抽出脂肪的平均量如下：下腹壁（272 mL），腹肌间（136 mL），侧前腹（313 mL），双侧腰（537 mL），上背部（228 mL）。
- 脂肪用金属滤网滤出，然后置入 20 mL 注射器中准备脂肪移植。
- 用 18 号针刺破皮肤后，用 1.2 郁金香脂肪移植注脂管移植脂肪。

- 每个区域的移植脂肪平均量如下：下腹 2 块腹肌，每块 42 mL；中腹 2 块腹肌，每块 58 mL；上腹 2 块腹肌，每块 55 mL；前锯肌，每块 31 mL。

75.2.3 组织塑形

- 将 Penrose 引流管的尖端穿过吸脂管，将引流管置入前腹部及后腰部的所有吸脂区域。
- 使用泡棉胶带、泡沫板和可塑加压敷料固定脂肪填充区域。
- 泡棉胶带沿吸脂所雕刻的凹陷区域粘贴固定包扎，帮助固定泡棉周围区域组织抬升，使移植脂肪保留在注入位置（图75.3）。

75.3 术后护理

- 术后第 3 天拆除加压包扎和泡沫棉。

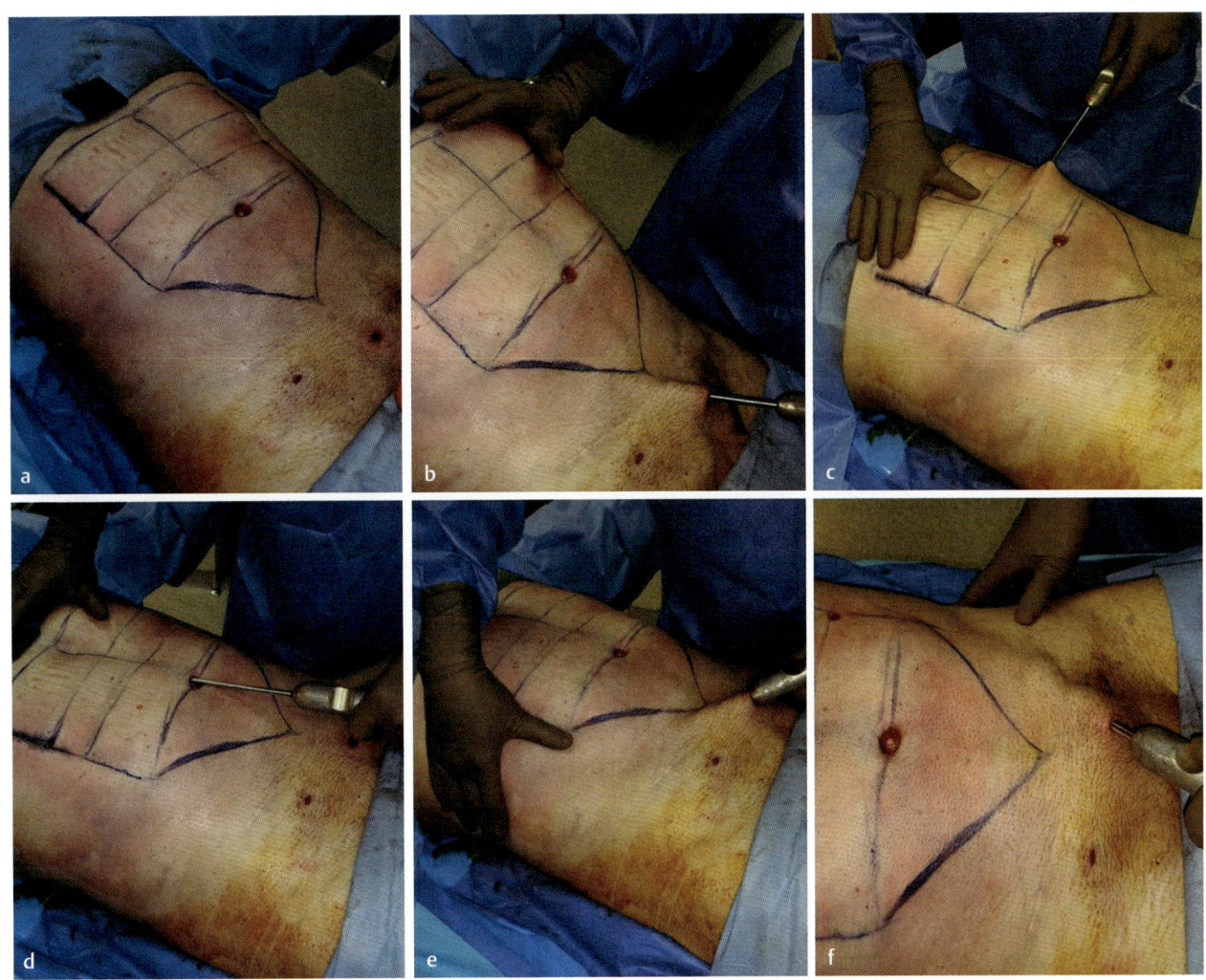

图 75.2　男性，28 岁，行腹壁脂肪雕塑术。a. 肿胀麻醉。b. 下腹部脂肪抽吸。c. 腹肌雕刻。d~f. 雕刻腹肌中线及下腹壁轮廓。

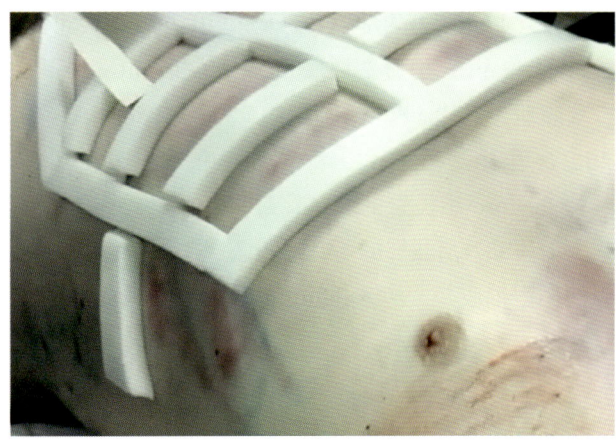

图 75.3 术后泡棉粘贴固定包扎。

- 术后 10 天移除后腰侧 Penrose 引流管，并拔出前腹部的部分引流管，重新放置。
- 再过 10 天后，完全拔除前腹部 Penrose 引流管。

75.4 案例与分析

- 参见图 75.4。

75.5 总结

- 形体塑形是一个不断发展的领域，越来越多的手术技术和工具可供整形外科医师使用。
- 虽然吸脂术可显著改变形体轮廓和体积，但单独

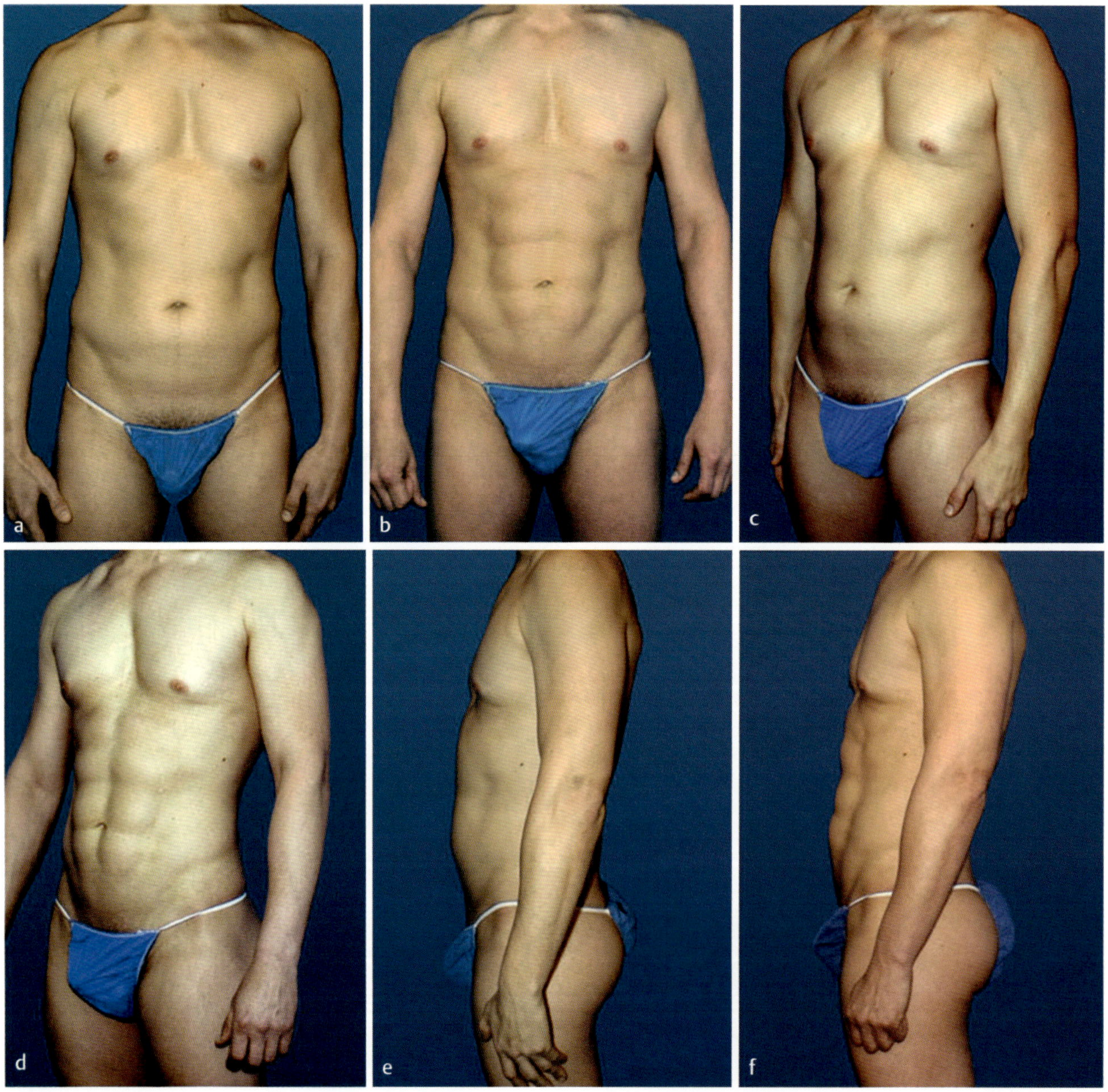

图 75.4 男性，28 岁，希望有"六块腹肌"，行腹壁精细脂肪雕塑术。a、c、e. 术前照。b、d、f. 术后 1 年对比照。

使用吸脂术的塑形效果可能会由于术后脂肪反弹、再次堆积至其他位置而有所折扣，如腹腔内脂肪和颊脂肪垫等。

- 脂肪雕塑术与结构性脂肪移植相结合的精细脂肪雕塑术不仅可以对抗术后脂肪反弹的影响，同时运用加减法能进一步改善形体轮廓。

延伸阅读

[1] Almutairi K, Gusenoff JA, Rubin JP. Body contouring. Plast Reconstr Surg. 2016; 137(3):586e-602e.
[2] Chia CT, Neinstein RM, Theodorou SJ. Evidence-based medicine: liposuction. Plast Reconstr Surg. 2017; 139(1):267e-274e.
[3] Matarasso A, Levine SM. Evidence-based medicine: liposuction. Plast Reconstr Surg. 2013; 132(6):1697-1705.
[4] Steinbrech DR. Male aesthetic plastic surgery. London, England: Thieme; 2019.
[5] Steinbrech DS, Sinno S. Utilizing the power of fat grafting to obtain a naturally-appearing muscular "6-pack" abdomen. Aesthet Surg J. 2016; 6(9):1085-1088.

Alfredo E. Hoyos and Mauricio E. Perez

76 精细脂肪雕塑术

摘 要

近几十年来，女性和男性一直在追求健美的身材。尽管CrossFit和规律健身对人的整体健康非常重要，但许多人经过锻炼后还是很难达到理想的体形，需要通过其他方式来达到和维持理想体形。自从肿胀麻醉技术发明后，形体雕塑方面的技术和概念不断更新迭代。通过在临床实践中不断改良，提出全新精细脂肪雕塑术。当下的精细脂肪雕塑术不仅是基于应用先进设备的吸脂和脂肪移植技术，还在基于实证安全性研究下不断发展。本章将阐述进行精细脂肪雕塑手术时需要注意的要点，如术者术前需了解患者的选择和术后护理相关知识。

精细脂肪雕塑术的关键概念包括：艺术与解剖学、光影、阴性区域和动态区域、脂肪移植和自体干细胞移植。本章还阐述了如何避免并发症及如何处理并发症。笔者通过分享自身的临床经验，希望读者能借此更好地开展形体雕塑手术。

关 键 词

吸脂术，精细脂肪雕塑术，动态清晰度，超声辅助吸脂术，VASER威塑，脂肪移植，干细胞。

关键要点

- 精细脂肪雕塑术是基于人体解剖学结构的手术技巧。
- 术前标记术区正确的光影区域，对术后获得最佳效果至关重要。
- 阴性区域和动态区域是由肌肉、肌肉与肌肉之间的空间所划分。
- 精细脂肪雕塑术不仅是单一部位塑形，而是涵盖全身上下的轮廓，包括手臂、胸部、腹部、躯干、臀部、大腿和小腿。

76.1 术前步骤

76.1.1 手术患者选择标准

- 身体健康。
- BMI<32。
- 美国心脏协会指南定义的中低风险患者（ASA<Ⅲ级）。
- 不吸烟或已戒烟。
- 有基础疾病的患者，需要经主治医师评估，通过后方能手术。
- 查看患者之前治疗或手术记录。

76.1.2 术前设计

- 术前标记术区组织的深、浅及平滑区域对于脂肪雕塑术至关重要。
- 创建标记颜色代号系统，以对应每个不同标记区域的正确操作。
- 解剖标志和脂肪垫位置应用黑色标记（图 76.1）。
- 较肥胖个体用蓝色标记必须进行重点深层吸脂的区域（图 76.2）。
- 红色可以用来标记动态区域和纤维黏附区（图 76.2）。
- 绿色用于标记阴性区域和过渡区域，这些区域必须谨慎吸脂（图 76.3a）。
- 紫色标记为考虑脂肪移植的区域（图 76.3b）。

> **警告**
> - 请特别注意吸脂的"禁忌区"（如纤维黏附区，可以用其他颜色标记。例如，大转子区、腘窝区、腰部凹陷区、手臂和大腿内侧区、胸部的 Cooper 韧带和腹股沟韧带）（图 76.2）。

76.2 操作步骤

（视频 76.1）

76.2.1 隐蔽切口

- 因为手术瘢痕不美观，切口应隐藏在皮肤折痕上或内衣带上（图 76.4）。
- 切口越少，并发症的风险就越小。
- 轻柔操作和控制切口有助于愈合。

76.2.2 吸脂

经典三步法

- 浸润麻醉。
  - 配制肿胀液（1 000 mL 乳酸林格液 +20 mL 1:10 万肾上腺素 +1% 利多卡因），灌注在浅层脂肪和深层脂肪中进行浸润麻醉。
  - 让肾上腺素和肿胀液作用 20 分钟，待均匀分布后再开始进行溶脂乳糜化操作。

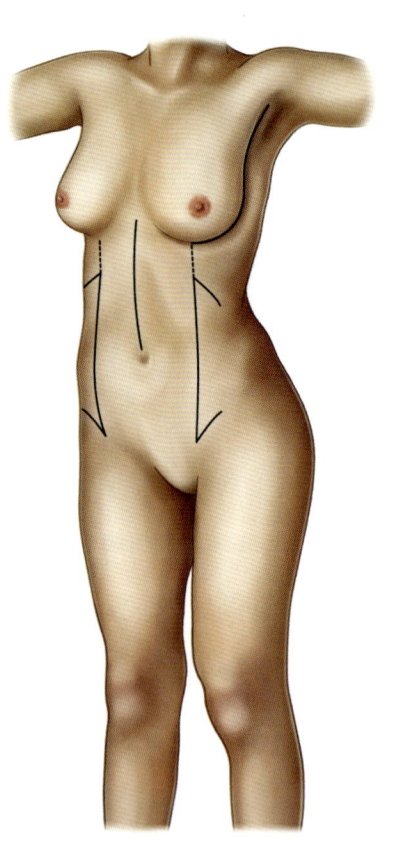
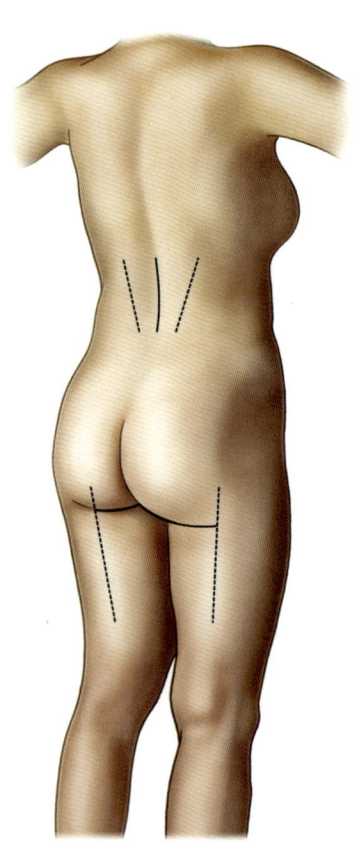

图 76.1　解剖标志最好用黑色标记。肌肉起始点和轮廓线也在术前标记，作为术中的指引。

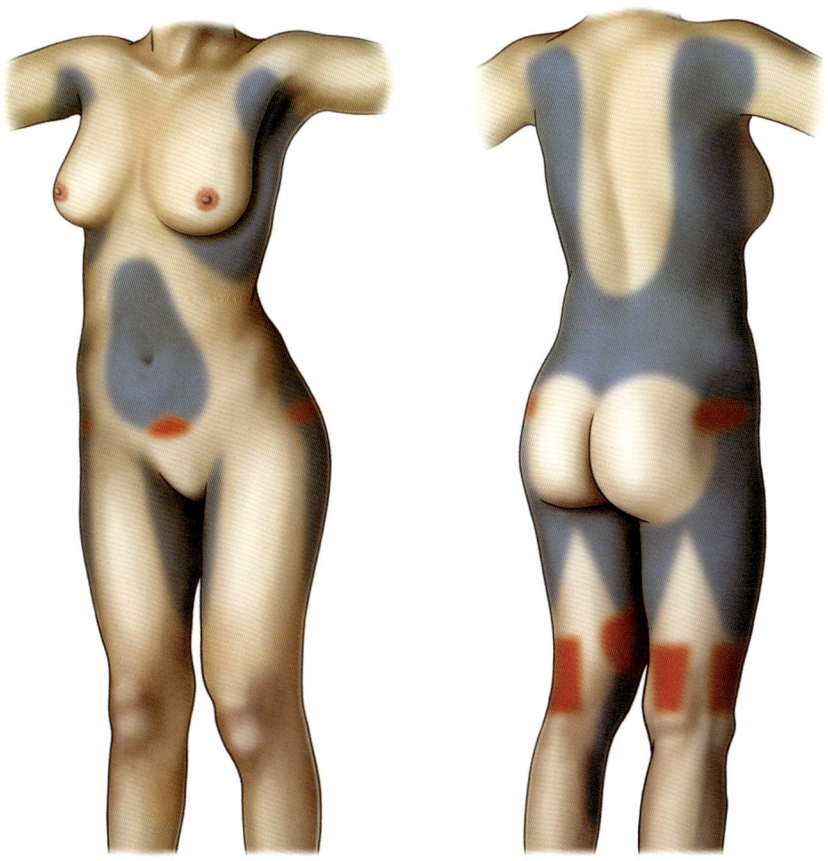

图 76.2 需要避免在纤维黏附区（红色）吸脂，否则术后可能会出现轮廓缺陷和皮肤异常收缩的情况。应在脂肪严重堆积的区域（蓝色）进行重点深层脂肪抽吸。

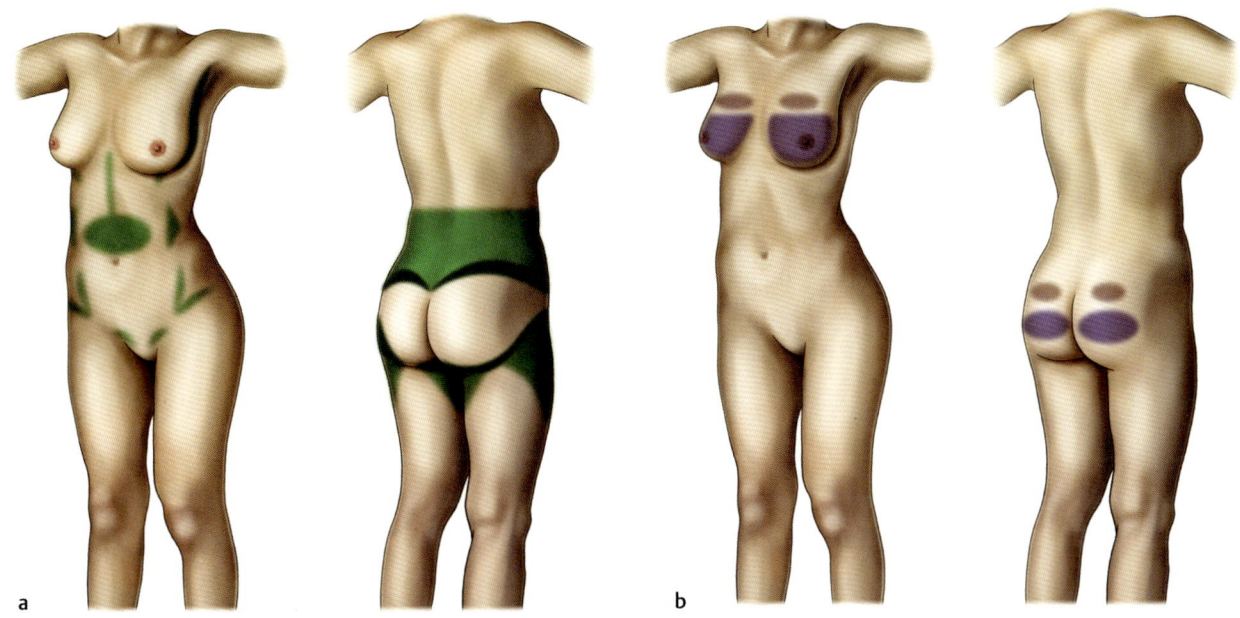

图 76.3 a. 首先标记解剖标志和阴性区域。三角形样的标记有助于实现曲线平滑。a、b. 过渡区最后标记，这些标记不仅可以在术中指示浅层和深层吸脂区域，同时还能指示需要脂肪移植的区域（b）。

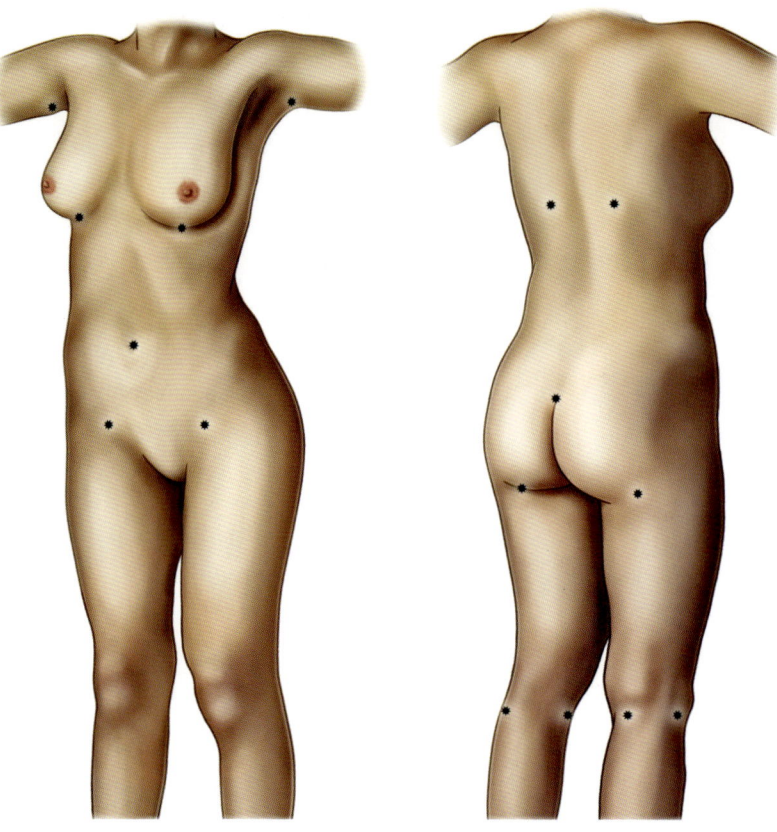

图 76.4 切口应隐蔽，被内衣覆盖或被正常皮肤褶皱所隐藏，以避免瘢痕和手术痕迹。隐蔽切口也是精细脂肪雕塑术的自然术后效果的关键要点。

- 溶脂乳糜化。
  - 精细脂肪雕塑术中用第三代威塑超声波设备辅助。
  - 使用超声波共振声能振动放大（VASER）模式处理浅层脂肪，设定至 80%~90% 的功率，具体功率取决于组织纤维化程度和（或）组织结构。继续轻柔地操作动作，直到感到没有阻力为止。
  - 表层和深层组织都要进行溶脂乳糜化操作，深层组织选择连续模式进行操作。

> **警告**
> - 超声探头应持续移动且不能中途变换方向。超声波溶脂在操作入口端下方放置湿毛巾可防止皮肤发生灼伤。

- 吸脂。
  - 移除超声波溶脂入口皮肤保护器端口后开始吸脂。
  - Power X 和 Microaire 系统可用于协助脂肪抽吸。
  - 脂肪去除量和吸脂管管径取决于术前标记。对于凸起处（反光处），应进行较少量的脂肪量去除，小号（3 mm）弯曲的吸脂管易于手术操作。对于阴性空间和凹陷（阴影处），应使用笔直、粗管径（3.7~4 mm）的吸脂管进行彻底的吸脂操作。
  - 通过使用 3.0 mm 的吸脂管移除形体阴影设计区所有的浅层脂肪组织，这样可雕塑出轮廓线条感。女性患者的肌肉之间需平滑过渡；反之，男性患者则无需平滑过渡，男性更喜欢明显的肌肉线条。
  - 术中应在浅层脂肪进行捏皮测试以进行脂肪厚度检查，如果需要可以进行额外的吸脂操作以改善轮廓清晰度。

> **警告**
> - 深层脂肪雕塑术是为了体现人体的不同肌肉群和大体解剖结构，而浅层脂肪雕塑术是形成优美线条、艺术轮廓及美感的关键。

- 动态区域类似于肌肉收缩过程中相较于肌肉静止时发生形态变化的位置。有些区域在肌肉运动时会彻底改变其外观形态，这些区域需要仔细标记以避免脂肪雕塑术后的不自然外观。参见"77 男性精细脂肪雕塑术"。

76.2.3 脂肪移植

- 超声辅助吸脂术通过 Power X 和 Microaire 技术可控制抽吸脂肪时的负压（＜10 mmHg），可作为脂肪移植术的辅助技术。
- 大腿内侧和下腹部富含干细胞，是采集移植脂肪的首选区域。
- 通过重力分离和超速离心完成移植脂肪的处理。
- 术中联合脂肪移植是为了弥补组织容量不足或用来增强形体轮廓清晰度。精细脂肪雕塑术常用于二头肌、三角肌、胸肌、乳房、臀部、大腿和小腿（图 76.3b）。
- 使用 3 mm 注脂管，以倒退、多层次的方式注射移植脂肪。
- 联合应用 Microaire 和蠕动泵［扩张振动脂肪填充术（EVL）］，可将移植物精准置于皮下组织。

> **警告**
> - 出于安全考虑，臀部只能在皮下层进行移植；而对于三角肌和胸肌的脂肪，可注射移植至肌肉层，以提高脂肪移植的存活率。

- 手术结束后，用可吸收的单丝缝合线皮下连续缝合以隐蔽切口。
- 不缝合腹股沟区和臀间皱襞上的切口，并放置引流管以利术后引流，从而避免肿胀。如必要其他切口也可不缝合，采用开放式引流。
- 切口处放置棉垫吸收渗出液体，然后为患者穿上泡棉背心及加压包扎。

76.3 术后护理（附录76.1）

- 脂肪雕塑术要取得预期效果，避免常见的并发症，术后需要正确的护理及照护（图 76.5）。
  - 术后恢复期患者仰卧时头部垫高呈 30°~45°。
  - 对于大量吸脂（＞6 000 mL）及临床必要时，应考虑术后留观过夜。
  - 术后约 6 小时出院。
  - 术后 8~10 天，必须由专业医护人员每天引流。
  - 术后术区泡棉至少使用 2~4 周，术区加压包扎 4~8 周。
  - 术后必须辅助患者下床活动，以使肺部和手术创伤快速恢复。
  - 术后 3~4 周内，避免运动和性生活。
  - 做美容活性恢复（CARE）术前准备，可减少术后肿胀、淤血、疼痛，并促进愈合。

76.4 并发症

- 虽然该术式术后并发症发生概率低，但医师及护理人员必须留意任何以下预示发生术后并发症的临床迹象：
  - 血清肿。
  - 感染。
  - 烧伤。
  - 轮廓不规则或不对称。
  - 皮肤异常回缩。
  - 出血（瘀伤过多或血肿）。
  - 其他：肺水肿、血栓栓塞、脂肪栓塞、穿孔、坏死、利多卡因中毒。

76.5 案例与分析

- 参见图 76.5。

76.6 总结

- 通过精细脂肪雕塑术，女性可以实现自然纤细的身材，男性可实现肌肉发达、健美身材。
- 艺术的审美结合人体解剖学，辅以充分的术前标记对于精细脂肪雕塑术理想的术后结果至关重要（图 76.5）。
- 精细脂肪雕塑术引入了新技术及新理念，除了对浅层和深层脂肪进行吸脂外，同时联合应用自体脂肪移植，保持术后形态自然的前提下，最大限度改善身体的轮廓外形和提升术后美观效果。
- 术后良好护理是避免术后并发症和保证术后效果的基本原则。

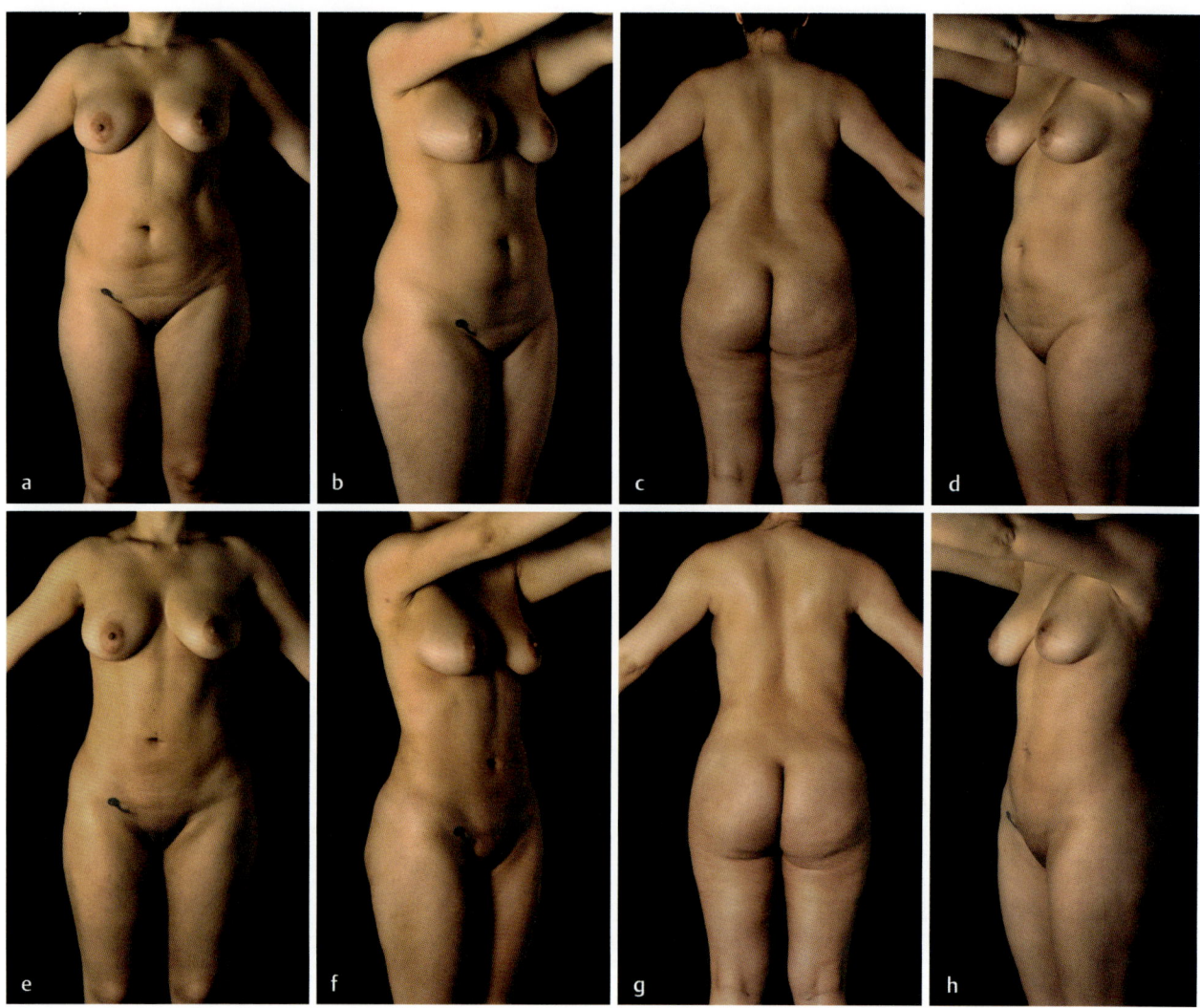

图 76.5 女性，38 岁，行精细脂肪雕塑术。a–d. 术前照片显示局部脂肪堆积和腹壁轮廓不清晰。e–h. 术后照片显示患者获得了苗条、健美的外观，臀部现在比术前更大、更浑圆，腹壁和躯干的肌肉线条也更加清晰。

延伸阅读

[1] Del Vecchio D, Wall S, Jr. Expansion vibration lipofilling: a new technique in largevolume fat transplantation. Plast Reconstr Surg. 2018; 141(5):639e-649e.
[2] Hoyos AE, Millard JA. VASER-assisted high-definition liposculpture. Aesthet Surg J. 2007; 27(6):594-604.
[3] Hoyos AE, Prendergast PM. High definition body sculpting: art and advanced lipoplasty techniques. 1st ed. Berlin, Heidelberg: Springer; 2014.
[4] Rohrich RJ, Beran SJ, Kenkel JM. Ultrasound-assisted liposuction. 1st ed. St Louis, USA: Thieme Medical Publishers, Inc.; 1998.
[5] Toledo LS. Gluteal augmentation with fat grafting: the Brazilian buttock technique: 30 years' experience. Clin Plast Surg. 2015; 42(2):253-261.

Alfredo E. Hoyos and Mauricio E. Perez

77 男性精细脂肪雕塑术

摘 要

由于医学新技术和设备日新月异的长足进步,越来越多男性患者对形体美容手术感兴趣。胸部、腹部和臀部塑形是笔者最常被患者询问的问题。精细脂肪雕塑术是借由新一代超声设备辅助下完成,男性手术技巧与女性不同,手术重点主要是通过增强肌肉群清晰度和借由脂肪移植来增强肌肉视觉感。

男性的健美体形的权力和力量的象征,因此男性精细脂肪雕塑术的主要目的是雕刻、重塑人体解剖形态,实现健美体形,经笔者治疗的患者大多获得了超出预期的手术结果。精细脂肪雕塑术术前的良好标记、适当的浅层吸脂和深层吸脂及脂肪移植是实现理想效果的基础。除此之外,还必须了解一些关键概念,如艺术审美与解剖学、光影、阴性区域和动态区域、脂肪移植和自体干细胞移植。尽管已有大量关于脂肪雕塑术的安全性研究,但术后还是可能会出现并发症,大部分都与术后护理不当有关。术者必须通过不断学习、培训及掌握大量的专业知识,方能获得理想的精细脂肪雕塑术术后效果。

关 键 词

男性脂肪雕塑术,精准吸脂术,男性形体动态雕塑,超声辅助吸脂术,VASER,脂肪移植,干细胞。

关键要点

- 男性患者大多想获得健美的六块腹肌、胸肌、臀肌及三角肌外观。
- 男性精细脂肪雕塑术与女性有明显差异,男性的臀部和胸肌处通常需要增加局部肌肉体积。
- 由于增强肌肉感对男性身材至关重要,因此形体动态雕塑尤为重要。
- 术中若发现一些缺乏突出感或体积的区域,笔者推荐利用富含干细胞的脂肪多层次移植来强化肌肉轮廓。

77.1 术前分析

77.1.1 患者选择标准

- 身体健康。
- 美国心脏协会指南定义的低风险患者(ASA <Ⅲ级)。
- BMI < 32。
- 患者最好没有进行过脂肪塑形手术,没有严重的组织纤维化,没有进行过生物聚合物注射填充。
- 不吸烟者或已戒烟者。
- 有基础疾病的患者,需经主治医师评估,通过后方能手术。

77.1.2 术前标记

- 术前标记是精细脂肪雕塑术的首要步骤。
- 首先了解体表解剖标志(图 77.1),包括肌肉、骨骼突起及边界等。
- 将阴性区域及过渡区域标记为三角形形状,有助于实现曲线平滑(图 77.2a)。
- 在不同的肌肉中标记脂肪移植区域,以增强肌肉的体积和体表投影(图 77.2b)。

> **警告**
> - 请熟记标记的颜色代码,不同的颜色标记用于术中区分不同的组织结构。

- 男性术区的部分组织纤维黏附区需要明确标识,如大转子凹陷区、脊柱周围和胸大肌三角区(图 77.2a),因为这些区域会增强男性的外观特征。女性则不需要标识。
- 肥胖患者使用超声辅助标记有助于界定解剖特征。

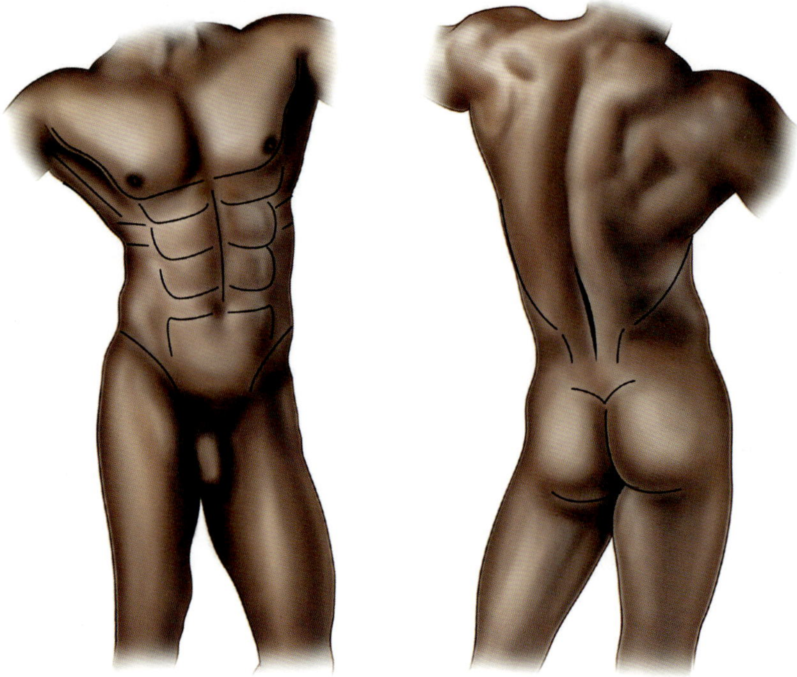

图 77.1 大体解剖标志，肌肉的分布、范围设计术后的形体轮廓。

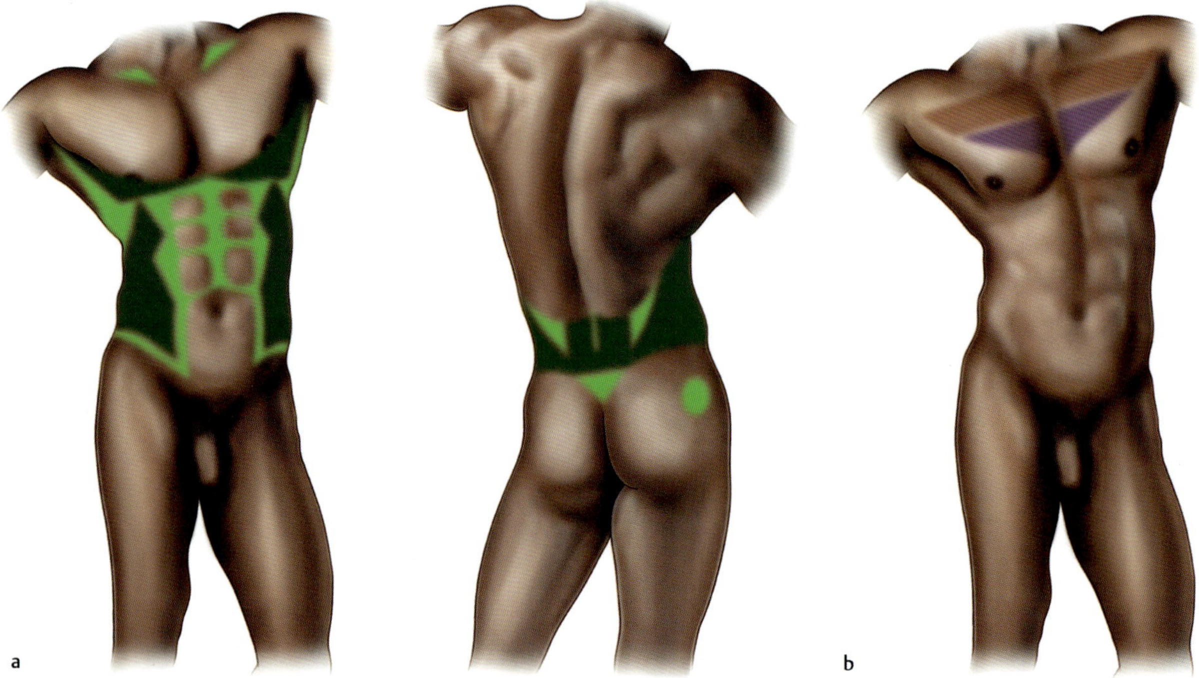

图 77.2 使用不同颜色标记。a. 阴性空间和过渡区标记为绿色。b. 脂肪移植区标记为红色和紫色。请注意，女性不用标记纤维附着区，男性需要，可提升男性肌肉视感外观。

77.2 操作步骤

（视频 77.1）

77.2.1 隐蔽切口

- 手术切口隐藏于皮肤皱褶处或内裤位置，防止手术瘢痕外露（图 77.3）。

- 由于男性患者需要实现运动健美的外观，因此有时需要做额外的切口。
- 术中对切口及皮瓣轻柔地操作，有助于皮肤愈合。

77.2.2 吸脂

- 手术过程遵循经典的三步过程。

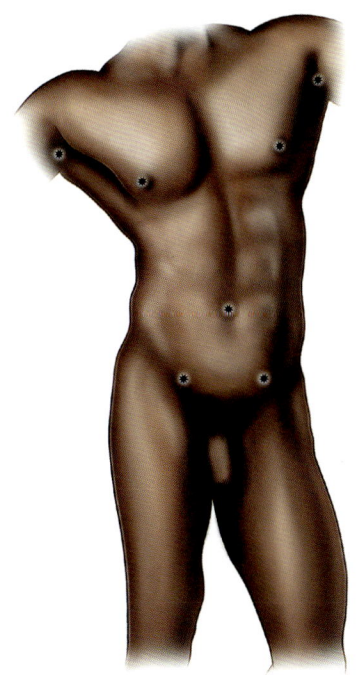
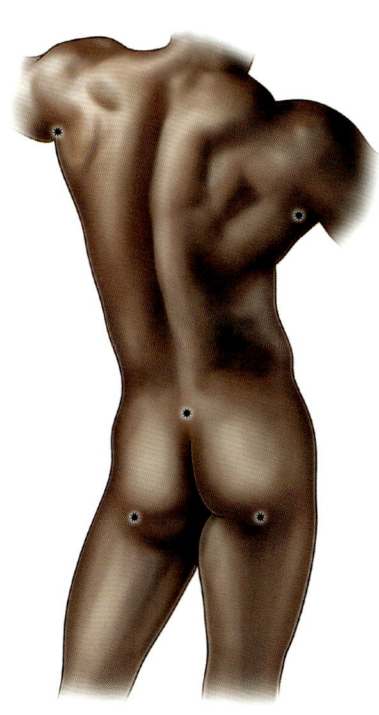

图 77.3　手术切口通常隐藏于皮肤皱褶处或内裤位置。男性精细脂肪雕塑术有时需要在腹壁做额外的切口,以增加"六块腹肌"的肌肉清晰度。

浸润麻醉

- 先后在深层脂肪和浅层脂肪中进行肿胀液（1 000 mL 乳酸林格液 +20 mL 1:10 万肾上腺素 +1% 利多卡因）灌注、浸润麻醉,肿胀液量为预计抽吸量 2 倍。
- 让肾上腺素和肿胀液作用 20 分钟,均匀分布后再开始进行溶脂乳糜化操作。

溶脂乳糜化

- 精细脂肪雕塑术是由第三代威塑超声波设备所辅助完成。
- 使用超声波共振声能振动放大（VASER）模式处理浅层脂肪,功率设定为 80%~90%,具体功率取决于组织纤维化程度和（或）组织结构。
- 深层组织以连续模式进行操作。
- 继续轻柔的操作动作,直到感到没有阻力为止。

> **警告**
> - 超声探头应持续移动且不能中途变换方向。超声波溶脂在操作入口端下方放置湿毛巾,可防止皮肤被灼伤。

吸脂

- 移除超声波溶脂入口皮肤保护器端口后,开始进行吸脂。
- Power X 和 Microaire 系统可用于协助脂肪抽吸。

- 脂肪去除量和吸脂管管径取决于术前标记：
  - 对于凸起处（反光处）,应进行较少量的脂肪量去除,选择易于手术操作的小号（3 mm）弯曲的吸脂管。
  - 对于阴性空间和凹陷（阴影处）,则应使用笔直、粗管径（3.7~4 mm）的吸脂管。
- 从深层脂肪开始进行吸脂。一旦皮下组织皮瓣达到 1 cm 厚度,即可见大致轮廓雏形。
- 男性患者更喜欢明显的肌肉边界感,以显示肌肉线条的清晰度。
- 术中应在浅层脂肪进行捏皮测试以进行脂肪厚度检查,以增强肌肉轮廓的清晰度（图 77.4）。
- 术者术中还要注意塑造肌肉动态区域的清晰度,动态区即肌肉于收缩和舒展期间的形态变化区（图 77.5）。相较之下,阴性区就必须平滑过渡。

> **警告**
> - 男性的动态区域包括：胸肌（图 77.5a）、三角肌、三头肌（图 77.5b）、前锯肌、腹直肌、背阔肌、股四头肌和腓肠肌。

77.2.3 脂肪移植

- 超声辅助吸脂术通过 Power X 和 Microaire 技术可控制吸引脂肪时的负压（＜10 mmHg）,可用于辅

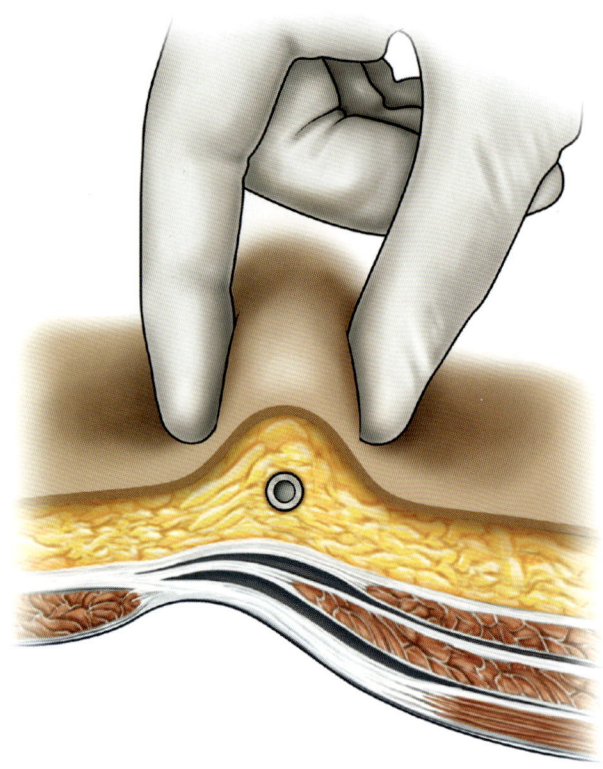

助脂肪移植。

- 由于大腿内侧和下腹部富含干细胞，因此这些区域是采集移植脂肪的首选区域。移植脂肪通过重力分离和超速离心处理。
- 男性精细脂肪雕塑术留取备用脂肪，是为了改善形体体积不足的区域或增加光影清晰度。男性精细脂肪雕塑术最常见的应用区域是二头肌、三角肌、胸肌（图 77.5a 和图 77.6a）、臀部（图 77.6b）、大腿和小腿。
- Microaire + 蠕动泵 [扩张振动脂肪填充术（EVL）] 可以在臀部脂肪移植中将移植物精准地植入皮下组织层。

> **警告**
> - 出于安全考虑，臀部脂肪移植注射只能在皮下层进行；而三角肌和胸肌脂肪移植可使用肌内注射以提高脂肪移植的存活率。

图 77.4 术中捏皮测试以进行浅层脂肪厚度检查，确保制作的皮瓣厚度够薄，从而有利于术后皮肤与肌肉表面的粘连，以获得更好的脂肪雕塑清晰度。

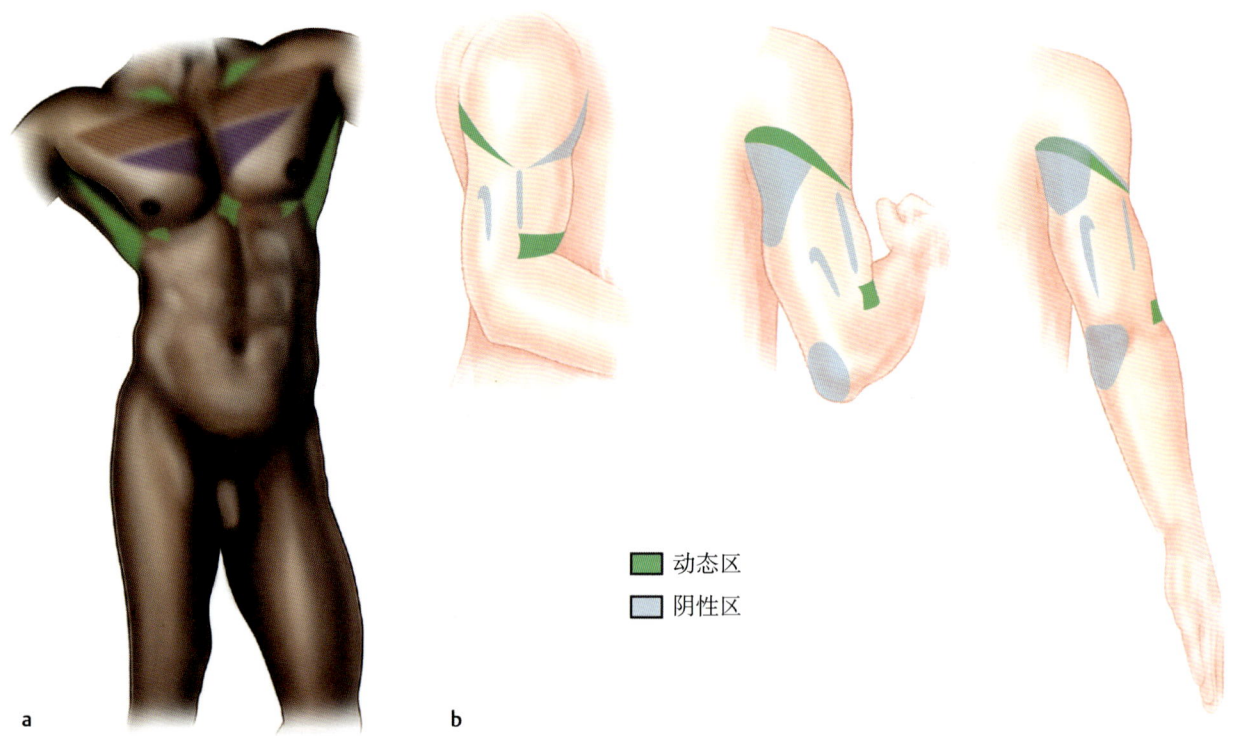

图 77.5 雕塑胸肌（a）和手臂（b）示意图。a.三角形标记有助于术中的雕塑，以便塑造出肌肉的锐利边界感。随后标记动态区，这些标记不仅可以在术中明确浅层和深层吸脂的部位，还可以用于塑造阴性区和明确脂肪移植区域（如三角肌、胸肌）。

- 手术结束后，隐蔽的切口用可吸收单丝缝合线皮下连续缝合。
- 不缝合腹股沟区和臀间皱襞上的切口，并放置引流管以利术后引流，以避免形成血肿。其他切口也可不缝合来开放引流。
- 切口处放置棉垫吸收渗出液体，然后为患者穿上泡棉背心加压包扎。

77.3 术后护理（附录76.1）

- 术后恢复期患者取仰卧位，头部垫高30°~45°。
- 对于大量吸脂（>6 000 mL）及有必要时，应考虑给予术后留观过夜。
- 术后约6小时出院。
- 嘱咐患者必须严格遵守术后治疗和建议，以确保获得最佳结果（图77.7）。
- 术后8~10天，必须由专业医护人员每天引流。
- 术区泡棉至少使用4周，术区加压包扎6~8周。
- 术后必须下床活动，以利于肺部和手术创伤的快速恢复。
- 术后3~4周，应避免运动和性生活。
- 做美容活性恢复（CARE）术前准备，可减少术后肿胀、淤青、疼痛，并促进愈合。

77.4 并发症

- 血清肿。
- 感染。
- 出血（淤血过多或血肿）。
- 轮廓不规则或不对称。
- 皮肤异常回缩。
- 烧伤。
- 其他：肺水肿、血栓栓塞、脂肪栓塞、穿孔、坏死、利多卡因中毒。

77.5 案例与分析

- 参见图77.7。

77.6 总结

- 男性患者可以通过精细脂肪雕塑术实现肌肉健美的

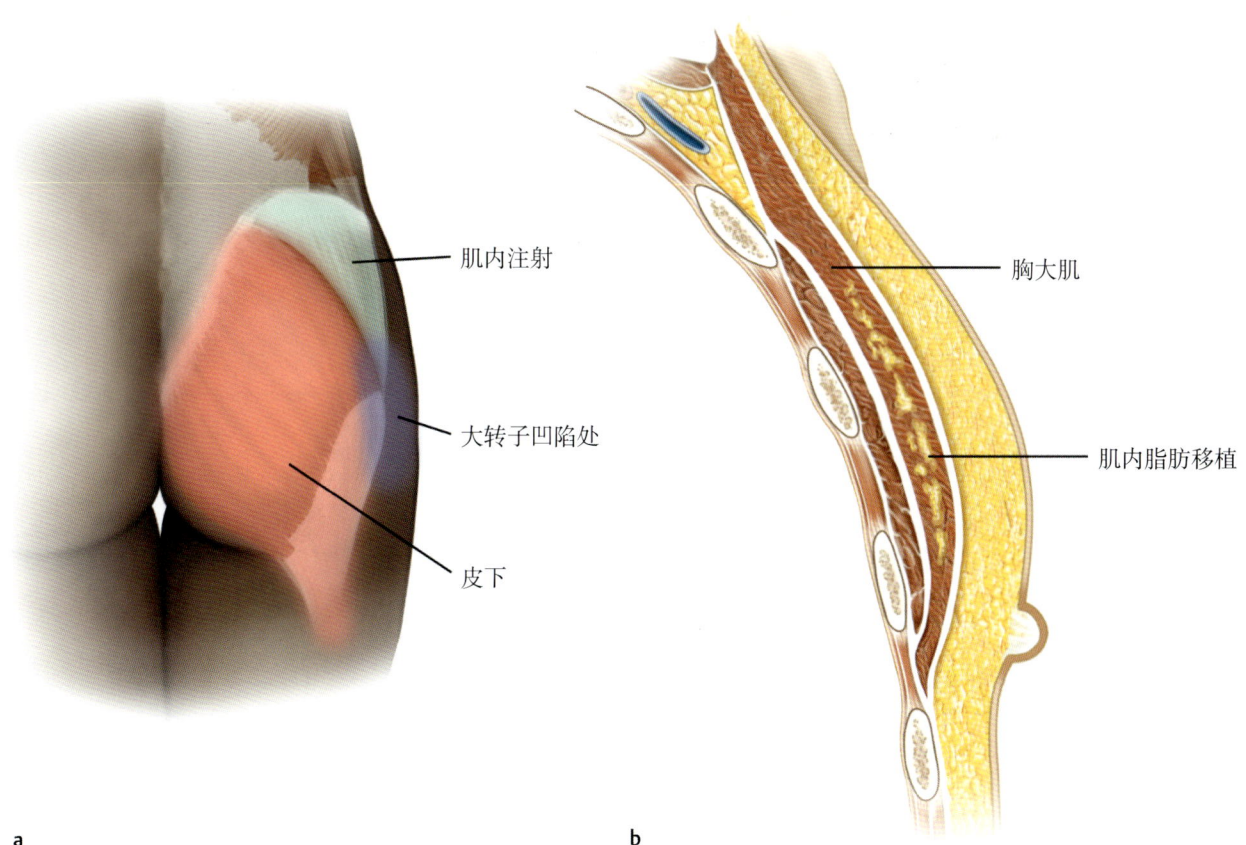

图77.6 脂肪移植。a.首选在臀大肌区域皮下注射，以降低移植脂肪移位的风险。臀中肌、胸大肌（b）和其他肌肉（三角肌、二头肌、小腿）可以采取多层次注射移植。

外观，是一种安全且可重复的手术。
- 精细脂肪雕塑术除了雕塑轮廓曲线，还要实现清晰、增强肌肉感的目标，术前需准确的标记肌肉动态区、阴性区和过渡区域；术中通过在肌肉中进行多层次脂肪移植填充来增加肌肉体积和体表投影。
- 术者需要精通审美、解剖学和手术基本知识才能获得最佳手术效果。

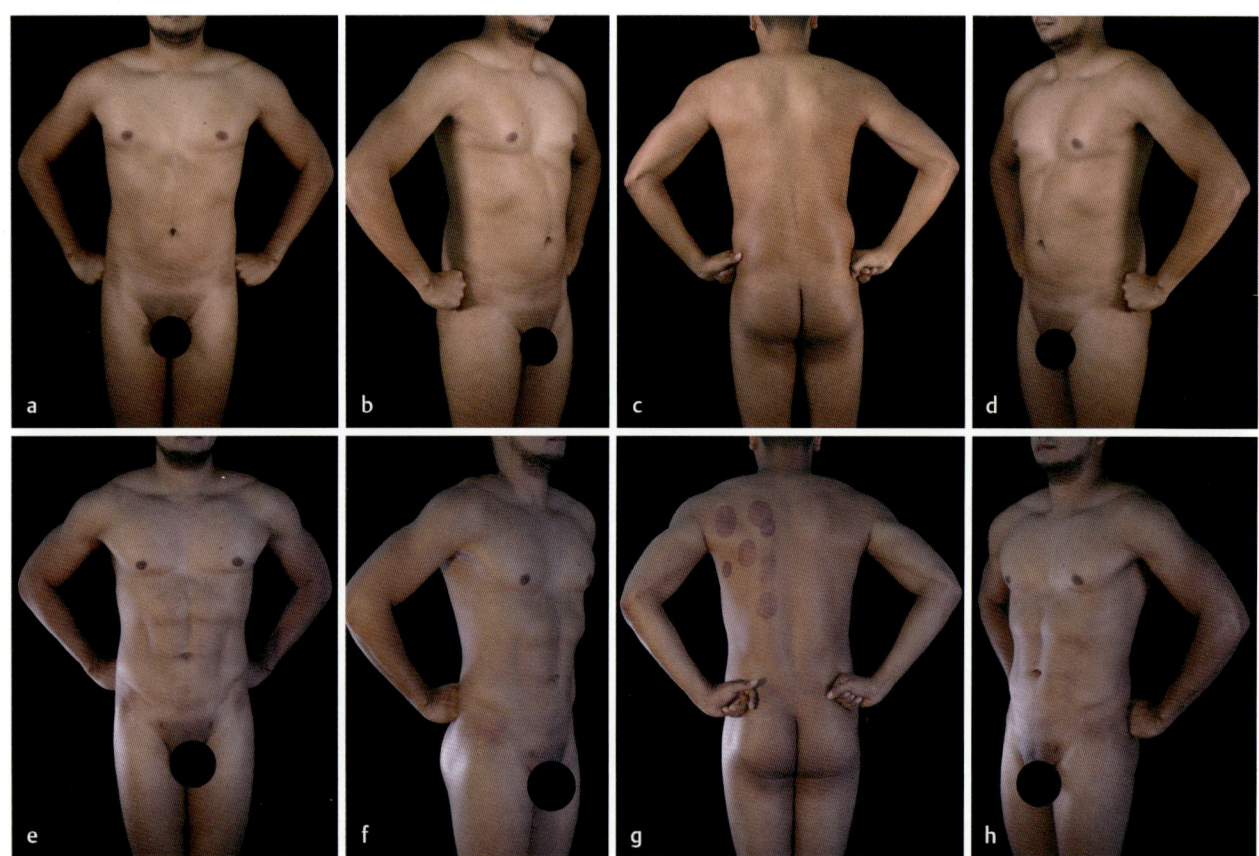

图 77.7　男性，34 岁，行精细脂肪雕塑术。a–d. 术前照片显示患者上肢肌肉不发达、胸肌轮廓清晰度不足。e–h. 术后照片显示胸部肌肉线条增强、手臂的健美外观及清晰的腹肌。

延伸阅读

[1] Del Vecchio DA, Villanueva NL, Mohan R, et al. Clinical implications of gluteal fat graft migration: a dynamic anatomical study. Plast Reconstr Surg. 2018; 142(5):1180-1192.
[2] Hoyos AE, Millard JA. VASER-assisted high-definition liposculpture. Aesthet Surg J. 2007; 27(6):594-604.
[3] Hoyos AE, Prendergast PM. High definition body sculpting: art and advanced lipoplasty techniques. 1st ed. Berlin, Heidelberg: Springer; 2014.
[4] Hoyos A, Perez M. Dynamic-definition male pectoral reshaping and enhancement in slim, athletic, obese, and gynecomastic patients through selective fat removal and grafting. Aesthetic Plast Surg. 2012; 36(5):1066-1077.
[5] Rohrich RJ, Beran SJ, Kenkel JM. Ultrasound-assisted liposuction. 1st ed. St Louis, USA: Thieme Medical Publishers, Inc.; 1998.

Ira L. Savetsky and Douglas S. Steinbrech

78 男性乳房腺体切除术联合 BodyBanking 脂肪移植术

摘 要
男性胸部塑形手术包括选择性去除脂肪与腺体组织，但上述方式对于胸大肌不发达的男性患者无法达到最佳外观。本章阐述男性胸部塑形的手术技巧，使用选择性脂肪塑形术联合 BodyBanking® 脂肪移植术，该方法可使男性胸部获得更好的外观效果。

关 键 词
男性乳房发育症，男性女性化乳房，假性男性女性乳房症，吸脂术，脂肪移植。

关键要点
- 男性乳房发育症多为特发性，必须排除生理性和病理性的原因。
- 手术尽量减小下乳晕的切口，并且要消除乳房下皱襞（IMF），以及尽可能完整切除乳房腺体组织。
- 手术目标是塑造平坦的胸部轮廓，并突出胸大肌轮廓。
- 联合运用吸脂术、脂肪切除术及结构脂肪移植术，可获得最佳的术后结果。

78.1 术前步骤

78.1.1 分析
- 首先进行详细的术前分析，明确患者胸部腺体和（或）脂肪组织区域，以及术中需增加肌肉动态区和阴影区。
- 患者术前取站立位进行标记，然后进行麻醉。

78.2 操作步骤
（视频 78.1）

78.2.1 小切口直接切除组织和脂肪抽吸术
- 刀片沿乳晕下缘刺开 3 mm 切口。
- 灌注肿胀液（0.9% 生理盐水 +0.1% 利多卡因 +1:10 万肾上腺素），充分浸润 10 分钟。
- 使用动力辅助吸脂术抽吸脂肪。
- 用 15 号刀片切开手术切口，并用电刀深入剥离，将腺体组织尽可能完整地整块切除（图 78.1）。
- 为避免造成术后术区轮廓凹陷或"碟形畸形"，对于爱好运动的患者会留存 2~3 mm 乳晕下组织；对于体重略微超重者留 5 mm 乳晕下组织。
- 从乳晕下切口进行大面积剥离，此举可造成多余的皮肤术后挛缩、重新分布和消除 IMF。

78.2.2 脂肪采集和制备与 BodyBanking 脂肪移植术
- 术前根据患者的需求和脂肪分布划定脂肪采集区。
- 刀片切口隐藏在不明显的地方。
- 灌注肿胀液（0.9% 生理盐水 +0.1% 利多卡因 +1:10 万肾上腺素），充分浸润 10 分钟。

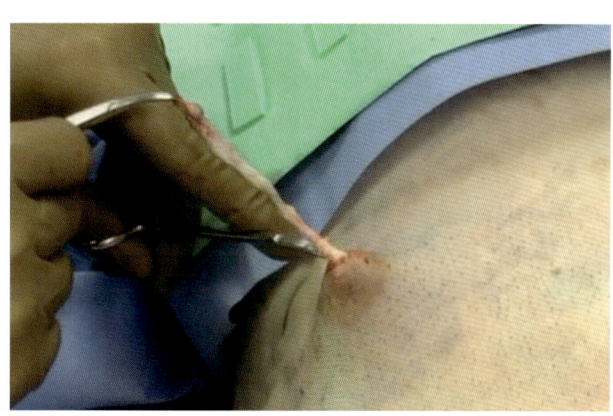

图 78.1 整块切除腺体组织。

- 使用动力辅助吸脂术（图 78.2）或传统脂肪抽吸术去除脂肪组织。
- 用金属滤网滤出脂肪，然后将脂肪置入 20 mL 注射器中进行脂肪移植。
- 使用 18 号针头在上胸皮肤做进针入口，使用 1.2 mm Tulip 脂肪移植管移植脂肪，塑造下方的胸大肌肌肉突出形态（图 78.3）。

78.2.3 组织塑形

- 将 Penrose 引流管的尖端穿过吸脂管孔，再用吸脂管将 Penrose 引流管穿过所有吸脂部位。
- 脂肪填充区域使用泡棉胶带、泡棉板和加压敷料塑形并固定保护。
- 泡棉胶带沿体表凹陷区域粘贴加以固定，此举能抬高与此相邻的脂肪移植区域，以便将脂肪组织保持固定在所设计的位置。

78.3 术后护理

- 术后 10 天，将 Penrose 引流管部分拔出并重新放置。
- 术后 20 天，可完全移除 Penrose 引流管。

78.4 案例与分析

- 参见图 78.4。

78.5 总结

- 形体塑形正在不断发展，越来越多的手术技术和工具可供整形外科医师选择。
- 虽然吸脂术可以显著改变形体轮廓和体积，但单独使用吸脂术的塑形效果可能会由于术后脂肪反弹、再次堆积至其他位置而有所折扣，如吸脂术后腹腔内脂肪和颊脂肪垫堆积显现等造成的术后塑形效果不佳。
- 脂肪雕塑术与结构性脂肪移植相结合的精细脂肪雕塑术不仅可以防止术后脂肪反弹，同时运用加减法能进一步改善形体轮廓。

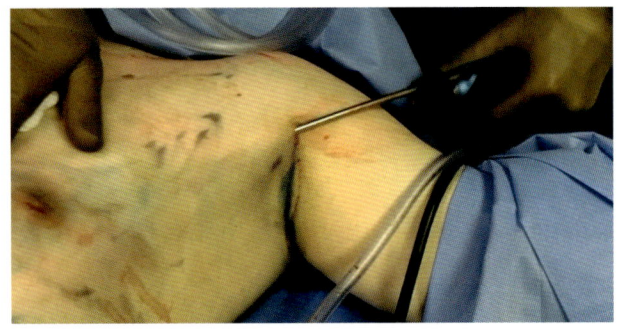

图 78.2　动力辅助吸脂术。

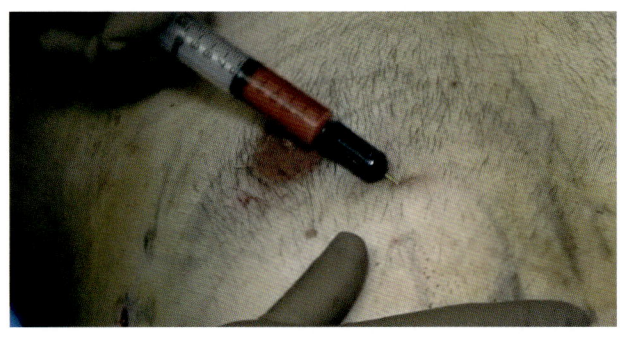

图 78.3　使用 1.2 mm Tulip 脂肪移植管进行脂肪移植。

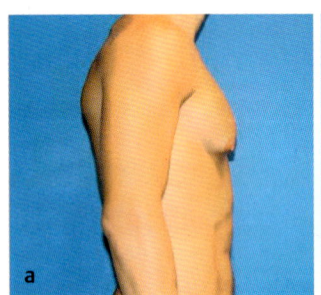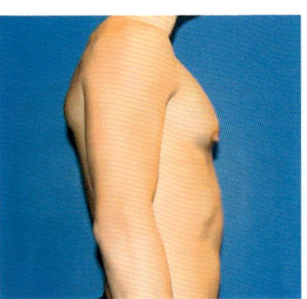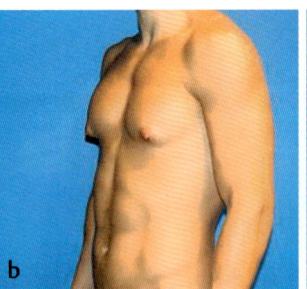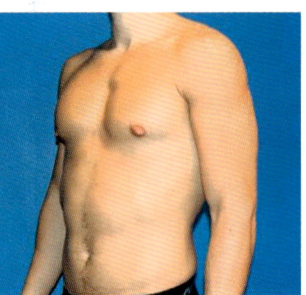

图 78.4　男性患者，接受男性女性化乳房切除术联合胸部自体脂肪移植术的术前和术后对照图。

延伸阅读

[1] Blau M, Hazani R, Hekmat D. Anatomy of the gynecomastia tissue and its clinical significance. Plast Reconstr Surg Glob Open. 2016; 4(8):e854.
[2] Blau M, Hazani R. Correction of gynecomastia in body builders and patients with good physique. Plast Reconstr Surg. 2015; 135(2):425-432.
[3] Khouri RK, Jr, Khouri RK. Current clinical applications of fat grafting. Plast Reconstr Surg. 2017; 140(3):466e-486e.
[4] Lista F, Ahmad J. Power-assisted liposuction and the pull-through technique for the treatment of gynecomastia. Plast Reconstr Surg. 2008; 121(3):740-747.
[5] Steinbrech DR. Male aesthetic plastic surgery. London, England: Thieme; 2019.

Matthew Schulman

79 宝妈重塑策略

摘 要

许多患者希望通过一次整形手术获得全身上下的整体改善。借助现代先进的手术技术与麻醉技术，医师可通过单次手术安全地执行多个手术。"宝妈重塑"一词系指单次手术中同时针对身体的多个不同区域进行治疗，包含了多种手术术式。这个手术技术群组合一般多用于产妇妊娠造成的生理变化，但有时也用于改善与衰老和体重造成的生理变化。

宝妈重塑中最常用的手术包括腹壁成形术、吸脂术和乳房美容手术，因患者个体差异而有不同的手术组合。本章将讨论最常见的"宝妈重塑"方案，包括如何选择合适的患者、手术技术群组合、如何在联合手术时优化手术技巧，以及如何有效地进行多个手术组合，并最大限度地减少手术时间和降低手术风险。

关 键 词

宝妈重塑，组合，腹壁成形术，乳房，吸脂术，怀孕。

关键要点

- "宝妈重塑"系指通过单次手术对身体多个区域如衰老和妊娠造成的生理变化进行治疗。
- 手术与麻醉技术的进步使我们能够更安全地进行多个手术组合。
- 应根据每个患者的个体差异量身定制手术组合方案。
- 术者必须考虑每个术式及术式间相互关联或影响，从而正确制订不同手术组合方案。

79.1 宝妈重塑定义

- 指单次手术中联合运用多个术式组合，每个术式都针对身体的特定区域。
- 最常用于手术逆转妊娠所造成的生理变化。
- 是通俗非医学用语，但其患者不一定是母亲或有过妊娠史的女性。
- 也可用于指治疗衰老、先天性畸形或体重变化所引起的生理变化。

79.2 最常见的手术术式

- 丰胸手术：隆乳术、乳房提升固定术、缩乳术。
- 腹部手术：腹壁成形术、扩大腹壁成形术、迷你腹壁成形术。
- 吸脂术。
- 丰臀术。
- 几乎包括所有术式，因为每个术式都是为患者个性化定制。

- 环形组合方案可带来最显著术后改善。
- 最常涉及乳房和躯干手术，但有时也会包含面部手术。

79.3 术前注意事项

79.3.1 患者选择

- 手术时间较长，因此谨慎选择患者至关重要。
- 体检合格的健康患者。
- 全血细胞计数（CBC）、凝血酶原时间（PT）或部分凝血活酶时间（PTT）、基础血生化、心电图（ECG）、胸部X线片（CXR）（如果超过50岁）、体格检查，以及由主治医师或相关医师出具的书面体检证明。
- 血红蛋白＞12.5 g/dL。
- 患者需优化已有的医疗问题。
- 术前要求至少戒烟4周，术后需戒烟8周。
- 患者需有合理的预期，了解联合手术需要更长的恢复期和可能更高的再次修复手术概率。

- 患者没有立即怀孕的计划。
- 至少产后 9 个月方可进行手术。

79.3.2 选择术式组合

- 应选择能最大限度改善患者外观及缩短手术时间的手术组合，同时应考虑术式组合对手术结果和愈合情况的影响。
- 应该提前与患者讨论术后的疼痛和修复期，并列入手术设计的考虑事项。
- 由于单次手术中并不能一次解决所有问题，所以应优先处理患者最在意的区域。
- 正面腹侧手术组合（腹壁成形术、乳房手术和正面/侧腰吸脂术）：
  - 此组合设计便于手术中的体位和手术时间更短。
  - 患者恢复期体位为仰卧位。
  - 此组合由于没有解决后部缺陷，可能无法获得最大限度的改善。
- 正面腹侧手术组合同时增加背侧手术术式（背侧吸脂、皮肤去除和臀部塑形术）：
  - 需要在手术室中改变体位，会增加手术时间。
  - 恢复期体位为仰卧或侧卧，因为俯卧位会对腹壁成形术或乳房手术的术后结果产生不利影响。
  - 同时行背部吸脂术易增加低位血清肿风险，为此背侧就需放置引流管。
  - 同时进行臀部脂肪移植塑形时，恢复期若采用仰卧位会压迫移植区，从而增加术后脂肪吸收的风险。

79.3.3 手术标记

- 按常规标记手术术区，但有一些特殊考量点。
- 当乳房与腹部同时手术时，必须考虑乳房下皱襞（IMF）的下部皮肤拉伸延展（图 79.1）。
  - 术前必须调整乳房切口标记以解决 IMF 切口设计位移，应在腹部皮肤"拉伸"时进行标记。
  - 胸部手术瘢痕通常隐藏在 IMF 内。如术者未能预见到联合手术可能造成 IMF 切口位移，将导致上腹壁上出现明显的手术瘢痕。
  - IMF 位移会改变乳头到 IMF 的距离，准确判断皮肤位移对乳房固定术和缩乳术至关重要。

79.4 操作步骤

（视频 79.1）

79.4.1 术前准备

- 使用 1 000 mL 生理盐水或乳酸林格液进行术前输液。
- 手术切开前 20 分钟静脉注射抗生素。
- 再次审查组合术式的风险、优缺点和备选方案。

79.4.2 手术顺序

- 手术顺序取决于正在执行的具体手术术式。
- 患者体位和无菌操作原则决定手术顺序。
- 在可能的情况下，将植入乳房假体作为第一个手术，可最大限度地降低污染风险。
- 如采用同时正背面的环形手术组合，患者完成腹壁成形术或复杂的乳房手术后不能俯卧：
  - 手术一开始采用俯卧并先进行背侧手术。
  - 而后让患者仰卧，然后从乳房手术开始，进行正面腹侧手术。
  - 完成所有其他手术后再行正面躯干吸脂术，这样能最准确地塑形。
  - 如有必要可以通过前入路对臀部进行额外的脂肪移植。

乳房手术（提升、植入物提升、假体植入物）、腹壁成形术和 Brazilian 提臀术

- 首先采用俯卧位。
- 而后行躯干吸脂术和臀部脂肪移植。
- 让患者转身取仰卧位。
- 再行假体隆乳和乳房固定术。
- 再行腹壁成形术。
- 最后行侧腹、胸罩线和任何其他前侧的吸脂术。

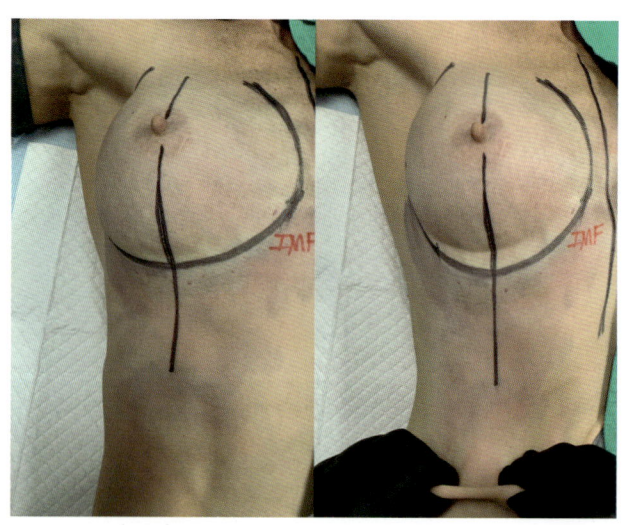

图 79.1 当乳房和腹部同时手术时，乳房切口瘢痕移位示意。左侧可看到术前标记在 IMF 内；右侧可以看到腹壁成形术后腹部皮肤收缩后胸部"切口"位置的位移。当乳房和腹部同时手术时，IMF 切口设计应预先考虑到皮肤位移。

- 如有必要，可从正面向臀部进行额外的脂肪移植。

79.4.3 患者体位

- 患者体位变化增加以下风险：
  - 增加手术时间。
  - 增加接触污染和体温过低风险。
  - 麻醉问题，如气道、血压和血氧饱和度。
- 双位置法：
  - 正面、背面体位。
  - 无横向体位。
- 体位不要超过两个，以避免延长手术时间与移动患者导致的相关风险，如避免正面→背面→正面的手术方式。
- 始终保持患者气道通畅和患者缓冲垫。

79.5 缩短手术时间

- 通过减少无效与无关操作，缩短手术和麻醉时间。

79.5.1 手术团队沟通

- 手术团队就手术的后续步骤保持良好沟通。
- 术者告知团队成员每个步骤所需的时间，以便团队成员提前做好准备。
- 当完成一个术式或步骤时，团队应已做好下一个步骤的准备，以避免不必要的时间延长。

79.5.2 提升更换患者体位的效率

- 有效率地变更患者体位，可大幅缩短手术时间。
- 更换患者体位的效率至关重要，应该时常练习，就像方程式赛车维修站工作人员时常练习更换轮胎一样。
- 应定期演练更换患者体位，并进行自我审查和改进。
  - 对于瘦弱的患者，该过程应短至 30 秒；而对于较重的患者，该过程不应超过 60 秒。
  - 更换患者体位的操作需要手术团队的密切配合与合作，因此在手术室中演练更容易完善操作。
- 4 名手术团队成员可以快速安全地完成更换患者体位（图 79.2）。
  - 麻醉医师监测头部和气道。
  - 一侧是外科医师。
  - 对侧是医助。
  - 脚侧是医助。
- 在患者进入麻醉前，手术台的中单应已经就位。
- 更换患者体位共有 3 种动作："滑行""转身""翻转"。

79.6 术后护理

- 术后护理视具体手术而定。
- 优先进行术后限制最多的手术，通常是腹壁成形术。

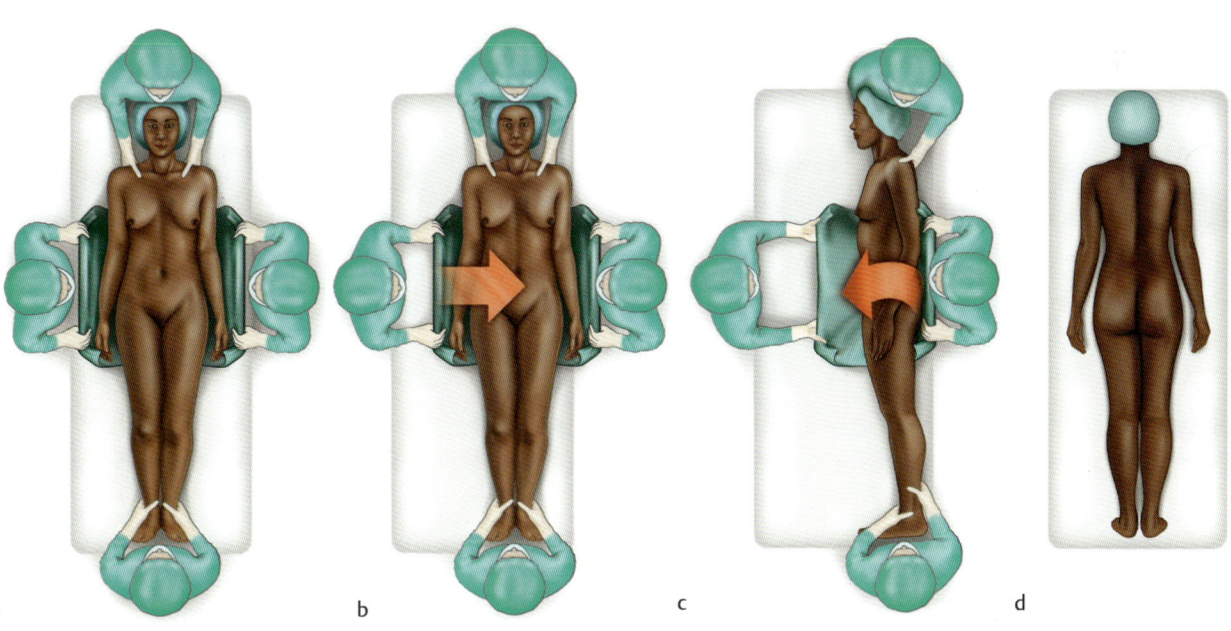

图 79.2　4 名手术团队成员、三个动作（"滑动""转身""翻转"）进行高效"患者手术台上体位翻转"。a. 将仰卧患者从仰卧位更换体位至俯卧位的示意图，团队成员在头部、脚部和两侧的定位。b. "滑动"：使用先前所铺的中单将患者横向移动到床边。c. "转身"：患者侧卧位转身。d. "翻转"：将患者倾斜到俯卧位，头侧和脚侧的团队成员"稳住"患者。此时，可以摆放手臂位置并可以放置体位垫。

- 宝妈重塑整体手术恢复时间会更长，术后水肿更明显，特别是当包含正背面的环形手术时。
- 必须与患者充分沟通、帮助患者建立合理的手术预期，以及与患者强调恢复期需要耐心。

79.7 术后效果的一致性

- 宝妈重塑是整形外科医师已经精通的术式的排列组合。
- 术前的决策评估和周密的手术方案是获得一致术后效果的关键。
- 环形手术术式组合能提供较好的术后美容效果，术前应充分与患者讨论。
- 无论是环形手术术式组合或其他术式组合，手术安全一定是最重要的前提。尽可能将手术总麻醉时间控制在 6 小时以内，以避免增加围手术期的风险。
- 分期手术始终是最安全的选择，并且每次手术都能对之前完成的手术进行小幅修改和优化。
- 当有任何疑问时，选择分期手术！

79.8 案例与分析

- 参见图 79.3。

79.9 总结

- 越来越多患者希望减少外科手术的次数，借助现代的先进外科手术技术和麻醉技术，医师能够在单次手术中安全地进行多个美容手术，达到一次手术就显著改善患者由于衰老、体重波动和妊娠造成的形体外观变化。
- 虽然花费更多且恢复时间更长，患者还是更倾向选择单次宝妈重塑策略，而不是进行多次较小的美容手术。

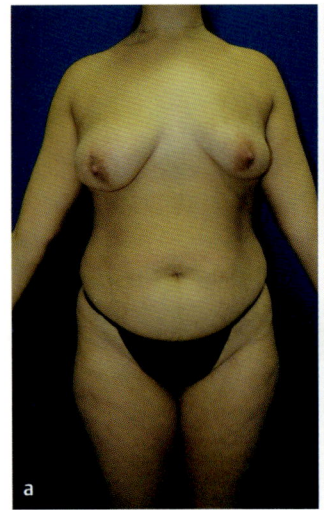 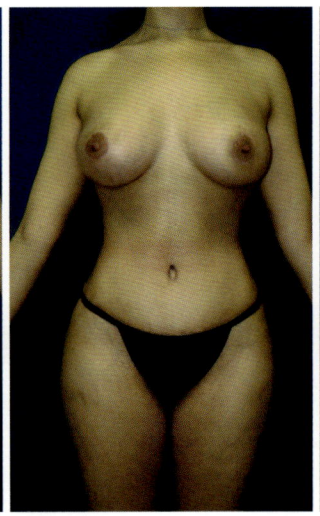 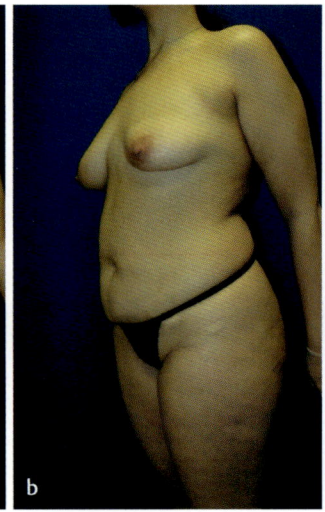 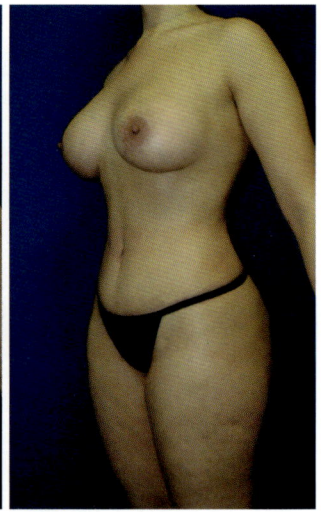

图 79.3 "宝妈重塑"患者接受了隆乳术和环形乳晕提升术，通过不同大小的假体植入物对胸部不对称进行矫正，以及腹壁成形术、环形吸脂和臀部脂肪移植。患者最想获得柔美的身体轮廓，所以将 1 400 mL 脂肪移植到臀部外侧和大转子凹陷处。图示为术前与术后 16 个月对照图。

延伸阅读

[1] Hardy KL, Davis KE, Constantine RS, et al. The impact of operative time on complications after plastic surgery: a multivariate regression analysis of 1753 cases. Aesthet Surg J. 2014; 34(4):614-622.
[2] Hoyos A, Perez ME, Guarin DE, Montenegro A. A report of 736 high-definition lipoabdominoplasties performed in conjunction with circumferential VASER liposuction. Plast Reconstr Surg. 2018; 142(3):662-675.
[3] Matarasso A, Smith DM. Combined breast surgery and abdominoplasty: strategies for success. Plast Reconstr Surg. 2015; 135(5):849e-860e.
[4] Matarasso A, Smith DM. Strategies for aesthetic reshaping of the postpartum patient. Plast Reconstr Surg. 2015; 136(2):245-257.
[5] Rinker B, Veneracion M, Walsh CP. The effect of breastfeeding on breast aesthetics. Aesthet Surg J. 2008; 28(5):534-537.

Rod J. Rohrich and Paul D. Durand

80 上臂提升术

摘 要

随着减肥人群的大量增加，上臂的轮廓越来越被重视。很多技术的改进，如皮肤切除术及辅助吸脂术，已安全应用且效果明显。在如何选择最佳的手术方式解决上臂轮廓的操作中，患者上臂的初始形态是最重要的。本章提出了一种临床算法，可以在精细的上臂美学分析基础上选择最佳的手术方法。下面是详细描述每种手术类型中所涉及的手术步骤。

关 键 词

上臂提升术，小切口上臂提升术，扩展上臂提升术，上臂轮廓，身体塑形。

关键要点

- 随着减肥人群的大量增加，上臂轮廓越来越受到重视。
- 很多技术的改进，如皮肤切除手术及辅助吸脂术，已安全应用且效果明显。
- 患者上臂的初始形态对于手术方式选择来说最为重要。

80.1 术前步骤

- 正确的术前评估是确定患者最佳手术方式的关键。
- 捏取试验可以用来确定多余的脂肪，若脂肪组织厚度超过 1.5 cm，应该考虑被切除。
- 皮肤松弛可单独发生，也可与过量的脂肪并存，可通过用手指捏住多余的皮肤来测量其长度。
- 必须对上臂所有位置（近端、中部和远端）进行多余组织评估。
- 通过分类系统可对患者进行分类，并确定适合患者的有效技术（表 80.1）。

表 80.1 手臂成形术分类系统

皮肤松弛		多余皮肤的位置	处理
Ⅰ型	否	无皮肤松弛	UAL/SAL
Ⅱ型			
A	是	下臂内侧轻度松弛	内侧臂成形术
B	是	下臂内侧中度松弛	扩展的内侧臂成形术
Ⅲ型			
A	是	整个下臂	下臂及内侧臂成形术
B	是	整个下臂和外侧胸壁	扩展的下臂成形术

80.2 操作步骤

（视频 80.1）

80.2.1 单纯吸脂术

- 沿肱骨远端桡侧和上臂后端近侧做切口。
- 采用超湿渗透技术，将肿胀液（1 L 乳酸林格液 +30 mL 1% 利多卡因 +1 安瓿 1:1 000 肾上腺素）混合后浸润注射于手术区域。
- 推荐超声辅助吸脂术（UAL）联合或单独应用负压辅助吸脂术（SAL）去除中间和浅表多余脂肪。
- 推荐肘窝上只使用 SAL，若 SAL 与 UAL 联合使用，皮肤缩紧效果会更好。

80.2.2 小切口上臂提升术

- 适用于近端皮肤松弛和小范围脂肪堆积的患者。

标记

- 在手臂放松的情况下，在腋窝皮肤皱褶处标记切口的前后界限内，可确保瘢痕隐藏在腋窝内。
- 然后手臂外展到 90°，并将两个点经过腋窝褶皱连接。
- 皮肤切除的面积以半椭圆形标记，通常在最中心点垂直距离上 3~5 cm。
- 在手臂处外展位置标记吸脂区域，以肱骨结节间沟作为吸脂的最前点。

吸脂

- 采用超湿渗透技术，将肿胀液（1 L 乳酸林格液 +30 mL 1% 利多卡因 +1 安瓿 1:1 000 肾上腺素）混合后浸润注射于术区。
- 使用 3.7 mm 吸脂管，放射状进行中间脂肪层的吸脂。
- 根据脂肪营养不良的程度，可抽出 100~300 mL 脂肪组织提取物。

皮肤切除术

- 吸脂完成后，在先前标记的腋窝皮肤褶皱处做切口。
- 在浅层面吸脂时，最大限度地保存淋巴和神经是很重要的。其次，脂肪层越厚，则可以在更深的平面进行切除，以形成最佳轮廓。
- 精细止血，远端切口和内侧切口之间形成一细小通道。
- 过度破坏将导致瘢痕挛缩。

闭合

- 用皮肤吻合器做简单闭合，小心地将多余的部分推进到中心，避免猫耳形成。
- 在皮下组织深处用 3-0 Vicryl 线进行间断缝合，随后在真皮深部用 4-0 Vicryl 线缝合。然后用 5-0 PDS 线进行皮下最后一层缝合，表层应用组织黏合胶涂抹。
- 案例与分析（图 80.1）。

80.2.3 扩展上臂提升术

标记

- 患者取直立位，手臂外展 90° 进行标记。

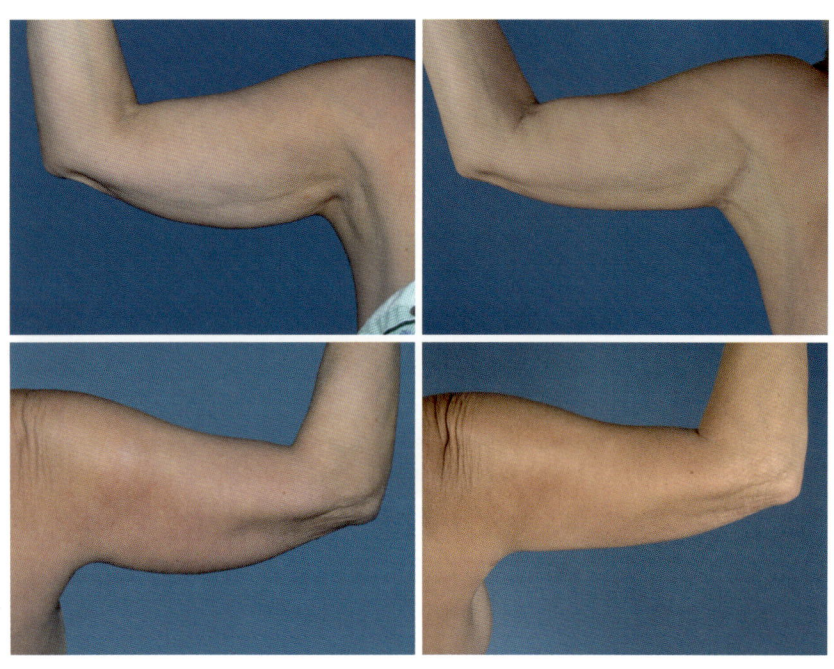

图 80.1 女性，54 岁，行内侧上臂提升术改善上臂。图示为术前和术后 18 个月对照图。

- 首先从内上髁到腋窝中线画一条参考线。
- 然后沿此线向两侧画出理想的吸脂范围，以瘢痕最小为目的。
- 如果脂肪堆积延伸到胸部外侧，应在胸壁外侧画出吸脂范围，可以逐渐朝向乳房下褶皱（IMF）。
- 有学者主张在腋窝顶端标记分界线，以防止瘢痕带穿过腋窝。
- 适度的夹捏皮肤可以估算切除范围，确保切口端有足够的锥形空间，防止产生畸形。
- 在外侧胸壁、腋窝和肘部也可进行额外吸脂。
- 吸脂点标记在上臂中部（需要切除的区域）、肘部（远离尺神经）和外侧胸壁。

吸脂

- 采用超湿渗透技术，将肿胀液（1 L 乳酸林格液 +30 mL 1% 利多卡因 +1 安瓿 1:1 000 肾上腺素）混合后浸润注射于手术区域。
- UAL 设置为 50%，在远离肘部的尺神经的浅平面上进行。
- SAL 用 4.6 mm 吸脂管集中在计划切除区域的表层抽吸。
- SAL 可以在整个吸脂区域进行，但应该主要集中在标记为皮肤切除的区域，可以充分吸出皮下脂肪。

皮肤切除术

- 在对计划切除的区域进行充分抽吸后,用夹捏皮肤方法重新标记。
- 切口向下至浅筋膜,用 Kocher 钳夹住组织。
- 从近端到远端切除皮肤皮下组织,与直接切除相比,减少了对血管、神经和淋巴管的损伤。
- 精细止血。

闭合

- 用皮钉做简单固定,仔细推进缝合,避免残留任何多余组织,避免猫耳形成。
- 皮下组织深处用 3-0 Vicryl 线间断缝合,真皮深部用 4-0 Vicryl 线缝合。然后用 5-0 PDS 线进行皮下最后一层缝合,表层应用组织黏合胶涂抹。

- 案例与分析(图 80.2)。

80.3 术后护理

- 患者穿着带有泡沫的手臂加压服。
- 建议手臂抬高至 90°,持续 3 周。
- 术后第 2 天取出顶部泡沫,允许患者洗澡。
- 除淋浴外,加压服可穿着 3 周。
- 1 周后,患者可恢复所有日常生活活动。

80.4 总结

- 上臂轮廓提升有多种术式,术前评估是选择使用哪种术式的关键。
- 对于减重明显的患者,皮肤切除仍然是金标准。

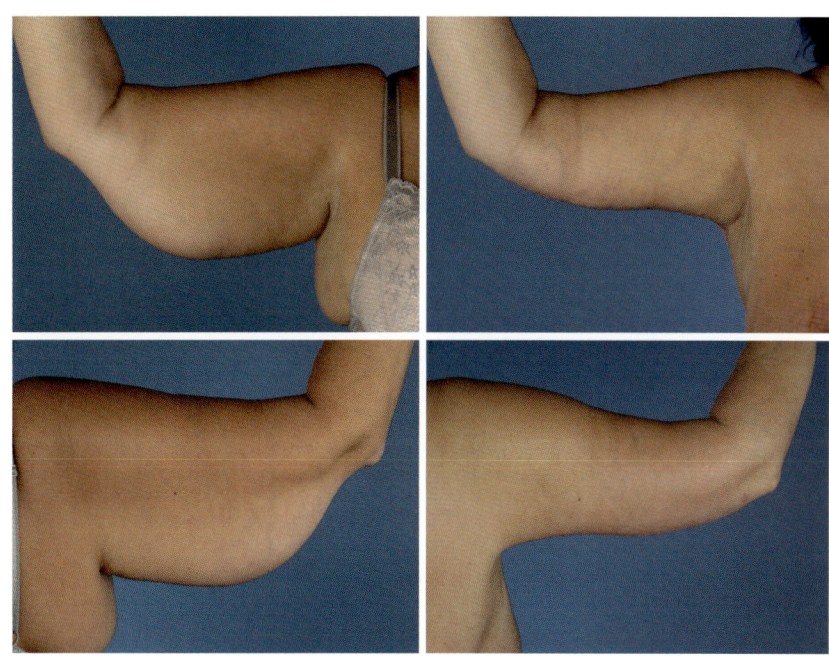

图 80.2 女性,47 岁,行扩展上臂提升术塑形上臂。图示为术前与术后 11 个月对照图。

延伸阅读

[1] Appelt EA, Janis JE, Rohrich RJ. An algorithmic approach to upper arm contouring. Plast Reconstr Surg. 2006; 118(1):237-246.
[2] Hurwitz D, Brachioplasty. Clin Plast Surg. 2014; 41(4):745-751.
[3] Knotts CD, Kortesis BG, Hunstad JP. Avulsion brachioplasty: technique overview and 5-year experience. Plast Reconstr Surg. 2014; 133(2):283-288.
[4] Nguyen AT, Rohrich RJ. Liposuction-assisted posterior brachioplasty: technical refinements in upper arm contouring. Plast Reconstr Surg. 2010; 126(4):1365-1369.
[5] Shermak MA. Aesthetic refinements in body contouring in the massive weight loss patient: Part 2. Arms. Plast Reconstr Surg. 2014; 134(5):726e-735e.
[6] Trussler AP, Rohrich RJ. Limited incision medial brachioplasty: technical refinements in upper arm contouring. Plast Reconstr Surg. 2008; 121(1):305-307.

Rod J. Rohrich, Erez Dayan, and Joshua M. Cohen

81 大腿内侧提升术

摘 要
大腿内侧辅助吸脂术是一种安全、高效、可广泛应用于临床的手术，应遵循以下四步法则：①大腿前部做L形标记线。②肿胀液逐层浸润麻醉。③大腿环吸联合浅表超声辅助/负压辅助吸脂术。④按预先设计的标记进行皮肤切除，随后分层闭合。

该手术可有效保留淋巴管和神经，减少失血量，同时保护隐静脉系统，防止皮肤缺失和伤口裂开，术后结果可靠且手术效果最佳。该技术改进了大腿内侧轮廓塑形手术技术。

关键词
大腿内侧提升术，大腿成形术，身体轮廓。

关键要点
- 传统的大腿内侧提升术常伴随很多并发症，如伤口裂开、瘢痕挛缩、外阴扩张畸形和复发的大腿内侧组织下垂。同时，淋巴管也可能在术中受到损伤，从而增加积液风险，并且由于该区域的敏感性高，恢复的过程十分痛苦。
- 本章介绍的改良大腿内侧提升术避免了许多传统术式的相关并发症，同时可以实现良好的美学效果。

81.1 术前操作

- 于患者大腿内侧画倒L形标记线，形成一个预先设计的皮肤切口。嘱患者取站立位，双腿轻微分开做标记。理想的切口位置为沿着大腿内侧，从膝关节下侧一直到腹股沟内侧。
- 利用捏取试验，通过测量大腿皮肤前后方向的移动度，评估大腿内侧的皮肤厚度和活动度，这也是需要去除的皮肤范围。形成一个椭圆形的皮肤切除区域，沿着大腿内侧，在膝关节内侧逐渐减少。椭圆的宽度即皮肤的松弛程度，通常为10~15 cm（图81.1）。
- 最终在大腿前侧近端形成一条柔和的倒L形标记线，切口的上下两端呈圆锥形。

81.2 操作步骤

（视频81.1）

- 吸脂点位于划线区域的腹股沟折痕远端、大腿中部及膝关节内侧近端。
- 用超湿渗透技术浸润大腿内侧。首选溶液为1 L乳酸林格溶液+30 mL 1%利多卡因+1安瓿 1:1 000肾上腺素。
- 除要切除的区域外，使用3.5~4.0 mm吸脂管在负压辅助吸脂或超声辅助吸脂的联合下进行环吸。在待切除区域的浅表平面进行吸脂操作可以保护隐静脉系统，也是避免皮肤缺损和感染的关键。术中的组织可以通过捏取试验重新测量，以避免切除皮肤过量（图81.2）。

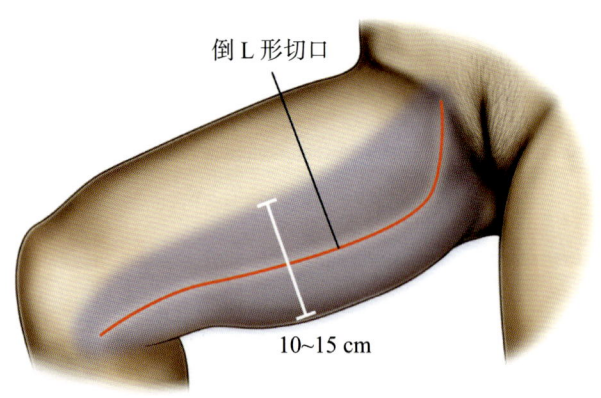

图81.1 术前标记线，即术后瘢痕位置。

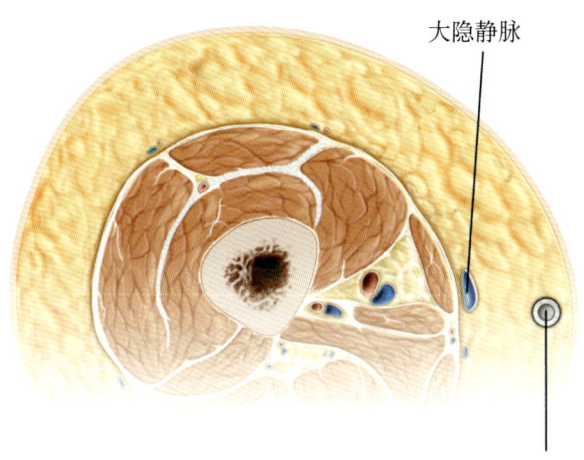

图 81.2 大腿内侧的解剖。隐静脉系统保持在待切除区域的浅表平面吸脂,这是避免皮肤缺损和感染的关键。

钉固定,修剪多余组织。逐步去除切口的远端至近端的钉子,并进行双层缝合。切口中央张力最强区域的钉子需保留,患者返回病房后,立即去除伤口中央的这些皮钉。

81.3 术后护理

- 术后 5 天取出皮钉。
- 术后可能形成水肿和瘀斑,3~4 周即可消退,可通过术后穿着加压服得到缓解。不需要过多地覆盖敷料,因为切口已用组织胶密封。
- 大多数患者 2 周后即可恢复正常工作。

81.4 案例与分析

- 参见图 81.3。

81.5 总结

- 大腿内侧提升术可以通过术中对大腿内侧隐静脉系统和周围淋巴管的保护,在浅表层面吸脂及去除多余的组织,来避免术后并发症的发生。

- 预先设计和有计划地切除皮肤,然后进行分层闭合和术后压迫。
- 检查伤口,精细止血,并放置一个 19 号 French Blake 引流管,从切口的最下方部分引出。伤口边缘用皮

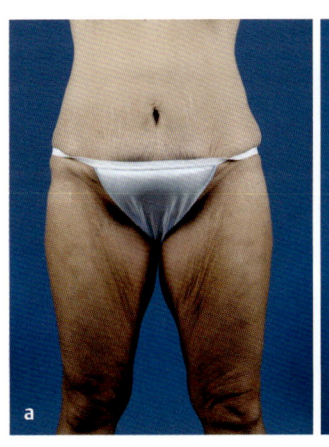 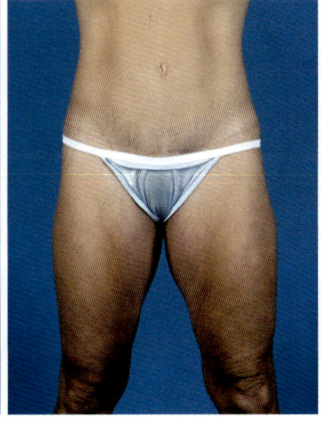 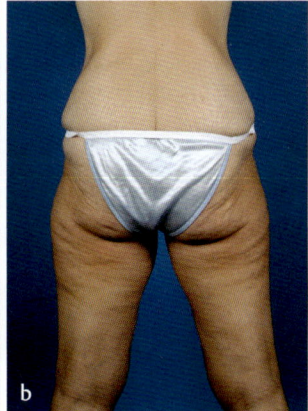 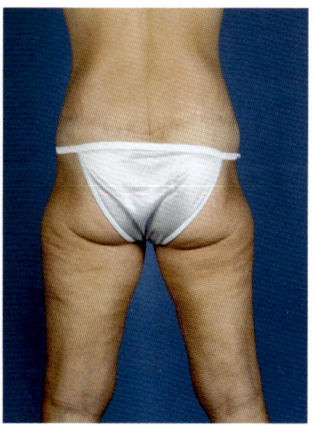

图 81.3 女性,38 岁,胃旁路术后失减重 100 lb(约 45 kg),行大腿内侧提升术对身体轮廓进行修整。图示为术前和术后 6 个月对照图。

延伸阅读

[1] Armijo BS, et al. Four-step medial thighplasty: refined and reproducible. Plast Reconstr Surg. 2013:e717-e725.
[2] Mathes DW, Kenkel JM. Current concepts in medial thighplasty. Clin Plast Surg. 2008; 35(1):151-163.
[3] Mathes DW. Current techniques in medial thighplasty. In: Shiffman MA, DiGiuseppe A, eds. Body Contouring, Part 7. Berlin:Springer; 2010:815-826.
[4] Schultz RC, Feinberg LA. Medial thigh lift. Ann Plast Surg. 1979; (5):404-410.

Francesco M. Egro and J. Peter Rubin

82 减重后塑形：上臂提升术

摘　要
减重明显的患者由于脂肪组织的过度减少和皮肤松弛，后期可能会有严重的轮廓畸形，其中以上臂皮肤松垂较为常见，通常需要将上臂、腋窝和侧胸壁作为一个联合美学单位共同处理。上臂提升术前需要顾虑上臂的初始形态和术后可能形成的瘢痕位置。本章阐述上臂皮肤下垂患者术前、术中和术后的治疗。

关 键 词
上臂提升术，上臂轮廓，身体轮廓，减重手术，大量减重。

关键要点
- 减重明显的患者轮廓塑形通常需要将上臂、腋窝和侧胸壁作为一个整体的美学单位同时处理。
- 上臂提升术需要考虑上臂的初始形态和术后瘢痕的位置。

82.1 术前步骤

82.1.1 分析
- 首先了解患者的期望，并评估是否可以满足。
- 全面了解患者的病史，包括患者减重情况、营养状况、是否做过减脂手术、有无静脉血栓栓塞事件的发生及患者的家族史和吸烟状况。理想的受术者应该体重稳定，BMI＜30，且维持至少3个月。
- 应该对患者全身进行详细的检查，以确定手术的时间和阶段。需要关注上臂、腋窝区和侧胸壁的皮肤松弛程度和脂肪的分布情况。
- 为了获得最佳的效果，通常需要将上臂、腋窝和侧胸壁作为一个联合的美学单元去评估和处理。

82.1.2 术前设计
- 患者取站立位或坐位，手臂外展90°，肘部90°弯曲（图82.1）。
- 在肘关节水平标记肱骨结节间沟（点C），代表切口的最终位置。
- 沿胸部标记腋前线。
- 通过对上臂末端进行牵拉来定位上切口线的边缘，近端（点A）设置在腋窝的顶部。
- 进行捏取试验以确定点A′。
- 然后连接点A′和点B，以确定腋窝皮肤的切除范围。
- 进行捏取试验以确定下切口线。
- 做垂直的#号标记以帮助对齐。

82.2 操作步骤
（视频82.1）

82.2.1 体位和术前准备
- 肩关节、外侧胸壁和手臂进行无菌准备。

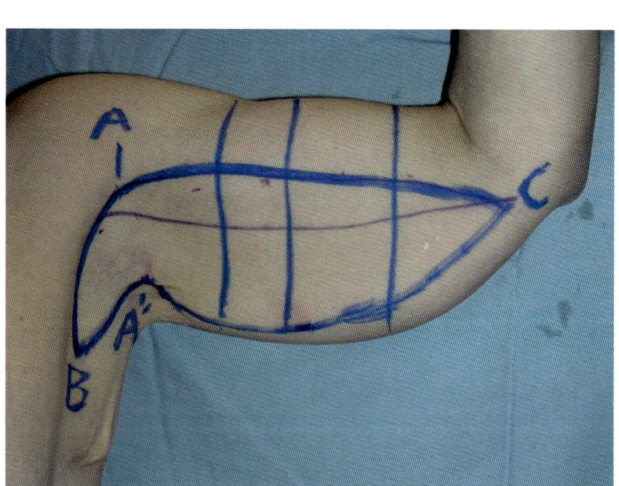

图82.1　手臂提升术的术前标记（经允许引自 Strauch B, Herman CK. Encyclopedia of Body Sculpting after Massive Weight Loss. Thieme，2010）。

- 远端手臂用无菌巾包裹，以便在手术中可以活动。静脉通路和监测装置可连接在前臂或下肢。

82.2.2 上部和前部切口和皮瓣提升术

- 切开腋窝上部、前部标记的两条线。
- 于切口标记的中 1/3 处开始剥离，穿过上臂浅筋膜层，直至深筋膜的薄脂肪层。
- 逐渐向远端表浅层面剥离，以避免损伤上臂内侧皮神经。
- 将一个平整的皮瓣提升至预估的下标记线（图 82.2）。
- 使用钳子将上切口线移到皮瓣下方，剩余部分即为可以切除的组织（图 82.3）。这步操作主要依靠之前绘制的三条垂直标记线。
- 皮瓣被垂直切开至下切口线的连接点，使用巾钳钳夹，使切开后的几块剩余组织保持平均（图 82.4）。
- 检查点 A′ 和外胸壁标记线，同理，切除腋窝多余组织。
- 皮肤浅表筋膜系统从点 A′ 悬吊到腋窝顶部的胸锁筋膜上，而后用 0 号编织尼龙线缝合。
- 通过水平联合巾钳之间的连接点，绘制最终的下切口线（图 82.5）。
- 切除多余的上臂组织。

82.2.3 闭合和引流

- 沿着手臂放置一个 15 F 的圆形吸力引流管，引流管末端离胸壁切口远端 3~4 cm。

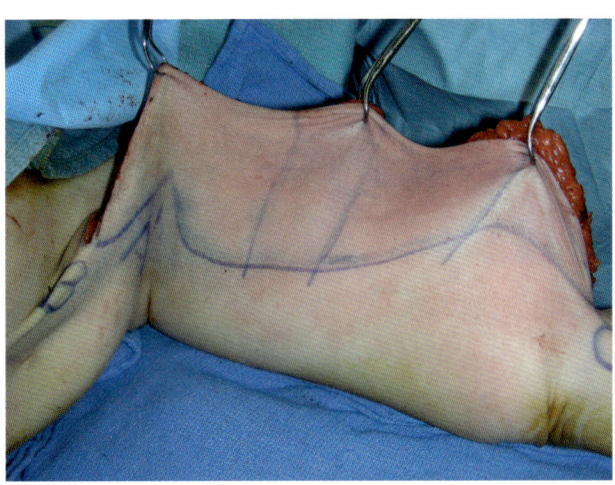

图 82.2 腋前线切口，皮瓣提升（经允许引自 Strauch B, Herman CK. Encyclopedia of Body Sculpting after Massive Weight Loss. Thieme，2010）。

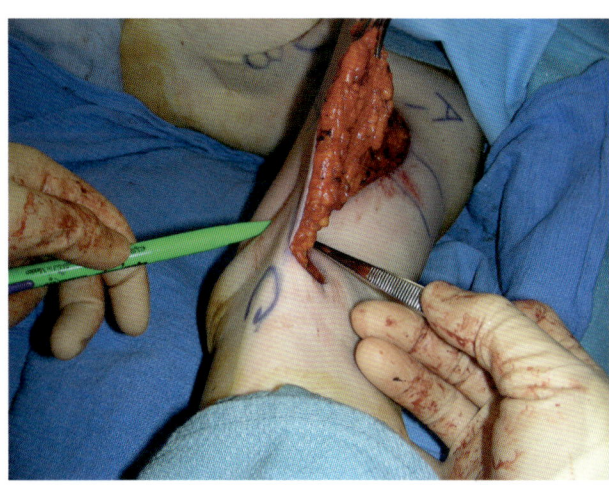

图 82.3 连接点的转位（经允许引自 Strauch B, Herman CK. Encyclopedia of Body Sculpting after Massive Weight Loss. Thieme，2010）。

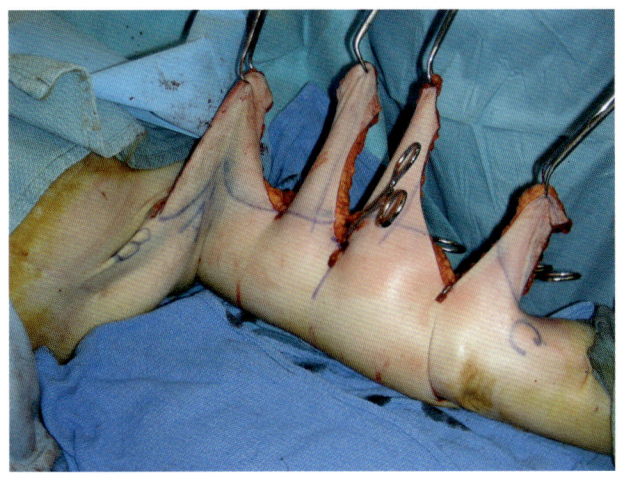

图 82.4 皮瓣垂直切口至下切口线的连接（经允许引自 Strauch B, Herman CK. Encyclopedia of Body Sculpting after Massive Weight Loss. Thieme，2010）。

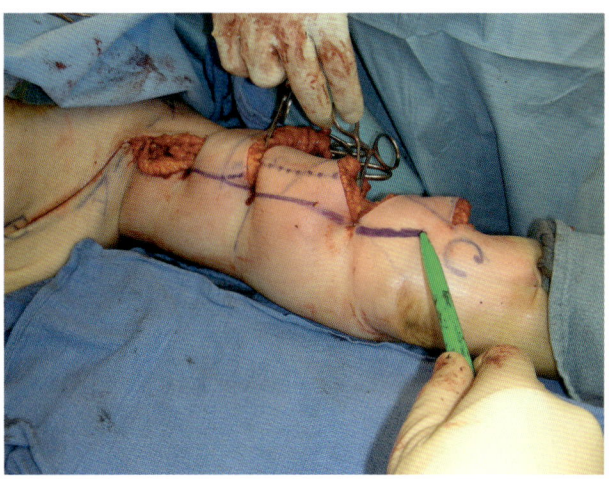

图 82.5 浅表筋膜系统悬吊至胸锁筋膜，绘制明确的下切口线（经允许引自 Strauch B, Herman CK. Encyclopedia of Body Sculpting after Massive Weight Loss. Thieme，2010）。

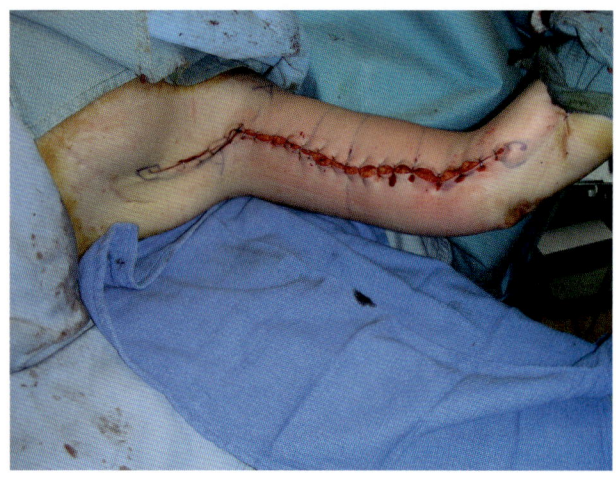

图 82.6 用皮钉暂时闭合皮肤（经允许引自 Strauch B, Herman CK. Encyclopedia of Body Sculpting after Massive Weight Loss. Thieme，2010）。

- 用皮钉暂时闭合皮肤（图 82.6）。
- 分层缝合。浅筋膜系统用 2-0 Vicryl 线间断缝合，用 3-0 Biosyn 线进行深层间断缝合，3-0 V-Loc 线进行皮下缝合。

- 切口（从手到肩）覆盖 Kerlix 纱布和 6 in（约 15 cm）ACE 绷带。

82.3 术后护理（附录 82.1）

- 患者应保持佩戴 ACE 绷带直到第一次随访，随后患者可佩戴数周 ACE 绷带或支撑袖套。
- 患者取半卧位睡姿。
- 患者可在术后 24 小时后进行擦拭沐浴，第一次随访后可洗澡，但必须擦干切口。
- 避免创伤或乳房挤压。
- 休息 2 周，开始间歇性散步。手臂在 2 周内不能伸展到肩膀水平以上，且活动时要轻轻放下。
- 根据需要进行镇痛。
- 引流管保持通畅，直到日引流量小于 30 mL。
- 患者通常于术后 1 周、2 周、5 周、3 个月进行随访。

82.4 案例与分析

- 参见图 82.7。

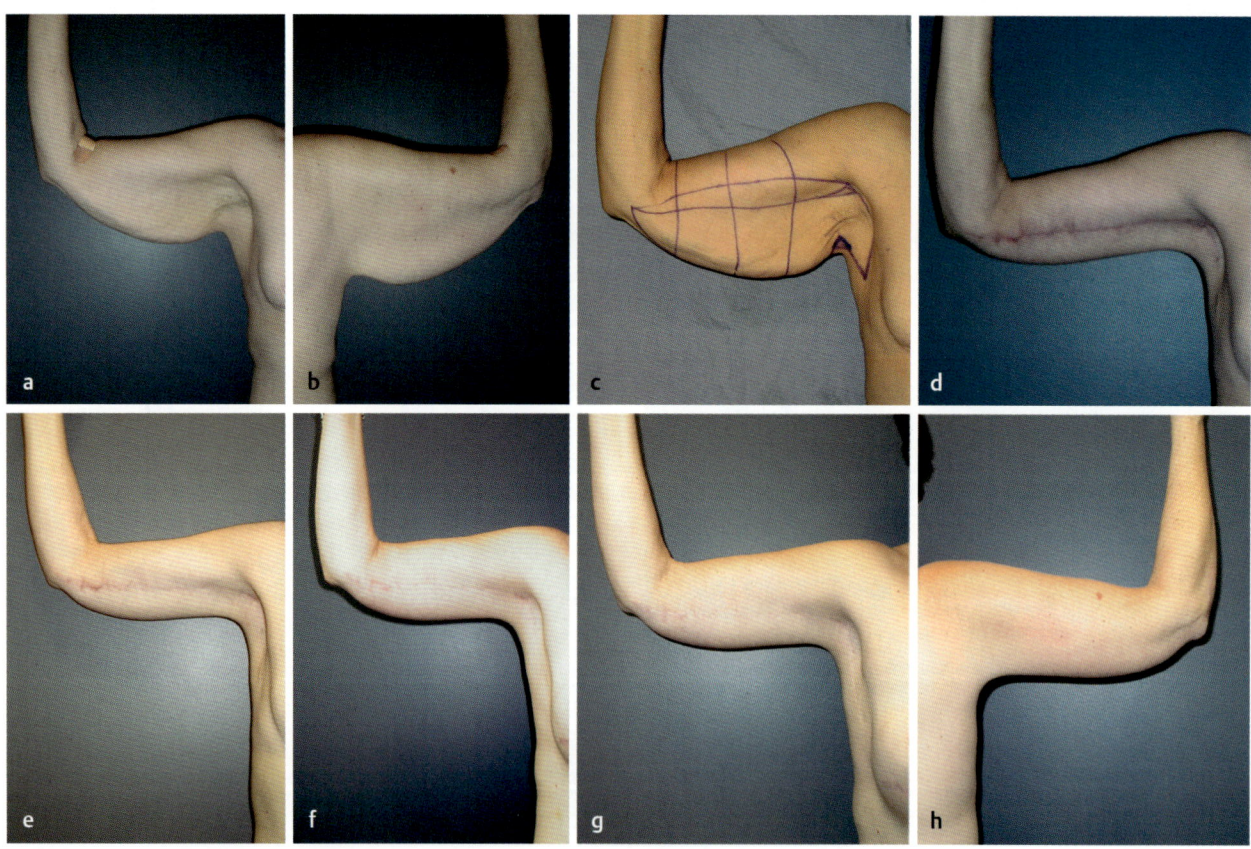

图 82.7 女性，53 岁，体重减轻 131 lb（约 59 kg）后行上臂提升术。a~c. 术前和标记。d. 术后 3 个月。e. 术后 6 个月。f. 术后 14 个月。g、h. 术后 19 个月（经允许引自 Strauch B，Herman CK. Encyclopedia of Body Sculpting after Massive Weight Loss. Thieme，2010）。

82.5 总结

上臂提升术是减重明显患者的最佳手术方式。由于涉及术后瘢痕的评估，通常需要将上臂、腋窝和侧胸壁作为一个联合的美学单位同时操作。

延伸阅读

[1] Gusenoff JA, Coon D, Rubin JP. Brachioplasty and concomitant procedures after massive weight loss: a statistical analysis from a prospective registry. Plast Reconstr Surg. 2008; 122(2):595-603.
[2] Lockwood T. Brachioplasty with superficial fascial system suspension. Plast Reconstr Surg. 1995; 96(4):912-920.
[3] Knotts CD, Kortesis BG, Hunstad JP. Avulsion brachioplasty: technique overview and 5-year experience. Plast Reconstr Surg. 2014; 133(2):283-288.
[4] Strauch B, Herman CK. Encyclopedia of body sculpting after massive weight loss. Thieme; 2010.

Jonathan P. Brower and Jeffffrey A. Gusenoff

83 减重后塑形：臀部提升术

摘 要

臀部提升术对于减肥后皮肤松弛而导致臀部下垂的患者是最佳选择。无论是否进行臀部填充，该手术都可以用来解决臀部脂肪不足和臀部外形不规则等问题。

臀部提升术通常与其他手术一同进行，如大腿内侧提升术及腹壁成形术。术前优化身体营养状态和明确患者的期待值，对患者的安全性和满意度至关重要。术前需对术后臀部的形状、对称性和张力等做好设计。脂肪切除术联合辅助吸脂术是一种有效的治疗手段，可改善臀部曲线，并且损伤小且利于伤口愈合。患者通常需要住院1~2天，保证得到充分的护理，尽早下床活动预防静脉血栓。

关 键 词

臀部提升术，减重，塑形，臀部塑形，自体脂肪隆臀，鞍袋畸形。

关键要点

- 臀部提升术可改善躯干、臀部和大腿的轮廓，这是大量减重（MWL）患者的常见问题。
- 臀部提升术比腰带状脂肪切除术的操作部位"更低"，可以恢复臀部和鞍袋区的正常形状。腰带状脂肪切除术的部位较高，可以改善下背部和腰间赘肉，但对臀下部和大腿外侧的改善作用不大。
- 臀部提升术可联合或不联合自体脂肪隆臀术，也可与腹壁成形术或大腿内侧成形术联合进行。

83.1 术前步骤

83.1.1 术前评估

优化手术适应证

- 患者必须有减肥史，现阶段BMI<30。
  - 减重手术前和体重锐减后评估身体轮廓，BMI越高，并发症发生率越高。
  - 部分患者可能需要进一步减肥才能成为适合的受术者。
- 患者应至少在减肥成功后1年，并且体重稳定3个月。
- 病史采集侧重于评估心肺功能，以及与代谢相关疾病，包括冠心病、阻塞性睡眠呼吸暂停综合征和糖尿病，如果有血栓病史应行进一步检查。
- 手术前2周停止服用具有抗血小板活性的药物，包括草药和营养剂。
- 术前4周戒烟。
- 体格检查时注意患者是否为瘢痕体质，排除疝气患者。
- 营养不良在接受过减重手术的患者中非常常见。
  - 患者蛋白质摄入量为70~100 g/d。应测量血清白蛋白和前白蛋白，因为单凭病史不足以排除患者蛋白质营养不良的可能。
- 肥胖患者还可能存在微量元素缺乏，包括铁、钙、维生素 B_{12}、叶酸和硫胺素。
- 精神病史是初步评估的重要内容。
  - 肥胖患者普遍存在情绪和人格障碍，症状并不会随着体重减轻而消失。
- 让患者对手术效果有合理的预期，强调去除多余的皮肤后可能形成瘢痕。
  - 可以改善身体轮廓，而不能达到完美的轮廓。
- 评估患者社会支持情况，包括患者生活状况及家人和朋友对患者术后可能提供的支持。
- 术前进行实验室检查，包括全血计数、电解质、肾功能、凝血功能、血型等筛查。
- 40 岁以上的患者要做心电图（ECG）。
- 由初级保健医师、必要的专家和麻醉师对患者进行综合评估，以便为围手术期医疗管理提供指导。

臀部的解剖学分析

- 注意臀部的整体形状及肥胖和下垂的程度。
- 评估背部下面、侧面、臀部和大腿的皮肤轮廓，包括凹陷及褶皱。
- 如果没有计划进行臀肌悬吊，可以抬起臀部模拟臀部被压扁的效果。

83.1.2 术前设计

- 当患者处于站立位时，髂关节的正弦点正好位于髂后上棘外侧。在中线处进行捏取试验，以确定切口上方翼形剥离区的中央点，该点可能位于臀部严重塌陷患者的臀沟上方。
- 切口末端由捏取试验确定。
- 每 6 cm 绘制一个阴影标记，以引导组织重新分布。绘制 4 条参考线，通常排列到腋中线。
- 如果计划隆臀，则在第 3 条参考线处划出一片组织。剥离筋膜皮瓣并沿蒂部旋转，以提供所需的增大效果。
- 切口可以横向延长至髋关节周围腹壁成形术或大腿内侧成形术的切口。

83.2 操作步骤

（视频 83.1）

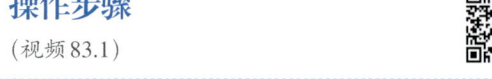

- 术前开始预防性服用肝素和抗生素，术中酌情给予抗生素。
- 采用气动加压靴。

- 放置导尿管后，患者插管并俯卧于手术台。适时添加衬垫及注意眼压至关重要。如果计划同时进行腹壁成形术，则将床调整至微弯状态以模拟张力。
- 吸脂区域（即大腿外侧）注射肿胀液麻醉。所有切口均注入稀释肾上腺素溶液（1:10 万）。
- 如果未计划进行臀部填充，则从切口上缘进入，并沿臀筋膜向下剥离，直至设计的下切口水平。切口下缘可以采用连续切开法，以避免过度切除。
- 如果计划进行臀部填充，则设计上部切口，并将要转移的皮瓣去除上皮。医师必须斟酌上下切口的位置，建议在术前用巾钳钳夹评估需要切除的皮肤范围。
- 在臀筋膜上方制作一个"腔隙"，这样切开的皮瓣可以旋转放入其中。
  - 尽可能减少皮瓣损伤以免影响血液供应，进而避免发生脂肪坏死。
- 皮瓣旋转进入"腔隙"，并用 2-0 可吸收编织缝线固定，稳定的固定有助于臀部的丰满和塑形。
- 必要时在鞍袋区外侧吸脂。
- 切除臀部填充皮瓣以外多余的髋外侧组织。床下部的臂板可用于帮助腿外展，便于增加侧向组织的切除量。
- 止血并放置引流管。
- 切口逐层缝合，表面用胶水黏合，患者更换为仰卧位，完成腹壁成形术或大腿成形术。

83.3 术后护理

- 通常不使用纱布。如果同时进行腹壁成形术，则使用腹部黏合剂。
- 根据手术的不同，患者需住院 1~2 天。
- 在住院期间持续穿戴弹力袜和气动加压靴，同时预防感染。
- 做肺活量测试，并指导患者恢复适宜的肺活量。
- 鼓励患者尽早下床活动。
- 3 周内患者应避免弯腰以避免切口裂开。
- 若 24 小时内引流量少于 30 mL，拔出引流管。

83.4 案例与分析

- 参见图 83.1。

83.5 总结

- 当与腹壁成形术相结合时，臀部提升术可以重新塑

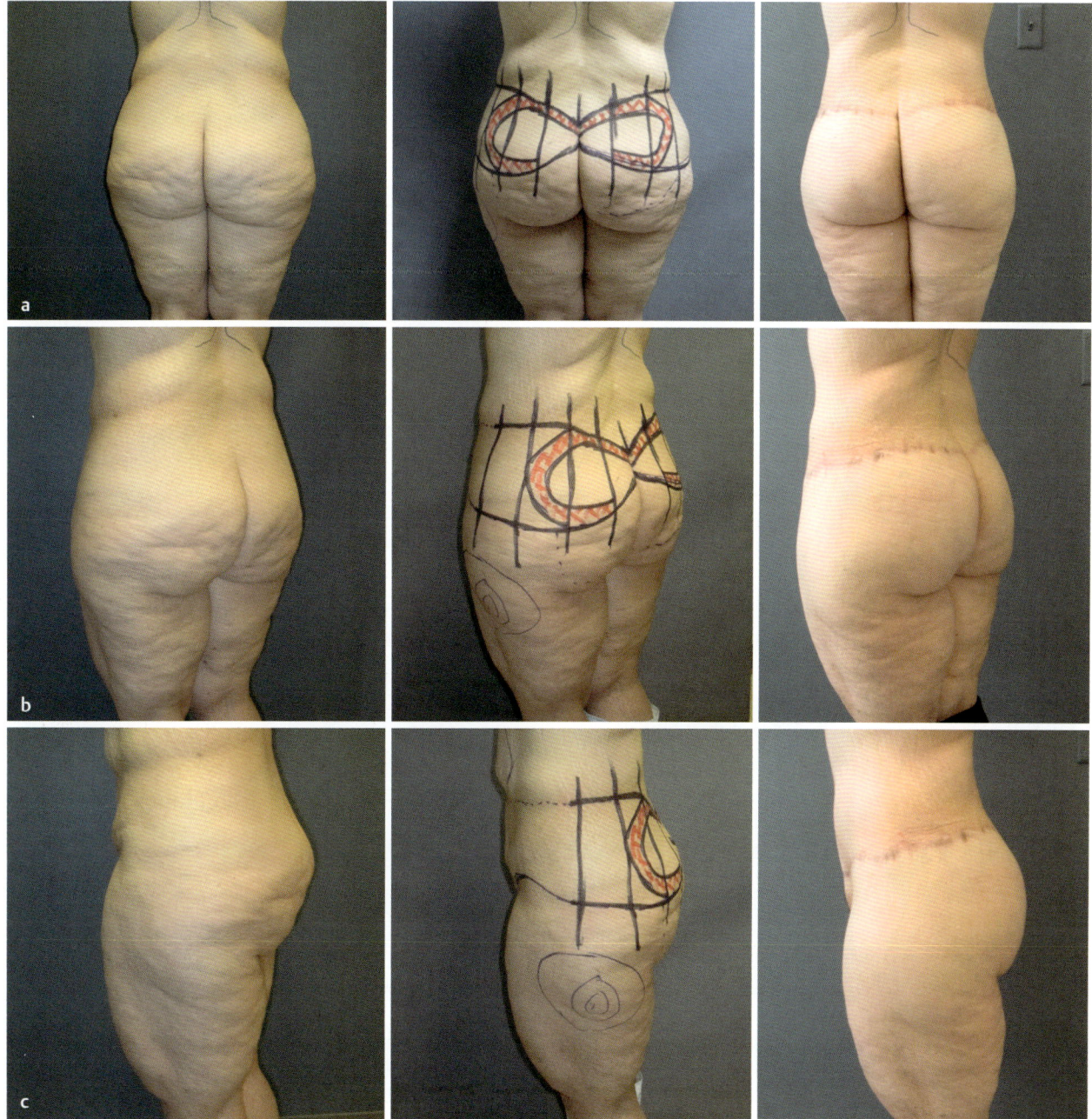

图 83.1　女性，40 岁，通过节食和运动减重 137 lb（约 62 kg）。图示为术前照片、臀部提升术的手术标记划线及 14 个月后的随访效果。

造躯干、下臀部和大腿外侧的轮廓。
- 该手术若联合臀部填充术，有助于改善臀部形状，但也会增加愈合过程中发生并发症的风险。

延伸阅读

[1] Dreifuss SE, Beidas OE, Rubin JP, Gusenoff JA. Characterizing the saddlebag deformity after lower body lift. Aesthet Surg J. 2018; 38(10):1115-1123.
[2] Kitzinger HB, Cakl T, Wenger R, Hacker S, Aszmann OC, Karle B. Prospective study on complications following a lower body lift after massive weight loss. J Plast Reconstr Aesthet Surg. 2013; 66(2):231-238.
[3] Richter DF, Stoff A. Circumferential body contouring: the lower body lift. Clin Plast Surg. 2014; 41(4):775-788.
[4] Srivastava U, Rubin JP, Gusenoff JA. Lower body lift after massive weight loss: autoaugmentation versus no augmentation. Plast Reconstr Surg. 2015; 135(3):762-772.

84 减重后塑形：大腿垂直提升术

Joseph P. Hunstad and Vasileios Vasilakis

摘 要

大腿垂直提升术可解决大腿内侧和周边部位由于脂肪萎缩及体重减轻导致的皮肤松弛问题，可结合环形吸脂术，在计划切除区域行非创伤性剥离，以保留淋巴管和神经血管结构，该方案可促进愈合，减少常见并发症，如血肿及淋巴囊肿的发生。瘢痕可以被隐藏在大腿内侧。并发症通常为切口问题，可以通过清创和伤口护理处理。手术结果基本可以达到环周提升紧致的目的。

关 键 词

大腿垂直提升术，大腿剥离成形术，吸脂术，大量减重，身体塑形，过度肥胖，皮肤收紧，皮肤松弛。

关键要点

- 大腿垂直提升术是治疗大腿内侧及周边部位由于脂肪萎缩和大量减重导致皮肤松弛的最佳技术。
- 在计划切除区域剥离（大腿剥离成形术）可最大限度地保留大腿内侧浅表筋膜系统内的分支血管、皮神经和淋巴管。
- 保留淋巴管、神经和血管结构可促进愈合，并减少血肿、淋巴水肿，尤其是淋巴囊肿等手术并发症。
- 对计划切除区域进行彻底的吸脂，可以相对无创地去除皮肤和脂肪。
- 大腿垂直提升术可作为环形吸脂后的第二阶段程序进行，或与环形吸脂同时进行。

84.1 术前步骤

- 建议患者了解术后可能发生轻微的切口并发症，以及存在瘢痕修复的潜在需要。
- 根据下垂的程度和患者偏好确定切除的范围。
- 进行完整的术前检查。
- 评估大量减重后患者的营养状况。
- 根据患者病史决定是否需要进行凝血实验。
- 术前6周至术后4周禁止吸烟。

84.2 操作步骤

（视频84.1）

84.2.1 术前设计

- 首先对大腿内侧切口进行垂直标记，其理想位置是从会阴区到膝关节，两侧对称。
- 近端标记起自会阴部股薄肌的起点，并以直线向远端延伸至股骨内侧髁附近脂肪堆积部位的下方。
- 对于严重软组织松垂的患者，切口近端可延伸至腹股沟，远端延伸至膝关节以外，在膝关节处不使用连续的线性切口，以避免瘢痕挛缩。
- 为了评估计划切除的软组织量，在拟定的垂直切口两侧以双手对多余组织进行挤压，标记准备切除的区域。
- 再次校准标记，以确保缝合顺利（图84.1）。

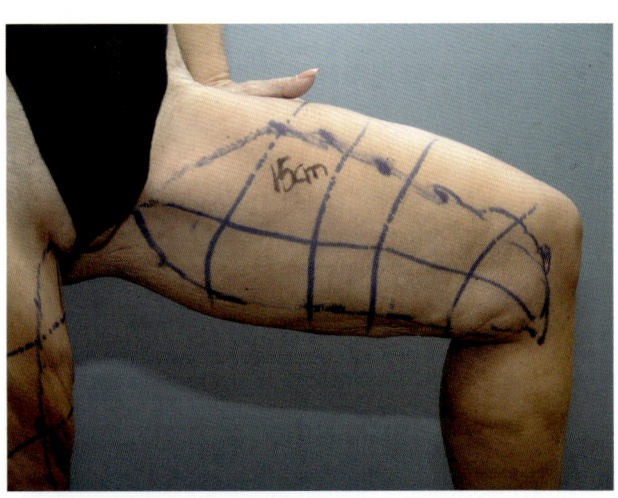

图84.1 垂直标记大腿提升切口。

84.2.2 详细步骤

- 术前给予抗生素，应用序贯加压装置并进行全身麻醉。根据术前检查结果，决定是否需要防止静脉血栓栓塞的药物预防。
- 患者取仰卧位，双腿撑起呈"蛙腿"状。
- 在切除范围外用亚甲蓝重新标记，以防止手术过程中的冲洗导致画线消失。
- 在计划切除的整个区域用肿胀液浸润麻醉。
- 如果要进行环形吸脂，患者应重新固定体位，先对整个大腿后部进行吸脂，然后仰卧位完成环周形吸脂和大腿垂直提升术。
- 使用 4 mm 吸脂管对切除区域进行彻底吸脂，直到软组织完全变薄，即该区域边缘出现锐角（突出畸形）。
- 在最大限度保留分支血管、皮神经和淋巴管的前提下进行大腿剥离成形术，切除区域的彻底吸脂是关键（直到捏取试验显示切除部位几乎没有皮下脂肪为止）。
- 切开前，再次使用吻合器试验，以确保大腿在既不会张力过大的同时也具有紧致光滑的轮廓。
- 一旦标记完成，进行环形切开，使用血管钳从近端到远端进行剥离，同时向下分离皮肤和皮下组织，仅切除皮肤。
- 术区中上述表浅结构完好无损，而后用电刀止血。
- 在出现明显肿胀之前，进行对位缝合。
- 只有在环形大量吸脂同时进行大腿垂直提升的情况下，才在腹股沟区域留置引流管。
- 浅筋膜系统/深层真皮用 3-0 聚己酮缝线分两层进行间断缝合，然后用 4-0 聚己酮缝线在皮下进行连续缝合。
- 每隔 2 cm 用 4-0 聚丙烯缝线进行保护性缝合，并在肿胀消退时拆线。
- 用胶带黏合切口，考虑可能发生术后肿胀，每隔 3 cm 开一次。
- 足趾跟部到膝盖切口用 4 in（约 10 cm）绷带包扎，膝盖到腹股沟切口用 6 in（约 15 cm）吸水绷带包扎。

84.3 术后护理（附录 84.1）

- 负压装置保留到淤血全部排出。
- 鼓励患者术后第 1 天晚上开始下床活动。
- 前几周避免长时间站立或坐着。
- 不走路时，双脚应抬高至高于心脏的高度。
- 根据需要更换敷料，并进行切口评估，通常在术后第 1 天，最晚不迟于术后第 4 天。
- 如果出现切口开裂或其他切口并发症，密切随访有助于早期诊断和伤口护理。
- 在没有并发症的情况下，最早在术后 2~3 周开始局部瘢痕治疗。

84.4 案例与分析

- 参见图 84.2。

84.5 总结

- 大腿垂直提升术联合或不联合环形吸脂术，都可帮

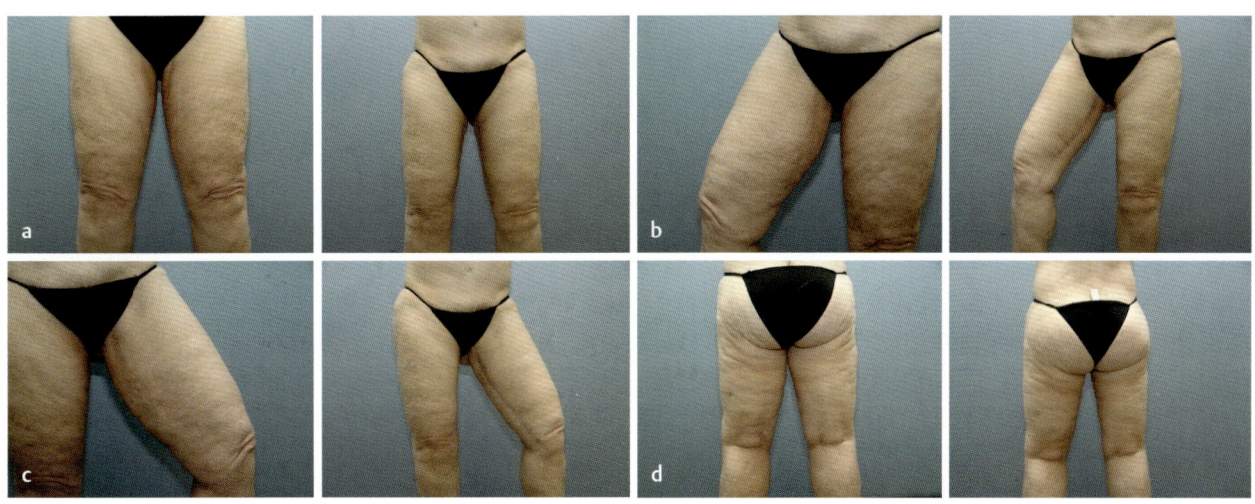

图 84.2　患者行大腿垂直提升术的术前与术后 13 个月对比照。a. 前后视图。b、c. 斜视图。d. 后视图。

助大量减重后患者提供稳定的环周收紧。
- 手术成功的关键是术中经常检查标记，以实现轮廓紧致和张力的平衡，并对拟切除的组织区域进行完全吸脂，以实现尽可能小的剥离损伤。
- 大腿成形术切除皮肤的同时要满足组织剥离和保留表面结构，可以减少术后并发症，如血肿、淋巴囊肿和淋巴水肿等。

延伸阅读

[1] Bertheuil N, Chaput B, Berger-Müller S, et al. Liposuction preserves the morphological integrity of the microvascular network: flow cytometry and confocal microscopy evidence in a controlled study. Aesthet Surg J. 2016;36(5):609-618.
[2] Hunstad JP, Repta R. Lower body lift and thighplasty. In: Thorne CH, Chung KC, Gosain AK, et al, eds. Grabb and Smith's Plastic Surgery. Philadelphia, PA: Lippincott Williams & Wilkins; 2014:696-706.
[3] Hunstad JP, Kortesis BG, Knotts CD. Avulsion thighplasty: technique overview and 6-year experience. Plast Reconstr Surg. 2016; 137(1):84-87.
[4] Knotts CD, Kortesis BG, Hunstad JP. Avulsion brachioplasty: technique overview and 5-year experience. Plast Reconstr Surg. 2014; 133(2):283-288.

Joseph P. Hunstad and Matthew H. Isakson

85 减重后塑形：文胸后线提升术

摘 要

文胸后线提升术是一种有效的技术，可以解决大量减重后背部的复杂畸形。大量减重后，背部区域会发生水平和垂直的松垂，这不是传统的躯干提升术或其他技术可以解决的。文胸后线提升术是通过水平的切口来治疗这种畸形，手术留下的瘢痕隐蔽在胸罩或泳衣中，易于被患者接受，且很少发生并发症，轻微的切口并发症通常可以通过修复和切口护理来处理。手术方法简单，效果显著，患者满意度很高。

关 键 词

背部提升，躯干整形术，文胸后线提升术，躯干上部提升，躯干上部横向提升。

关键要点

- 文胸后线提升术是一种有效的技术，可以解决背部脂肪堆积，包括过度肥胖和皮肤松弛。
- 上背部直立区域会发生水平和垂直松弛，而传统的躯干提升术无法解决这一问题。
- 文胸后线提升术可以解决常见的上背部脂肪堆积，这种手术遗留下的瘢痕易于被接受，一般隐藏在胸罩或泳衣里面。
- 手术很少发生并发症，即使发生，可通过切口护理或局部麻醉下修复处理。

85.1 术前步骤

85.1.1 沟通

- 与患者就身体轮廓和术后期望进行全面讨论。与患者一起审阅照片以确保患者具有合理的期望值，让患者了解切口位置、手术风险和并发症。
- 做常规实验室检查，包括全血细胞计数、代谢功能和凝血功能。
- 手术前2周停用非甾体抗炎药及营养补充剂。复查患者的戒烟情况；滥用尼古丁是相对禁忌证。

85.1.2 分析和术前标记

- 对上背部组织过多的患者进行皮肤质量、皮纹、皮下脂肪、皮肤多余程度或下垂状态的评估。
- 双手紧抓多余组织，预估组织切除后的最终状态。鼓励患者在手术当天穿戴暴露的上衣或胸罩，个性化设计瘢痕位置。

- 术前设计时患者取站立位，手臂放在两侧。
- 用双手捏紧多余的皮肤和脂肪，使其集中在预设的切口线上。切除形态应在腋前线水平乳房预设下皱襞处逐渐变窄，防止出现猫耳畸形。
- 精确设计组织的重新复位对最终效果很重要，术前标出的垂直对齐标记线有助于缝合（图 85.1）。

85.2 操作步骤

（视频 85.1）

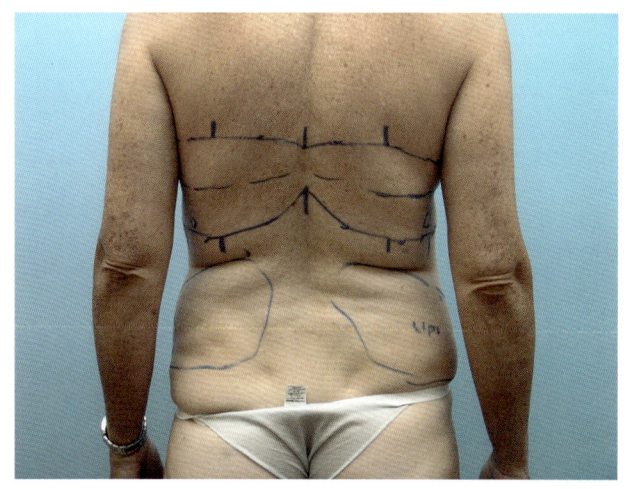

图 85.1　文胸后线提升术前标记。

- 普遍使用尖头布巾钳确认术前标记并评估多个点的张力。巾钳闭合困难表明张力过大，术前划线常需要多次调整。
- 再次设计的标线用亚甲蓝画出，作为"永久性"皮肤标记，普通划线很少能持续整个手术过程。
- 进行剥离时，不斜切或破坏过多组织，垂直向下剥离至肌肉筋膜上方疏松的网状平面。位于肌肉筋膜表面的组织被保存下来，以减少疼痛，并为腔隙缝合提供锚点。
- 浅表筋膜系统（SFS）的准确对合对缝合至关重要。SFS 的张力较大时，精细缝合将防止瘢痕迁延或扩大。当使用巾钳夹持时，SFS 相对于表面的皮肤收缩性更强。
- 基于张力较大的因素，使用 0 或 1 号 Vicryl 缝合线缝合。从外侧开始缝合，并向脊柱方向进行。三点式缝合可以避免产生无效腔，不需要引流。
- 巾钳或 U 形钉可选择性用于张力较高的点，以确保对合牢固。
- 深层真皮用 2-0 Vicryl 深埋缝合。最后一层用 4-0 聚己酮缝合线缝合。
- 如果该手术与乳房固定术、乳房缩小术或反向腹壁整形术联合进行，在手术允许的情况下，可以在前外侧行临时 V-Y 闭合术。
- 缝线后再用纸带粘合。重点是每 3 cm 剪开一次，留出肿胀的余量，并避免肿胀引起的剪切力。如果胶带不剪开，皮肤可能会被撑开，导致起疱和炎症后色素沉着。

85.3 术后护理（附录 84.1）

- 如果患者无不适，鼓励在术后第 1 天淋浴。沐浴时需保证胶带固定，并及时擦干。
- 通常在术后第 1 天对患者进行术后访视，也可根据患者情况，在术后前 4 天内对患者进行访视。
- 提醒患者在洗头发时保持手臂内收状态。
- 根据患者的适应能力逐渐增加活动量，在 6 周内实现正常运动。
- 如果外展时手臂疼痛或皮肤过度紧绷，建议减少活动。
- 每周更换 1 次皮肤胶带，术后 2~3 周摘除。
- 术后 3 周开始瘢痕治疗，包括每天使用 2 次使用硅酮凝胶。

85.4 案例与分析

- 参见图 85.5。

85.5 总结

- 文胸后线提升术横向上提升上半身效果显著，已被证实对体重波动剧烈和大量减重造成的皮肤松弛有效。
- 该手术恢复迅速，瘢痕可隐藏在胸罩或泳衣内；同时并发症很少，轻微切口并发症可通过伤口护理或局部麻醉修复。
- 这项技术操作简单，是人体塑形的有效方案。患者总体满意度较高。

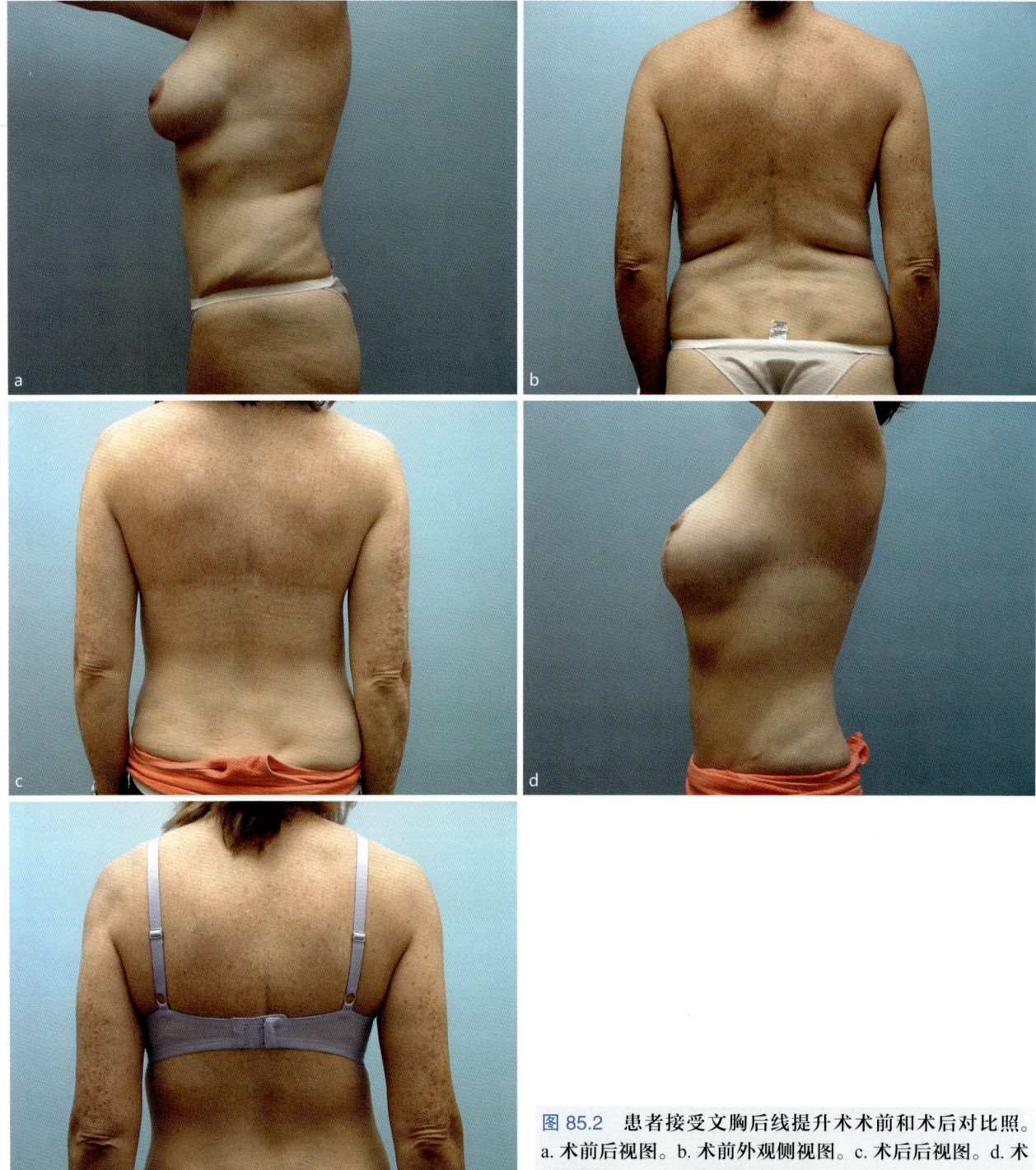

图 85.2 患者接受文胸后线提升术术前和术后对比照。a. 术前后视图。b. 术前外观侧视图。c. 术后后视图。d. 术后侧视图。e. 内衣隐藏伤疤照片。

延伸阅读

[1] Hunstad J, Chen C, Abbed T. Bra-line back lift. Clin Plast Surg. 2019; 46(1):77-84.
[2] Hunstad JP, Knotts CD. Transverse upper body lift. In: Rubin JP, ed. Body Contouring and Liposuction. Philadelphia, PA: Elsevier; 2013:159-165.
[3] Hunstad JP, Urbaniak RM. Bra-line back lift. In: Strauch B, Herman CK, eds. Encyclopedia of Body Sculpting After Massive Weight Loss. New York, NY: Thieme; 2011:230-239.
[4] Shermak MA. Management of back rolls. Aesthet Surg J. 2008; 28(3):348-356.
[5] Soliman S, Rotemberg SC, Pace D, et al. Upper body lift. Clin Plast Surg. 2008; 35(1):107-114, discussion 121.

86 丰臀术：S 曲线成形术

Nathaniel L. Villanueva and Ashkan Ghavami

摘 要
S 曲线成形术是一种可以有效修复患者轮廓的手术。患者选择和术前规划是获得良好效果的关键。术前需充分了解臀部美学和解剖学。手术中，选择性的松解韧带以确保术中臀部的扩张和成形。在皮下进行脂肪移植可提高手术安全性。术后，应详细告知患者如何提高移植物的存活率，以及如何维持最佳的躯干轮廓的相关问题。该手术可通过缩小腰围和增加臀围获得美观的 S 形轮廓。

关 键 词
丰臀术，S 曲线，臀部增大术，脂肪移植，Brazilian 提臀术。

关键要点
- 患者选择和对患者期望的合理评估有助于实现安全、良好、满意度高的术后效果。
- 基于解剖结构制订术前规划和标记线对于获得美观的 S 曲线轮廓至关重要（图 86.1）。
- 为了实现从背部、臀部到大腿理想的轮廓过渡，用负压辅助吸脂术来精确塑造腰部和大腿轮廓，与脂肪移植到臀部同等重要。
- 臀部脂肪移植应在移植区域皮下少量连续进行操作。
- 应避免矫枉过正，因为压力的增加可能会降低移植物的存活率，还可能造成术后臀部皮肤下垂。

86.1 术前步骤

86.1.1 患者选择
- 理想的患者最好拥有足够的供区脂肪量，其可用于臀部脂肪移植。
- 较瘦的患者也可以通过适度躯干吸脂和臀部选定区域的脂肪移植来获得显著的术后效果。
- 对于脂肪量不足的患者，可通过指导其添加富含脂肪的饮食来增重。
- 患者个人或家族若有血液病病史（如深静脉血栓形成、肺栓塞、易出血体质等）不适合手术，术前应由血液学专家评估其手术风险。

86.1.2 了解患者解剖
- 掌握皮下、神经血管、肌肉和韧带的解剖是获得最佳手术效果的关键。
- 常见的躯干和臀部形状分为 4 种：A 形（理想）、V 形、H 形和圆形（图 86.2）。

86.1.3 术前设计
- 患者取站立位进行标记。
- 划定与臀部相邻的吸脂区，同时考虑到增脂区。
- 确定需要进行脂肪收集和移植的区域。

86.2 操作步骤
（视频 86.1）

86.2.1 吸脂术
- 动力辅助抽吸脂肪时，应用肿胀液进行麻醉（选择超湿渗透技术，抽吸量与注射量比例为 1:1)，用 4~5 mm 吸脂管进行吸脂。
- 静置可对抽吸的脂肪组织进行快速有效的分层及分离。
- 采用多个路径插入吸脂管，并允许交叉隧道的存在。
- 侧肋、下背部和骶骨区域的充分吸脂对改善臀上部的轮廓和生成 S 曲线轮廓至关重要。

86.2.2 脂肪准备

- 目的是确保无菌的同时，从吸脂液的成分中分离出可存活的脂肪组织。
- 让脂肪组织从含水成分中分离出来，滤出液体和血液。
- 在不接触脂肪的情况下，利用过滤网过滤脂肪，有助于去除脂肪中的油脂、血液和纤维组织，尤其是在二次吸脂手术中。
- 将 300 mg 克林霉素溶液混合在每一次的过滤剂中。
- 将脂肪转移到 60 mL Toomey 注射器中，准备注射移植。

86.2.3 臀部脂肪移植

- 患者取俯卧位，臀部趋向 30°~45°。
- 首次吸脂和第一阶段的脂肪移植允许在术中进行适度的臀内部扩张。
- 在仰卧位进行吸脂前，先对俯卧位的移植区进行浸润麻醉，使含有肾上腺素的肿胀液有充足的浸润吸收时间。
- 仅在皮下层通过来回连续移动注射少量脂肪。
- 需要多次来回移动注射才能保证移植物成活及分布均匀。

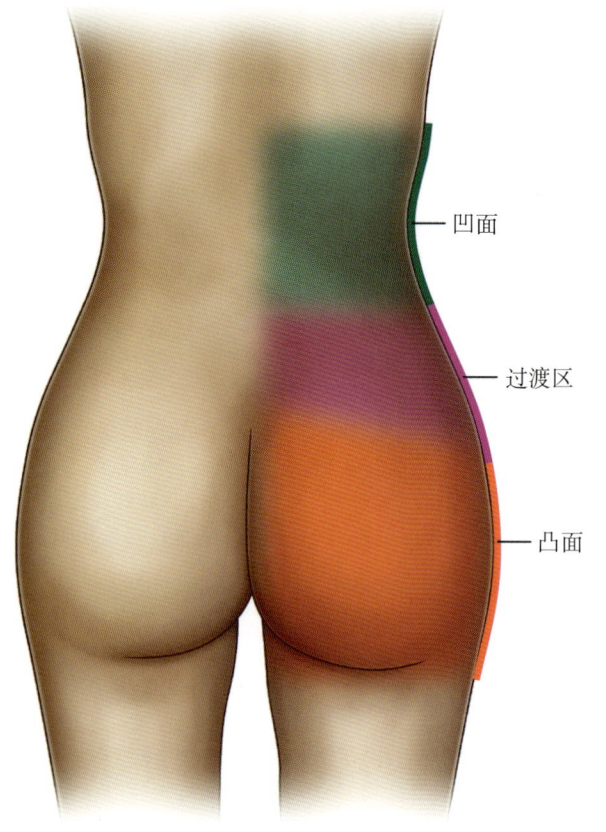

图 86.1 S 曲线成形术。美观的 S 曲线轮廓由腰臀曲线的"凹面""过渡区"和"凸面"组成。

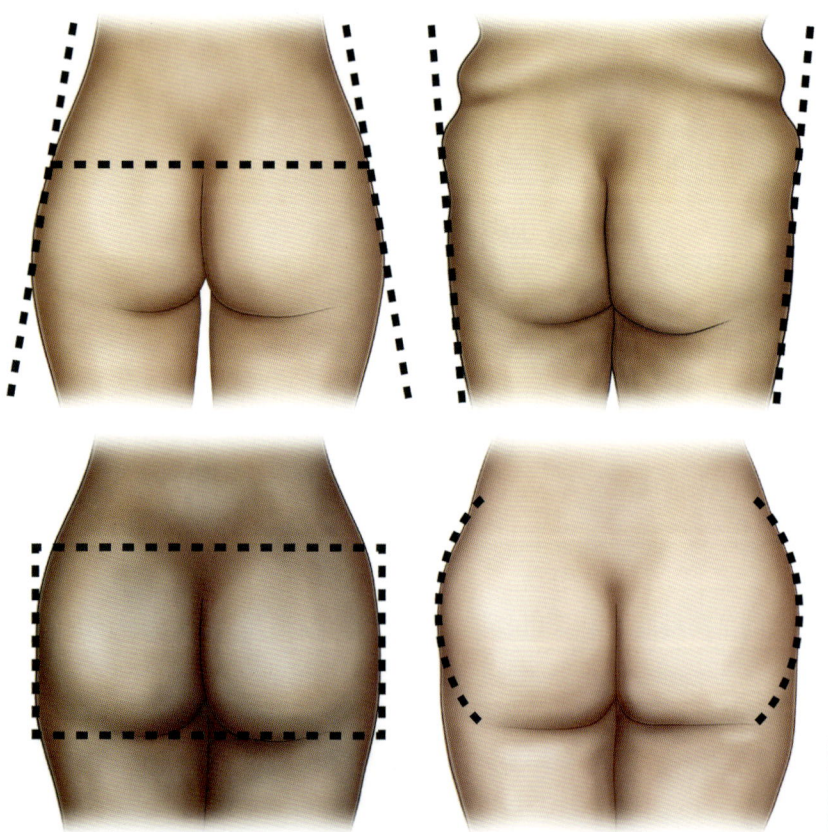

图 86.2 臀部形状。A 形（左上）、V 形（右上）、H 形或方形（左下）和圆形（右下）。

- 每次通过时都应感觉到阻力，不建议过度矫正。
- 在臀部脂肪移植的所有阶段都应有选择地松解皮下、皮筋膜韧带，以防皮肤出现酒窝样凹陷（图86.3）。
- 切口分层闭合。

86.3 术后护理（附录86.1）

- 预防性使用抗生素5天。
- 手术后立即下床，注意术区干燥及清洁。
- 用泡沫垫压迫吸脂部位，避免脂肪液化腔隙的形成，以及皮肤与浅层筋膜或肌肉结构发生粘连（7~10天后去除）。
- 持续佩戴泡沫垫2个月。
- 避免用臀部着床，持续2~8周。

86.4 案例与分析

- 参见图86.4。

86.5 总结

- S曲线丰臀术能显著改善患者的轮廓和腰臀比。使用精准技术的同时遵循推荐的操作指南，可以确保手术安全且降低术后并发症。

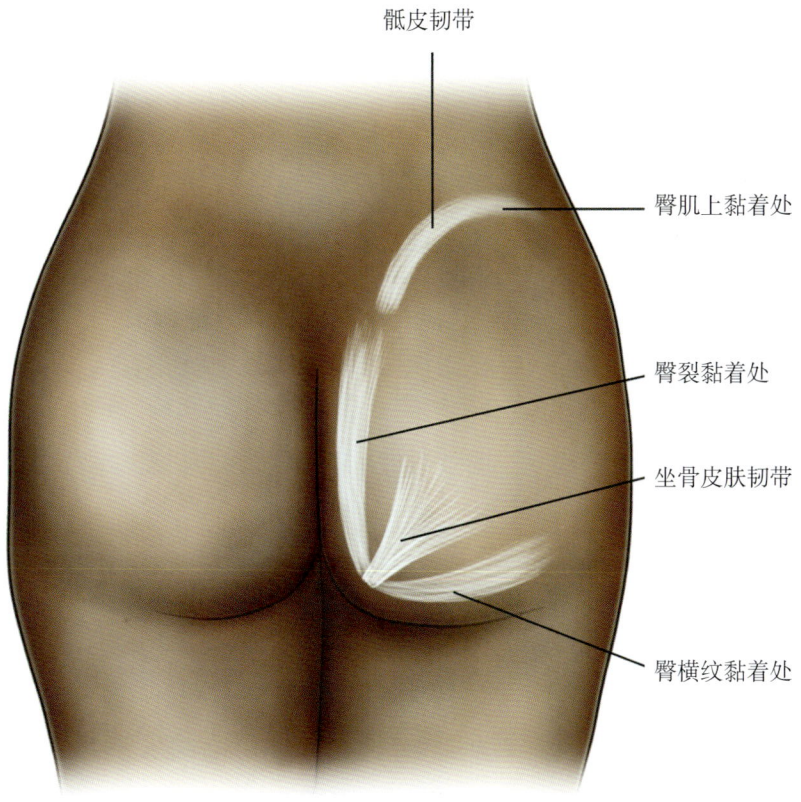

图86.3 臀部的骨软骨韧带和皮筋膜韧带。选择性剥离并释放韧带，可以扩大脂肪移植的区域，但应避免完全破坏这些结构。

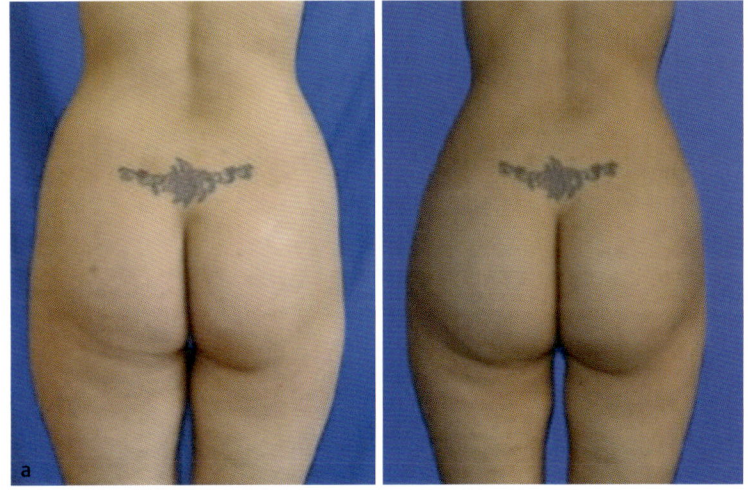

图86.4 女性，28岁，A形轮廓，行S曲线成形术，每侧臀部约移植脂肪600 mL。术后3年来，患者对轮廓改善很满意。术前（左）和术后3年（右）对比照。

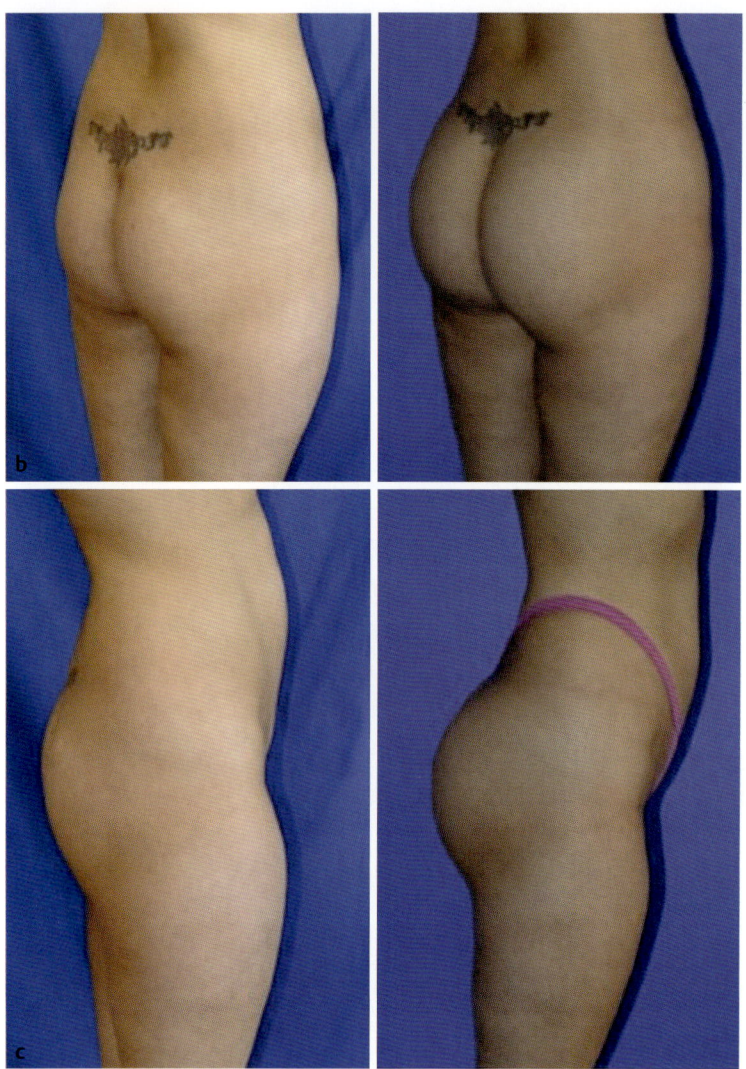

图 86.4 （续）。

延伸阅读

[1] Ghavami A, Cohen MN, Thaller SR. Gluteal augmentation. Unfavorable Result Plast Surg Avoid Treat. 2018:499-516.
[2] Ghavami A, Villanueva NL. Gluteal augmentation and contouring with autologous fat transfer: Part I. Clin Plast Surg. 2018; 45(2):249-259.
[3] Ghavami A, Villanueva NL, Amirlak B. Gluteal ligamentous anatomy and its implication in safe buttock augmentation. Plast Reconstr Surg. 2018; 142(2):363-371.
[4] Nahai F, Ghavami A. The art of aesthetic surgery: principles and techniques. 3rd ed. Thieme.
[5] Wall S, Jr, Delvecchio D, Teitelbaum S, et al. Subcutaneous migration: a dynamic anatomical study of gluteal fat grafting. Plast Reconstr Surg. 2019; 143(5):1343-1351.

Ira L. Savetsky and Daniel A. Del Vecchio

87 安全的皮下丰臀术

摘 要
臀部脂肪移植是近年来发展最快且安全性争议最大的整形手术。采用同步分离肿胀术（SST）和扩张振动脂肪填充术（EVL），结合适当的美学基础和技术学习，使经过培训的整形外科医师能够有效且安全地进行丰臀手术。

关 键 词
臀部脂肪移植，Brazilian 提臀术，同步分离肿胀术，扩张振动脂肪填充术。

关键要点
- 将脂肪填充于皮下，不会对臀大肌及筋膜造成伤害。
- 在术区皮下进行充分扩张，即可使臀部突出且轮廓美观，无须将脂肪填充于肌层以下。

87.1 背景

- SST 和 EVL 优于 Klein 肿胀针和注射器脂肪移植术，尤其在大体积脂肪移植中优势明显。
- 振动使受区点位的导引更容易，减轻术者疲劳的同时可以有效分散脂肪。
- 滚动泵代替了传统的、通过拇指抽插套管来促进脂肪流动的方式，从而减轻疲劳。
- 减轻疲劳可以使术者可以集中精力于吸脂管尖端的位置。
- 套筒与注射器相比，其设计使术者更容易进行批量操作。
- 套筒的设计省去了使用注射器进行脂肪转移的步骤，耗时更短。
- 振动吸脂管破坏纤维间隔，术中可对受区部位进行皮下操作。

87.2 设置

- 由 1 个可以容纳两个储存筒的双筒支架、1 个带盖的 3 L 扁平筒（吸脂筒）和 1 个 3 L（"倾斜"）筒组成。斜筒在下 1/4 倾斜处有 1 个管道，通过重力作用清除斜筒中的内容物。
- 支架置于手术台底部 Mayo 支架，不能放在手术台上方。
- 从斜筒的管口连接 0.25 in（约 0.64 cm）导管，并将该导管的一端从无菌区传递到位于 Mayo 支架附近的滚柱泵。导管的另一端连接到无菌区手柄的套管，这就构成了振动流入装置。
- 将两条导管分别连接到装有盖子的扁平筒上，一条导管从盖子进入连接真空源，另一导管从盖子连接吸脂套管，导管通常是一条 4 mm（或 5 mm）× 50 cm 的 12 孔套管（图 87.1）。

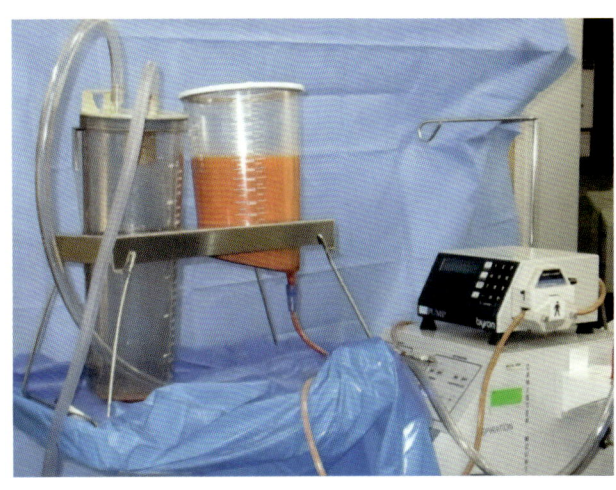

图 87.1 EVL 的仪器设置。罐子的可调节龙头、连接管和吸脂管都具有相同的管径，以避免脂肪通过任何一个区域出现高阻力和剪切力。

87.3 SST

- 肿胀过程中，只需将溶液倒入斜筒，同时进行SST。在此操作中，钝头篮筐状吸脂管、振动运动和液体头部推进的组合可使术中出血最少化。
- 立即采用人工吸脂方法，收集脂肪组织至扁平的吸脂筒中。当一侧达到最佳的美学效果后，应更换滤筒去操作另一侧，以保证两侧均衡。
- 从美学角度来看，一旦从供区部位去除所有脂肪，脂肪就可以从血液和晶体中分离出来，同时对受区部位进行填充。
- 如果操作者愿意，可使用经 Poloxamer 188 清洗收集的脂肪组织，或简单地将其分成两等分，放入斜筒中，使用 EVL 进行移植。

87.4 EVL

- 患者取俯卧位，通常有3个安全入路区：臀沟、臀下褶皱和臀部上外象限。
- 利用滚动泵的脂肪流动和 PAL 装置的振动，将脂肪组织移植至在臀部的皮下位置（图 87.2）、大腿后外侧（图 87.3）和大腿后部（图 87.4），以呈现最佳的美学形状。注意保持均衡。
- 在移植过程中，术者应特别注意插管尖端插入的位置，应观察皮下的插管尖端或用非惯用手感知，这两种方法被比盯着超声屏幕更容易、更有效且更快。

87.5 案例与分析

(视频 87.1)

- 参见图 87.5 和图 87.6。

87.6 总结

- 采用 SST 和 EVL，结合适当的美学基础和技术学习，使经过培训的整形外科医师能够有效且安全地进行丰臀手术。
- 安全的皮下丰臀术因其美容效果佳、手术时间短、病死率极低及安全性高等优势，有望成为臀部整形的标准术式。

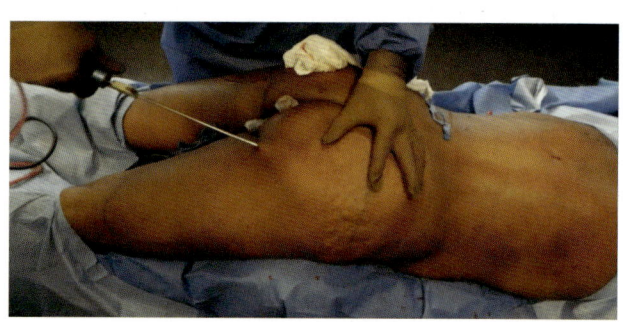

图 87.2　脂肪被移植在臀部的皮下位置。

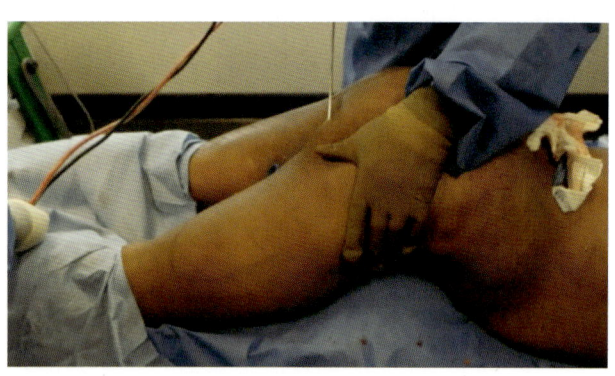

图 87.3　脂肪被移植在大腿外侧的皮下位置。

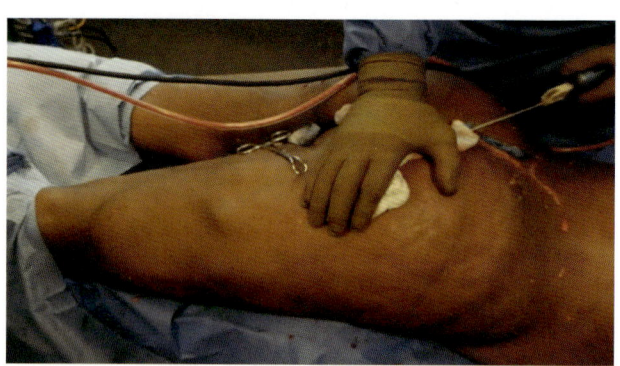

图 87.4　脂肪被移植在大腿后部的皮下位置。

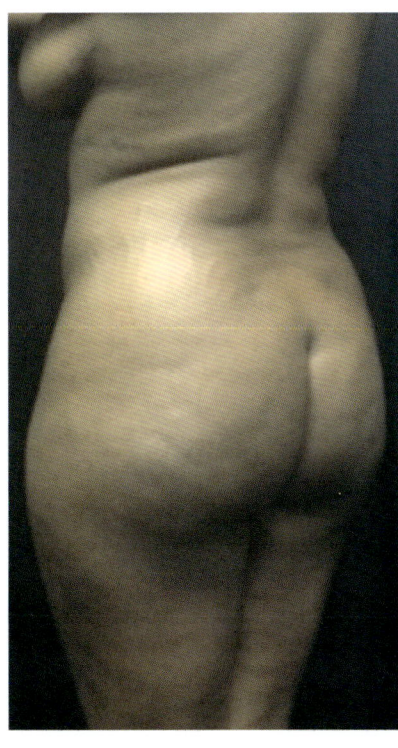
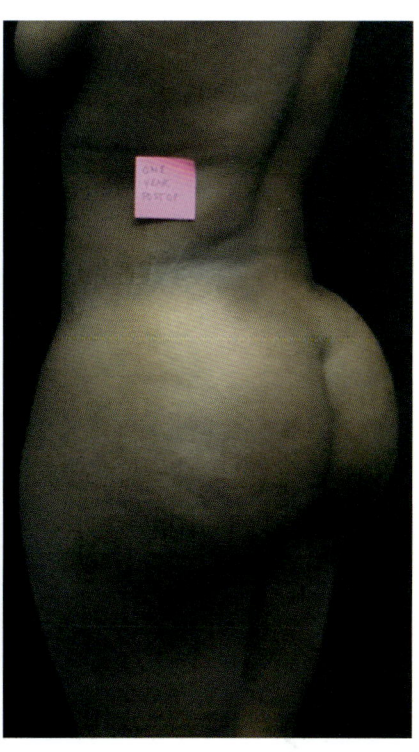

图 87.5 案例 1，女性，34 岁，行 Brazilian 提臀术（BBL）。患者抱怨臀部不够突出，腰部、腹部和背部脂肪过多。经检查，患者脂肪丰富且致密（结缔组织与脂肪细胞的比例因性别、种族和遗传而异，比例越高，提取脂肪越困难）。在这种情况下，最大的禁忌证就是进行再次吸脂手术，因为瘢痕组织将导致操作更困难。正确处理致密脂肪是手术的关键，脂肪密集的患者需要积极有效的脂肪分离和更有耐力的手术操作。经过 1 年 360° 吸脂和 BBL 治疗后，患者身材得到改善，臀部突出，腰部变细。

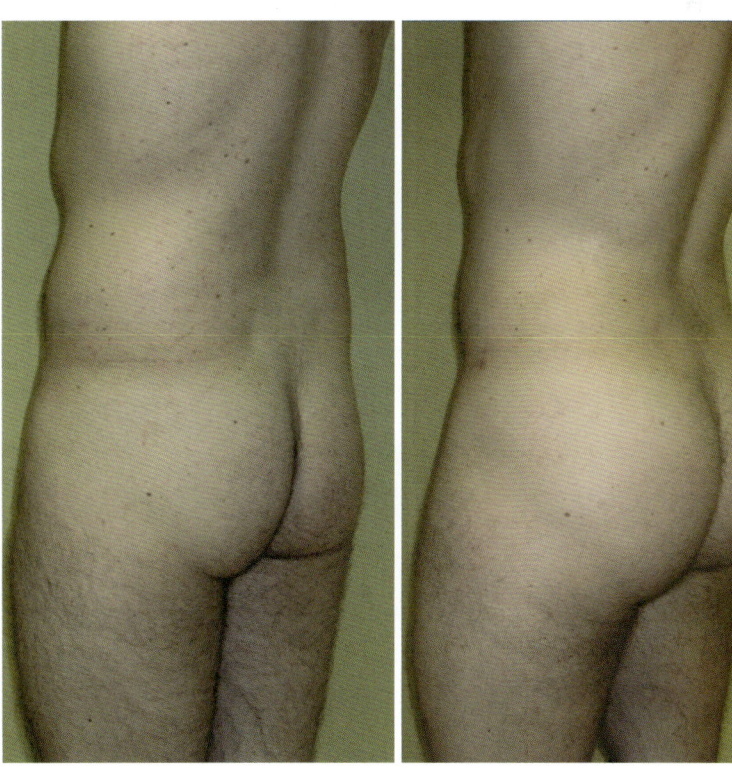

图 87.6 案例 2，男性，26 岁，行腰间吸脂术。术前咨询时，患者的诉求是想拥有更丰满的臀部。男性对臀部的诉求可以分为两类：①希望与运动对接，上极饱满（臀中肌肥大），同时保留臀大肌外侧凹陷（臀部凹陷）。②想要看起来更女性化，臀部更宽且饱满。该患者属于后者，通过行 EVL 和 BBL，每侧臀部填充 1.2 L 脂肪，外观更为圆润饱满（气泡臀部），直至术后 1 年都非常满意。

延伸阅读

[1] Del Vecchio D. Common sense for the common good: staying subcutaneous during fat transplantation to the gluteal region. Plast Reconstr Surg. 2018; 142(1):286-288.

[2] Del Vecchio D, Wall S, Jr. Expansion vibration lipofilling: a new technique in largevolume fat transplantation. Plast Reconstr Surg. 2018; 141(5): 639e-649e.

[3] Villanueva NL, Del Vecchio DA, Afrooz PN, Carboy JA, Rohrich RJ. Staying safe during gluteal fat transplantation. Plast Reconstr Surg. 2018; 141(1):79-86.

[4] Wall S, Jr, Delvecchio D, Teitelbaum S, et al. Subcutaneous migration: a dynamic anatomical study of gluteal fat grafting. Plast Reconstr Surg. 2019; 143(5):1343-1351.

达拉斯美容手术：大师视频图解
Masters of Cosmetic Surgery—The Video Atlas: The Dallas Cosmetic Model

XII

阴道复活
Vaginal Rejuvenation

88 扩展双极射频楔形切除修复大阴唇 /338
89 射频辅助外阴阴道修复术 /341

Christine A. Hamori

88 扩展双极射频楔形切除修复大阴唇

摘　要
近几年，女性生殖器整形手术呈上升趋势。随着外阴 Brazilian 蜜蜡脱毛术的普及和互联网推广，小阴唇整形术也越来越被大众接受。各个年龄段的女性都有因小阴唇肥大而造成尴尬和身体不适的情况。安全有效的小阴唇缩小术可以提高患者的生活质量。

对有生殖器整形需求的女性进行教育和评估需要特别的专业技巧，患者往往会因为生殖器外观不美感到难为情，甚至有点羞耻，因此需要温柔地鼓励患者说出自己的需求。问卷调查可帮助患者描述自己的美学和功能要求。对患者问诊过程中需要女性个人健康护理师，PE（physician extender）共同参与，通过电子或纸质资料帮助患者了解女性外阴的解剖结构，理解小阴唇外观差异是正常的。通过术前和术后对比照帮助患者明确自己想要达到的手术效果。有些患者喜欢多保留一些小阴唇，使外观看起来更自然，而有些则喜欢修剪整齐的效果。

以下是小阴唇楔形缩小术及大阴唇双极射频紧致抗衰术的手术步骤说明。

关 键 词
楔形阴唇整形术，无创大阴唇缩小术，术前评估，术后护理。

关键要点
- 为了满足患者美学要求，生殖器整形术前要从解剖学角度进行深入分析。
- 小阴唇整形术是最常见的生殖器整形手术。选择合适的患者和合理的手术设计是获得术后成功及满意效果的关键。
- 对于轻到中度的大阴唇皮肤松弛，可选择微创的大阴唇双极射频修复术，该技术为"无瘢痕"治疗方式。

88.1 术前步骤

- 首先由女性医师助理（PA）、医疗护理（MA）、护士对患者进行问诊，包括阴唇外观、症状、需求、心理上的担忧及详细的性生活史。问诊前，利用填写问卷的方式，明确患者在外阴美学和功能方面的主诉。
- 外阴的数字解剖图是非常有用的教育工具，可以帮助患者理解解剖学异常、手术情况（动画）和瘢痕部位。在咨询时，通过术前和术后对比照，帮助患者明确期望的术后效果。
- 做检查时（需要有 PE 在场），患者取站立位及截石位。可以手持镜子，帮助患者指出自己的特殊要求。
- 患者取截石位检查时，需要评估阴阜、大阴唇皮肤的松弛度及丰满程度；从矢状面与冠状面观察，评估是否存在阴蒂包皮过长及阴蒂肥大，以及小阴唇是否存在过长、色素沉着和会阴后联合的情况。
- 患者取站立位检查时，评估小阴唇突出于大阴唇外的程度、阴唇间未闭合的宽度、阴蒂包皮的突出情况及大阴唇松弛度。
- 与患者签署知情同意书时，特别强调因为解剖学限制，术后有排尿困难、两侧小阴唇不对称及术后可能无法达到完美的美学效果。

88.2 操作步骤

（视频 88.1）

- 患者取站立位拍照。
- 口服或静脉输注抗生素。
- 局部表敷麻药 20 分钟。
- 患者取截石位拍照（取不同阴唇位置进行拍照）。
- 在阴蒂包皮与小阴唇交界处的远端标记楔形切除的前后缘，以避免楔形切口附近组织张力过高（图

88 扩展双极射频楔形切除修复大阴唇 | 339

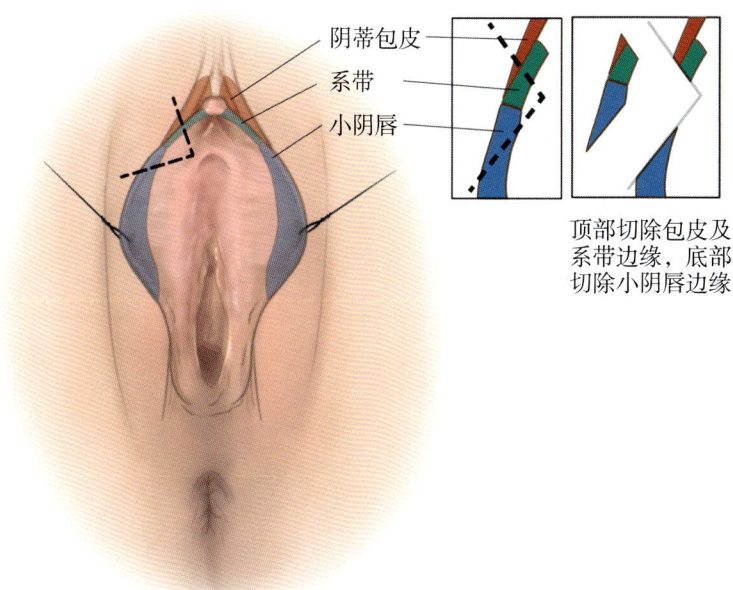

图 88.1 在汇合处的正后方做楔形切口，以防止 W 边缘与 V 边缘的闭合（经允许引自 Hamori CA. Female Cosmetic Genital Surgery. Thieme; 2017）。

88.1）。
- 局部 1% 利多卡因 +1:10 万肾上腺素皮下和黏膜下注射麻醉（30 号针头）。用聚维酮碘术前消毒，铺无菌手术巾。
- 楔形切除：
  ○ 用 15 号刀片或低温射频刀（博威电刀或高峰等离子刀切割模式）。
  ○ 楔形切除表皮并保留血管蒂（图 88.2）。
- 缝合：
  ○ 切口最远端用 4-0 Monocryl 可吸收缝线埋入缝合，留取足够长的线尾，以方便牵引。

○ 用 4-0 或 5-0 Monocryl 可吸收缝线从内到外间断埋入式缝合楔形切口。
○ 侧面缝合：
  – 如果缝合后有猫耳现象，可以在上侧方切除，使瘢痕隐藏在阴唇间沟内。
  – 如果存在双褶皱（图 88.3），可以沿双褶皱进行猫耳式切除。
○ 用 5-0 Monocryl 可吸收缝线垂直褥式缝合前缘，边缘外翻有助于防止出现缺口。
○ 最后一层用 5-0 Vicryl Rapide 可吸收缝线缝合。
○ 局部注射 0.25% 丁哌卡因 +1:20 万肾上腺素。

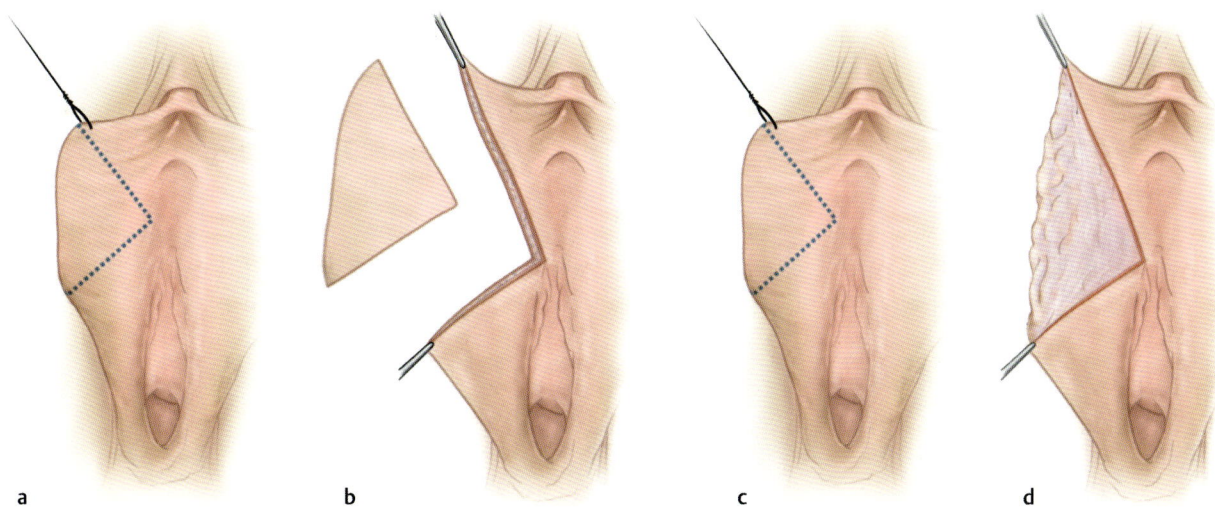

图 88.2 厚阴唇的全厚楔形切除术与薄而萎缩阴唇的去黏膜术（经允许引自 Hamori CA. Female Cosmetic Genital Surgery. Thieme; 2017）。

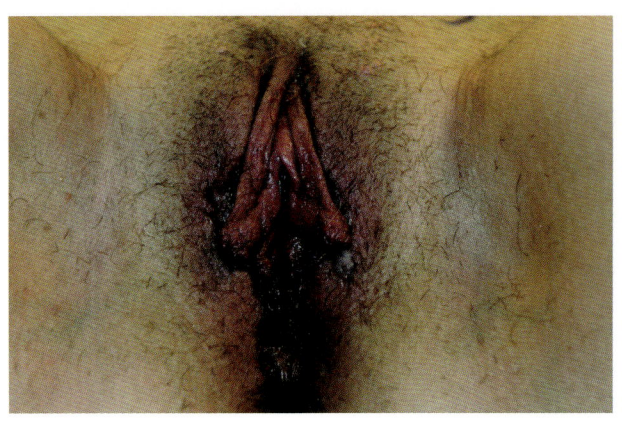

图 88.3 女性，50 岁，双折变异体（经允许引自 Hamori CA. Female Cosmetic Genital Surgery. Thieme；2017）。

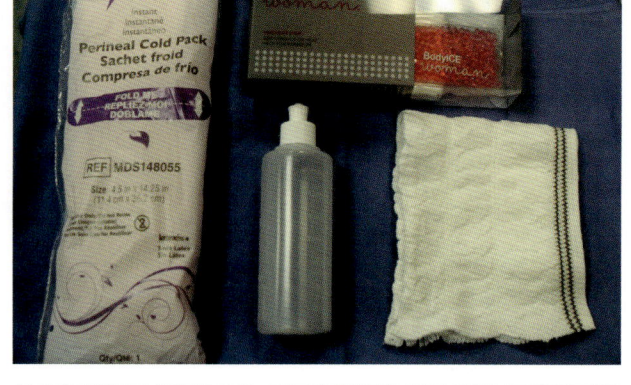

图 88.4 术后敷料。

88.3 大阴唇射频修复术

88.3.1 适应证

- 轻到中度的大阴唇皮肤松弛、脂肪过多且不需要手术切除或不愿意手术的患者。
- 右侧大阴唇用输液泵 14 号钝针以 100 mL/min 泵入肿胀液（1 L 林格液 +1:1 000 肾上腺素 +50 mL 1% 利多卡因）。
- 涂抹无菌超声凝胶。
- 用探头对右侧大阴唇进行治疗，治疗时控制外部温度 38℃，内部温度 68℃。
- 治疗完右侧后，以相同步骤治疗左侧和阴阜。
- 治疗结束后，小阴唇涂抹抗生素软膏，垫卫生巾，穿纱布内裤（图 88.4）。

88.4 术后护理

- 抬高臀部，休息 3 天。
- 手术区域每天用温水冲洗 3~4 次。
- 必要时可口服止痛药 1~2 天。
- 禁止剧烈运动 3 周。
- 禁止性生活、骑马、骑自行车 6 周。

88.5 随访

- 术后 2 周复查，查看切口恢复情况。
- 术后 2 个月复查，此时留取站立位及截石位的术后照片。

88.6 案例与分析

- 参见图 88.5。

88.7 总结

- 有阴唇整形术需求的患者问诊时需要了解详细的性生活史。通过解剖图谱让患者了解正常的女性外阴结构，手术前后对比照有助于患者明确想要的美学效果。查体时应取站立位及截石位，两种体位的照片更有利于展示阴唇的不对称性。
- 术中合理标记楔形切口及保留皮下血管蒂对手术成功很重要。用可吸收缝线分层缝合。
- 术后禁止剧烈运动 3 周，禁止性生活、骑车或骑马 6 周。

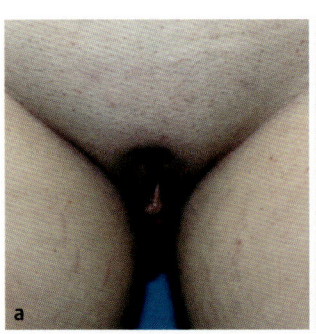 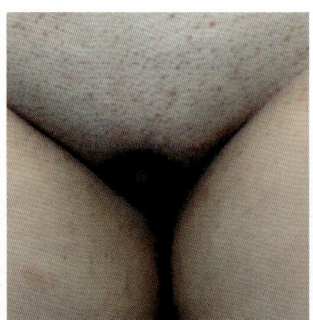 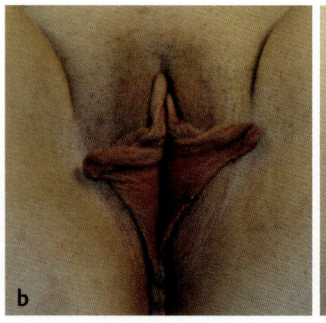 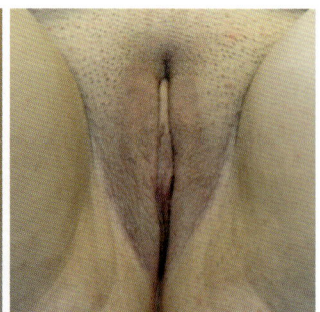

图 88.5 女性，29 岁，行楔形阴唇整形术。术前和术后 2 个月站立和卧位对比照。

延伸阅读

[1] Alter GJ. Aesthetic labia minora and clitoral hood reduction using extended central wedge resection. Plast Reconstr Surg. 2008; 122(6):1780-1789.
[2] Gress S. Aesthetic and functional labiaplasty. Cham: Springer International Publishing; 2017.
[3] Hamori CA, Banwell P, Alinsod R. Female cosmetic genital surgery: concepts, classification, and techniques. New York: Thieme; 2017:41-58.
[4] Hamori CA, Banwell P, Alinsod R. Female Cosmetic Genital Surgery: Concepts, Classification, and Techniques. New York: Thieme; 2017:143-160.
[5] Sorice SC, Li AY, Canales FL, Furnas HJ. Why women request labiaplasty. Plast Reconstr Surg. 2017; 139(4):856-863.

Erez Dayan

89 射频辅助外阴阴道修复术

摘 要
- 最近，阴唇整形术越来越普遍。尽管传统的阴唇整形术已有很高的满意率（＞90%），但许多患者仍倾向于微创的治疗方式。射频辅助阴唇整形术是利用热能缩小大阴唇和小阴唇，没有传统阴唇整形术的手术切口。

关 键 词
阴唇整形术，微创阴唇整形术，射频，外阴阴道修复术。

关键要点
- 传统的阴唇整形术可能发生很多并发症，如切口裂开、血肿、皮瓣坏死、阴道内口狭窄、疼痛和不对称。
- 微创技术如射频技术（RF），已经成为传统阴唇整形术的可行替代方案。通过温度控制的双极射频，将组织内部加热到68℃，外部达到38℃。这种可控的能量传递导致炎症级联反应，在随后的3~4个月使新胶原蛋白生成、血管再成和弹性蛋白重塑。

89.1 术前步骤

- 在治疗之前，需要了解患者详细的病史，并做体格检查。排除标准包括开放性伤口、活动性感染、皮肤病、出血性疾病、免疫功能低下。

89.2 操作步骤

（视频89.1、视频89.2）

- 在大阴唇和小阴唇尾部注射 2.5 mL 局麻药（1% 利多卡因和肾上腺素）。而后，用 18 号针头在每个治疗部位注射 20~40 mL 肿胀液（50 mL 2% 利多卡因 +1 L 乳酸林格液 +1.5 mg 肾上腺素）。
- 在阴唇上涂抹水溶性的润滑凝胶，以利于两个射频探头之间的传导。
- 设置内部温度68℃，外部温度38℃。
- 将双极射频插管插入端口，以辐射状自头至尾的运动方式移动，直到组织达到目标温度（图89.1）。
- 微针射频还可以通过在可调深度从皮肤表面产生表面重塑和软组织收紧来起到附加作用（图89.2）。

89.3 术后护理

- 治疗后会出现水肿和瘀斑，一般 2~3 周消退。
- 治疗时应用 18 号针头，切口小，很快自愈，所以不需要复杂敷料。
- 大多数患者第二天就能返回工作岗位。

89.4 案例与分析

- 参见图89.3。

89.5 总结

- 用双极射频治疗阴唇肥大和松弛填补了非手术治疗的空白，为女性寻求会阴美学和功能改善时提供了

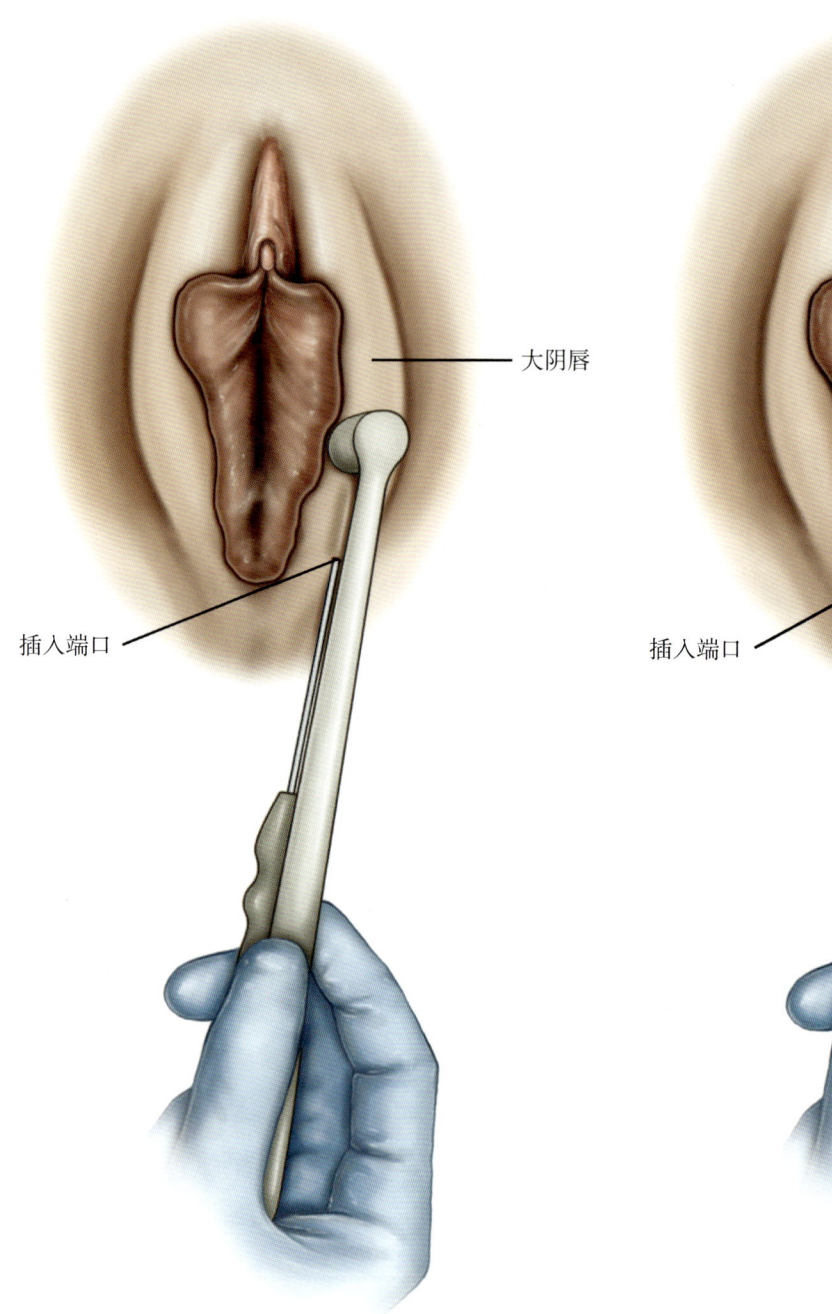

图 89.1　大阴唇的双极射频治疗（AVIVA）。

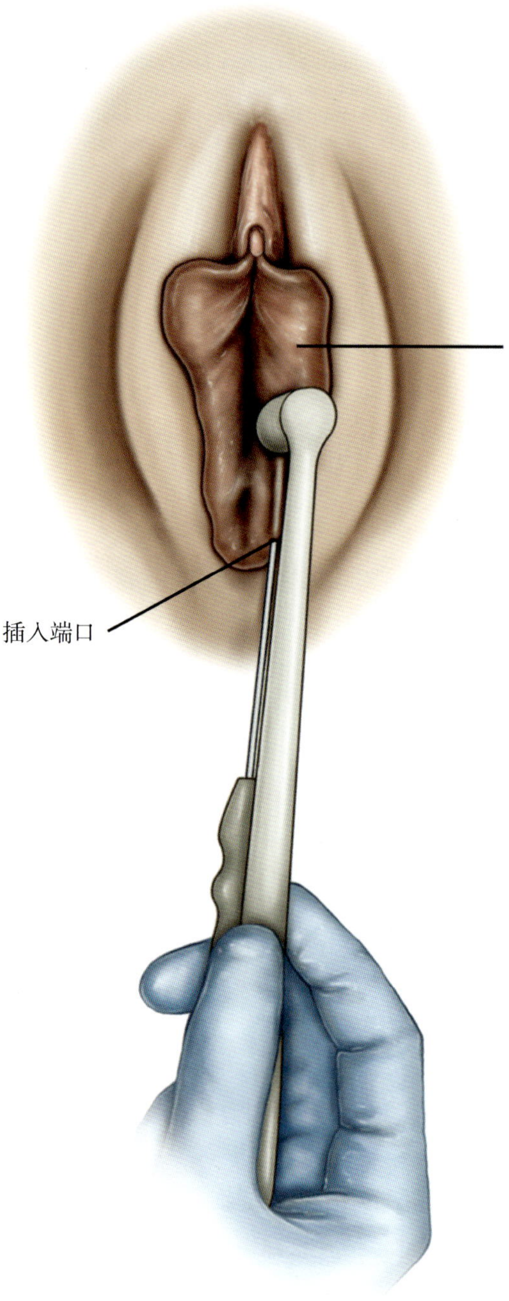

图 89.2　小阴唇的双极射频治疗（AVIVA）。

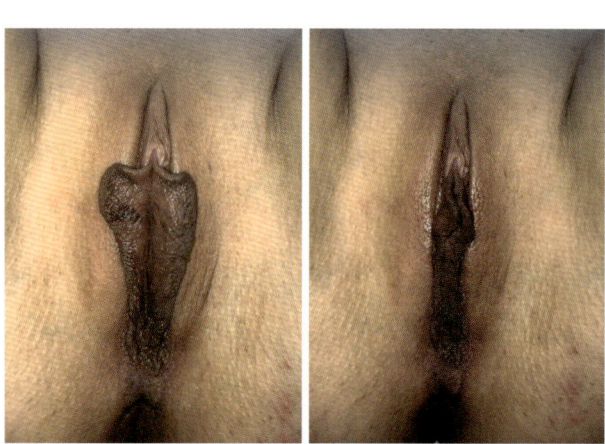

图 89.3　双极射频（AVIVA）联合微针射频（Morpheus8）治疗前与治疗后 6 个月对比。

另一种选择。
- 需要前瞻性随机双盲研究来进一步阐明这项技术的作用。

延伸阅读

[1] Goodman MP. Female genital cosmetic and plastic surgery: a review. J Sex Med. 2011; 8(6):1813-1825.
[2] Hunter JG. Labia minora, labia majora, and clitoral hood alteration:experience-based recommendations. Aesthet Surg J. 2016; 36(1):71-79.
[3] Mayer HF. Vaginal labiaplasty:current practices and a simplified classification system for labial protrusion. Plast Reconstr Surg. 2015; 136(5): 705e-706e.
[4] Sadick N, Rothaus KO. Aesthetic applications of radiofrequency devices. Clin Plast Surg. 2016; 43(3):557-565.
[5] Vanaman Wilson MJ, Bolton J, Jones IT, Wu DC, Calame A, Goldman MP. Histologic and clinical changes in vulvovaginal tissue after treatment with a transcutaneous temperature-controlled radiofrequency device. Dermatol Surg. 2018; 44(5):705-713.

达拉斯美容手术：大师视频图解
Masters of Cosmetic Surgery—The Video Atlas: The Dallas Cosmetic Model

XIII 非手术塑形
Non-Surgical Body Contouring

90 冷冻溶脂术 /346
91 面部射频紧肤与分数点阵射频术 /351
92 身体射频消脂与紧肤 /353
93 脱氧胆酸在减脂中的作用 /356

90 冷冻溶脂术

Nathaniel L. Villanueva, Daniel J. Gould, Cory Felber, W. Grant Stevens

摘 要

对于不考虑外科手术或不希望因吸脂术耽误工作的患者，冷冻溶脂术可作为一种非手术方式来治疗区域性脂肪代谢障碍。通过不同的治疗探头，身体不同部位均可达到溶脂塑形的效果，探头选择的重要标准取决于需要治疗区域的脂肪是否可以被挤压。对于脂肪可以被挤压的区域，可使用具有真空辅助功能的治疗探头，而无法挤压的区域选择扁平的治疗探头。在操作结束后，按摩治疗区域可提高治疗效果。总的来说，冷冻溶脂术是一种减少皮下脂肪安全有效的非手术治疗方法。

关 键 词

冷冻溶脂术，低温雕塑，非侵入性，塑身，逆向增生。

关键要点

- 冷冻溶脂术是一种减少皮下脂肪安全有效的非手术治疗方法。
- 适用于颏下、下颌以下、手臂、背部、胸部、腹部、侧面、背部，还有大腿的多个部位。
- 可被挤压的皮下脂肪使用抽吸辅助治疗探头；而不可被挤压的脂肪（如大腿外侧）使用非抽吸平板治疗探头。
- 治疗后立即按摩治疗区域，可提高冷冻溶脂的效果。

90.1 术前步骤

- 采集病史和体格检查，包括全身的评估。
  - 禁忌证：冷球蛋白血症、阵发性冷性血红蛋白尿、冷凝集素病。
  - 相对禁忌证：不能耐受寒冷和雷诺病。
- 帮助患者设定切合实际的期望，以及了解探讨手术后可能与预期效果略有差异。
- 为患者制订治疗方案，告知尽管不同的治疗区域有推荐治疗次数，但治疗总数和效果因人而异（表90.1）。
- 不同区域的脂肪是否可挤压，决定了治疗探头的选择（表90.2）。
- 使用与治疗探头配套的模具来标记治疗区域。根据脂肪代谢不良区域的凸起面选择不同的模具，并匹配对应的治疗探头。
- 应向患者充分说明冷冻溶脂术治疗的风险或获益，在治疗结束后2~5个月可能出现逆向增生的情况，一旦发生则需要外科手术切除。

表 90.1 每个治疗区域推荐的治疗次数

治疗位点	治疗次数
侧面	1~3
腹部	1~3
大腿内侧	1~2
大腿外侧	1~2
颏下区	1~2
上臂	1~2

90.2 操作步骤

（视频90.1）

- 低温雕塑装置由一个控制单元和不同的治疗探头组成，治疗探头和配套模具会根据治疗部位的尺寸和皮下脂肪是否能够被抽吸来选择（图90.1）。
- 清洁患者的皮肤，并用保护性凝胶垫覆盖，然后使用涂抹器。泡沫边框（仅适用于平板治疗探头）和（或）尼龙粘扣带可用于帮助将治疗探头固定到位。
- 除非脂肪不能从身体上被挤压，否则大多数部位都会使用吸力辅助涂抹器，如大腿外侧或马鞍包

表 90.2 治疗探头、轮廓线和治疗部位

治疗头	轮廓线	治疗部位
CoolMini™	N/A	颏下 颌下 胸罩脂肪
Cool Advantage Petite™	CoolFit™ CoolCore™ CoolCurve™	上臂 侧面 腹部 大腿
Cool Advantage™	CoolFit™ CoolCore™ Cool Curve™	上臂 侧面 腹部 大腿

（续表）

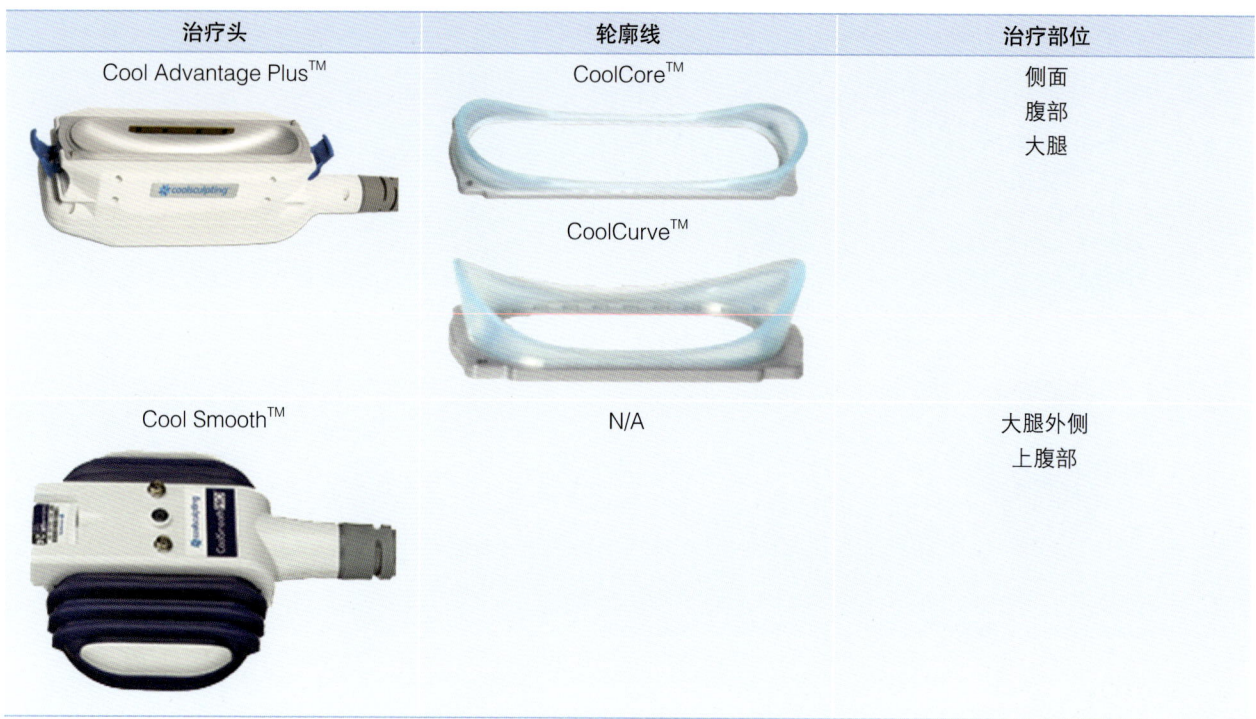

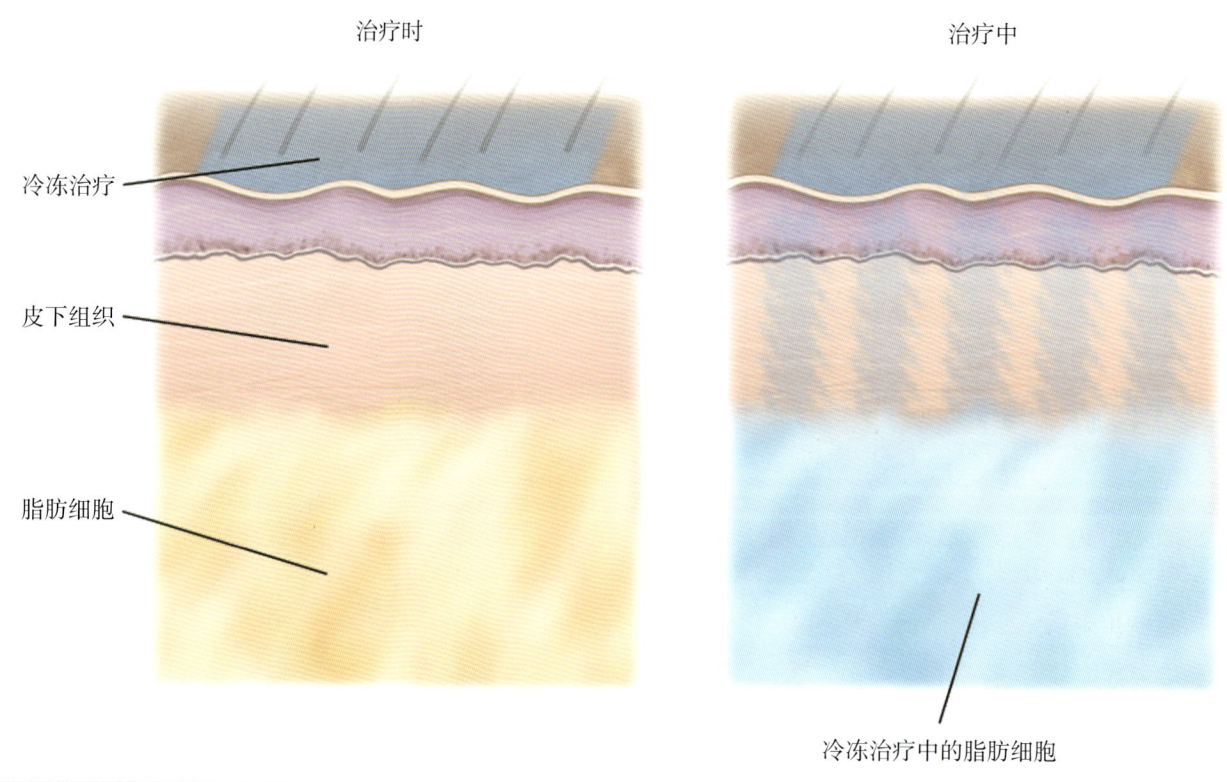

图 90.1 冷冻溶脂术作用于脂肪组织上的效果。

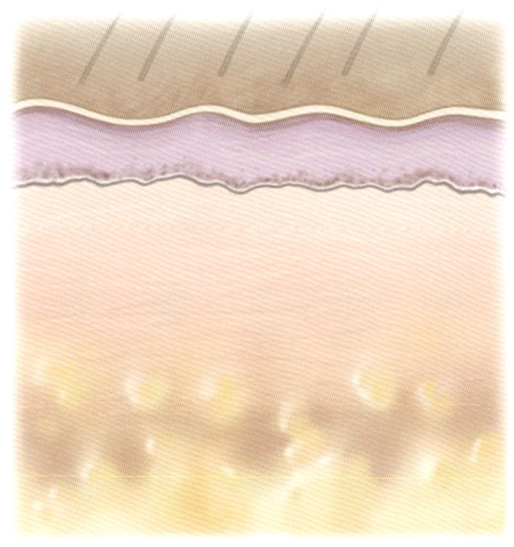
治疗后 2~3 个月

脂肪细胞继续分解并排出体外

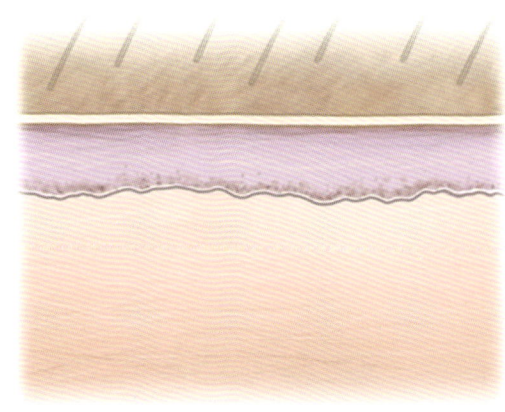
治疗后 3~6 个月

脂肪细胞去除后的形体变化

图 90.1 （续）。

区域。
- 治疗持续时间取决于使用的治疗探头和治疗区域。
  - 吸力辅助探头的治疗时间为 35 分钟至 1 小时，时间长短取决于治疗探头是否为最新一代的配置。
  - 非吸入辅助探头的治疗时间最多为 2 小时。

90.3 术后护理

- 取下探头后，应按摩 2 分钟，以最大限度地提升治疗效果。笔者推荐使用 Z 波，这是一种用于治疗后按摩的径向脉冲装置。
- 应提醒患者治疗的短暂副作用，包括红肿、瘀青、肿胀、压痛、麻木、刺痛、皮肤感觉变化、迟发性疼痛、皮下硬结、色素沉着。
- 建议两次治疗间隔 8 周。

90.4 案例与分析

- 参见图 90.2 和图 90.3。

90.5 总结

- 冷冻溶脂术是一种安全有效的皮下脂肪治疗方法。
- 患者的治疗反应存在个体差异，根据治疗部位的不同，可能需要多次治疗。

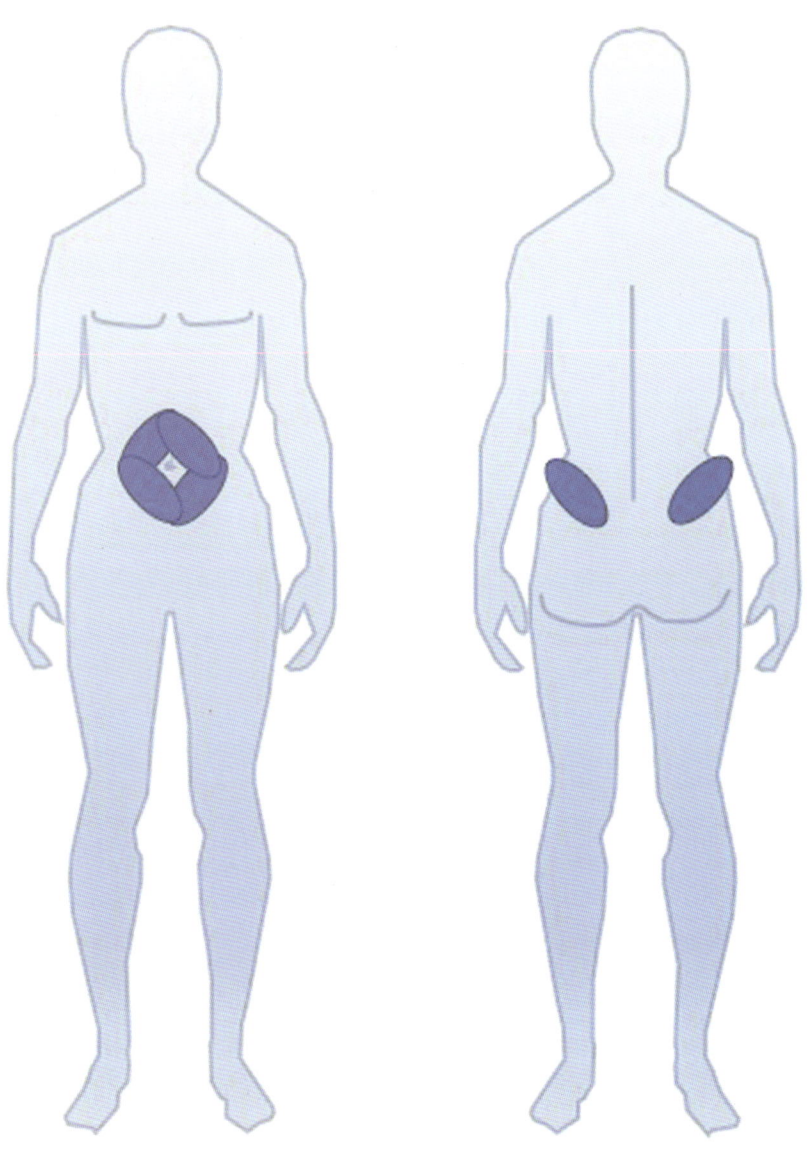

图 90.2 患者间隔 2 个月接受了两次治疗，腹部和侧面在两次就诊中都接受了 35 分钟的治疗。菱形图案为腹部和侧面的治疗区域，治疗探头在每个位点作用 35 分钟。

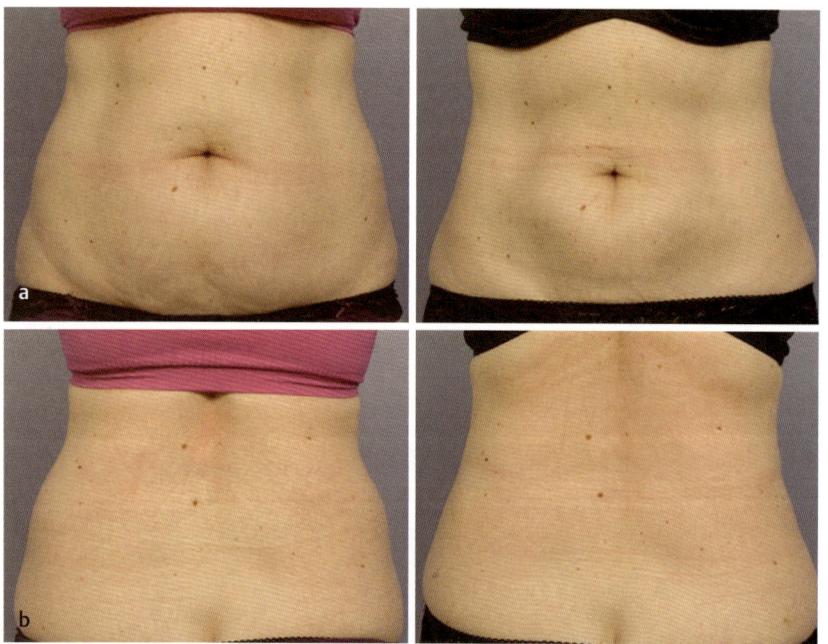

图 90.3 治疗后 1 年，患者的轮廓和腹部线条得到了显著改善。左侧为治疗前，右侧为 1 年中接受两次治疗后效果。

延伸阅读

[1] Boey GE, Wasilenchuk JL. Enhanced clinical outcome with manual massage following cryolipolysis treatment: a 4-month study of safety and efficacy. Lasers Surg Med. 2014; 46(1):20-26.

[2] Carruthers J, Stevens WG, Carruthers A, Humphrey S. Cryolipolysis and skin tightening. Dermatol Surg. 2014; 40 Suppl 12:S184-S189.

[3] Ingargiola MJ, Motakef S, Chung MT, Vasconez HC, Sasaki GH. Cryolipolysis for fat reduction and body contouring:safety and efficacy of current treatment paradigms. Plast Reconstr Surg. 2015; 135(6):1581-1590.

[4] Stevens WG, Bachelor EP. Cryolipolysis conformable-surface applicator for nonsurgical fat reduction in lateral thighs. Aesthet Surg J. 2015; 35(1):66-71.

[5] Stevens WG, Pietrzak LK, Spring MA. Broad overview of a clinical and commercial experience with CoolSculpting. Aesthet Surg J. 2013; 33(6):835-846.

Erez Dayan, Joshua M. Cohen, and Spero J. Theodorou

91 面部射频紧肤与分数点阵射频术

摘 要

在不适合或不愿意接受传统面部提升术和（或）颈部提升术的患者中存在一个治疗空隙区。在这些病例中，射频紧肤术通过真皮热损伤和纤维间隔网的紧致可达到约30%的皮肤收缩。随后的胶原再生、血管生成及弹性蛋白重组功能增强，可明显改善软组织松弛状态。

关键词

射频紧肤，射频，FaceTite，双极射频。

关键要点

- 自21世纪初以来，射频技术以每年超过10%的速度持续增长。
- 通过电磁电流的阻抗，射频波在不同组织间产生差异性加热，这符合欧姆定律（能量 = 电流^2 × 阻抗 × 时间）。例如，脂肪组织的导电性比水低（高阻抗），产生比肌肉更高的温度。一旦软组织温度达到50℃，皮肤表面温度达到40~42℃，就会触发胶原蛋白再生、血管生成和弹性蛋白生成。通过射频能量的不同应用（即单极、双极、多极、微针），可安全、持续地实现皮下脂肪重塑（SAR）和软组织的长期收紧。

91.1 术前步骤

- 所有患者在治疗前都要有详细的病史和体检记录。排除标准包括妊娠、开放性伤口、活动性感染、皮肤病、出血障碍、免疫功能低下状态。
- 首先找到患者的下颌边界和双侧下颌骨。下颌骨分为1区（下颌边界以上）和2区（下颌边界以下）。下面部和颈部区域均有明显的局部脂肪可标记。向下垂直于唇连接处的线（即木偶纹）为非治疗区（图91.1）。避开这条线附近的区域，是为了保护支配下口角、颏肌和下唇的面神经下颌缘支神经。为了避免损伤该神经，治疗时将以下位置作为进针点：①颏下中线。②两侧的下颌联合和体交界处下1~2 cm。③两侧耳后（图91.2）。
- 根据临床情况和患者意愿，可采用全身或局部麻醉。局部麻醉时，患者可服用羟考酮（5 mg）和（或）苯二氮䓬类药物（5 mg）。

91.2 操作步骤

（视频91.1~视频91.3）

- 每个进针位点注射2~4 mL含肾上腺素的2%利多卡因注射液。然后用14号针做接入端口，用史蒂文斯剪刀略扩张。用脊髓穿刺针从颈阔肌前至真皮下，由深至浅缓慢注入浸润肿胀液（每升乳酸林格液含1 g利多卡因，100~150 mL）。在肿胀液注射结束时，将套管针穿过真皮下以确定是否有足够的镇

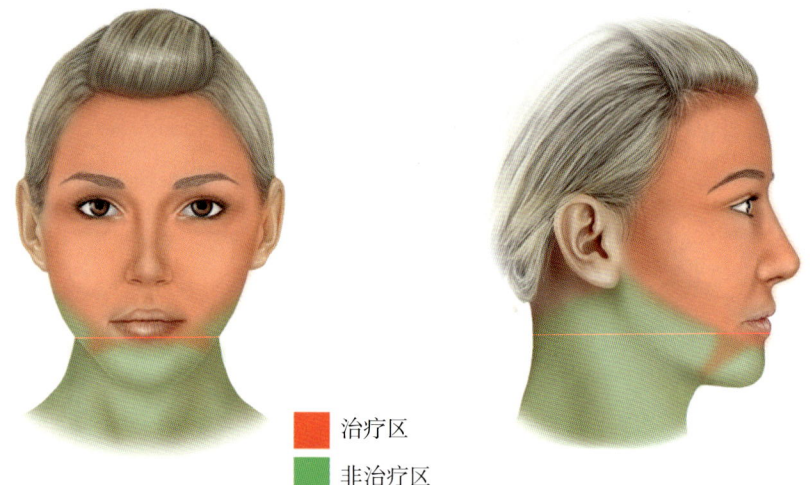

图 91.1 射频的治疗区和非治疗区（经允许引自 Rohrich R, Stuzin J, Dayan E, et al. Facial Danger Zones: Staying Safe with Surgery, Fillers and Non-invasive Devices. 1st ed. Thieme; 2019）。

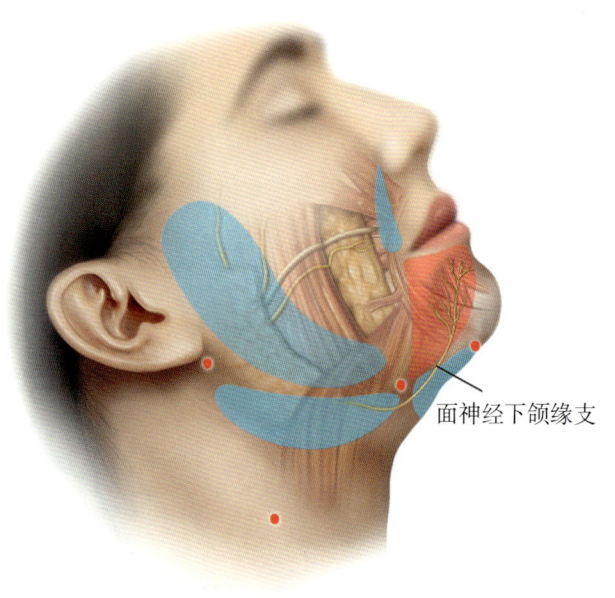

图 91.2 为避免面神经下颌缘支损伤而选择的进针点（经允许引自 Rohrich R, Stuzin J, Dayan E, et al. Facial Danger Zones: Staying Safe with Surgery, Fillers and Non-invasive Devices. 1st ed. Thieme; 2019）。

痛作用。
- 首先进行双极射频治疗。内部温度不超过 68℃，外部温度不超过 38℃。为了方便治疗，射频先处理套管前端的区域。系统加热预先确定的处理区域，以避免处理大面积区域时出现热损失。射频治疗时套管呈逆行移动，并在入口 1 cm 内停止，以防止该区域过度加热。射频控制台的声音信号和视觉信号用于评估组织的温度，在达到目标内外温度 1 分钟后停止治疗。
- 紧接着用射频微针（Fractora 改良版 Morpheus 8，InMode）在皮下 2 cm 做深度治疗，能量重叠为 35%~50%。在发送射频能量脉冲之前，将治疗头垂直紧贴于治疗区域。在皮肤较薄或 Fitzpatrick 分型皮肤颜色较深的患者中，能量设置可减少 20%。
- 点阵射频与 Morpheus 8 设备可同时进行。可实现皮下脂肪重塑，双极射频的热损伤还能使真皮层网状纤维实现重组。

91.3 术后护理

- 1 周、1 个月、3 个月、6 个月复诊。
- 建议患者在分数射频治疗后 3~4 天不要使用任何护肤产品。
- 术后通常有水肿和瘀青，一般在 1 周内恢复。
- 可佩戴适当弹力的整形头套 3~4 天。
- 建议患者不要冷敷。
- 大多数患者第 2 天就能恢复工作。

91.4 案例与分析

- 参见图 91.3。

91.5 总结

- 通过双极射频和分数射频联合产生的内外热量可触发胶原蛋白再生、血管生成和弹性蛋白生成，再结合皮下网状纤维的收紧，可以安全、持续地收缩软组织，改善下面部和颈部的软组织松弛。
- 此项治疗适合早前已形成治疗空隙区的患者。

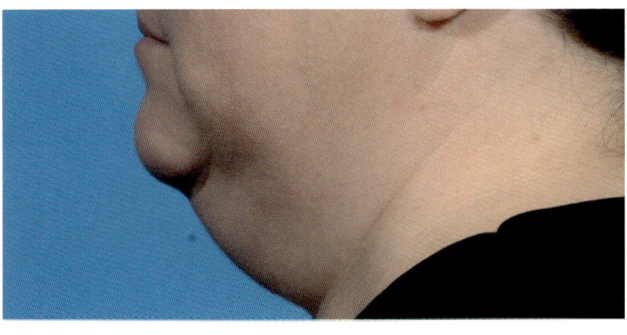 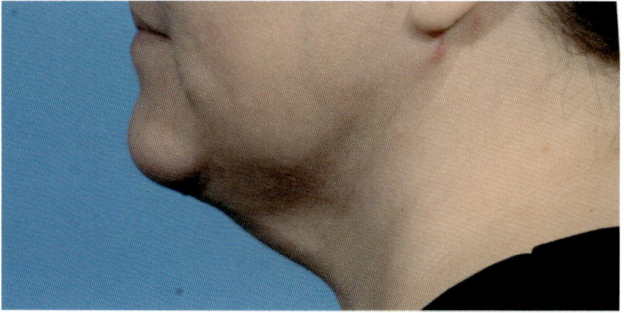

图 91.3　该患者使用 FaceTite 射频对下面部和颈部进行溶脂治疗。术前和术后 2 周对比图像。

延伸阅读

[1] Brightman L, Weiss E, Chapas AM, et al. Improvement in arm and post-partum abdominal and flank subcutaneous fat deposits and skin laxity using a bipolar radiofrequency, infrared, vacuum and mechanical massage device. Lasers Surg Med. 2009; 41(10):791-798.
[2] Chia CT, Theodorou SJ, Hoyos AE, Pitman GH. Radiofrequency-assisted liposuction compared with aggressive superficial, subdermal liposuction of the arms:a bilateral quantitative comparison. Plast Reconstr Surg Glob Open. 2015; 3(7):e459.
[3] Fritz K, Salavastru C. Ways of noninvasive facial skin tightening and fat reduction. Facial Plast Surg. 2016; 32(3):276-282.
[4] Sadick NS, Makino Y. Selective electro-thermolysis in aesthetic medicine: a review. Lasers Surg Med. 2004; 34(2):91-97.
[5] Sadick N, Rothaus KO. Minimally invasive radiofrequency devices. Clin Plast Surg. 2016; 43(3):567-575.

Erez Dayan, Christopher T. Chia, and Spero J. Theodorou

92 身体射频消脂与紧肤

摘　要

射频技术已经在不同的医学专业领域中使用了近 100 年（如外科电凝刀、心脏消融、关节固定）。然而，射频的美容治疗始于 21 世纪初的单极模式（即 Thermage）。射频的优势在于可平衡有效性和安全性。然而以前的设备缺乏温度控制装置，所以有时会出现治疗结果不一致和潜在的热并发症。本章讨论了双极射频的最新应用，它允许在持续温度监测的情况下对软组织进行容积加热。该技术已被证明可以成功处理存在"治疗间隙"的患者，软组织紧致效果可达 30%。

关 键 词

射频，双极射频，微创，美容技术，软组织紧致，软组织重塑。

关键要点

- 微创身体塑形在过去 10 年里取得了重大进展。
- 越来越多的患者寻求非侵入性方法来紧致皮肤和重塑脂肪组织，主要包括以下人群：①年轻人群，希望软组织紧致，由于瘢痕和停工恢复期而不接受传统手术。②软组织松弛的患者，其"严重程度"不足以需要进行手术，但"轻微程度"仅靠吸脂术进行软组织收紧又不够。③已接受过传统手术的复发性松弛者。在这些人群中，整形外科医师会面临传统方法治疗不足或过度的风险。
- 通过电磁电流的阻抗，射频波对不同组织类型之间差异性加热，符合欧姆定律（能量＝电流×阻抗×时间）。例如，脂肪组织的导电性比水低（高阻抗），导致比肌肉产生更高的温度。一旦软组织温度达到 50℃，皮肤表面温度达到 40~42℃，就能引起胶原蛋白再生、血管生成和弹性蛋白生成。通过不同射频的能量治疗（即单极、双极、多极、微针），可安全、持续地实现皮下脂肪重塑（SAR）和长期软组织收紧。
- 手术可在局麻下安全有效地进行，具有良好的安全性，并可在 24~36 小时内恢复日常活动。

92.1 术前步骤

92.1.1 分析

- 全面的病史和体格检查，包括既往手术、显著体重变化、妊娠状态和术前分析，明确皮下赘肉、皮肤纹理和组织松弛程度等问题。
- 术前患者取站立位，标记治疗位置的体积超标区域和明显松弛区域，以提高术中准确性。
- 患者前臂弯曲90°，肱骨平行于地板，可显示上肢后臂的最大松弛程度。
- 术前摄影对术后分析至关重要。
- 如有需要，做实验室检查，包括全血细胞计数、生化检查、凝血试验和尿液妊娠试验。
- 术前30~45分钟可给予患者口服药物，包括抗生素、镇静剂和止痛药。

92.2 操作步骤

（视频92.1）

92.2.1 注射肿胀液

- 常规准备和铺单后，在之前确定的进针位置注射含1%利多卡因和肾上腺素的注射液。
- 使用14号针或11号手术刀片切口。
- 采用标准浸润套管将肿胀液（表92.1）缓慢注射至皮下。
- 皮下深层和中层的脂肪间隙浸润充分后，将套管置于皮下浅层的脂肪间隙中，以使各层完全镇痛，最后注射神经支配最密集的皮下间隙。
- 为了实现治疗区域的完全镇痛，注射后的肿胀程度至少超出标记区域1~2 cm。
- 在清醒的患者中，缓慢的浸润速度会让患者感觉舒适，因为注射速度与不适感有相关性。
- "缓慢"浸润：缓慢注射肿胀液至神经支配较少的皮下深层脂肪间隙。
- 完成镇痛后才能进入下一步。

表92.1 改良肿胀液（0.1% 利多卡因）

改良肿胀液（0.1% 利多卡因）
1 000 mL 生理盐水
1 000 mg 利多卡因（50 mL 2%的利多卡因）
10 mL 碳酸氢钠
1.5 mL 1:1 000 肾上腺素

92.2.2 射频能量的应用

- 使用与肿胀液浸润相同的切口。
- 将组织加热效率最高的区域确定为治疗区。
- 在射频发生器上输入外部和内部温度的最大值（通常内部65~68℃，外部35~38℃）。
- 无菌超声凝胶用于保持体表电极片与皮肤表面良好传导。
- 轻轻地将内部电极放置在皮下脂肪层中理想的位置（即中间层），同时电极尖端与真皮下方保持至少5 mm的距离。
- 从接入点进行扇形加热，使两个电极之间软组织的内部和外部温度逐渐被加热到各自的最高目标温度。
- 为了避免过热和产生"热点"，在进口处1~2 cm不要加热。
- 在治疗由于解剖突起而导致的非预期表面区域时，需保持内部电极与皮肤平行，以免发生电极直接与真皮接触的"末端击打"。
- 加热组织时，调节加热速度和（或）击发的幅度，以逐渐提高内外组织的温度。
- 一般情况下，手具移动越快，冲程越长，外部温度上升越快。
- 相反，手具移动越慢，冲程越短，内部温度上升越快。
- 一旦找到适合患者治疗区域的适当节奏，就可以更有效地传递热量，而不会使发生器的安全保障功能阻碍能量的传递。
- 一旦内外均达到治疗温度，需在适当的临床时间内保持最高温度（通常为30~60秒）。
- 加热大面积的脂肪时（如体重较大患者的腹部），建议抽吸被加热后的液化脂肪，这样可以去除多余的油脂和脂肪酸。因为多余的油脂和脂肪酸如果残留时间较长，可能会轻微增加血肿生成率和脂肪坏死率。
- 双极射频通常与Morpheus8设备同时使用。除了能重塑皮下脂肪组织外，双极射频还能使真皮层的网状纤维重组。
- 分数频射频随后在4 mm（双层）深度和35能量下使用，并保持重叠50%。在发送射频能量脉冲之前，将手具牢固地垂直于治疗区域。对于皮肤较薄或Fitzpatrick型皮肤颜色较深的患者，能量设置降低 20%。

92.2.3 吸脂塑形

- 应用射频能量后，可行吸脂术辅助治疗。
- 可采用手动或电动吸脂。
- 为了节省加热软组织的时间，有些医师可能希望在使用射频能量之前，对具有大量皮下脂肪的体重较大的患者进行吸脂术。
- 如果要提取脂肪进行其他部位的填充，必须在射频加热之前进行吸脂，因为射频加热会导致脂肪分解。
- 任何单个解剖区域的脂肪抽吸如果超过 1 000 mL，需考虑放置闭式吸引管以减少积液的风险。

92.3 术后护理

- 吸脂术后，患者常规穿着标准加压服 10~14 天。
- 告知患者在高频射频治疗后的 3~4 天内不要使用任何护肤品。
- 除了避免食用高盐食物外，没有任何饮食限制。
- 鼓励患者尽快步行走动。
- 负重锻炼推迟 2~3 周。
- 7~10 天后拆线。

92.4 案例与分析

- 参见图 92.1。

92.5 总结

- 射频作用于皮肤和皮下的纤维间隔网络，可实现显著且可重复的软组织收紧。
- 对于不能接受手术后皮肤松弛风险而未能进入候选治疗的患者，可考虑微创吸脂塑形治疗。
- 对于皮肤弹性好的患者，可以进行更积极、更细致的吸脂手术。
- 除了躯干和四肢，射频操作几乎可适用于身体的任何部位，包括面、颈、上下眼睑、前额，以及患者当时可能不需要或不想通过常规手术切除的其他软组织松弛部位。

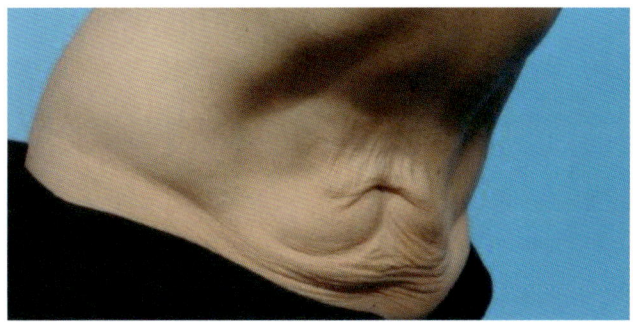 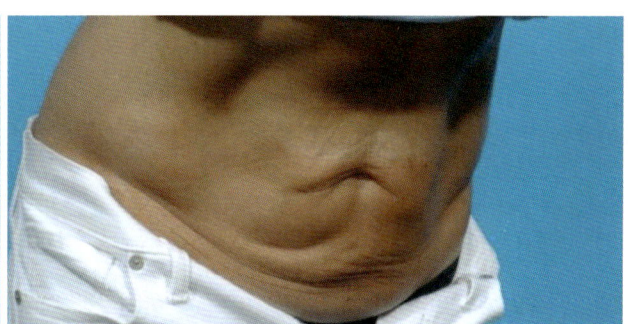

图 92.1　女性，39 岁，射频收紧治疗腹部松弛皮肤。8 周内总共接受了两次射频紧肤治疗。第一次射频治疗，参数设置如下：第一遍射频（使用身体手具，功率 30）；第二遍射频（使用面部手具，功率 25）。第二次射频治疗操作相同，将射频功率参数各提高了 5。

延伸阅读

[1] Brightman L, Weiss E, Chapas AM, et al. Improvement in arm and post-partum abdominal and flank subcutaneous fat deposits and skin laxity using a bipolar radiofrequency, infrared, vacuum and mechanical massage device. Lasers Surg Med. 2009; 41(10):791-798.
[2] Chia CT, Theodorou SJ, Hoyos AE, Pitman GH. Radiofrequency-assisted liposuction compared with aggressive superficial, subdermal liposuction of the arms:a bilateral quantitative comparison. Plast Reconstr Surg Glob Open. 2015; 3(7):e459.
[3] Fritz K, Salavastru C. Ways of noninvasive facial skin tightening and fat reduction. Facial Plast Surg. 2016; 32(3):276-282.
[4] Sadick NS, Makino Y. Selective electro-thermolysis in aesthetic medicine: a review. Lasers Surg Med. 2004; 34(2):91-97.
[5] Sadick N, Rothaus KO. Minimally invasive radiofrequency devices. Clin Plast Surg. 2016; 43(3):567-575.

Sachin M. Shridharani and Grace M. Tisch

93 脱氧胆酸在减脂中的作用

摘 要
脱氧胆酸（DCA）是一种可注射的脂肪分解剂，FDA 批准用于减少颏下脂肪相关的凸起或丰满度。当注射到皮下组织时，DCA 通过不可逆地破坏细胞膜诱导脂肪细胞溶解。为避免并发症，大多数标准的颏下 DCA 注射只针对颏下很小的中心区域。然而，这种方法常常不能有效地治疗患者颏下中心区域以外的脂肪沉积。扩展安全区（ESZ）系统是在对颏下脂肪室进行尸体染色研究的基础上开发的，阐述了一种安全扩展标准中心治疗区域的方法。该技术提供了与颈阔肌前脂肪相关脂肪室的区域标志，并为颏下凸的个体化治疗提供了解剖学基础。通过使用 ESZ 系统来识别治疗区域，术者可制订治疗策略、改善下颌轮廓和颈颏角并优化颏下 DCA 注射的效果。

关 键 词
去氧胆酸，颏下脂肪，扩张安全区，面部轮廓，Kybella。

关键要点
- DCA 是一种可注射的脂肪分解剂，批准用于减少与颏下脂肪相关的凸起或丰满度。
- 为了避免并发症，即下颌缘支神经麻痹，大多数 DCA 注射的标准标记是针对颏下丰盈的一小块中央区域，这种标准化的治疗方法不适用于中心区域以外的脂肪沉积患者。
- ESZ 系统描述了一种基于颏下脂肪区解剖研究的安全扩展标准治疗区域的方法。
- 该技术提供了颈阔肌前脂肪相关脂肪室的区域标志，允许对颏下丰盈的患者进行有针对性的、个性化的治疗。

93.1 术前步骤

93.1.1 分析
- 对颏下区进行 DCA 注射前，首先进行全面分析，评估脂肪沉积程度，确定治疗区域（图 93.1）。
- 在进行治疗前，应筛查患者是否有其他潜在的颏下肿大原因，如舌骨位置过低、颌下腺肿大或下垂、甲状腺肿大和（或）颈部淋巴结病。

93.1.2 ESZ 系统：颏下标记
- 应评估 ESZ 系统的所有 6 个区域，以确定目标治疗区域。
- 术前患者取坐位和直立位，根据以下解剖标记 ESZ 系统的 6 个区域（图 93.2a）。
  - 无治疗区（NTZ）：位于下颌角上方 4.5 cm 处，在下颌骨下缘约 2 cm（对应下颌缘支神经边缘）（图 93.2）。
  - 安全区 1：颏下沟（上缘）、甲状软骨（下缘）、双侧口角连接尾部延续（侧边缘）（图 93.2）。
  - 安全区 2：无治疗区下缘（上边界）、甲状软骨外侧延伸（下边界）、口角连接尾部延续（内侧边界）、颏弓切迹（外侧缘）（图 93.2）。
  - 安全域 3（双侧）：无治疗区下缘（上边界）、甲状软骨外侧延伸（下边界）、颏角迹尾部延续（内侧边界）、单侧胸锁乳突肌前部边缘（外侧边界）（图 93.2）。
  - 安全域 4：甲状软骨（上缘）、颈部皱纹（下缘）、双侧胸锁乳突肌前缘（外侧边界）（图 93.2）。

93.1.3 治疗区域与注射方式
- 用手术笔勾画出规划的治疗区域，注意避开无治疗区（图 93.2b、c）。
- 通过触诊确认规划的治疗区域，确保皮下脂肪充足。
- 用次氯酸消毒准备治疗区域，用 1 cm 注射网格标

93 脱氧胆酸在减脂中的作用 | 357

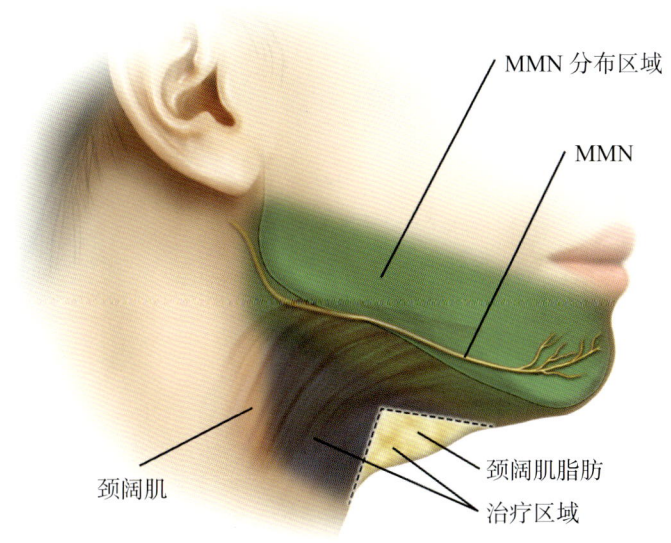

图 93.1 下颌缘支神经（MMN）及颏下脂肪分布面积。MMN 的分布用绿色表示。颏下脂肪的侧面为蓝色阴影，颈阔肌前中央的脂肪为黄色阴影。

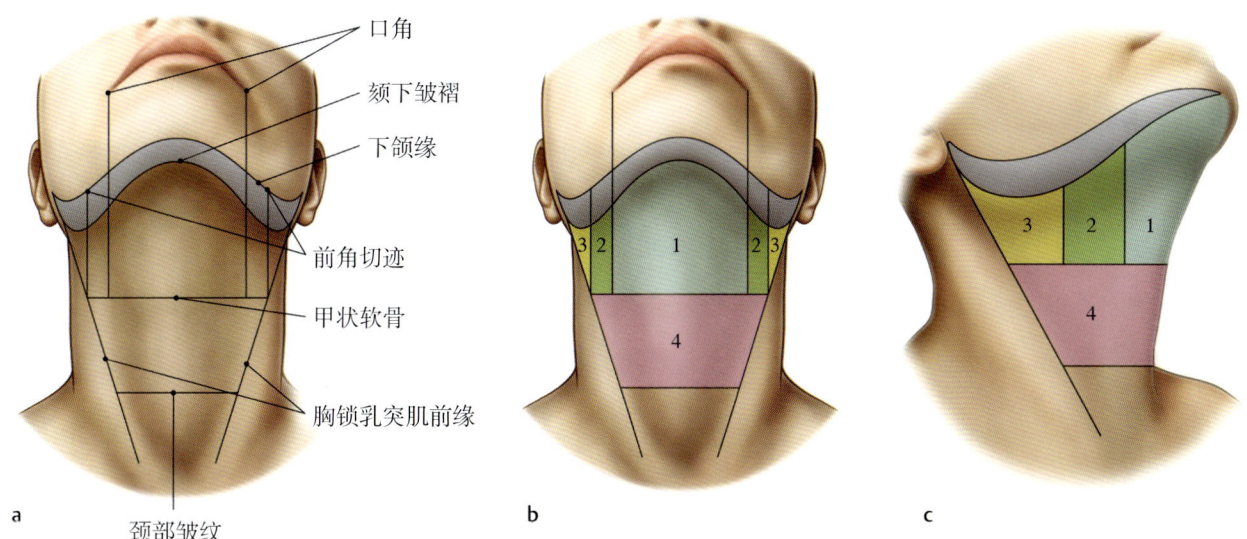

图 93.2 ESZ 系统解剖标志和预处理标记。阴影部分表示 NTZ（对应下颌缘支神经边缘）。b、c. 颈部前视图和斜视图。安全区 1、2、3、4 分别用蓝色、绿色、黄色、粉红色标记，NTZ 为灰色。

记注射部位。

93.1.4 术前考虑因素

- 由于解剖变化或瘢痕组织可能会影响 DCA 的安全性，所以对于曾经在颏下区域进行过手术或美容治疗的患者应谨慎操作。
- 告知患者为了最佳效果，可能需要 2~4 次治疗（每次间隔 6 周）。

93.2 操作步骤

（视频93.1）

93.2.1 局部麻醉管理

- 为提高患者舒适度，治疗区域注射利多卡因（1%

或 2%）与 1:10 万肾上腺素。根据患者的敏感度和治疗区域面积确定局麻药的注射量（3~6 mL）。
- 在治疗区域敷上冰袋，等待 10 分钟至局麻药起效。

93.2.2 DCA 剂量与使用方法

- 将 DCA（10 mg/mL 溶液）按面积，以 2 mg/cm^2 剂量注入颈阔肌前皮下脂肪。
- 在整个治疗区，每间隔 1 cm 注射 0.2 mL DCA，不要逐渐减少 DCA 剂量。
- 每次治疗最多注射 50 次（剂量最多 10 mL DCA），最多可治疗 6 次（每次间隔不少于 4 周）。
- 治疗次数和每次治疗的注射次数取决于患者的颏下脂肪分布、颈部解剖和治疗目标。

93.2.3 DCA 注射技术

- 将 1 mL DCA 注入 1 mL 注射器中。
- 用 32 G、0.5 in（约 1.3 cm）针，将 0.2 mL DCA 注射到紧靠每 1 cm 网格标记的颈阔肌前脂肪中。
- 垂直于皮肤表面注射，针头在皮下脂肪的中间进针（图 93.3）。
- 注射过程中不要拔出针头，因为皮下注射 DCA 会导致皮肤坏死。
- 针头有阻力说明可能接触到了非脂肪组织，注射前必须将针头重新定位到合适的深度。
- 为了避免对下颌缘支神经的损伤，不要在下颌角前 4.5 cm 和下颌缘下方约 2 cm 的区域内注射。
- 治疗结束后，立即将冰袋敷在注射部位。

93.3 术后护理（附录 93.1）

- 治疗结束后，患者应避免在 4~5 小时平躺。
- 治疗结束后 24 小时内，间歇冷敷治疗区域。
- 治疗结束后 48 小时内，避免锻炼、剧烈活动、酒精和高盐饮食。
- 治疗结束后 48 小时内，患者需抬头休息。
- 治疗结束后 1~2 周，避免不必要的过热、过冷和暴晒。

93.4 案例与分析

- 参见图 93.4。

93.5 总结

- 在注射 DCA 之前，临床医师必须考虑颏下丰盈的

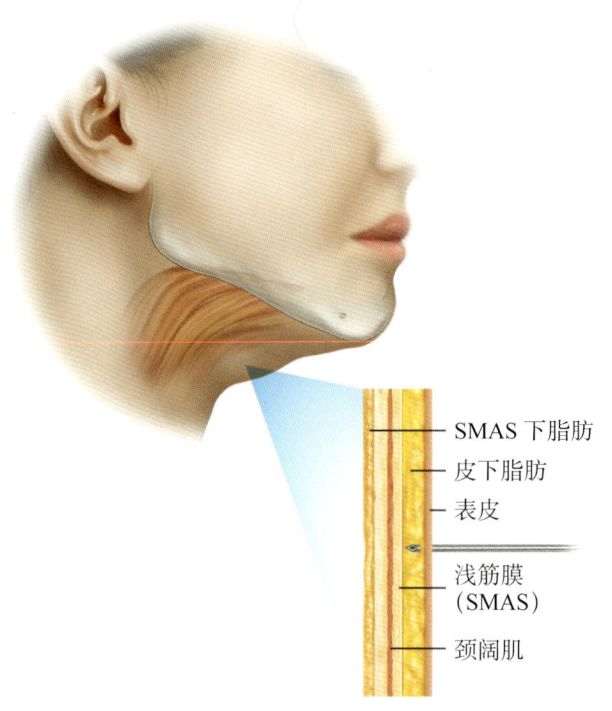

图 93.3 矢状面颈部示意图，针头在颈阔肌前脂肪中的位置。

病因，并对颈区进行彻底的评估。
- 通过使用 ESZ 系统来确定治疗区域，制订治疗策略，以呈现更好的颈部和下颌轮廓，优化颏下 DCA 注射的效果。ESZ 系统的 6 个区域是使用表面解剖标志来确定的，所有 6 个区域都应该评估颈阔肌前脂肪。
- 为了减少不良事件的发生风险，应避免注射到皮下脂肪不足和下颌缘支神经附近的区域。

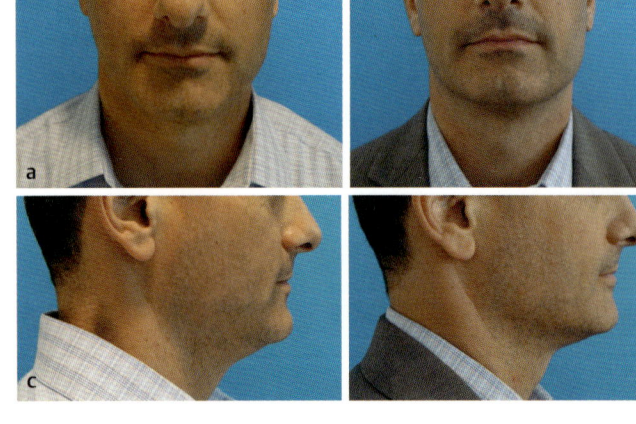

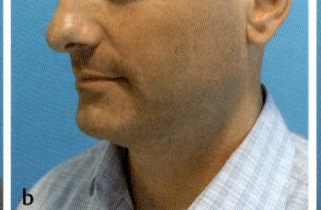

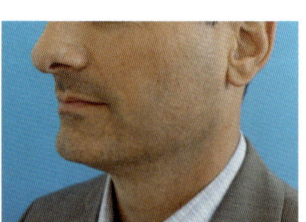

图 93.4 患者经颏下注射 DCA，术前和单次治疗 7 周后前位（a）、斜位（b）、侧位（c）对照图。

延伸阅读

[1] Dayan SH, Humphrey S, Jones DH, et al. Overview of ATX-101 (deoxycholic acid injection): a nonsurgical approach for reduction of submental fat. Dermatol Surg. 2016; 42 Suppl 1:S263-S270.

[2] Dover JS, Shridharani SM, Bloom JD, Somogyi C, Gallagher CJ. Reduction of submental fat continues beyond 28 days after ATX-101 treatment:results from a post hoc analysis. Dermatol Surg. 2018; 44(11):1477-1479.

[3] Jones DH, Carruthers J, Joseph JH, et al. REFINE-1, a multicenter, randomized, double-blind, placebo-controlled, phase 3 trial with ATX-101, an injectable drug for submental fat reduction. Dermatol Surg. 2016; 42(1):38-49.

[4] Kythera Biopharmaceuticals, Inc. KYBELLA (deoxycholic acid) injection [prescribing information]. https://www.allergan.com/assets/pdf/kybella_pi. Accessed July 10, 2019.

[5] Shridharani SM. Injection of an adipocytolytic agent for reduction of excess periaxillary fat. Aesthet Surg J. 2019; 39(12):NP495-NP503.

[6] Shridharani SM. Real-world experience with 100 consecutive patients undergoing neck contouring with ATX-101 (deoxycholic acid): an updated report with a 2-year analysis. Dermatol Surg. 2019; 45(10):1285-1293.

[7] Shridharani SM, Behr KL. ATX-101 (deoxycholic acid injection) treatment in men: insights from our clinical experience. Dermatol Surg. 2017; 43(11) Suppl 2:S225-S230.

[8] Shridharani SM. Early experience in 100 consecutive patients with injection adipocytolysis for neck contouring with ATX-101(deoxycholic acid). Dermatol Surg. 2017; 43(7):950-958.

[9] Yang HM, Kim HJ, Park HW, et al. Revisiting the topographic anatomy of the marginal mandibular branch of facial nerve relating to the surgical approach. Aesthet Surg J. 2016; 36(9):977-982.